中国古医籍整理丛书

医书汇参辑成

（上）

清·蔡宗玉　辑

谷　峰　朱鹏举　陈士玉　陈　金　赵令竹　校注

中国中医药出版社

·北　京·

图书在版编目（CIP）数据

医书汇参辑成：全 3 册/（清）蔡宗玉辑；谷峰等校注 . —北京：中国中医药出版社，2015. 12

（中国古医籍整理丛书）

ISBN 978 - 7 - 5132 - 3018 - 6

Ⅰ. ①医…　Ⅱ. ①蔡…　②谷…　Ⅲ. ①中国医药学—中国—清代　Ⅳ. ①R2 - 52

中国版本图书馆 CIP 数据核字（2015）第 310663 号

中 国 中 医 药 出 版 社 出 版

北京市朝阳区北三环东路 28 号易亨大厦 16 层

邮政编码　100013

传真　010 64405750

保定市中画美凯印刷有限公司印刷

各地新华书店经销

*

开本 710 × 1000　1/16　印张 106. 75　字数 989 千字

2015 年 12 月第 1 版　2015 年 12 月第 1 次印刷

书　号　ISBN 978 - 7 - 5132 - 3018 - 6

*

定价　268. 00 元

网址　www. cptcm. com

如有印装质量问题请与本社出版部调换

版权专有　侵权必究

社长热线　010 64405720

购书热线　010 64065415　010 64065413

微信服务号　zgzyycbs

书店网址　csln. net/qksd/

官方微博　http://e. weibo. com/cptcm

淘宝天猫网址　http://zgzyycbs. tmall. com

国家中医药管理局
中医药古籍保护与利用能力建设项目
组织工作委员会

主　任　委　员　王国强

副　主　任　委　员　王志勇　李大宁

执 行 主 任 委 员　曹洪欣　苏钢强　王国辰　欧阳兵

执行副主任委员　李　昱　武　东　李秀明　张成博

委　　　　员

各省市项目组分管领导和主要专家

　　（山东省）武继彪　欧阳兵　张成博　贾青顺

　　（江苏省）吴勉华　周仲瑛　段金廒　胡　烈

　　（上海市）张怀琼　季　光　严世芸　段逸山

　　（福建省）阮诗玮　陈立典　李灿东　纪立金

　　（浙江省）徐伟伟　范永升　柴可群　盛增秀

　　（陕西省）黄立勋　呼　燕　魏少阳　苏荣彪

　　（河南省）夏祖昌　刘文第　韩新峰　许敬生

　　（辽宁省）杨关林　康廷国　石　岩　李德新

　　（四川省）杨殿兴　梁繁荣　余曙光　张　毅

各项目组负责人

　　王振国（山东省）　　王旭东（江苏省）　　张如青（上海市）

　　李灿东（福建省）　　陈勇毅（浙江省）　　焦振廉（陕西省）

　　蔡永敏（河南省）　　鞠宝兆（辽宁省）　　和中浚（四川省）

项目专家组

顾　问　马继兴　张灿玾　李经纬

组　长　余瀛鳌

成　员　李致忠　钱超尘　段逸山　严世芸　鲁兆麟
　　　　郑金生　林端宜　欧阳兵　高文柱　柳长华
　　　　王振国　王旭东　崔　蒙　严季澜　黄龙祥
　　　　陈勇毅　张志清

项目办公室（组织工作委员会办公室）

主　任　王振国　王思成

副主任　王振宇　刘群峰　陈榕虎　杨振宁　朱毓梅
　　　　刘更生　华中健

成　员　陈丽娜　邱　岳　王　庆　王　鹏　王春燕
　　　　郭瑞华　宋咏梅　周　扬　范　磊　张永泰
　　　　罗海鹰　王　爽　王　捷　贺晓路　熊智波

秘　书　张丰聪

前　言

　　中医药古籍是传承中华优秀文化的重要载体，也是中医学传承数千年的知识宝库，凝聚着中华民族特有的精神价值、思维方法、生命理论和医疗经验，不仅对于传承中医学术具有重要的历史价值，更是现代中医药科技创新和学术进步的源头和根基。保护和利用好中医药古籍，是弘扬中国优秀传统文化、传承中医学术的必由之路，事关中医药事业发展全局。

　　1949 年以来，在政府的大力支持和推动下，开展了系统的中医药古籍整理研究。1958 年，国务院科学规划委员会古籍整理出版规划小组在北京成立，负责指导全国的古籍整理出版工作。1982 年，国务院古籍整理出版规划小组召开全国古籍整理出版规划会议，制定了《古籍整理出版规划（1982—1990）》，卫生部先后下达了两批 200 余种中医古籍整理任务，掀起了中医古籍整理研究的新高潮，对中医文化与学术的弘扬、传承和发展，发挥了极其重要的作用，产生了不可估量的深远影响。

　　2007 年《国务院办公厅关于进一步加强古籍保护工作的意见》明确提出进一步加强古籍整理、出版和研究利用，以及

"保护为主、抢救第一、合理利用、加强管理"的方针。2009年《国务院关于扶持和促进中医药事业发展的若干意见》指出，要"开展中医药古籍普查登记，建立综合信息数据库和珍贵古籍名录，加强整理、出版、研究和利用"。《中医药创新发展规划纲要（2006—2020）》强调继承与创新并重，推动中医药传承与创新发展。

2003~2010年，国家财政多次立项支持中国中医科学院开展针对性中医药古籍抢救保护工作，在中国中医科学院图书馆设立全国唯一的行业古籍保护中心，影印抢救濒危珍本、孤本中医古籍1640余种；整理发布《中国中医古籍总目》；遴选351种孤本收入《中医古籍孤本大全》影印出版；开展了海外中医古籍目录调研和孤本回归工作，收集了11个国家和2个地区137个图书馆的240余种书目，基本摸清流失海外的中医古籍现状，确定国内失传的中医药古籍共有220种，复制出版海外所藏中医药古籍133种。2010年，国家财政部、国家中医药管理局设立"中医药古籍保护与利用能力建设项目"，资助整理400余种中医药古籍，并着眼于加强中医药古籍保护和研究机构建设，培养中医古籍整理研究的后备人才，全面提高中医药古籍保护与利用能力。

在此，国家中医药管理局成立了中医药古籍保护和利用专家组和项目办公室，专家组负责项目指导、咨询、质量把关，项目办公室负责实施过程的统筹协调。专家组成员对古籍整理研究具有丰富的经验，有的专家从事古籍整理研究长达70余年，深知中医药古籍整理研究的重要性、艰巨性与复杂性，履行职责认真务实。专家组从书目确定、版本选择、点校、注释等各方面，为项目实施提供了强有力的专业指导。老一辈专家的学术水平和智慧，是项目成功的重要保证。项目承担单位山东中医药大学、南京中医药大学、上海中医药大学、福建中医药大学、浙江省中医药研究院、陕西省中医药研究院、河南省中医药研究院、辽宁中医药大学、成都中医药大学及所在省市中医药管理部门精心组织，充分发挥区域间互补协作的优势，并得到承担项目出版工作的中国中医药出版社大力配合，全面推进中医药古籍保护与利用网络体系的构建和人才队伍建设，使一批有志于中医学术传承与古籍整理工作的人才凝聚在一起，研究队伍日益壮大，研究水平不断提高。

本着"抢救、保护、发掘、利用"的理念，该项目重点选择近60年未曾出版的重要古医籍，综合考虑所选古籍的保护价值、学术价值和实用价值。400余种中医药古籍涵盖了医经、基础理论、诊法、伤寒金匮、温病、本草、方书、内科、外科、女科、儿科、伤科、眼科、咽喉口齿、针灸推拿、养生、医案医话医论、医史、临证综合等门类，跨越唐、宋、金元、明以迄清末。全部古籍均按照项目办公室组织完成的行业标准《中医古籍整理规范》及《中医药古籍整理细则》进行整理校注，绝大多数中医药古籍是第一次校注出版，一批孤本、稿本、抄本更是首次整理面世。对一些重要学术问题的研究成果，则集中收录于各书的"校注说明"或"校注后记"中。

"既出书又出人"是本项目追求的目标。近年来，中医药古籍整理工作形势严峻，老一辈逐渐退出，新一代普遍存在整理研究古籍的经验不足、专业思想不坚定等问题，使中医古籍整理面临人才流失严重、青黄不接的局面。通过本项目实施，搭建平台，完善机制，培养队伍，提升能力，经过近5年的建设，锻炼了一批优秀人才，老中青三代齐聚一堂，有效地稳定了研究队伍，为中医药古籍整理工作的开展和中医文化与学术的传承提供必备的知识和人才储备。

本项目的实施与《中国古医籍整理丛书》的出版，对于加强中医药古籍文献研究队伍建设、建立古籍研究平台，提高古籍整理水平均具有积极的推动作用，对弘扬我国优秀传统文化，推进中医药继承创新，进一步发挥中医药服务民众的养生保健与防病治病作用将产生深远影响。

第九届、第十届全国人大常委会副委员长许嘉璐先生，国家卫生计生委副主任、国家中医药管理局局长、中华中医药学会会长王国强先生，我国著名医史文献专家、中国中医科学院马继兴先生在百忙之中为丛书作序，我们深表敬意和感谢。

由于参与校注整理工作的人员较多，水平不一，诸多方面尚未臻完善，希望专家、读者不吝赐教。

国家中医药管理局中医药古籍保护与利用能力建设项目办公室
二〇一四年十二月

许 序

"中医"之名立，迄今不逾百年，所以冠以"中"字者，以别于"洋"与"西"也。慎思之，明辨之，斯名之出，无奈耳，或亦时人不甘泯没而特标其犹在之举也。

前此，祖传医术（今世方称为"学"）绵延数千载，救民无数；华夏屡遭时疫，皆仰之以度困厄。中华民族之未如印第安遭染殖民者所携疾病而族灭者，中医之功也。

医兴则国兴，国强则医强。百年运衰，岂但国土肢解，五千年文明亦不得全，非遭泯灭，即蒙冤扭曲。西方医学以其捷便速效，始则为传教之利器，继则以"科学"之冕畅行于中华。中医虽为内外所夹击，斥之为蒙昧，为伪医，然四亿同胞衣食不保，得获西医之益者甚寡，中医犹为人民之所赖。虽然，中国医学日益陵替，乃不可免，势使之然也。呜呼！覆巢之下安有完卵？

嗣后，国家新生，中医旋即得以重振，与西医并举，探寻结合之路。今也，中华诸多文化，自民俗、礼仪、工艺、戏曲、历史、文学，以至伦理、信仰，皆渐复起，中国医学之兴乃属必然。

迄今中医犹为国家医疗系统之辅，城市尤甚。何哉？盖一则西医赖声、光、电技术而于 20 世纪发展极速，中医则难见其进。二则国人惊羡西医之"立竿见影"，遂以为其事事胜于中医。然西医已自觉将入绝境：其若干医法正负效应相若，甚或负远逾于正；研究医理者，渐知人乃一整体，心、身非如中世纪所认定为二对立物，且人体亦非宇宙之中心，仅为其一小单位，与宇宙万象万物息息相关。认识至此，其已向中国医学之理念"靠拢"矣，虽彼未必知中国医学何如也。唯其不知中国医理何如，纯由其实践而有所悟，益以证中国之认识人体不为伪，亦不为玄虚。然国人知此趋向者，几人？

国医欲再现宋明清高峰，成国中主流医学，则一须继承，一须创新。继承则必深研原典，激清汰浊，复吸纳西医及我藏、蒙、维、回、苗、彝诸民族医术之精华；创新之道，在于今之科技，既用其器，亦参照其道，反思己之医理，审问之，笃行之，深化之，普及之，于普及中认知人体及环境古今之异，以建成当代国医理论。欲达于斯境，或需百年欤？予恐西医既已醒悟，若加力吸收中医精粹，促中医西医深度结合，形成 21 世纪之新医学，届时"制高点"将在何方？国人于此转折之机，能不忧虑而奋力乎？

予所谓深研之原典，非指一二习见之书、千古权威之作；就医界整体言之，所传所承自应为医籍之全部。盖后世名医所著，乃其秉诸前人所述，总结终生行医用药经验所得，自当已成今世、后世之要籍。

盛世修典，信然。盖典籍得修，方可言传言承。虽前此 50 余载已启医籍整理、出版之役，惜旋即中辍。阅 20 载再兴整理、出版之潮，世所罕见之要籍千余部陆续问世，洋洋大观。

今复有"中医药古籍保护与利用能力建设"之工程，集九省市专家，历经五载，董理出版自唐迄清医籍，都400余种，凡中医之基础医理、伤寒、温病及各科诊治、医案医话、推拿本草，俱涵盖之。

噫！璐既知此，能不胜其悦乎？汇集刻印医籍，自古有之，然孰与今世之盛且精也！自今而后，中国医家及患者，得览斯典，当于前人益敬而畏之矣。中华民族之屡经灾难而益蕃，乃至未来之永续，端赖之也，自今以往岂可不后出转精乎？典籍既蜂出矣，余则有望于来者。

谨序。

第九届、十届全国人大常委会副委员长

许嘉璐

二〇一四年冬

王 序

中医学是中华民族在长期生产生活实践中，在与疾病作斗争中逐步形成并不断丰富发展的医学科学，是中国古代科学的瑰宝，为中华民族的繁衍昌盛作出了巨大贡献，对世界文明进步产生了积极影响。时至今日，中医学作为我国医学的特色和重要医药卫生资源，与西医学相互补充、相互促进、协调发展，共同担负着维护和促进人民健康的任务，已成为我国医药卫生事业的重要特征和显著优势。

中医药古籍在存世的中华古籍中占有相当重要的比重，不仅是中医学术传承数千年最为重要的知识载体，也是中医为中华民族繁衍昌盛发挥重要作用的历史见证。中医药典籍不仅承载着中医的学术经验，而且蕴含着中华民族优秀的思想文化，凝聚着中华民族的聪明智慧，是祖先留给我们的宝贵物质财富和精神财富。加强对中医药古籍的保护与利用，既是中医学发展的需要，也是传承中华文化的迫切要求，更是历史赋予我们的责任。

2010 年，国家中医药管理局启动了中医药古籍保护与利用能力建设项目。这既是传承中医药的重要工程，也是弘扬优秀民族文化的重要举措，不仅能够全面推进中医药的有效继承和创新发展，为维护人民健康做出贡献，也能够彰显中华民族的璀璨文化，为实现中华民族伟大复兴的中国梦作出贡献。

相信这项工作一定能造福当今，嘉惠后世，福泽绵长。

国家卫生与计划生育委员会副主任

国家中医药管理局局长

中华中医药学会会长

王国强

二〇一四年十二月

马 序

新中国成立以来，党和国家高度重视中医药事业发展，重视古籍的保护、整理和研究工作。自 1958 年始，国务院先后成立了三届古籍整理出版规划小组，分别由齐燕铭、李一氓、匡亚明担任组长，主持制订了《整理和出版古籍十年规划（1962—1972）》《古籍整理出版规划（1982—1990）》《中国古籍整理出版十年规划和"八五"计划（1991—2000）》等，而第三次规划中医药古籍整理即纳入其中。1982 年 9 月，卫生部下发《1982—1990 年中医古籍整理出版规划》，1983 年 1 月，中医古籍整理出版办公室正式成立，保证了中医古籍整理出版规划的实施。2002 年 2 月，《国家古籍整理出版"十五"（2001—2005）重点规划》经新闻出版署和全国古籍整理出版规划领导小组批准，颁布实施。其后，又陆续制定了国家古籍整理出版"十一五"和"十二五"重点规划。国家财政多次立项支持中国中医科学院开展针对性中医药古籍抢救保护工作，文化部在中国中医科学院图书馆专门设立全国唯一的行业古籍保护中心，国家先后投入中医药古籍保护专项经费超过 3000 万元，影印抢救濒危珍、善、孤本中医古籍 1640 余种，开展了海外中医古籍目录调研和孤本回归工作。2010 年，国家财政部、国家中医药管理局安排国家公共卫生专项资金，设立了"中医药古籍保护与利用能力建设项目"，这是继 1982～1986 年第一批、第二批重要中医药古籍整理之后的又一次大规模古籍整理工程，重点整理新中国成立后未曾出版的重要古籍，目标是形成并普及规范的通行本、传世本。

为保证项目的顺利实施，项目组特别成立了专家组，承担咨询和技术指导，以及古籍出版之前的审定工作。专家组中的许多成员虽逾古稀之年，但老骥伏枥，孜孜不倦，不仅对项目进行宏观指导和质量把关，更重要的是通过古籍整理，以老带新，言传身教，培养一批中医药古籍整理研究的后备人才，促进了中医药古籍保护和研究机构建设，全面提升了我国中医药古籍保护与利用能力。

作为项目组顾问之一，我深感中医药古籍保护、抢救与整理工作的重要性和紧迫性，也深知传承中医药古籍整理经验任重而道远。令人欣慰的是，在项目实施过程中，我看到了老中青三代的紧密衔接，看到了大家的坚持和努力，看到了年轻一代的成长。相信中医药古籍整理工作的将来会越来越好，中医药学的发展会越来越好。

欣喜之余，以是为序。

中国中医科学院研究员

马继兴

二〇一四年十二月

校注说明

《医书汇参辑成》，清·蔡宗玉辑。蔡宗玉，字象贞，号茗庄，江西龙泉（今江西遂川县）雩田镇人，生于乾隆三年（1738），卒年不可考。蔡氏天资聪颖，博览群书，授恩贡生。其祖、父皆以名儒习医，所藏医书甚富。宗玉从祖、父习医之余，更能博览家藏，研究有年，精通其理。其采众家之长，融会贯通，终成一方名医。晚年"取前后所积诸书，汇而参之"，并结合自己数十年的临证经验，辑成此书。六易其稿，最终在嘉庆十二年（1807）蔡氏七十寿辰时，经其子蔡绚（字受采）、蔡绶（字绾青）校刊行世。

全书24卷，荟萃历代名家论述，以《内经》、仲景为宗，大致以内经类要、伤寒、脉法、温病温疫、杂病、妇科、幼科为序，内容广及阴阳五行、藏象、诊法、病因、病机、方药、各科证治等各个方面。蔡氏自云各证"逐条之内，证必详辨，药随方释，使阅者依病审脉，依脉辨证，依证寻方，依方定药，洞达无疑"，洵非虚语。在引用前人经验时，蔡氏或详其出处，或明其名号。其个人见解则以"愚按"别之，不掠人美，不掩人善，亦可为后学楷模。故此书非仅在当时便于检用，在今日仍颇具参考价值。

《医书汇参辑成》目前存世者有嘉庆十二年（1807）次知斋初刻本、道光十九年（1839）崇让堂重刻本、清文奎堂重刻本（年代不详）。崇让堂与文奎堂本均据次知斋原版重刻，为同一个版本系统。其中，次知斋本、文奎堂本质量较好，而崇让堂本文字多有错讹。本次校注，以次知斋初刻本为底本，以崇让堂本、文奎堂本为校本，以书中所引诸书为他校本。

具体校注原则如下：

1. 繁体竖排改简体横排，适当划分段落，并予标点。因原书篇幅较大，今分为上、中、下三册。上册为卷一～卷八，中册为卷九～卷十六，下册为卷十七～卷二十四，正文页码接排。

2. 底本中表示文字位置的"左""右"，改为"下""上"，不出校记。

3. 底本中的异体字、俗写字，径改，不出校记。

4. 底本中属笔画相近，写刻致误者，径改，不出校记。

5. 通假字于首见处出注，并征引书证。

6. 原书引录其他文献，或删节，或缩写，不失原意者不出校记，有损文义者则出校。

7. 底本原有目录过于简略，实用性较差，兹据正文标题重新编排目录。

8. 底本中双行小字有非注文者，径改为大字，不出校记。

9. 底本中的眉批，皆在批语前冠以"〔批〕"，对下文起统领作用者单独成行置于相应段落之前，对上文起总结作用者置于相应内容之后，不改变诸批语在书中出现的先后顺序。

10. 底本中凡例及正文部分均有以"一"字样予以分段者，今均不录入，另起一行以分段，不出校记。

11. 底本方药部分多与证候相关内容直接连排，即蔡氏所谓"逐条之内，证必详辨，药随方释"，今将方药组成等内容改换字体，独立成段，而证候相关文字换行时顶格排，以示与方药前相关内容连读。

12. 底本每卷前均有"泉江蔡宗玉茗庄手辑，男绚受采、绥缩青校刊"字样，个别卷后有"终"等字样，全书最后有"医书汇参辑成终"字样，今删。

序

予性嗜书成癖，而未之学者有三焉：曰佛经，曰葬书①，曰医方。而其所不学之故则又有异，佛与葬书不必学者也，医方则吾不能学而亦遂不敢学也。夫中国未有佛以前，由尧、舜、禹、汤、文、武以至于周公、孔子，作之君，作之师，所备载于六经者，是亦足矣。而后世儒家者，不或侈言②兼通禅理，曰是有妙道焉。则又有龂龂然③辟佛者，及考其所为语录，则与《五灯会元》④无以异，阳儒阴释，奚为乎？故少时常⑤阅《金刚》《楞伽》数种，皆不终卷而止。青囊书⑥则自郭景纯⑦始也。或谓璞能知水变成陆，而不能自择吉壤以免祸，犹得诿曰大命自天也。顾子尝臆为之说，曰：人家有祖父，孰不勤切磋。儿黠恣荒淫，孙愚终懒惰。不若死去早，趣向冢中卧。冢中骨有灵，福荫从兹大。此理岂其然，徒为哲士唾。故尝于司马温

---

① 葬书：风水学类著作。

② 侈言：夸口。

③ 龂（yín 银）龂：争辩的样子。

④ 五灯会元：由宋朝释普济将《景德传灯录》等五部禅宗重要灯录汇集删减而成二十卷，为禅史研究的重要著作。

⑤ 常：通"尝"，曾经。《助字辨略》卷二："高帝纪：高祖常繇咸阳。此常字与尝通，犹云曾也。"

⑥ 青囊书：据《晋书》，郭璞从"郭公"处受《青囊中书》，"遂洞五行、天文、卜筮之术"，故以"青囊书"代指葬书类著作。

⑦ 郭景纯：郭璞，字景纯。东晋时期著名学者，风水学鼻祖，著《葬经》。

国①《葬论》则韪之，于江陵张相国②《葬地论》尤叹其绝伦。若夫医之为书，所以治病也。夫人孰不爱其生，而疾者人之所时有，故孔子言慎疾，又曰药未达、不敢尝，使人如自为其身谋也，则夫子之言其至矣。而业是术者且将为人谋也，又乌可不慎乎哉？《素问》《灵枢》，其为黄帝、岐伯授受不可知，即扁鹊、仓公不世出，要非通于天地阴阳、六气五运之秘不能作，故曰学未易能也。一有不慎，则人之死生存亡在乎呼吸之间，尚如越人视秦人肥瘠③，是将以人命为戏也，故曰不敢学。是故慎寒暑，节饮食，此人之恒言而大道存焉。肥肉厚酒，命之曰烂肠之食；靡曼皓齿，命之④曰伐性之斧。虽使不知医者，犹知其势有必然也。至如以药物言之，人食巴豆则通闭，鼠食之而肥，犹曰人物异性，若此类何可胜数？以脉理言之，诊君脉而知其良臣将死，若秦医和是已；诊父脉而知其子之吉凶，若宋僧智缘是已。孰传之而孰受之，此又岂可以常理测哉。

龙泉吾宗象贞，由诸生⑤历明经⑥，晚而于医书有述，凡六易稿而后成，是谓儒而医者也。而来问序于不能学、不敢学如予者，予将何以应吾子⑦之求？夫在儒言儒，在医言医，既各

---

① 司马温国：司马光，字君实，北宋学者，卒赠温国公，故称。

② 江陵张相国：张居正，字叔大，明代学者，湖广江陵（今属湖北省荆州市）人，万历时期任内阁首辅，故称。

③ 越人视秦人肥瘠：越国人看待秦国人的胖瘦，喻痛痒与己无关。语本韩愈《争臣论》。

④ 之：原作"乏"，系"乏"之误，"乏"系"之"之异体，故据《吕氏春秋·本性》改。

⑤ 诸生：古代经考试录取到中央、府、州、县学校学习的生员，有增生、附生、廪生、例生之分，故称诸生。蔡宗玉为龙泉县学廪生，故云。

⑥ 明经：本指明习经学之人，此作贡生解。蔡宗玉为恩贡生出身，故云。

⑦ 吾子：古时对人的尊称。

有本事矣。而以医况儒，则予又窃有疑焉。儒者曰：《诗》《书》，载道之文；《春秋》，圣人之用；《诗》《书》如药方，《春秋》如用药治病。信斯言也。是使唐虞三代中间，政教号令见于《诗》《书》者，犹秕糠也，必《春秋》作而后能为用；是使前此千余年中间，诵《诗》览《书》之人，皆为风痹不知痛痒之人也。以此谈经，即以此言医，其去用饧得锡①几何矣。汪信民②有言，人常咬得菜根，则百事可做。夫菜之谓蔬，为厌粱肉者有疏通之养，以是为养生之道，犹可言也。而曰百事可做，是咬菜根何其难，而百事可做何其易？抑不知夫子所谓尧舜犹病者③，亦百事中之一事也，而谓咬菜根者能之乎？而儒者甚称之，且以之告教小子，而予至于白首不解也，何居④？则又有注《食物本草》者，亦采入菜部，而于百事可做无说也，而予犹不解，象贞其有以起予否也？今观其书，视等洞垣，又惜见之已晚也。

嘉庆七年壬戌三月金溪⑤蔡上翔⑥为之序，时年八十有六

---

① 用饧（xíng 行）得锡：庸医因不识字，将古方中的"饧"认作"锡"而致误用。典出明·陆深《金台纪闻》。

② 汪信民：王革，字信民，北宋学者，著有《菜根谭》（旧题洪应明著）。

③ 尧舜犹病者：指尧舜亦难以达到的"博施于民而能济众"的境界。典出《论语·雍也》。

④ 何居：何故。居，助词。《礼记·檀弓上》："何居？我未之前闻也。"

⑤ 金溪：县名。今属江西省抚州市。

⑥ 蔡上翔：清代学者，字元凤，别号东墅，江西金溪县人。

自　叙

　　医虽小道，盖仁术也。自《神农本草》而后，复有《素问》《灵枢》二经，皆出于一画之后，成于五经之先，为轩岐终农皇之事，见于《路史》①《外纪》②诸书甚详。孔子删《书》③，断自唐虞，而此书独存，后人谓系三坟之一，虽不可知，然要非圣神不能作，盖所以参赞化育，济圣功神化之所不及而俾民尽登仁寿之域也。小道云乎哉，则诚仁术也，然以仁术而杀人，则由于以小道而自弃也。自弃者何？谓古圣昔贤之书为难读而以浅近庸陋之方为可师，遂日杀人而不知悟。故语云：病不服药，尝④得中医。诚惧夫医之误也。然卢扁⑤不世出，医药岂真能废哉？夫卢扁亦非别有所受也，惟深究二书，遂至通神。故《难经》而外，别书无传。至汉张长沙，始本《内经》，著为方论，号称圣医。历晋周唐宋，名医辈出，书凡二百数十种，今所存者犹数十种，要皆恪遵《内经》，师法仲景，故书多有可传者。至金刘河间，元李东垣、朱丹溪，则皆阐经论之旨，各补仲景之所未详，明前人之所未发，医道盖灿

---

　　①　路史：南宋·罗泌撰，47卷，记述了上古以来有关历史、地理、风俗、氏族等方面的传说和史事。

　　②　外纪：即《通鉴外纪》，北宋·刘恕撰，10卷，是中国最早记述商朝以前历史的传记。

　　③　书：指《尚书》。相传此书由孔子编定。

　　④　尝：通"常"。《战国策·东周策》："尝欲与东周与楚交恶。"元·吴师道注："尝，当作'常'，古通。"

　　⑤　卢扁：指扁鹊。相传其曾居卢国，故称。

然备矣。尝谓医之有《内经》，犹吾儒之五经也；张、刘、李、朱①之书，犹四书也；仲景之书，则四书中之《论语》也；先后诸贤所递相发明者，犹诸儒之注疏也。苟能会而通之，何至有杀人之虑哉！乃明末薛②、赵③诸书出，而理遂晦。如《医案》一书，惝恍游移，漫无卓识，惟以古人温补和平十数方为主。至《医贯》，则尽扫古法，而以六味地黄一方统治诸病，同时高鼓峰、吕晚村咸附会之，唯《医贯砭》直指为亡明妖书，诚痛乎其言之也！然薛、赵犹秉古方也，继有《景岳》一书，未尝不分门别类，胪列经论，而鲁莽灭裂，并未深究，唯师心自用，诋驳前贤，李士材当④斥其为后学轻妄，矫枉自炫，可谓洞彻底里矣。且并不解古人制方之理，唯取庸医尝试之药，将古人成方随意增减，创立八阵新方，不惟无一方能出古人范围，而其穿凿不通者，更多可哂。故后此如汪⑤、徐⑥诸名公辈，俱屏弗道，亦可见为有识者所共鄙矣。乃今人靡然从之，亦徒用其新方之名，谓可矜奇炫异耳。至其余千书一律，如《集解》⑦所云，皆不过以某方治某病，某病用某药而已。将古

---

① 张、刘、李、朱：即张仲景、刘完素、李杲、朱丹溪。

② 薛：即薛己，字新甫，号立斋，明代著名医家，著有《内科摘要》《外科发挥》《薛氏医案》等书。

③ 赵：即赵献可，字养葵，自号医巫闾子，明代著名医家，著有《医贯》等。

④ 当：通"尝"。《荀子·君子》："先祖当贤，后子孙必显。"唐·杨倞注："当，或为'尝'也。"

⑤ 汪：即汪昂，字讱庵，清代医家，著有《素问灵枢类纂约注》《医方集解》等。

⑥ 徐：即徐大椿，字灵胎，晚号洄溪老人，清代医家，著有《医学源流论》《医贯砭》等。

⑦ 集解：指《医方集解》。

人辨证用药之法概置不讲。故今之病死于药者十尝八九，则皆医书误之也，余深恻焉。

先君子尝精是业，因时得闻绪论，间亦习之，数十年来，所治幸罔或误。今衡泌①将老，爰取前后所积诸书汇而参之，一以《内经》、仲景为宗，而自晋周唐宋元明以迄本朝，诸名家之书，有一说能推本经旨，有功前圣者，无不录之，分注于各证。逐条之内，证必详辨，药随方释，使阅者依病审脉，依脉辨证，依证寻方，依方定药，洞达无疑，庶可尽卫生之道。虽不敢谓集医学之大成，而信古好述，博采约收，简明该括，虽小道洵②有可观。有志于医者，能由此神而明之，虽卢扁可继，仅术云乎哉！

时嘉庆十有二年岁次丁卯蒲月③之朔④

茗庄蔡宗玉年七十诞日自题并书

---

① 衡泌：本指隐居之地，此谓隐居。衡，衡门；泌，泌水。语本《诗·陈风·衡门》："衡门之下，可以栖迟，泌之洋洋，可以乐饥。"

② 洵（xún 询）：的确，确实。

③ 蒲月：旧俗于端午节悬菖蒲于门楣以辟邪，故称阴历五月为"蒲月"。

④ 朔：农历每月初一。

凡 例

《内经》阐性命之旨，其言脏腑、经络、运气、病机、诊候、审治，罔不洞彻渊微，包举靡遗。自巫咸、长桑，以及卢扁、仓公，皆深究《内经》，无不通神，有志于医者，所必读也。第其书随问随答，错见杂出，且文字古奥，读者卒难窾会①。幸汪讱庵积三十余年之功，除针灸外类为九篇，条贯缕晰，诚后学之津梁。今录其统要及论症之详者分为二卷，以冠于首，余则分列于各症之中，庶更易读。

仲景《伤寒论》为万世方书之祖，今之言医者，不惟《内经》置而不究，即仲景之书亦多未读，是尚可以言医哉？然其书本汉文，古茂朴拙，奥渺难穷。自成氏②训释而后，虽方③、喻④、程⑤、刘⑥诸公各踵而注之，而随文释者多，要未能尽彻其旨。近惟柯韵伯《来苏集》《论翼》二书，会仲景全书，证以《内经》，以解仲景方论，无义不透，洵为独开生面。今次列仲景原文，而以柯集节解而句释之。其前此诸注有所发明者，咸节附焉。至吴又可《瘟疫论》，其法一本仲景，而独发其所未

---

① 窾（kuǎn 款）会：要害，要点。此谓准确而深入地把握要点。

② 成氏：即成无己，金代医学家，撰《注解伤寒论》《伤寒明理论》。

③ 方：即方有执，字中行，明代伤寒学家，撰《伤寒论条辨》。

④ 喻：即喻昌，字嘉言，号西昌老人，明末清初著名医家，著有《寓意草》《尚论篇》《医门法律》等。

⑤ 程：即程应旄，字郊倩，清初医家，著《伤寒论后条辨》《伤寒论赘余》等。

⑥ 刘：疑指刘纯。字宗厚，元明间人，著有《医经小学》《伤寒治例》《杂病治例》等。

发，更补嘉言《瘟疫篇》之所未及，故即次于《伤寒论》之后。

杂病自《金匮玉函》而外，则易水、河间、东垣、丹溪以及戴人、谦甫、《济生》、《外台》等书，俱各有所见，不相蹈袭，必不可遗，惟《纲目》《准绳》二书，条列甚善。而《准绳》于每门分载经文并前贤论治，参以己见，论说尤详，第为书浩繁，阅者每苦望洋，且一篇多至数十页，症之分别皆接连一片，方又胪列另载，类者亦多。仓猝遇病，不惟一时不暇尽阅，即方亦难于选择。兹于分症用方，各列条目，朗若列眉，繁者删之，遗者补之，先贤名论，分注条内，虽薛、赵之说，有当于理者，亦间采之。

释方之书，自成氏而后，惟《医方考》《集解》二书，使人知受病有因，治疗有轨。而《集解》辨症论方，更博采名言，注释尤详。但一症之论，其寒热虚实每散见于各门注中，学者非融贯其全书，则依病检方不无知此遗彼之患。兹并汇于一症之中，分见于各条之下，使一览而尽彻，庶无遗误。其有未备之症、未列之方、未采之说，俱本原书选而补之。其原注或有从旧说而模棱者，亦删之。

妇科则以《大全》《良方》二书，幼科则以钱氏①《直诀》为宗，而万密斋二科之书中正明显，故并取之。余则《产宝》②《宝庆》③ 及《幼幼》④ 诸书，咸节附焉。

---

① 钱氏：即钱乙，字仲阳，北宋医家，精于儿科。其弟子对其临床经验加以整理，成《小儿药证直诀》一书。

② 产宝：指《经效产宝》，唐·昝殷撰。

③ 宝庆：指《产育保庆集》，原撰者不详，后经南宋郭稽中增补方药，刊于 1131 年。

④ 幼幼：指《幼幼集成》，清·陈复正撰，刊于 1750 年。

是书每症别为一门，先之以《内经》，次取先贤精当切要之说，并列为总论。运气次之，脉又次之，然后先列本症，次乃逐条分症。本诸名论，详明外感内伤之因，寒热虚实之异，使无蒙混。每症之下，即择前贤至当之方以为主，并详注其制方用药之理，虽厉剂亦可不惧。其禁方及海上等方①，有不可解者，间查本草约注之。其前后俱见有解者，亦不多赘。中有窃附鄙见者，则加"愚按"二字。至幽僻鲜用之药，后世相类之方，不能出古人范围，与药过二十味以上者，概不选录。

书不尽言，言不尽意。是书虽择精语详，然一症之中，其现病之兼症或有未备者，则可于兼症之本症条内查其寒热虚实；与现病相符者，即于其主方中择药加之。语云：世无印板病，则无印板方。神而明之，存乎其人。执死方以治活病，要未克尽见其有合也。

"鬱"字惟医书最多，镌工苦之。今本《内经》"离绝菀结""去菀陈莝"等文，"菀"字注皆同"鬱"，虽《字典》②未收，然既本《内经》，自可通用，故"鬱"字俱书"菀"③。

书中总症用"□"，分症用"▯"，兼症用"△"，论说用"○"，精义要言用连"◯"，训注用"、"，方名用"丨"④。

---

① 禁方及海上等方：禁方，指珍秘的药方。海上方，指托名仙授的一类方剂。

② 字典：指《康熙字典》，清康熙年间张玉书、陈廷敬奉敕主编。

③ 菀字……俱书菀：虽今"鬱"已简作"郁"，但本书所引之书颇有本作"菀"者，不便一一回改，此次整理除将指代郁金的"菀"字改作"郁"，其余均一仍其旧。

④ 书中总症……方名用丨：此次整理使用现代标点，此类标记一概删除，不另出注。

医书原欲以济人，故不禁翻刻。但是书稿凡六易，始获誊正，俱出愚一手，不敢假人及授梓。时复邀良友，共相校正，诚恐一字之讹，有关性命。欲翻刻者，幸精加雠校①焉。

茗庄蔡宗玉识

① 雠（chóu 仇）校：校对文字。

目 录

卷　四

卷　五

脐风火穴图

囟会
燋灸
额边中

听会
大容

听会
大容

肩尖
肩井

肩尖
肩井

曲池

滑肉

曲池

滑肉

甲根

甲根

三阴
燋交

阳强

阳强

中冲

中冲

昆仑

昆仑

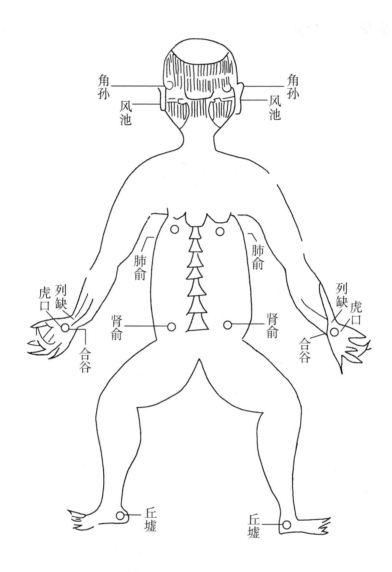

角孙　　　　　　　　　　　　角孙
　　风池　　　　　　　　风池

肺俞　　　　　　　肺俞

列缺　　　　　　　　　　　　　列缺
虎口　　　　　　　　　　　　　虎口
　　　　　肾俞　　　　肾俞　　　合谷
合谷

丘墟　　　　　　　丘墟

卷　一

内经类要上

本汪讱庵《类纂》。今撮其统论，约为二卷于首。余论症者，分详各症论中。注从马元①台、王启元、吴鹤皋及汪四家。

藏象第一

〔批〕十二官。

心者，君主之官也，神明出焉。〔批〕汪云：儒释之书，惟言一心。不知五脏六腑各有所司，独心为之主耳。岐黄之书可勿读哉！肺者，相傅之官，治节出焉分布阴阳，主行荣卫，如调元赞化，故曰相傅。风痹痿躄之人，心欲动而手足不随者，以肺病而失其治节故也。肝者，将军之官，谋虑出焉肝藏血，故善谋虑。胆者，中正之官，决断出焉。膻中者，臣使之官，喜乐出焉两乳中间名膻中，为气海。气舒则喜乐，不舒则悲愁。按：《素问》有膻中而无心包络，《灵枢》有心包络而无膻中。心包又名心主，居心之下，代心行事。其所生病，亦与心同。"臣使"二字，正与"君主"相对。脾胃者，仓廪之官，五味出焉。大肠者，传道之官，变化出焉。小肠者，受盛之官，化物出焉小肠居胃之下，受盛糟粕，传入大肠。肾者，作强之官，伎巧出焉肾藏精，故多伎巧。三焦者，决渎之官，水道出焉腔内上中下空处为三焦，引导阴阳，开通秘塞。上焦不治，水溢高原；中焦不治，水停中脘；下焦不治，水蓄膀胱。〔批〕空，去声。膀胱者，州都之官，津液藏焉，气化则能出矣膀胱不能化气，则小便不通。凡此十二官者，不得相失也。〔批〕十二官不得相失。故主明则下安，以此养生则寿。主不明则十二官危，使道闭塞而不

---

① 元：清圣祖名玄烨，讳"玄"字，故改"玄"为"元"。下"王启元"之"元"字同。

通，形乃大伤。

〔批〕五脏德用。

东方生风，风生木，木生酸，酸生肝，肝生筋，筋生心，肝主目。在色为苍，在音为角，在声为呼，在变动为握木曰曲直之象也，是为搐搦，在窍为目，在味为酸，在志为怒。怒伤肝，悲胜怒；风伤筋，燥胜风；酸伤筋酸能收缩，辛胜酸皆五行相克。

南方生热，热生火，火生苦，苦生心，心生血，血生脾，心主舌。在色为赤，在音为徵，在声为笑，在变动为忧心有余则喜，不足则忧，在窍为舌舌为心苗。又《金匮真言》曰：南方赤色，入通于心，开窍于耳。汪云：耳为肾窍，然舌无窍，故心亦寄窍于①耳，是以夜卧闻声而心知也。在味为苦，在志为喜。喜伤心大喜坠阳，恐胜喜；热伤气即壮火食气之义，寒胜热；苦伤气，咸胜苦。

中央生湿，湿生土，土生甘，甘生脾，脾生肉，肉生肺，脾主口。在色为黄，在音为宫，在声为歌，在变动为哕，王注作"噫"，非也。"哕"，气忤，即呃逆。在窍为口，在味为甘，在志为思。思伤脾，怒胜思；湿伤肉，风胜湿如物之湿，风吹则干；甘伤肉，酸胜甘。

西方生燥，燥生金，金生辛，辛生肺，肺生皮毛，皮毛生肾，肺主鼻。在色为白，在音为商，在声为哭，在变动为咳咳嗽，在窍为鼻，在味为辛，在志为忧。忧伤肺，喜胜忧；热伤皮毛，寒胜热《太素》作"燥伤皮毛，热胜燥"；辛伤皮毛，苦胜辛。

北方生寒，寒生水，水生咸，咸生肾，肾生骨髓，髓生肝，肾主耳。在色为黑，在音为羽，在声为呻呻吟，在变动为栗，在窍为耳，在味为咸，在志为恐。恐伤肾，思胜恐；寒伤血寒则血凝，燥胜寒；咸伤血咸能渗津，甘胜咸湿不胜寒，故以燥胜。

脑、髓、骨、脉、胆、女子胞，此六者，地气之所生也，皆藏于阴而象于地，故藏而不泻，名曰奇恒之腑王云：殊于六腑。胃、大肠、小肠、三焦、膀胱，此五者，天气之所生也，

---

① 于：其前原衍"于"字，据文义删。

其气象天，故泻而不藏，名曰传化之府。魄门亦为五脏使即肛门。大肠通肺，故曰魄门。水谷不得久藏。所谓五脏者，藏精气而不泻也，故满而不能实；六腑者，传化物而不藏，故实而不能满也。〔批〕凡"藏"字属脏腑者，读去声①。五脏藏精，六腑传化。

〔批〕五脏所藏。

心藏神，肺藏魄，肝藏魂，脾藏意，肾藏志，谓五脏所藏详后《灵枢》。

〔批〕五脏化液。

心为汗，肺为涕，肝为泪，脾为涎，肾为唾，是谓五液。

〔批〕五脏所恶。

心恶热，肺恶寒，肝恶风，脾恶湿，肾恶燥，是谓五恶。

〔批〕五脏六腑所华、所充。

心者，生之本，神之变也，其华在面，其充在血脉。肺者，气之本，魄之处也，其华在毛，其充在皮。肾者主蛰，封藏之本，精之处也，其华在发，其充在骨。肝者，罢"疲"同极之本，魂之居也肝主筋，筋主运动，故疲劳，其华在爪爪者筋之余，其充在筋，以生血气肝属春属木，为生发之本，故经文加此句。世医动言伐肝，盖未究《内经》之旨耳。脾、胃、大肠、小肠、三焦、膀胱者六腑，仓廪之本，营之居也营出中焦，名曰器，能化糟粕，转味而入出者也，其华在唇四白唇上鼻两旁穴名，其充在肌。凡十一脏取决于胆也。

肝生于左，肺藏于右肺虽为五脏华盖，而其用在右。心部于表心属阳，应南方，居膈上，部署视听言动各事，故曰表，肾治于里肾主封藏。〔批〕肝左肺右，心表肾里。脾为之使运行水谷，灌溉腑脏，胃为之市容受百物，如贸易之市。〔批〕脾为使，胃为市。膈肓之上，中有父母心下膈上为肓。心为阳，主血；肺为阴，主气。父母

---

① 凡藏字……读去声：本段中脏腑之"脏"原作"藏"，故有此眉批。今除此处之"藏"字，其他作"脏"解者均已改。

之象。**七节之傍，中有小心**傍者，两肾也；中者，命门也。汪云：心者，性之廓；肾者，命之根。两肾中间一点真阳，乃生身之根蒂。义取命门，盖以此也。中有相火，能代心君行事，故曰小心。杨上善云：脊有二十一节，肾在下第七节之傍。吴鹤皋亦主其说。盖心君无为，吾人一日动作云为，皆命门之相火也。马注云：心在五椎之下。心下有包络，属手厥阴。自五椎之下而推之，则心包当垂至第七节而止。故曰七节之傍，中有小心。若依此解，"傍"字似无着落。〔批〕父母、小心。

〔批〕人身之气通于天地。

天气通于肺鼻受无形之天气，风寒暑湿燥热也，**地气通于嗌**口受有形之地气，臊焦香腥腐也，**风气通于肝**肝属风木，**雷气通于心**象火有声，**谷气通于脾**虚能受纳，**雨气通于肾**肾为水脏。**六经为川**流通，**肠胃为海**容受。**九窍为水注之气**清明之气上升头面，阴浊之气下归二阴，象水流注。**以天地为之阴阳，阳之汗，以天地之雨名之；阳之气，以天地之疾风名之。**

诸脉者皆属于目脉为血府，故久视伤血。目者，宗脉之所聚也。**诸髓者皆属于脑**脑为髓海。**诸筋者皆属于节**节有三百六十五会，而筋络其间，故久行伤筋。**诸血者皆属于心**心生血，为血海。**诸气者皆属于肺**肺藏气。**此四肢八溪之朝夕也**吴云：即潮汐之义。肉之小会曰溪，每肢有二溪，谓二肘、二膝、四腕也。〔批〕脉、髓、血、气所属。**故人卧血归于肝**肝藏血，动则运，静则藏。**肝受血而能视**目为肝窍。**足受血而能步，掌受血而能握，指受血而能摄**血能养筋骨，利关节。〔批〕视听言动，以血为主。**卧汗出而风吹之，血凝于肤者为痹**顽痹，**凝于脉者为泣**涩也，**凝于足者为厥**痿厥。**此三者，血行而不得反其空孔，经隧也，故为痹厥也。人有大谷**大经所会十二分十二经之部分。〔批〕按：肉之大会曰谷，臀是也。**小溪小络所会三百五十四名**穴有三百六十五，除十二俞，止三百五十三名，"四"字误也。**少十二俞**膀胱经之肺俞、心俞、脾俞、肝俞、肾俞、厥阴俞、胆俞、胃俞、三焦俞、大肠俞、小肠俞、膀胱俞也。**此皆卫气之所留止，邪气之所客也。**

天不足西北，故人右耳目不如左明也；地不满东南，故人左手足不如右强也。〔批〕耳目手足。东方阳也，阳者其精并于上，则上明而下虚，故使耳目聪明而手足不便也。西方阴也，阴者其精并于下，则下盛而上虚，故其耳目不聪明而手足便也。故俱感于邪，其在上则右甚，在下则左甚，此天地阴阳所不能全也。〔批〕阳精并于上，阴精并于下。

平旦至日中，天之阳，阳中之阳也；日中至黄昏，天之阳，阳中之阴也；合夜至鸡鸣，天之阴，阴中之阴也；鸡鸣至平旦，天之阴，阴中之阳也。故人亦应之。夫言人之阴阳，则外为阳，内为阴；言人身之阴阳，则背为阳，腹为阴；言脏腑中阴阳，五脏皆为阴，六腑皆为阳。故背为阳，阳中之阳，心也；阳中之阴，肺也。腹为阴，阴中之阴，肾也；阴中之阳，肝也；阴中之至阴，脾也。〔批〕人身脏腑阴阳。此皆阴阳表里、内外雌雄相输应也，故以应天之阴阳也。〔批〕阴阳表里、内外雌雄。

〔批〕人身相应。

人皮应天无所不包，肉应地肉属脾土，脉应人内营外卫，筋应时，声应音，阴阳合气应律，齿面目应星，出入气应风，九窍三百六十五络应野。

以上《素问》。

〔批〕德、气、生、精、神、魂、魄、心、意、志、思、虑、智。

何谓德、气、生、精、神、魂、魄、心、意、志、思、智、虑？曰：天之在我者德也，地之在我者气也，德流气薄而生者也。初一作"故"生之来谓之精《易》曰：男女媾精，万物化生，两精相搏谓之神阴阳合撰，而神生焉，随神往来者谓之魂魂属阳，肝藏魂，人之知觉属魂，并精而出入者谓之魄魄属阴，肺藏魄，人之运动属魄，所以任物者谓之心以下意、志数端，皆心之用也，非心其孰能任之，心有所忆谓之意，意之所存谓之志专在于是则为志，因志而存变谓之思图谋以成此志则有思，因思而远慕谓之虑，因虑而处物谓之智。

〔批〕精、神、津、液、血、脉。

两神相搏阴阳夫妇，合而成形，常先身生，是谓精。上焦开发，宣五谷味，熏肤充身泽毛，若雾露之溉溉灌，是谓气。腠理发泄，汗出溱溱，是谓津。谷入气满，淖泽注于骨，骨属屈伸，泄泽，补益脑髓，皮肤润泽，是谓液《津液别》曰：三焦出气，以温肌肉，充皮肤，为其津，其流而不行者为液。中焦受气取汁，变化而赤，是谓血。壅遏营气约束，令无所避，是谓脉。

〔批〕五脱。

精脱者，耳聋肾衰。气脱者，目不明清阳不升。津脱者，腠理开，汗大泄如油如珠者，谓之绝汗。液脱者，骨属屈伸不利筋失所养，色夭，脑髓消，胫酸，耳数鸣。血脱者，色白，夭然不泽，其脉空虚脉为血海。

〔批〕血气精神、经脉、卫气、志意。

人之血气精神者，所以奉生而周于性命者也。经脉者，所以行血气而营阴阳、濡筋骨、利关节者也。卫气者，所以温分肉、充皮肤、肥腠理、司开阖者也。志意者，所以御精神、收魂魄、适寒温、和喜怒者也。是故血和则经脉流行，营覆阴阳，筋骨劲强，关节清利矣。卫气和则分肉解利，皮肤调柔，腠理致密矣。志意和则精神专直，魂魄不散，悔怒不起，五脏不受邪矣圣贤养德养身之要语。寒温和则六腑化谷，风痹不作，经脉通利，肢节得安矣。此人之常平也。五脏者，所以藏精神血气魂魄者也。六腑者，所以化水谷而行津液者也。

人有髓海，有血海，有气海，有水谷之海。凡此四者，以应四海也。〔批〕四海之应。胃者水谷之海，冲脉者为十二经之海血海，膻中者为气之海《五味》篇：谷始入于胃，其精微者，先出于胃之两焦，以溉五脏，别出两行营卫之道。其大气之抟而不行者，积于胸中，命曰气海。〔批〕两焦，上中二焦也。两行营卫，谓行中焦生营，行下焦生卫也。大气，即宗气也。脑为髓之海。

夫胸腹，脏腑之郭也；膻中者，心主之宫城也；胃者，太仓也；咽喉小肠者，传送也；胃之五窍者，闾里门户也胃有五窍；廉泉玉英者，津液之道也廉泉在颔下结喉，上舌本，阴维任脉之会。玉英即玉堂，在紫宫下一寸六分。俱任经。故五脏六腑者，各有界畔。

明堂者，鼻也；阙者，眉间也；庭者，颜也颜，额也；蕃者，颊侧也；蔽者，耳门也。〔批〕《灵枢》每言相法。又曰：脉出于气口，色见于明堂。五色更出，以应五时。五官已辨，阙庭必张，乃立明堂。明堂广大，蕃蔽见外，方壁高基，引垂居外，五色乃治，平博广大，寿中百岁。五官不辨，阙庭不张，小其明堂，蕃蔽不见，又埤其墙，墙下无基，垂角去外，如是者，虽平常殆，况加疾乎！〔批〕面之地部为基，耳为蔽为墙。

腰脊者，身之大关节也；肢胫者，人之管以趋翔也；茎垂者，阴器。身中之机，阴精之候，津液之道也。

〔批〕人与天地相应。

天圆地方，人头圆足方以应之。天有日月，人有两目。地有九州，人有九窍。天有风雨，人有喜怒。天有雷电，人有音声。天有四时，人有四肢。天有五音，人有五脏。天有六律，人有六腑。天有冬夏，人有寒热。天有十日，人有手十指。辰有十二，人有足十指、茎垂以应之，女子不足二节无茎垂与睾丸，以抱人形。天有阴阳，人有夫妻。岁有三百六十五日，人有三百六十节。地有高山，人有肩膝。地有深谷，人有腋肩臂下隐处腘膝下曲处。地有十二经水，人有十二经脉。地有泉脉，人有卫气。地有草蓂，人有毫毛。天有昼夜，人有卧起。天有列星，人有牙齿。地有小山，人有小节。地有山石，人有高骨。地有林木，人有募筋。地有聚邑，人有䐃肉。岁有十二月，人有十二节。地有四时不生草，人有无子。此人与天地相应者也。

〔批〕脏腑阴清阳浊。

受谷者浊，受气者清。清者注阴，浊者注阳。浊而清者上出于咽，清而浊者则下行。清浊相干，命曰乱气。夫阴清而阳浊本经俱言阳清阴浊，此盖以脏阴而腑阳，脏清而腑浊也，浊者有清，清者有浊。清者上注于肺，浊者下走于胃。胃之清气浊中有清上出于口，肺之浊气清中有浊下注于经，内积于海气血诸海。手太阳小肠独受阳之浊，手太阴肺独受阴之清。其清者上走空窍耳目口鼻，其浊者下行诸经。诸阴皆清，足太阴脾独受其浊。

〔批〕目者，五脏六腑之精。

五脏六腑之精气，皆上注于目。目者，脏腑之精也，营卫魂魄之所常营也，神气之所生也。故神劳则魂魄散，志意乱。是故瞳子黑眼法于阴，白眼赤脉法于阳也。故阴阳合传①而精明也。目者，心使也。心者，神之舍也。故精神乱而不转②，卒然见非常处，精神魂魄散不相得，故曰惑也。余详目症。

手面与身形也，天寒则裂地凌水，或手足懈堕，然而其面不衣，何也？曰：十二经脉，三百六十五络，其血气皆上于面而走空"孔"同窍，其精阳气上走于目而为睛，其别气走于耳而为听，其宗气上出于鼻而为臭即气也，其浊气出于胃，走唇舌而为味。其气之津液，皆上熏于面，而皮又厚，其肉坚。故天"天"当作"大"热甚寒不能胜之也头者，诸阳之会。诸阴脉皆至颈胸中而还，独诸阳脉皆上至头面。

胃欲寒饮恶热，肠欲热饮恶寒。《杂病》篇：齿痛不恶清饮，取足阳明；恶清饮，取手阳明。清，冷也。

以上《灵枢》。

---

① 传：通"抟"，聚也。《素问·生气通天论》"传精神"，清·俞樾《内经辩言》："传，读为抟。"

② 转：通"抟"，聚也。《史记·吴王濞列传》"抟胡众入萧关"，《汉书·吴王濞传》"抟"作"转"。

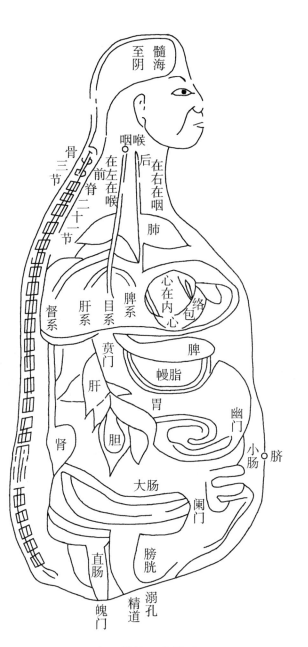

李士材校正内景图

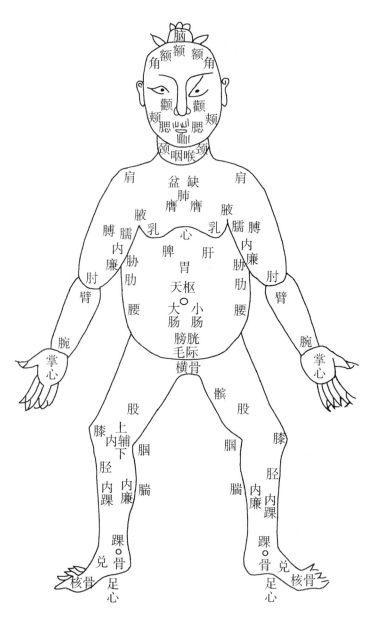

仰面部位图

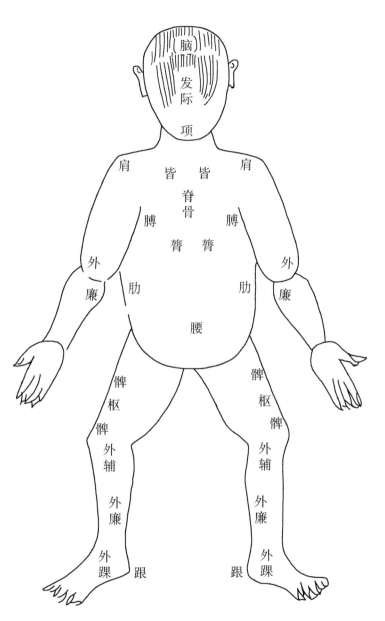

伏面部位图

新增手足三阴经络图

诸医书无言经络者，故从无图。今总写面背各半形二图，分手足三阴三阳，所行穴名并列焉

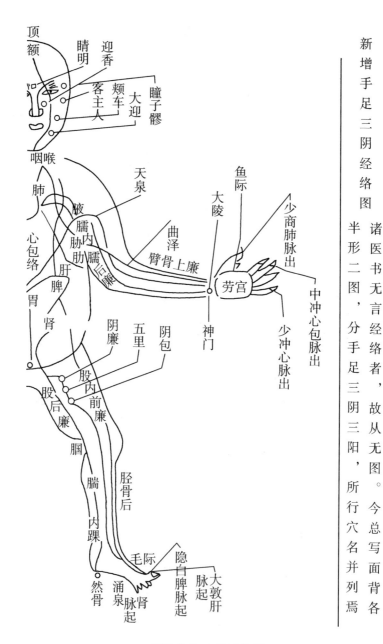

顶额
睛明
迎香
客主人 颊车
大迎
瞳子髎
咽喉
肺
心包络
脾胃
肝
腋
臑内
胁肋
胁肋
后廉
肾
天泉
曲泽 臂骨上廉
鱼际
大陵
少商肺脉出
中冲心包脉出
少冲心脉出
劳宫
神门
股后廉
股内前廉
阴廉
五里
阴包
腘
腨
胫骨后
腨
内踝
毛际
隐白脾脉起
然骨
涌泉 肾脉起
大敦肝脉起

新增手足三阴经络图

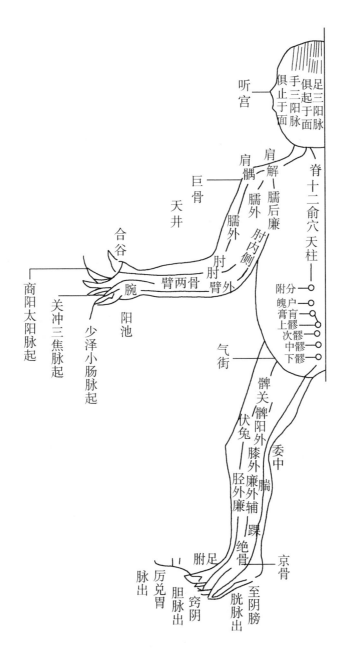

新增手足三阳经络图

经络第二

《经脉》诸篇，最为难读。今依旧本歌诀、本经文详为增入，及各经之病见于别篇者，虚实寒热悉编次焉。〔批〕语云：不明十二经络，开口动手便错。不明五运六气，检尽方书曷①济。故以二者次之。

人始生，先成精，精成而脑髓生。骨为干，脉为营，筋为刚，肉为墙，皮肤坚而毛发长。谷入于胃，脉道以通，血气乃行。经脉者，所以能决死生，处百病，调虚实，不可不通《灵枢》。

手太阴肺经歌

肺脉寅时脉必先会于手太阴，而后能行于诸经。人生于寅，故肺脉始于寅时，气血注焉中焦起中脘，下络大肠肺与大肠相为表里胃口行胃之上脘，即贲门。上膈入心下有膈膜，遮隔浊气，不使上熏心肺属肺从肺系即喉管，横从腋下肩下胁上曰腋臑音"猱"，膊下对腋处名臑内萦。前于心与心胞脉行少阴、心主之前，下肘臑尽处为肘循臂骨上廉肘以下为臂。遂入寸口关前动脉上鱼际掌骨之前，大指之后，肉隆起处，统谓之鱼。鱼际，其间穴名，大指内侧爪甲根少商穴止。《经别》篇又云：上出缺盆，循喉咙。支络还从腕后出臂骨尽处为腕，接次指内廉交阳明经手阳明大肠商阳穴。此经多气而少血，候在胸中通喉舌脉络喉管。〔批〕多气少血。热壅喉舌痛或肿，喘本经病渴金不生水烦心心脉上肺胸满急脉贯膈，布胸中。臑臂之内前廉痛脉循臑臂，为厥臂厥或为掌中热掌心劳宫穴属心包，脉行心主少阴之前。甚则尻音"敲"阴脊尽处为尻。肺为肾母，母病及子股膝疼气逆于下，故下部皆痛，肢体纵缩成痿躄火盛克金，气无所主。肩背厚者络脉交于手，上肩背肺难伤，〔批〕肩背厚，肺亦厚。气虚寒痛肩背痛溺色变母病及子。气盛肩背亦彻痛，汗出气逆于上，故痛连肩背，而汗出皮毛短数见小便肺热则小便数而短，为母病及子。外主皮毛上荣眉眉上阙庭者，肺也，〔批〕外主皮毛。开窍于鼻鼻为明堂。经曰：脉生于气口，气见于明堂伤风寒。喘嗽声重及流涕本经病，涕乃肺液热亦出。肺风时咳

---

① 曷（hé 何）：何，什么。

而短气，昼瘥夜甚阙庭白昼则肺垂而顺，夜则偏壅。眉上阙庭，皏然白色。膨膨肺胀缺盆痛肩下横骨陷中名缺盆，阳明胃经穴，两手交督音"茂"，乱也为臂厥。耳聋脉入耳中嗌干肾脉入肺，循喉咙。虚则肾气不能上润，故耳聋嗌干虚少气不足以报息，小便频数或遗失。虚甚为相火所乘，痈痿肺痈、肺痿痨瘵咳见血肺损。久嗽气虚卫冷甚，呕涎声嘶身掉颤。风盛瘾疹疥疮生肺主皮毛，血燥干咳无津液。气积右肋名息贲，鼻渊流清涕齇痔鼻齇、鼻痔皆气热。移热于肾为柔痓气骨皆热则髓不生，故骨强而为痓。鬲消中消是为心移热。心若移寒寒久变热为肺消，饮一溲二此为上消。心火烁金，肺不能主气，有降无升，故饮一溲二死可决未至此甚，犹有可活者。移寒阴寒于肾为涌水，按腹不坚鸣行疾疾行则鸣。肾本肺标，聚水为病。〔批〕肺所生病。附药：补须甘温首参芪，二冬阿胶紫菀宜。山药瓜霜五味子，百部胶香白茯苓。泻必辛凉用兜铃，甜葶苈与桑白皮。二枳实、壳槟榔防风通草芩赤泻，苏叶麻琥珀莱菔桔杏仁。温桂荜茇橘干生姜二姜，椒二椒夏乌苏子蔻木沉二香。凉用枇杷膏石贝母竹沥、叶，元沙二参铃角青黛栀芩枯。

手阳明大肠经歌

大肠卯时交少商，次指内侧起商阳本经穴。循指上廉出合谷本经穴，俗名虎口，两骨两指岐①骨间两筋中间行手臂外侧两筋陷中，阳溪穴。循臂上廉入肘外廉上臑外前廉，肩髃音"鱼"，肩端两骨前廉柱骨傍上出膀胱经之天柱，皆会于督脉之大椎。会此六阳经皆会于大椎，故经文又云上出于柱骨之会上下入缺盆内，络肺下膈属大肠相为表里。支从缺盆上入颈，斜贯两颊下齿当。挟口人中鼻下沟也交左右，上挟鼻孔尽迎香本经穴，交足阳明经。此经气血俱两盛，是动齿痛脉入齿缝颈亦肿脉上颈。〔批〕气血两盛。内主津液大肠主津外应皮应肺，挟痰皮肤坚不痛。津液调和大便调，燥热寒湿分利壅燥热则便坚而涩，寒湿则便润而利。耳鸣便血肺风传，肠鸣滑泄

---

① 岐：通"歧"。《尔雅·释官》"二达谓之歧旁"，《释文》："歧，樊本作'岐'。"

脱脱肛虚寒中。气滞肠鸣更切痛，腹满大便闭不通。痢下赤白湿热结，痔漏风肠风毒脏毒与肠痈。热秘脐痛满痛或口疮，血壅目黄大肠内热衄音"求"，清涕衄鼻血动。口干无津喉痹《经别》篇云：循喉咙痹为金燥肩髃疼，大指次指废不用不随人用，皆脉所过。当脐而痛当脐别于热秘满痛重感寒，即泄不能久立踵。气虚寒栗则不复，有余脉过皆热肿。脱肛不收广肠虚肛肠又名广肠，即肛门直肠也，热则突出或后重。〔批〕大肠诸病。附药：补用砂糖瞿麦粟壳，牡蛎肉蔻粮余与脂石骨龙。诃莲秦倍五棕榈子诸子，木香石蜜甘蔗糖糯米若。泻则硝黄牵牛二枳，巴豆桃仁槟榔葱白。温以参桂附干姜，椒川糯丁香茱吴桃子、花药石。凉须条芩与槐花柏侧，三连川、胡、翘膏石栀苦参列。

足阳明胃经歌

胃脉辰时鼻颊山根起傍约足太阳之脉睛明穴之分，下循鼻外入上齿。挟口环唇交承浆任脉穴，在下唇陷中，足阳明脉之会，颐后腮下为颔，颔下为颐大迎颐前本经穴，颊车里耳下曲颊端。耳前过客主人，少阳胆经穴发际至额颅发际下为额颅，支从大迎下人迎，一名五会。结喉旁一寸五分动脉，可以候五脏之气循喉咙本篇又云：上络头项，下络喉嗌缺盆底。下膈属胃络脾宫相为表里。汪云：此乃正经，何以反属支脉，直者下乳内廉挟脐中入气冲，即气街，本经穴。在毛际两傍归来穴下一寸动脉。《卫气》篇云：胸气有街，腹气有街，头气有街，胫气有街。街，犹路也。支起胃口循腹里，下行直合气街逢与前直脉相合。遂由髀关抵伏兔股内为髀。髀前膝上六寸起肉处为伏兔，伏兔后为髀关，从股下入膝膑中挟膝两筋中为膑，一曰膝盖。循胫膝下骨外廉下足跗足面，入于中指内间通。一支下膝注三里本经穴，骱骨外廉大筋内，前出中指外间同。支别跗上从中指入大指，厉兑之穴太阴从至厉兑穴，交于足太阴脾经。《经别》篇云：上通于心，循咽出口，上颊颐，还系目系。此经气血两俱荣，阳气发生胃主之六腑源。〔批〕气血两多。清气升浊气降饮食化消化，五脏调和病不生。病热恶见火与人阳明气血盛，热亦甚，故恶火热。菀而不能安，故恶人。〔批〕"菀"同"郁"，闭户塞牖欲独处《脉解》篇：阴阳相薄也，阳盛而阴盛，故欲闭户牖而独处也。腋肿肺脉出腋，胃火逼肺口渴或流涎胃热，甚则登高弃衣走《脉解》篇：四肢者，诸阳之本也。阳盛则四肢实，实则能登高也。热盛于身，故弃衣而走也。狂疟《疟论》曰：阳明虚则寒栗鼓颔，今狂则为热温淫汗出多阳明多汗，鼽衄胃热上行面热胃脉上面唇裂胗"疹"同，音"轸"，唇疮也。脉挟口环唇。虚恶木音土恶木克食不喜食来欠多，腹响脉循腹里，水火相激而成声便难多寒气寒滞。腹胀胫寒为骭厥胫骨为骭，阴气上与阳相拒。气不复用面目浮，身䐊①音"朵"腰俯筋脉䏩音"毁"，懈堕也。风中水肿胃虚，土不能制水颈亦肿脉循颐，出大迎，膈塞脉下膈，邪在胃脘腆胀及呃口呃，挟口痹喉痹，循喉咙。人肥风不得外泄过食甘令人中满，过食肥令人腠理密，而阳气不得外泄，生内热，内热蒸目黄色变风气与阳气入胃，循脉而上至目内眦。风内菀而为热为黄。人瘦风泄腠理开，中寒满胀目流泪。胃风面肿颈汗多，下为肠风飧泄注注下，完谷不化。气逆喘急不得眠，食胀妨闷且呕哕胃寒呃逆。挟寒呕腥水挟风甜木克土，挟湿热者呕酸水。气菀支胁胁为肝部，土反侮木当心痛为胃脘痛，即胃上口贲门，膺膺窗乳乳旁孔根，皆本经穴膝膑股伏兔脉下膝膑伏兔。骭外足跗或皆疼，血滞中指亦不用皆经脉所过。胃气不行血痰结，酒癥食瘕及蛀蛊。气盛热在身以前阳明行身之前，有余于胃消谷善饥，火盛中消溺黄甚胃热下入膀胱。不足身以前皆寒，战栗鼓颔或翻胃。大肠移热善食而瘦，谓之食㑊中消类胃移热于胆，亦曰食㑊。〔批〕胃所生病。附药：补以六君莲肉芡实，糯米诸糖及白蜜。果用荔枣山茱药山，消补以消为补神曲与楂山麦芽。泻同前大肠加朴厚莪术棱山，温亦半同加砂仁。木藿香与香薷附香，白草

---

① 䐊（duǒ 朵）：下垂。

肉蔻三豆蔻益智辛夷。凉用四黄芩、连、生地①并四石石斛、滑、膏、寒水，栀翘明粉元葛根芦根。

足太阴脾经歌

脾脉巳时起足大指隐白穴，循指内侧白肉际。过核骨后俗名孤拐骨，足跟后两旁起骨。张景岳曰：非也，即大指后圆骨内踝前踝，胡尾切，音"跨"，廉胫两傍内侧曰踝，上腨音"善"，又名"腓"，足肚也。一作"踹"，音"短"，足跟也。然经中二字通用循胫骨后里交足厥阴之前。〔批〕景岳书注，切庵唯取此一句。股内前廉入腹中，属脾络胃相为表里上膈通。挟咽连舌本，舌根也散舌下，支者从胃上膈注心宫五脏皆入心中。此经血少而气旺，臀肉肥满脾主肌肉，肉之大会曰谷，臀是也征脾壮。〔批〕多气少血。运布水谷润肌体颜面，是动身痛舌本强主肌肉，连舌本。食则呕吐寒滞胃脘痛络胃，善噫即嗳气。《口问》篇：寒气客于胃，厥逆从下上散，复出于胃，故善噫肠鸣而腹胀脉入腹中。气不足，肠为之苦鸣，腹为之苦满。得后大便出屁与气嗳气快然衰病衰，气滞胸腹疠音"绞"痛胀。发为黄疸湿热不得泄或消中脾热，久则痞积成盘样脾积。脾困不能运饮食，烦心脉注心中转筋木侮并瘕泄瘕积溏泄，脾虚。风羁急惰脾主四肢，风木克土重瘫痪经曰：四肢皆禀气于胃。脾病不能为胃行其津液，四肢不得禀水谷气，脉道不行，筋骨肌肉，无气以生，故不用焉，股膝内廉肿难强立脉行股膝。厥而大指废不用足大指脉所起，血瘀瘕瘕卧立倦。麻痹不仁谓肉痿，肌肉蠕动皆风湿。内热阳气不得外泄口甘名脾瘅，中满过食肥甘，肥者令人内热，甘者令人中满消渴气上溢脾热则阳气有余，脾气上溢，胃液渗泄，故转为消渴。不能卧因胃不和，虚取实与梦饮食虚梦取，实梦与。虚甚肌瘦百节缓，肢寒不渴冷脾胃虚寒痰结。〔批〕脾诸动病。附药：补同于胃草配芍芍药甘草汤为甲己化土，甘蔗枸杞及牛肉。泻加青皮柴

---

① 四黄：黄芩、黄连、生地黄之外，仍缺一药。据下文"足厥阴肝经歌"下"凉用三黄"，"三黄"注为"二连、条芩"。则此处之"连"，亦或指"二连"而言，即黄连、胡黄连。

防风葶苈，温添晚米酒甜红豆。凉茶绿豆并西瓜，余悉同胃无他药。

手少阴心经歌

心脉午时起心经出属心系，上与肺通。由肺叶而下，曲折向后，贯脊髓，通于肾。盖五脏皆通于心，而心亦通五脏，下膈直络小肠承相为表里。支者挟咽系目系又云：别脉系舌本。《经别》篇云：走喉咙，出于面，合目内眦，直者从心系上腾肺。下腋极泉穴循臑后廉出，太阴肺心主心包之后行。下肘循臂抵掌后，锐骨之端小指停端掌后尖骨，少冲穴交手太阳经。滑伯仁曰：心为君主，尊于他脏。故其交经受授，不假支别。余经皆支别交受。此经少血而多气，血盛发润发者，血之苗华在面别脉出面。〔批〕少血多气。恶热喜静衰懒言或错语，色赤诊之在口舌舌为心之苗。恶风多汗为心风，汗为心液热无汗心热液枯。焦绝善怒言不快心脉挟咽喉而主舌，风中之，故难言，甚则癫痫而神乱风动火炽。喜笑因热而火炎，口糜烂也，火盛目黄系目系，合目眦痛连胁脉出胁下。狂神为寒薄，木火相扇与隔中寒结于中，隔塞不通肝移寒寒久变热，咽焦挟咽成疮火盛干肾液。血因热逼则上行妄行口鼻，渴饮心火臂痛脉循臑臂掌中热心主包络，所属病同。虚则神昏或梦飞，惊悸健忘皆少血。血滞由心气不足，女子忧菀为不月不治其血，而通其心可也。脐畔滞气名伏梁，冷痰裹心痛难拔。〔批〕心所生病。附药：补用参归芎竺黄天，远志麦冬红花少则补血金银屑。泻以苦参枳实黄连，前胡半夏金郁元胡贝母葶苈。温则四香藿、沉、乳、木苏子石菖，凉惟牛黄连黄竹叶。二母知、贝栀翘与珍珠，犀角芦根元明粉列。

手太阳小肠经歌

小肠未时自少冲心脉小指内穴，小指之端起少泽本经穴。循手外侧上腕出踝中腕下锐骨为踝，上臂骨出肘内侧。两筋之间臑后廉臑外，出肩解脊两旁为膂，膂上两角为肩解而绕肩胛肩解下成片骨。交肩之上入缺盆，遂络心中相为表里循咽嗌。下膈抵胃属小肠，支从缺盆上颈颊。至目锐眦目外角为锐眦入耳中本经听宫穴终，支者别颊复上𩑶目下为𩑶。抵鼻至于目内眦内角，络颧交足太阳接。机发心极候人中，此经少气而多血。〔批〕少气多血。嗌痛挟咽颔肿循颈头难回不可以顾，肩如拔兮出肩解，绕肩胛臑如折循臂。目黄至目两眦耳聋脉入听官肿颊间上颊，是所生病为主液小肠主液。颈颔肩臑肘臂外后疼，苦寒太阳寒水面白耳前热上颊入耳。腰脊控睾音"皋"，肾丸也。小肠连睾系，属于脊，肝肺络心系，气盛则厥逆上冲。肠胃熏肝，散于肓，结于脐痛成疝小肠疝气，脐疙痛成痢心气入小肠。心风入小肠激鸣痛，小便淋秘腹胀急。心热入小肠则烦闷渴，溺闭呕哕虚火逆虚火反逆入胃。心虚入肠恍惚或遗精，懊恼带浊分赤白。冷凝下焦谷不化，肩颔红肿血滞逆。移热大肠为瘕音"伏"瘕津血结而为瘕，不便膀胱上口连于小肠，热结膈肠，故不得小便口糜热气逆上巨巨阳膀胱移热。〔批〕小肠诸病。附药：补蛎牡石斛甘草梢，泻用海金沙大黄。续随葱荔柴胡苏叶，温戟巴乌药智益两茴香大、小。凉用二通木通、通草车前滑石，栀柏苓泻芩芒硝。

足太阳膀胱经歌

膀胱经脉申时起，目内眦本经睛明穴，为手足太阳、少阳、阳明五脉之会上额交巅顶，百会穴。支者从巅入耳上角，直者从巅络脑间。还出下项脑后为项，两旁为颈，前为喉循肩膊肩后之下为膊，挟脊行脊骨两旁，去脊各一寸五分，行十二俞等穴抵腰循膂旋脊旁为膂。络肾正属膀胱腑相为表里，一支贯臀入腘传从腰脊下中行，行上、中、下髎等穴，入腘委中穴。膝后曲处为腘。一支从膊别贯胛脊肉为胛，挟脊去脊各三寸，自天柱而下，从膊左右下行附分、魄户、膏肓等穴，历尻臀，过髀枢，下贯胛脊循髀髀枢，股外为髀，捷骨下为髀枢合腘行与前入腘者合。贯腨足肚出踝外踝循京骨本经穴，足外侧赤白肉际，小指外侧至阴穴名全。气少血多小肠同，施化全资气海功。〔批〕气少血多。目泪脉起目眦恶心筋骨挛风伤筋。经曰主筋所生病，故多痉急，头疼上额交巅，络脑眼旋是搏风。气滞寒滞项拔脉下项背脊强挟脊，痛彻腰抵腰尻脊骨腘胫中入腘贯臑。小腹苦满难俯仰偏肿而痛，以手按之，即欲小便而不得，热结下焦气不通。胞转小便遂闭塞，令人发狂癫疾逢癫狂亦有刺太阳经者。冷则湿痰上下溢上溢为多唾，下溢为带浊，甚至遗溺或淋沥。虚症脑转及耳聋入耳角，又耳为肾窍，表病及里，脚胫酸疼或紧急。肠痛引腰髀难曲脉过髀枢，房事虽举亦无力。阴茎阴囊如肿大，非地风吹即湿热。血症下淋及痔疮，上升于脑太阳经气不能循经，上冲于脑为衄䶕。〔批〕膀胱诸病。附药：补味磁石紫石英，橘核龙菖续断益智仁。泻芒猪泽滑前子，瞿麦木通萱草根。知柏二地二石硝、滑凉，桂沉乌药荜澄茴小茱山温。

足少阴肾经歌

肾脉酉时交至阴，斜从小指趋足心涌泉穴。出于然谷下，本经穴，足内踝前大骨陷中循内踝，入跟足跟上腨腘内廉寻。上股内后廉直贯脊会于督脉长强穴，属肾下络膀胱深相为表里，别篇①又云：当十四椎，出属带脉。直者从肾贯肝膈，入肺循喉咙挟舌根络于横骨，终于会厌。支者从肺络心上，注于胸膻中交手厥阴心包。此经多气而少血，主髓候腰充在骨。〔批〕多气少血。耳坚肾窍在耳肾坚亦难伤，动病嗜卧少阴病但欲寐饥不食虚火盛则饥，脾弱则不欲食。〔批〕肾动病。肾虚寝汗而阴虚故盗汗出恶风腠理不固，目无精光瞳子属肾浮在面风浮。若伏水气目下肿水者阴也，目下亦阴也，不能偃卧真气上逆，偃卧则呕出清水膝胫急风盛。肾主骨髓，骨痿故胫膝挛急。难久立，骨精不足也。肾热咽肿舌嗌干循喉咙，挟舌本，口热俱阴火上气肾水溢于皮肤而肿。肾者胃之关，关门不利，故聚水强背脊贯脊。胸中痛脉注胸中及大小腹，身重足冷为清厥气逆。心烦心痛络心而引腰腰者肾之府，心痛引腰者属肾，心风入肾足心热脉起涌泉。咳唾有血脉入肺为肾损，移热肾移热于脾胃、大肠成痢成肠癖脾肾两虚，水反制土，死不治。虚恐如人将捕之恐为肾志，目眬水亏心悬水不济火坐起辄坐而欲起，起而复坐，阴虚不宁。肝胆

---

① 别篇：《灵枢·经别》篇。

皆肾子，母病及子，肝胆亦虚。魂不安，故肝胆病亦有此症。**骨枯髓虚为骨痿不能起于床，齿动齿者骨之余。**肾虚则齿豁，精盛则齿坚虚热则齿动**囊冷多梦泄。心肾不交。冷则脚股内后廉痛**经脉行脚之后，**冷甚阴痿或缩入脱阳。肌枯肉瘦冷菀久，精不上注面如漆**肾色黑。**口淡脚软**肾为湿热所乘为黄疸**肾水反乘脾土**，或为女劳疸，奔豚喘咳**肾气上奔，脉入肺中号肾积。附药：补须牛膝虎骨龟板鹿茸，二地知柏锁阳苁蓉。覆盆菟丝杞归山茱药山，泻茗苦二苓泽琥通。温硫黄姜干沉脂附桂，狗肉马茎鳗鱼酒诸柏实芦巴钟乳。五味巴戟鸟百阳起石，凉元参丹骨二皮知柏同。

手厥阴心包络歌

戌时脉起心主标，心包居心之下下膈络三焦心包与三焦相为表里。**起自胸中支出胁，下腋三寸，**天池穴。**自此至中冲，**皆本经穴**抵腋上抵循臑内，**天泉穴迤。**太阴肺少阴中间走，入肘曲泽穴，肘内廉陷中下臂两筋超**大陵穴，掌后两筋间横纹陷中。**行掌心劳官穴从中指出中冲穴，支别掌中**从小指次指交小指内之次指，无名指也，交手少阳三焦经。《经别》篇又云：循喉咙，出耳后。**安身立命相火位，**滑伯仁曰：君火以名，相火以位。手厥阴代君火行事，实相火也。盖其系与三焦之系连属，故指相火之脏，实乃裹心之膜，此实安身立命之地也。《脉诀》配诸尺中，应心主而为相火，误矣。经曰：左外以候心，内以候膻中。膻中，即心包也。诊在寸明矣。又命门乃一阳居二阴之中，所以成乎坎也。《内经》并无命门之经，后人即以心包络当之。且与三焦同列于右尺，不俱诬乎！**是经多血而少气。**〔批〕多血少气。**气动胸脉起胸中膈下膈胁出胁下支结，风腋下腋红肿挛肘臂入肘下臂。热逼心动上承心君，**故病略同**或喜笑**心有余则喜笑不休，**面赤心色目黄**目为心使**掌热盛**行掌心。**四肢软若无骨然，**是为火虚土不运脾为火子，而主四肢，母病及子。**平时无力不足息，**虚乏精力自不锐。**悲哀太甚胞内崩**心主血，亦为血海，血衰面黄肢厥痹。附药：补则参芪桂蓉苁纸故，鹿茸菟丝狗肉巴芦香美酒。泻竹叶硝黄栀枳二柏黄，温同肾脏加智益子。腽肭脐芎川烧酒柏仁蔻肉，凉用三黄三石膏、滑、寒水是。

手少阳三焦歌

三焦中冲亥时迁，起手小指次指间无名指关冲穴。循腕手背，本经阳池穴出臂外之两骨天井穴，贯肘循臑外上肩。交出足少阳之后胆，入缺盆后膻中传上焦。散落心包相为表里而下膈，循属三焦表里联。支从膻中缺盆出，上项出耳后上角巅。以屈下颊而至頔，支从耳后入耳中缘。出走耳前过胆经客主人穴前交两颊，至目锐眦胆经连。是经血少气却多，如雾上焦如沤中焦复如渎下焦。〔批〕血少气多。主气上焦主食中焦主便溲下焦，上下往来熟腐熟水谷。有名无形却有用，发用贯通诸经络经云：宗气出于上焦，营气出于中焦，卫气出于下焦。上焦在膻中，中焦在中脘，下焦在脐下阴交。故寸主上焦，以候胸中；关主中焦，以候膈中；尺主下焦，以候腹中。此定论也。《脉诀》列三焦于尺中，不亦妄乎。中寒痞胀气滞虚滞肺，虚甚溺窘三焦并太阳之正，入络膀胱。故下焦实则癃闭，虚则遗溺耳鸣属脉入耳中，鸣者辉辉焯焯。内留为胀外水溢小便窘急，外为水肿，内作鼓胀，大腹满而坚小腹脉交腹中，络心包，下膈属三焦。热结于心胸烦满脉布膻中，甚则咽肿喉痹渴少阳相火。风瘈无名小指疼脉交起处，肩臑肘臂及耳后皆脉所过。气滞实滞时秘或时泄，胸前目锐皆痛彻。吐衄便血悉所主，血凝于脉则为泣涩。凝肤为痹凝足痿痿厥，汗出因卧当风入火蒸为汗。脱阳症则阴头缩，冷败汗多发振栗。附药：补术白参芪益智桂香藿，泻曲神二枳青皮泽泻当。温附三香丁、沉、茴荜澄茄，仙茅骨脂茱吴椒川姜干。凉如包络加地骨，胆草车前木通尝。

足少阳胆经歌

胆脉子时自耳门，起于两目锐眦边瞳子髎穴，去眦五分。上抵头角下耳后，循颈行手少阳前三焦。至肩却出少阳后，入缺盆中支者分。耳后入耳耳中过小肠听官穴耳前走至目锐眦后，瞳子髎之分，支别锐眦下大迎胃经穴，在颔前一寸三分动脉陷中。合手少阳抵于頔，下加颊车下颈连。复合缺盆与前入者相合下胸膈贯膈，络肝属胆表里萦相为表里。循胁里由气街出即气冲，挟脐四寸，毛际两旁动脉，绕毛际曲骨之外为毛际入髀厌横横入髀厌，即髀枢。直者从缺盆下腋，循胸季胁过章门肋骨下为季胁，即肝经章门穴。合髀厌中循髀阳外循髀外，行太阳阳明之间，出膝外廉外辅缘髀骨为辅骨。下抵绝骨外踝上为绝骨出外踝少阳行身侧，故每言外，循跗足面入小次指间足第四指窍阴穴终。《别篇》又云：上肝，贯心以上，挟咽，出颐颔中，散于面，系目系。支者别跗入大指，循指岐骨出其端足大指本节后为岐骨。还贯爪甲出三毛大指爪甲后为三毛，以交于足厥阴肝。此经多气而少血，外验五爪贯爪青红色。〔批〕多气少血。爪厚色黄胆亦厚，合于膀胱荣毛发。风气盛则发燥焦，身枯则由精汁竭胆有精汁三合。体无膏泽面散面蒙尘木菀不能敷荣，耳聋入耳中及前后口苦胆汁为苦，火亦作苦。肝取决于胆，咽为之使，谋虑不决，胆虚气溢，故口苦，名胆瘅善太息木气不舒。心痛贯心胁痛肝胆往来之道转侧难，胠即胁满溺秘肝火足外热出膝外廉外辅外踝。髆肋髀膝胫绝骨，外踝皆痛及诸节经脉所过。头脉上头角，故偏头痛属少阳经与颔痛脉加颊车风邪攻，眉釐锐眦脉起锐眦痛肿赤。甚则瘰疬与癫痫风中，轻则数唾胆病喜呕，数唾亦喜呕之类呕宿汁汁，黄水。胆液泄则口苦，胃气逆则呕苦。咽门胆候热壅肿生疮，坐不能起筋热缩肝主筋，胆热筋缩，表病及里。热多泪多虚不眠，独卧惊如将捕捉。冷吐酸水左胁闷，风淫汗出少阳相火振寒疟少阳居半表半里，故疟病寒热必属少阳。两腋缺盆胁颈肿经脉所过，马刀侠瘿疮疡生少阳部分，坚而不溃瘀滞撮。辛额颔酸鼻渊热移脑，传为目瞑及衄汗血衄。〔批〕胆经诸病。附药：补归茱山味五椒胡、辣菜枣仁，泻连芎芍赤青皮通草。温桂二陈及二姜，凉柴芩连茹竹胆草。

足厥阴肝经歌

肝经丑时脉所终，足大指端毛际从起大敦穴。循跗上廉上内踝中封穴。出太阴后脾脉之后入腘中内廉。循股股内之阴包、五里、阴廉穴入毛绕阴器入阴毛中，左右环绕阴器，上抵小腹挟胃通。属肝络胆相为表里上贯膈，布于胁肋循喉咙。上入颃颡咽颡。篇后又云：脉络舌本连目系，出额会督脉顶巅逢与督脉会于顶巅百会穴。

支者复从目系出，下行颊里环唇从行任脉之外，交环于唇口。其支从肝别贯膈，上注于肺乃交宫交手太阴。气少血多属是经，夜卧血藏主养筋。〔批〕气少血多。胸满脉上贯膈腰痛不可俛仰，肾为肝母，母病及子并呕逆木火冲胃，妇少腹痛脉抵小腹男疝癀脉络阴器。小腹牵茎囊痛名癀疝，妇人亦有疝，但不名疝而名瘕。热目赤肿肝窍于目，脉连目系虚生花，狂言惊骇热甚唾不宁。火盛咽干脉循喉咙或癃闭肝火，颊肿脉下颊里胁痛脉布胁肋，痛甚为肝偏倾耳聋鸣胆脉入耳，相为表里。血行口鼻或便溺血，他藏移热因肝虚肝不藏血。血多多怒不足惧，血枯食至恶闻腥肝气臊。入房太甚宗筋弛肝主筋，发为筋痿及白淫。转筋及疝发筋脉，皆肝所主血滞瘀。风动筋脉或踡缩风伤筋血，痛肿筋挛脾寒移。膝胫痿痹挟湿热，风逆于上头眩昏厥阴与督脉会于巅。痰起肝冷胸满吐清水，甚则飧泄溺不禁肝虚。此肝冷症多难治，木菀脱色面蒙尘木病不能生荣。肥气积胁常居左，令人劳疟咳逆频。〔批〕肝所生病。附药：补苡薏猪羊鸡酒醋，瓜木梅青茱山橘叶参阿胶枣仁。泻同胆添青黛芩黄，桃梅杏李诸子茱吴温好。凉用三黄二连、条芩柴前子，草决明羚角龙胆草。

奇经八脉歌

〔批〕任脉。

任脉起于中极底脐下四寸，穴名中极，任脉起于其下。二阴之交，会阴之穴。任由会阴而行腹，督由会阴而行背，以上毛际循腹里行中极穴。上于关元脐下三寸，穴名至咽喉，上颐循承浆而络于齿龈循面入目入目下而络于承泣柢。

〔批〕冲脉。

冲脉起气街并少阴肾经，《灵枢》云：冲脉与肾之大络起于肾下，出于气街。《难经》《甲乙经》并作"阳明经"，上行胸中下挟脐任脉当脐中而上，冲脉夹脐旁而上。《灵枢》云：冲脉、任脉皆起于胞中，上循背里，为经络之海，其浮而外者，循腹右上行，会于咽喉，别而络唇口。血气盛则充肤热肉，血独盛则淡渗皮肤，生毫毛。〔批〕此又作冲任循背。冲为五脏六腑海冲为血海，五脏六腑所禀气。上渗诸阳经灌诸精上出颃颡，从下冲上取兹故名冲义。亦有并肾下行者，络大络出气街少阴肾注。阴股内廉入腘中，伏行骱骨内廉内踝际入足下。别并少阴渗三阴肝脾肾灌诸络，以温肌肉至跗指循足面下涌泉穴，入足大指。

〔批〕督脉。

督脉起少腹以下骨中央，入系庭孔女子阴庭溺孔之端，即窈漏穴络阴器。合篡二阴之交名篡至后肛门之后别绕臀，与巨阳络太阳膀胱中络少阴肾比与膀胱、肾二脉相合。上股内后廉贯脊属肾行督脉之绕臀者，与太阳、少阴相并而行，上同太阳锐眦目起。上额交巅络脑间，下项循肩膊内脊腰抵。贯臀络肾此督脉并太阳而行者循男茎男子阴茎，下篡亦与女子类。又从少腹贯脐中央，上心颐唇环唇出喉咙。上系目之下中央，此为并任亦同冲此督脉并任脉而行者。大抵三脉同一本冲任督三脉皆起于会阴之下，一原而三岐，异名而同类，《灵》《素》言之每错综。

督病少腹上冲心痛，不得二便冲疝攻此督脉为病，同于冲脉者。〔批〕督脉为病。其在女子为不孕冲为血海，任主胞胎，嗌干脉循喉咙遗溺及痔癃络阴器，合篡间，此督脉为病，同于冲任者。独病脊强而反折脉行背，故病在脊，此督脉独为病者，冲则里急气逆冲。〔批〕冲脉为病。血不足故急，气有余故逆。此冲脉独为病者。任病男内结七疝七疝，寒、水、筋、血、气、狐、癫也。又《灵》《素》有心疝、肝疝、肺疝、脾疝、肾疝及厥疝、冲疝、癀疝，是则五脏皆有疝，不独肾经也，女子带下瘕聚同。〔批〕任脉为病。带下瘕聚，即妇人之疝，此任脉独为病者。冲任督之脉，一原而三岐，皆起于胞中，故《灵》《素》亦有谓冲脉为督脉者。古图经有以任脉循背者谓之督，自少腹直上者谓之任，亦谓之督也。今人率以行身前者为任，行身背者为督，从中起者为冲。然考任、督所行穴道，一在身前，一在身后，冲脉居中，独无穴，似当以此分名为是。

阴跷脉少阴之别脉，起于然骨一作"谷"。足内踝大骨之下，照海穴，由内踝上行于身之左右至内踝。直上阴股入阴间，上循胸入缺盆过。出人迎胃经穴前入颃颡也眦目内眦，睛明穴，合于太阳阳跷和经文阳跷，总见跷脉。以下带脉、阴维、阳维三脉因经文俱未言其行度，故遗之，今采《难经》并补以歌。〔批〕阴跷脉。阳跷脉起足跟中膀胱经之申脉穴，循外踝上入风池脑后穴名。出外踝，上行于身之左右。〔批〕阳跷脉。为病阴缓而阳急内踝以上缓，外踝以上急，阴跷病则相反之阴跷病则阳缓阴急，外踝以上缓，内踝以上急。〔批〕二跷为病。气并相远阴跷、阳跷二脉之气相并周旋则为濡润泽，目气不荣不合眦目不合。

阳维起于诸阳会由外踝上行于卫外，不能维阳苦收持溶溶不能自收持。〔批〕阳维脉。阴维起于诸阴交由内踝上行营分，二脉所以为一身之纲维也，不能维阴怅然失志。〔批〕阴维脉。阳维为病苦寒热卫为阳主表。阳维受邪，为病在表，故苦寒热，阴维为病苦心痛营为阴主里。阴维受邪，为病在里，故苦心痛。阴阳相维荣卫谐，荣卫不谐病斯动。〔批〕二维为病。

带脉起于季胁中肝经章门穴，回身一周如带同横束于腰间，所以总约诸脉。其为病也则腹满，如坐水中腰溶溶。里急后重妇不月，赤白带下小腹恫。〔批〕带脉为病，痛也。阳维主一身之表，阴维主一身之里，以乾坤言也。阳跷主一身左右之阳，阴跷主一身左右之阴，以东西言也。督主身后之阳，任主身前之阴，以南北言也。冲脉直冲诸脉，带脉横束诸脉，以六合言也。

脾大络名曰大包，出渊液腋下穴，属胆经下布胁胸。实则一身尽痛彻，虚则百节尽弛纵十二经与任督之别络合脾之大包，名十五络。胃之大络名虚里，贯膈络肺出左乳下。其动应衣脉宗气宗，尊也，主也。土为万物之母，为十二经脉之宗，盛喘数绝在中病。结而横有积绝不至曰死，宗气泄亦衣动应动甚则气泄。〔批〕脾胃大络为病。

歌括终。

圣人南面而立，前曰广明心脏在南，故谓前，后曰太冲冲脉在北，故曰后，与督脉合而盛大。太冲之地，名曰少阴。少阴之上，名曰太阳肾脏为阴，膀胱为阳，名曰阴中之阳。中身而上，名曰广明。广明之下，名曰太阴腰以上为天，腰以下为地，心脏下即脾脏。

太阴之前，名曰阳明胃脉，名曰阴中之阳。厥阴之表，名曰少阳胆脉，名曰阴中之少阳。是故三阳之离合也吴云：行表行里谓之离，阴阳配偶谓之合，太阳为开，阳明为阖，少阳为枢太阳在表，敷布阳气。阳明在表之里，收纳阳气。少阳在表里之间，转输阳气。三经者，不得相失也。搏而勿浮，命曰一阳吴云：搏手冲和，无复三阳之别。外者为阳，内者为阴阳脉行表，阴脉行里。然则中为阴阴主内，其冲在下，名曰太阴脾脉在冲脉之上，名曰阴中之阴。太阴之后，名曰少阴肾脉，名曰阴中之少阴。少阴之前，名曰厥阴。阴之绝阳厥阴主十月，为阳之尽，名曰阴之绝阴三阴三阳，至此经为尽处。是故三阴之离合也，太阴为开，厥阴为阖，少阴为枢太阴为至阴，敷布阴气。厥阴，阴之尽，受纳阴气。肾气不充，则开阖失常，故为枢。三经者，不得相失也。搏而勿沉，命曰一阴阴阳数之可千，推之可万，然其要则本之一阴一阳。张子①所谓一故神，两故化也。

阳明，两阳合明三月主左足阳明，四月主右足阳明。厥阴，两阴交尽九月主右足厥阴，十月主左足厥阴。

〔批〕足三阴三阳。

三阳为父三阳，太阳也，总督诸阳，二阳阳明也为卫御邪扶生，一阳少阳也为纪纲纪形气。三阴为母三阴，太阴也，育养资生，二阴少阴也为雌为牝脏，一阴厥阴也为独使善谋虑为使。

春气在经脉木气疏通，夏气在孙络火气充满，长夏气在肌肉土主肌肉，秋气在皮肤肺主皮肤，其气轻清，冬气在骨髓中。肾主骨髓，其气沉深。

天有宿度，地有经水地有十二经水，人有经脉十二经脉。天地温和则经水安静，天寒地冻则经水凝泣涩，天暑地热则经水沸溢，卒风暴起则经水波涌而陇起。夫邪之入于脉也，寒则血凝泣，暑则气淖泽，虚邪因而客入，亦如经水之得风也。〔批〕邪之入脉，如经水之得风。经之动，脉其至也，亦时陇起。其行于脉中循循

---

① 张子：即张载，北宋著名哲学家，理学创始人之一。

然，其至寸口中手也，时大时小。大则邪至，小则平。其行无常处，在阴与阳，不可为度。

以上《素问》。

营气之道，内谷为宝气之精者为营，成于水谷所化精微之气。谷入于胃，乃传之肺脾为传精于肺，流溢于中，布散于外。精专者行于经隧精之专者化为营，循行正经之隧道，常营无已，终而复始营行脉中，昼夜一周。终于肝，始于肺是谓天地之纪。

人受气于谷，谷入于胃，以传与肺，五脏六腑，皆以受气脾传精于肺，肺散精于脏腑。其清者为营，浊者为卫《素问》曰：营者，水谷之精气；卫者，水谷之悍气。营在脉中阴性精专，随宗气以行于经隧之中，卫在脉外。〔批〕营在脉中，卫在脉外。阳性慓悍滑利，不入于脉，而自行于皮肤分肉之间。周营不休，五十而复大会。阴阳相贯，如环无端。

阳主昼，阴主夜。故卫气之行，一日一夜五十周于身。昼日行于阳二十五周，夜行于阴二十五周。〔批〕卫气昼行阳，夜行阴。阳行六腑，阴行五脏。是故平旦阴尽，阳气出于目睛明穴，目张。阳尽阴受气，行于阴亦如阳二十五周，而复合于目又自睛明穴起。

营出于中焦中脘穴为中焦，胃中谷气传化精微为血，卫出于下焦脐下一寸阴交穴为下焦，其阳气上升为卫气。上焦常与营俱行五十度而复大会于手太阴此言上焦宗气与营气同行于经隧之中。〔批〕上焦宗气与营气同行。中焦亦并胃中胃之中脘，出上焦之后之下，此所受气者，泌糟粕泌别下行，蒸津液蒸腾上升，化其精微，上注于肺脉，乃化而为血。以奉生身，莫贵于此。故独得行于经隧，命曰营气所谓营出中焦也。〔批〕中焦化血为营。营气者，精气也水谷之精气。血者，神气也精能生神，神无所丽①，必依精血。故血之与气，异名同类焉。故夺血者无汗，夺汗者无血。故人有两死，而无两生汗者心之液，津血也。凡脱血者，无再发其汗；发汗者，无

---

① 丽：依附，附着。

再去其血。若两伤之，则有两死，而无两生矣。下焦者，别回肠大肠，注于膀胱。故水谷者，常并居于胃中，成糟粕而俱下于大肠，而成下焦三停分之，此居下焉，渗而俱下，济泌别汁，循下焦而渗入膀胱焉。〔批〕下焦泌别清浊。其浊气下行，则为二便。其清气升于上中二焦者，则为营气，而流行于六阴六阳也。〔批〕"营"，一作"卫"。上焦如雾氤氲，中焦如沤上浮，下焦如渎蓄泄。三焦在上中下三空处，古人所谓有名无形者是也。马氏乃割右肾以为三焦之腑，于三焦"三"字之义，何以称焉？

〔批〕脉行逆顺。

脉行之逆顺奈何有自上而下者，有自下而上者？曰：手之三阴，从脏走手太阴肺、少阴心、厥阴心包。手之三阳，从手走头阳明大肠、太阳小肠、少阳三焦。足之三阳，从头走足太阳膀胱、阳明胃、少阳胆。足之三阴，从足走腹太阴脾、少阴肾、厥阴肝。分手足。

少阴脉独下行何也足三阴从足走腹，独肾脉下行，与肝脾直行者别？曰：夫冲脉者，五脏六腑之海也，五脏六腑皆禀焉冲为血海，故脏腑皆禀气。其上者，渗诸阳，灌诸精自下冲上故曰冲。其下者，并于少阴之经以冲脉入肾之络，与之并行也，渗三阴肝脾肾，灌诸络而温肌肉上灌下渗如是，所以为脏腑之海，而肾脉因之下行也。

手少阴之脉独无腧，何也无治病之俞穴？曰：少阴，心脉也。心者，五脏六腑之大主也，精神之所舍也。其脏坚固，邪弗能容也。容之则伤心，心伤则神去，神去则死矣邪中于心则立死。故诸邪之在于心者，皆在于心之包络。包络者，心主之脉也，故独无腧焉包络同于心主之脉，故即以心主名之。〔批〕手少阴心脉与心包络同。其外经病经络而脏不病心脏，故独取其经于掌后锐骨之端治其经者，独取掌后锐骨，本经之神门穴而已。其余脉出入屈折，其行之疾徐，皆如手少阴心主之脉行也故治手少阴者，即治心包络经。汪云：按《九针》篇云，阳中之太阳，心也。〔批〕阳中之太阳，心也。其原出于大陵，大陵系心包经穴。以心包代心君行事，故不曰本经之神门，而曰心包之大陵，在掌后两筋间横纹陷中。

以上《灵枢》。

运气第三

汪云：运气一书，析理渊深，措辞奇玮，上穷天文，下察地气，中究人事，入理之处，确不可易。非深于天人之际，性命之微者，孰能创是鸿篇乎？所以历百世而咸宗之，不可废也。今量取其精要说理者，言数者不录。欲深造者，当于全书究之可也。

夫五运阴阳者，天地之道也金木水火土为五运，风寒暑①湿燥火为六气，万物之纲纪，变化之父母，生杀之本始，神明之府也，可不通乎？〔批〕与前经络两篇最为切要。故物生谓之化，物极谓之变。阴阳不测谓之神，神用无穷谓之圣。夫变化之为用也，在天为玄，在人为道，在地为化。化生五味，道生智，玄生神。神在天为风，在地为木。在天为热，在地为火。在天为湿，在地为土。在天为燥，在地为金。在天为寒，在地为水。故在天为气，在地成形，形气相感而化生万物矣。然天地者，万物之上下也。左右者，阴阳之道路也阳左旋，阴右转。水火者，阴阳之征兆也。金木者，生成之终始也春生秋成。气有多少，形有盛衰，上下相召而损益彰矣太过不及，昭然可见。阴阳之气，各有多少，故曰三阴三阳也。形有盛衰，谓五行之治，各有太过不及也。故其始也，有余而往，不足随之，不足而往，有余随之盈亏无常，不足即伏于有余之中，所以有胜复之相乘也。知迎知随，气可与期运有盛衰，气有虚实，更相迎随，以司气也。甲己化土之岁，土运统之；乙庚化金之岁，金运统之；丙辛化水之岁，水运统之；丁壬化木之岁，木运统之；戊癸化火之岁，火运统之。〔批〕五运。子午之岁，上见少阴上谓司天；丑未之岁，上见太阴；寅申之岁，上见少阳；卯酉之岁，上见阳明；辰戌之岁，上见太阳；巳亥之岁，上见厥阴。〔批〕司天。少阴司天，阳明在泉；太阴司天，太阳在泉；少阳司天，厥阴在泉。以子午卯酉辰戌丑未寅申巳亥相对者分之。如子午少阴司

---

① 暑：原作"水"，据《素问灵枢类纂约注·运气》改。

天，则卯酉阳明在泉。反对则司天者在泉，在泉者司天。如卯酉阳明司天，则子午少阴在泉。推之，辰戌丑未寅申巳亥皆如此。少阴①所谓标也，厥阴所谓终也自子午少阴始，至巳亥厥阴终。厥阴之上，风气主之风木；少阴之上，热气主之热火；太阴之上，湿气主之湿土；少阳之上，相火主之火热；阳明之上，燥气主之燥金；太阳之上，寒气主之寒水。所谓本也六气为三阴三阳之本，经云：言天者求之本，是谓六元是真元一气，化而为六也。〔批〕六气。应天为天符如木运，上见厥阴；火运，上见少阳。岁运与司天相合，承岁为岁直如木运临寅卯，火运临巳午，运气与地支年辰相合，三合为治如火运之岁，上见少阴，年辰临午，即戊午岁也。土运三合则己丑己未，金运则乙酉也，为治岁。〔批〕天符、岁值、三合。

　　夫变化之用，天垂象，地成形。七曜日月五星纬虚，五行丽地。地者，所以载生成之形类也。虚者，所以列应天之精气也。形精之动，犹根本之与枝叶也。仰观其象，虽远可知也。地为人之下，太虚之中者也，大气举之也。燥以干之，暑以蒸之，风以动之，湿以润之，寒以坚之，火以温之。故风寒在下，燥热在上，湿气在中，火游行其间，寒暑六入寒暑六者之气皆入于地中，故令有形之地，受无形之虚气而化生万物也，故令虚而化生也化生万物，赖此六气，惟亢害然后为病，故下文言其太过。故燥胜则地干，暑胜则地热，风胜则地动山崩地震，湿胜则地泥，寒胜则地裂，火胜则地固矣犹土得火而成瓦埴，此六入而太过者也。〔批〕六入太过。天地之气，胜复之作，不形于诊也。脉法曰：天地之变，无以诊脉，此之谓也言司天在泉，胜复之气，皆岁运主之，不形于脉中。王云：当以形症观察之。〔批〕天地之变，无以诊脉。五气更立，各有所先应运之气。非其位则邪水居火位，金居木位之类。当其位则正本位。气相得则微子居母位，母居子位，不相得则甚胜己者与己所胜者。气有余，则制己所胜而侮所不胜如木既克土，而反侮金之类。其不及，则己所不胜者侮而乘之，己所胜轻而侮之如金既克木，土

① 少阴：原作"少阳"，据《素问·天元纪大论》改。

反凌木之类。**侮反受邪**始于侮彼求胜，终则己反受邪，**侮而受邪，寡于畏也**畏，谓克制也。五行之气，必有所畏惮，乃能守位，即下文承制之义。

〔批〕六节气位。

地理之应六节气位何如？曰：显明之右，君火之位也日出显明，卯地之右，时令春分。以后地之四方，分为六步。一岁之中，更治时令，以应天外六节气位之治。**君火之右，退行一步，相火治之**巳地，时应小满以后。**复行一步，土气治之**未位，时应大暑以后。**复行一步，金气治之**酉地，时应秋分以后。**复行一步，水气治之**亥地，时应小雪以后。**复行一步，木气治之**丑地，时应大寒以后。**复行一步，君火治之**卯地。**相火之下，水气承之**夏相火极，水生承之，从微渐化，至冬而著。下同。**水位之下，土气承之。土位之下，风气承之。风位之下，金气承之。金位之下，火气承之。君火之下，阴精承之**循环相承，以为胎也。**亢则害，承乃制**，六气各专一令，专令者常太过，故各有所乘，以制其过，不使亢甚为害也，**制则生化。**〔批〕亢则害，承乃制**外列盛衰**有制之者生于其间，则亢害者可化为和平。古文作"制生则化"，后人改作"制则生化"，似可不必，**害则败乱，生化大病**此段言运气有生克，而又有制化也。盖五行之理，不独贵于相生，而尤妙于相克。有克之者，以制其太过，则亢害可为和平。而盛衰之故，昭然外列而可见。若一于亢害，必至于败乱。而生化之原，由此大病矣。盖生克者，运气之常数。而制之化之，又所以辅五运而调六气也。圣人作经，参赞化育，义专在此。数句实为全经之要义。王氏略而不注，刘氏河间引证纷然，惟马注云：六气过极，承气乃生于下制之。照本文解，反觉直捷。〔批〕河间云：亢极而兼胜己之化，乃言胜复，非承制也。全失经旨。

盛衰何如？曰：非其位则邪，当其位则正。邪则变甚，正则微。何谓当位？曰：木运临卯丁卯，**火运临午**戊午，**土运临四季**甲辰、甲戌、己丑、己未，**金运临酉**乙酉，**水运临子**丙子。**所谓岁会，气之平也。**〔批〕岁会，气之平。**非位如何？曰：岁不与会也**则有过不及之气矣。

土运之岁，上见太阴上谓司天，己丑、己未；火运之岁，上见少阳戊寅、戊申少阴戊子、戊午；金运之岁，上见阳明乙卯、乙酉；木运之岁，上见厥阴丁巳、丁亥；水运之岁，上见太阳丙辰、丙戌。天之与会也，故曰天符司天与运气相会。〔批〕天符。天符岁会何如？曰：太一天符之会也岁之己丑、己未、戊午、乙酉，乃天符岁会相同，又名太一天符。太一者，至尊无二之称①，即前所谓三合为治。一者天会，二者岁会，三者运会。〔批〕太一天符。其贵贱何如？曰：天符为执法，岁会为行令，太一天符为贵人。邪之中也，奈何？中执法者，其病速而危；中行令者，其病徐而持；中贵人者，其病暴而死谓以天符、岁会、太一之日得病。六气应五行之变何如？曰：位有终始，气有初中，上下不同，求之亦异也张云：终始者，谓厥阴风木主初气，君相二火主二气三气，太阴湿土主四气，阳明燥金主五气，太阳寒水主六气。此主时之五行，守定位而不移者也。初中者，谓加临之六气，始于地之初气，而终于天之中气也。上下不同者，谓客气加于上，主气主于下，应各不同也。求之奈何？曰：天气始于甲天干，地气始于子地支，子甲相合，命曰岁立。〔批〕岁立。谨候其时，气可与期先立其岁，以候其时，则六十甲子加临之气，可期而定矣。言天者，求之本六元本气；言地者，求之位阴阳五行之步位；言人者，求之气交。上下之位，气交之中，人之居也。故曰：天枢脐旁穴名，胃经之上，天气主之；天枢之下，地气主之；气交之分，人气从之。万物由之，此之谓也。初中何也？初者地气也，中者天气也王云：初之气，天用事，则地气上腾于太虚之内；气之中，地主之，则天气下降于有质之中。气之升降，天地之更用也。升已而降，降者谓天；降已而升，升者谓地。天气下降，气流于地；地气上升，气腾于天。故高下相召，升降相因，而变作矣因是而有胜复之变。

夫物之生从于化，物之极由乎变。变化之相薄，成败之所由也。故气有往复，用有迟速。四者之有，而化而变，风之来也化则

---

① 称：原作"神"，据《素问灵枢类纂约注·运气》改。

正风生，变则邪风生。成败倚伏生乎动，动而不已，则变作矣。出入废则神机化灭，升降息则气立孤危经曰：根于中者，命曰神机，神去则机息；根于外者，命曰气立，气止则化绝。故非出入，则无以生长壮老已；非升降，则无以生长化收藏。是以升降出入，无器不有有情无情，皆有四者。故器者，生化之宇凡有形者，皆谓之器。器散则分之，生化息矣人之生也有形，故器散而分，则阳归于天，阴反于地，而生化息矣。故无不出入，无不升降。化有大小小物大物，期有远近小年大年。四者之有升降出入，而贵常守，反常则灾害至矣。故曰无形无患道德中之粹语，此之谓也。曰：有不生不化乎？与道合同，惟真人也经以合道，真人为至，非神圣其孰能与于此。

平气何如而名以当年之辰日时干推之？木曰敷和，火曰升明，土曰备化，金曰审平，水曰静顺。〔批〕平气。其不及乙丁己辛癸为阴年不及，木曰委和，火曰伏明，土曰卑监，金曰从革，水曰涸流。〔批〕不及。太过何谓甲丙戊庚壬为阳年太过？木曰发生，火曰赫曦，土曰敦阜，金曰坚成，水曰流衍。不恒其德恃己而凌犯他位，则所胜来复所胜者必来复仇。政恒其理，则所胜同化若不施威刑，政理和恒，则胜己与己所胜者，皆同治化。由是言之，则医道与治道亦有相会通者矣。故气主有所制五运主气，各有克制，岁立有所生每岁年辰，各有生化。地气制己胜在泉之气，制己所胜者，天气制胜己吴云：司天在上，义不可胜，故制胜己。天制色天虚，故制色之盛衰，地制形地实，故制形之盛衰。五类衰盛，各随其气之所宜也五类，毛羽鳞介倮也。倮虫属土，毛虫属木，羽虫属火，鳞虫属水，介虫属金。各随气运之生克，以为成耗也。〔批〕五类盛衰。故有胎孕不育，治之不全，此气之常也虽治之亦不能全，此气化之常，非治之过。所谓中根也凡血气之属，中必有根。成耗之理，皆根于中。在人则两肾中间，命门之元阳也，根于外者亦五如五味五色之类，凡有生而无知者。故生化之别，有五气、五味、五色、五谷、五宜也。根于中者，命曰神机，神去则机息禀乎天者，以神为主，神为机发之本；根于外者，命曰气立，气止则化绝裹于地者，以气为主，气为生化之原。故各有制，各有胜，各有生，各有成。故曰：不知年之所加五运六气之加临，气之同异主客胜负之同异，不足以言生化也。

六气分治，司天地者，以所临脏位，命其病者也如厥阴司天，其化以风；少阳司天，其化以热是也。肝位东，心位南，脾位中央及四维，肺位西，肾位北，是五脏定位也。然五运御六气所至，气相得则和，不相得则病。故先以六气所临，后言五脏之病也。〔批〕六气分治。地化在泉与司天同候间气，皆然虽易位而治化皆同。司左司右者，是谓间气也。〔批〕间气。岁有六气，以一气司天，一气在泉，余四气一为司天左间，一为右间，一为在泉左间，一为右间。按其气以子午少阴、丑未太阴循序排定。如少阴司天，则左丑未为左间，右己亥为右间；阳明司天，则左辰戌为左间，右寅申为右间。所谓面北而命其位也。在泉左右亦同，所谓面南而命其位也。何以异之？主岁者纪岁，间气者主步也。司天在泉，主一岁之气，间气分主四时之气。以一岁分为六步，周流循环，更治时令，以应六节气位之始。每步治六十日余八十七刻半。积六步而成岁，将此客气加于地之六气步位之上，则有化气之异矣。如少阴司天，则阳明在泉，则以阳明左辰戌属太阳寒水，一气为初气，加于主气厥阴风木之上，由辰戌顺数至己亥厥阴，由己亥至在天少阴，为三气，主上半年，自大寒后至大暑。又顺数由丑未寅申至在泉卯酉，为六气，主下半年，自大暑后至大寒也。

〔批〕在泉六淫。

岁厥阴在泉寅申之年，风淫所胜，民病洒洒振寒伤风，善伸数欠《甲乙经》作"胃病"，心痛支满，两胁里急肝病，饮食不下，膈咽不通，食则呕，腹胀脾病善噫风木干心，得后大便与气嗳气则快然如衰木气得畅，身体皆重厥阴主筋，筋弱则身重，大要风木干脾土为病。

岁少阴在泉卯酉之年，热淫所胜，民病腹中常鸣，气上冲胸，喘火克金不能久立骨病，寒热，皮肤痛火热乘肺，目瞑少阴病但欲寐齿痛火乘阳明，頔肿目下曰頔，少阴有水气，恶寒发热如疟金火相战，少腹中痛，腹大热在中下二焦。

岁太阴在泉辰戌之年，湿淫所胜，至阴之交。民病饮积，心痛，耳聋吴云：火遇湿则畏，窍遇湿则障，嗌肿喉痹，阴病血见湿变热而动血，又脾病不能统血，少腹肿痛，不得小便，病冲头痛土克膀胱水，太阳经气不能上行，故上冲头痛，目似脱，项似拔，腰似折，髀不可以曲，腘如结，腨如别皆膀胱经脉所过，为湿土伤太阳寒水。

岁少阳在泉巳亥之年，火淫所胜，寒热更至。民病注泄赤白火甚则水来复，故寒热更至，热伤血泄赤，伤气泄白，少腹痛，溺赤，甚则血便。少阴同候热淫与火淫同。

岁阳明在泉子午之年，燥淫所胜，民病喜呕，呕有苦金乘甲胆，善太息，心胁痛不能反侧，甚则嗌干面尘，身无膏泽皆燥之故，足外反热肝胆病皆金胜木也。

岁太阳在泉丑未之年，寒淫所胜，民病少腹控睾肾子引腰脊，上冲心痛水上凌心，血见，嗌痛颌肿小肠病，皆水克火也。

〔批〕司天六淫。

厥阴司天巳亥之年，风淫所胜，民病胃脘当心而痛胃土受病，上支两胁木盛肝急，膈咽不通，饮食不下，舌本强脾脉连舌本，食则呕，冷泄腹胀，溏泄瘕脾不运而成瘕，病本于脾木盛土病。冲阳绝足背动脉即趺阳，死不治。

少阴司天子午之岁，热淫所胜，民病胸中烦热，嗌干，右胠满肺主右胁，皮肤痛热不得越，寒热喘咳，唾血血泄火克肺、大肠金，衄衊嚏呕，溺色变肺热，甚则疮疡胕肿水道不通，肩背臂臑及缺盆中痛肺脉所过，心痛心脉上肺肺膹胀，腹大满，膨膨而喘咳，病本于肺皆火克金。尺泽绝肘内廉大纹中动，脉肺气，死不治。

太阴司天丑未之年，湿淫所胜，胕肿肾为土克，不能行水骨痛，阴痹阴痹者，按之不得知，腰脊头项痛，时眩下元不足，大便难肾病亡液，阴器不用不举，饥不欲食脾虚，咳唾则有血肾损，心如悬水不济火，病本于肾土胜克水。太溪绝足内踝后跟骨上动，脉肾气，死不治。

少阳司天寅申之年，火淫所胜，民病头痛，发热恶寒而疟少阳居半表里，热上皮肤痛肺主皮毛，色变黄赤，传而为水水随火溢，身面胕肿，腹满仰息，泄注赤白，疮疡咳唾血，烦心烦出于肺，火克金也，胸中热，甚则鼽衄，病本于肺皆火克金，天府绝腋下三寸臑臂内廉动，脉肺气，死不治。

阳明司天卯酉之年，燥淫所胜，筋骨内变，民病左胠胁痛肝居左，寒清于中，感而疟疟乃肝胆之邪，大凉革候，咳，腹中鸣凉气内伐，注泄鹜溏，名木敛，生菀于下木之生气不得畅达，故有下文诸症。〔批〕木敛。心胁暴痛，不可反侧，嗌干面尘，腰痛，丈夫癫疝，妇人少腹痛，目眜，眦疡疮痤痈，病本于肝金克木。太冲绝足大指本节后二寸动，脉肝气，死不治。

太阳司天辰戌之年，寒淫所胜，血变于中，发为痈疡诸疮痛痒，皆属心火，民病厥心痛，呕血血泄鼽衄，善悲心主不足，时眩仆。运火炎烈若乘火运炎烈，胸腹满，手热心包脉行手心肘挛腋肿，心澹澹大动水上凌火，胸胁胃脘不安，面赤目黄，善噫嗌干，甚则色炲①黑色，渴而欲饮，病本于心皆水胜火。神门绝手掌后锐骨之端动，脉心气，死不治。

身半以上，其气三矣，天之分也，天气主之；身半以下，其气三矣，地之分也，地气主之汪云：天气三，谓司天及左右二间气；地气三，谓在泉及左右二间气也。以名命气，以气命处，而言其病。半所谓天枢也天枢穴为身上下之分，以厥阴、阳明等名而命其气，以气属某经某腑某脏而命其处。合气与处，而言其属某病也。故上胜而下俱病者，以地名之；下胜而上俱病者，以天名之王注：彼气既胜，此未能复，行无所进，退而怫菀。上胜下病，地气菀也；下胜上病，天气塞也。经云上胜则天气降而下，下胜则地气迁而上是也。所

---

① 炲（tái 台）：煤烟灰，黑色。

谓胜至，报气屈伏而未发也胜气已至，而报复之气尚伏而未发。复至，则不以天地异名，皆如复气为法也病有天地异名，而治胜复之法则无异。胜复之动，时有常位，而气无必也气之发动难定。初气终三气，天气主之，胜之常也司天主上半岁。四气尽终气，地气主之，复之常也在泉主下半岁。如上半岁之木火胜，则下半岁之金水来复。有胜则复，无胜则否所以气不可必。〔批〕有胜则复，不复则害。复已而胜何如？曰：胜至则复，无常数也，衰乃止耳王云：胜微则复微，胜甚则复甚，无有定数。至其衰谢，则胜复皆自止。复已而胜，不复则害，此伤生也有胜而不能复，是真气伤败，而生意尽矣，言胜之不可无复也。复而反病何也？居非其位，不相得也。大复其胜，则主胜之，故反病也王云：舍己宫观，适于他邦。己力已衰，主不相得，怨随其后，故力竭而复，主反袭之，反自病也，所谓火燥热也王云：少阴少阳在泉，为火居水位。阳明司天，为金居火位。金复其胜，则火主胜之。火复其胜，则水主胜之。马云：此正居非其位。气不相得，大复其胜，则主反胜之。惟火燥热三气乃尔也。

天地之数，起于上而终于下起于司天，终于在泉。岁半之前，天气主之大寒至小暑，司天主之。岁半之后，地气主之大暑至小寒，在泉主之。上下交互，气交主之上下之中，又有互体。春气始于下，秋气始于上，夏气始于中由中而长，冬气始于标由标而敛于本。故至高之地，冬气常在；至下之地，春气常在西北高燥故多寒，东南卑湿故常温。经曰：崇高则阴气治之，污下则阳气治之。

〔批〕岁气为病。

厥阴所至俱主岁气言，为里急，为支痛支格而痛，为缩软戾厥阴主筋，寒则急，热则弛，为胁痛呕泄木邪克土，病之常也。

少阴所至，为疡胗心火身热，为惊惑，恶寒战栗，谵妄，为悲妄皆心气不足衄蔑，为语笑皆心火，病之常也。

太阴所至，为积饮痞隔湿土为病，为稸①满，为中满脾土不运，

---

① 稸：通"蓄"，积蓄。《后汉书·袁绍传》："挟天子而令诸侯，稸土马以讨不庭。"

霍乱吐下中官不和，为重胕肿湿胜，病之常也。

少阳所至，为嚏呕，为疮疡，为惊躁胆主惊瞀昧暴病皆火邪，为喉痹相火耳鸣呕涌，为暴注火泄瞤肉动瘛抽掣暴死皆火病也，病之常也。

阳明所至，为浮虚，为尻阴股膝髀腨胻之病胃病，为胁痛皴揭金燥，为鼽嚏，病之常也。

太阳所至，为屈伸不利，为腰痛，为寝汗表虚、痉，为流泄禁止流泄象水，禁止象寒，病之常也。

汪云：此段病形，分经并合，不依原文。因于文理无碍，用以便人诵记也。

气高则高，气下则下，气后则后，气前则前，气中则中，气外则外，病之常也手阴阳位高，足阴阳位下。太阳行身后，阳明行身前，三阴在中，少阳行身侧，各随其位，以言病象。

故风胜则动，热胜则肿，燥胜则干，寒胜则浮，湿胜则濡泄，甚则水闭胕肿。随气所在，以言其变耳察六气胜复所在，以言病变也。

〔批〕五运太过。

岁木太过，风气流行，脾土受邪。民病飧泄食减，体重烦冤，肠鸣，腹支满皆木盛克土，上应岁星木盛则木星光明。甚则忽忽善怒，眩冒巅疾，反胁痛而吐甚肝实自病，金来为母复仇，木又制乎金也，上应太白星金星光明。

岁火太过，炎暑流行，肺金受邪。民病疟金火相战，少气壮火食气咳喘火气乘肺，血溢血泄，注下火入大肠，嗌燥火炎肺系耳聋火盛水亏，中热胸中肩背热，上应荧惑星火星光明。甚则胸中痛，胁支满，胁痛，膺背肩胛间痛，两臂内痛皆心主经脉所过，身热骨痛而为浸淫，上应辰星水星为母复仇。

岁土太过，雨湿流行，肾水受邪。民病腹痛湿胜，清厥足逆冷，意不乐脾不运行，体重烦冤，上应镇星土星。甚则肌肉痿，足痿不收，行善瘛，脚下痛胃脉在足，饮水饮发中满土不制水，食减，四肢不举，腹满溏泄，肠鸣反下甚皆本经自病，上应岁星木复仇而刑土。

岁金太过，燥气流行，肝木受邪。民病两胁下少腹痛肝脉布胁抵小腹，目赤痛眦疡，耳无所闻肝虚。肃杀而甚，则体重烦冤，胸痛引背，两胁满，且痛引少腹经云：肝脉不及，则胸痛引背，上应太白星金星。甚则喘咳逆气，肩背痛，尻阴股膝髀足皆病火来复仇，而金反病，上应荧惑星火星。收气峻，生气下，病反暴痛，胠胁不可反侧金盛刑木，咳逆甚而血溢肺金自病，上应太白星金星。

岁水太过，寒气流行，邪害心火。民病身热烦心，躁悸火屈于水则躁，火畏水则悸阴厥阴盛厥逆，上中下寒外热内寒，谵妄妄言妄见心痛，上应辰星水星。甚则腹大胫肿，喘咳肾脉起足下，贯膈入肺，寝汗出憎风阴盛阳虚，肾经本病，上应镇星土复仇而乘水。湿气土变物，病反腹满，肠鸣溏泄，食不化土气来复，反见脾病，渴而妄冒脾不能行津液而渴，火被湿菀而妄冒，上应荧惑辰星火星减耀，水星明莹。

汪云：五运六气，太过不及，胜复淫菀，经文言之至为详悉，不能尽录。然大旨略同，故量取数段，可以概其余矣。愚按：运气有常气又有变气，圣人亦只言其常而已，若其变则不可胜穷也。故张戴人云：病如不是当年气，看与何年运气同。便向此中求妙法，方知皆在至真中。四语尽治变气之法。近徐洄溪《运气论》云：运气之说，黄帝不过言天人相应之理，如此欲辨明分晰，终年不能尽其蕴。人之得病，岂能一一与之尽合，不许有一人生他病乎？故《内经》治岁气胜复，亦不分所以得病之因，总之见病治病。如风淫于内，则治以辛凉。六气皆有简便易守之法。又云：治诸胜复，寒者热之，热者寒之，温者清之，清者温之，无问其数，以平为期。平正通达，人人易晓。此深得《内经》圆机活法之旨。

岁运太过，畏星失色而兼其母借母气以自助。不及，则色兼其所不胜为所凌侮。

〔批〕五行相克。

木得金而伐，火得水而灭，土得木而达汪云：木树根于土，是土为生木之母，何以木反克土乎？盖土竭其膏液，以荣养乎木。若或克之耳，使土而无木，则无花叶之苗葱，无果谷之成熟。人民无所资养，天地黯淡无章，不过顽然垒块而已，土何利之有焉？木者，所以疏土之气，又以成土之德也。故经文独言达，而不同于伐、灭、缺、绝四条也，金得火而缺，水得土而绝。万物尽然，不可胜竭。

此篇俱本《素问》。

审治第四

〔批〕病机十九条。

诸风掉眩，皆属于肝风木摇动。诸寒收引，皆属于肾寒性缩急。诸气膹郁，皆属于肺肺主气。诸湿肿满，皆属于脾脾不运行。诸痛痒疮，皆属于心火微则痒，火甚则痛。〔批〕五脏五条。诸厥固泄，皆属于下吴云：下谓肾也，兼水火之司。阴精水衰，则有热厥；命门火衰，则有寒厥。肾开窍于二阴，水衰火实，则二便不通而为固；火衰水实，则二便不禁而为泄。诸痿喘呕，皆属于上上，谓肺也。肺主气，肺热叶焦，则诸脏无所禀气，故有肺痿及筋脉骨肉诸痿。喘呕亦属上焦。〔批〕上下两条。诸热瞀瘈昏乱抽掣，皆属于火。诸禁懔鼓栗，如丧神守，皆属于火内热而外反寒。盖火性就燥，内热既甚，卫外之阳皆凑于内，故外反鼓栗也。诸逆冲上，皆属于火。诸躁狂越，皆属于火。诸病胕肿热盛于内，水随火溢，酸痛惊骇，皆属于火。〔批〕火五条。诸胀腹大，皆属于热热菀于内为热胀，亦有寒菀而生寒胀者。诸病有声肠鸣，鼓之如鼓鼓胀，皆属于热李士材曰：二病亦多有属寒者。诸转反戾转筋之类，水液混浊小便，皆属于热。诸呕吐酸，暴注下迫火泻里急，皆属于热。〔批〕热四条。诸痉项强，皆属于湿湿甚而兼风木之化。诸暴强直，皆属于风风性劲急，二症相类，而一属湿，一属风。诸病水液，澄澈清冷吐溺，皆属于寒。〔批〕湿、风、寒各一条。

故《大要》曰：谨守病机，各司其属，有者求之或有热有湿，或有风有寒，无者求之或无水，或无火，或非热，或非寒。盛者责之，虚者责之，必先五胜五行胜气，疏其血气，令其调达，而致和平，此之谓也汪云：病机十九条，而火居其五，热居其四，可见诸病火热为多。盖风寒暑湿，皆能为火为热也。天生万物，皆赖此阳火，以为生发之本。但平则为恩，亢则为害耳。生杀之机，互相倚伏，凡物皆然也。

〔批〕六淫治法。

诸气在泉司天略同。稍有异者，详本注中。经文在泉，每居司天之前，风淫于内，治以辛凉，佐以苦甘。以甘缓之，以辛散之金能胜木，故治以辛凉。辛过甚恐伤气，故佐以苦甘。苦胜辛，甘益气也。木性急，故甘以缓之。木喜条达，故辛以散之。司天多酸以泻之，无辛散句。

热淫于内，治以咸寒，佐以甘苦。以酸收之，以苦发之水胜火，故治以咸寒。甘胜咸，佐之所以防其过也。心苦缓，故以酸收之。热菀于内，故以苦发之。司天无苦发句。

湿淫于内，治以苦热，佐以酸淡司天作酸辛。又云湿土甚而热，治以苦温，佐以甘辛，以汗为故而止。以苦燥之，以淡泄之苦热能燥湿，酸木能制土，淡能利水。吴云：使酸而非淡，则味厚滋湿矣。泄，渗与汗也。

火淫于内，治以咸冷，佐以苦辛司天作苦甘，相火畏火也，故治以咸冷。苦能泄热，辛能散能润。以酸收之，以苦发之与治热淫同。

燥淫于内，治以苦温，佐以甘辛司天作酸辛。以苦下之火能胜金，故治以苦温。甘辛能润燥，燥热内结，以苦泻之可也。

寒淫于内，治以甘热，佐以苦辛司天作平以辛热，佐以甘苦。以咸泻之，以辛润之，以苦坚之土能制水，热能胜寒，故治以甘热。苦而辛，亦热品也。伤寒内热者，以咸泻之。肾苦燥，以辛润之。肾欲坚，以苦坚之。

〔批〕治胜复法。

治诸胜复，寒者热之，热者寒之，温者清之凉，清冷者温之，散者收之，抑菀者散之，燥者润之，急者缓之，坚者耎之，脆者坚之，衰者补之，强者泻之。各安其气，必清必静，则病气衰去，归其所宗。此治之大体也。

气之胜也，微者随之，甚者制之。气之复也，和者平之，暴者夺之。皆随胜气胜复之气，安其屈伏屈伏之气。无问其数，以平为期，此其道也。

寒者热之，热者寒之。微者逆之，甚者从之王云：微者，犹人火也，可以湿伏，可以水折。甚者，犹龙火也，激则愈焰，当顺其性而散之。汪云：此与上文微者随之、甚者制之相反，而各有其妙。坚者削之，客者除之，劳者温之温养，结者散之，留者攻之，燥者濡之，急者缓之，散者收之，损者益之，逸者行之，惊者平之，上之吐下之泻，摩之浴之，薄之渐磨劫之，开之发之，适事为故。

何谓逆从申上逆从之义？曰：逆者正治，从者反治以寒治热，以热治寒。逆病气者，谓之正治。以寒治热，而佐以热药；以热治寒，而佐以寒药。顺病气者，谓之反治。〔批〕正治反治。从少从多，观其事也观病之轻重，为药之多少。反治何谓反治为治法玄微，故再三问诘？曰：热因寒用，寒因热用如大寒内结，以热攻除，寒甚格热，热不得前，则以热药冷服。下嗌之后，冷体既消，热性便发。情且不违，而致大益。是热因寒用之例也。大热在中，以寒攻治则不入，以热攻治则病增，乃以寒药热服。入腹之后，热气既消，寒性遂行。情且协和，而病以减。是寒因热用之例也。塞因塞用，通因通用如下焦虚乏，中焦气壅，胠胁满盛，欲散满则益虚其下，欲补下则满甚于中，病患告急。不救其虚，且攻其满，药入则减，药过依然。故中满下虚，其病益甚，不知疏启其中，峻补其下，少服则资壅，多服则宣通。下虚既实，中满自除。此塞因塞用也。大热内结，注泻不止。以热涩之，结复未除。以寒下之，结散利止。此通因通用也。其积寒久泻，以热下之，同此法。必伏其所主所主之病，而先其所因所因之法。其始则同，其终则异。可使破积，可使溃坚，可使气和，可使必已。

〔批〕平气。

平气何如？曰：谨察阴阳所在而调之，以平为期。正者正治，反者反治王云：阴病阳不病，阳病阴不病，是为正病。则以寒治热，以热治寒，正治也。如阴位见阳脉，阳位见阴脉，是谓反病。则以寒治寒，以热治热，此反治也。

〔批〕病热寒之而热，病寒热之而寒。

治寒以热，治热以寒，方士不能废绳墨而更其道也。有病热者，寒之而热。有病寒者，热之而寒。二者皆在，新病复起二症皆在。因服寒热之药，反增新病，奈何治？曰：诸寒之而热者取之阴，热之而寒者取之阳，所谓求其属也王云：益火之原，以消阴翳。壮水之主，以制阳光。故曰求其属也。又曰：脏腑之源，有寒热温凉之主。取心者不必剂以热，取肾者不必剂以寒。但益心之阳，寒亦通行。强肾之阴，热之犹可。观斯之故，或治热以热，治寒以寒，万举万全，孰知其意。

〔批〕服寒反热，服热反寒。

服寒而反热，服热而反寒，何也？曰：治其王①气，是以反也气当旺之时，而复补助之。马云：或热太过而水不生，故虽用寒药而热不去；或寒太过而火不生，故虽用热药而寒不去。

不治王而然者，何也？曰：不治五味属也五味各有所属。夫五味入胃，各归其所喜攻。酸先入肝，苦先入心，甘先入脾，辛先入肺，咸先入肾久而增气，助其脏气。物化之常也。气增而久，夭之由也气增，王云：如久服黄连、苦参反热之类。气增不已，则脏有偏胜。偏胜则脏有偏绝，故致暴夭。经所谓味过于酸，肝气以津，脾气乃绝，即其义也。

〔批〕方制。

方制君臣何谓也？主病之谓君主治是病，佐君之谓臣，应臣之谓使，非上中下三品之谓也神农制《本草》，以上药一百二十品为君，中药一百二十品为臣，下药一百二十品为佐使。气有高下马云司天在泉。然观下文补上治上二句，当属上部下部，病有远近久病新病，位远位近，症有中外内伤外感，治有轻重轻剂重剂，适至其所为故也治以适至其所为节。《大要》曰：君一臣二，奇之制也。君二臣四，偶之制也。君二臣三，奇之制也。君二臣六，偶之制也。

---

① 王：盛也，旺也。

〔批〕君臣奇偶。王云：奇，古之单方；偶，古之复方。故曰：近者奇之，远者偶之。汗者不以奇，下者不以偶。补上治上制以缓恐其下迫，补下治下制以急恐其力微。急则气味厚用气厚味厚之药，缓则气味薄。适其至所，此之谓也。是故平气之道，近而奇偶，制小其服也心肺位近，或补或汗，宜小其服。远而奇偶，制大其服也肝肾位远，或补或下，宜大其服。大则数少，小则数多。多则九之味多而分两轻，少则二之味少而分两重。奇之不去则偶之，是谓重方即复方。不能少而奇，宁用多而偶。所谓逆者正治也。偶之不去则反佐以取之。所谓寒热温凉，反从其病也马云：取药味之寒热温凉，反同于病之寒热温凉者以佐之，乃因其性而利导之，所谓从者反治也。

病之中外何如？曰：调气之方，必别阴阳。定其中外，各守其乡。内者内治阴经里症，外者外治阳经表症。微者调之，其次平之，盛者夺之，汗者"者"当作"之"下之，寒热温凉，衰之以属，随其攸利王云：假如小寒之气，温以和之。大寒之气，热以取之。甚寒之气，则下夺之。夺之不已，则逆折之。折之不尽，则求其属以衰之。小热之气，凉以和之。大热之气，寒以取之。甚热之气，则汗发之。发之不尽，则逆制之。制之不尽，则求其属以衰之。从内之外者调其内皆先治其本，而后治其标，从外之内者治其外。从内之外而盛于外者，先调其内而后治其外。从外之内而盛于内者，先治其外而后调其内。中外不相及，则治主病中不出外，外不入内，则治其本病。

〔批〕五味阴阳之用。

五味阴阳之用何如？辛甘发散为阳，酸苦涌吐泄为阴。咸味涌泄为阴，淡味渗泄利小便为阳。六者或收酸或散辛，或缓甘或急咸苦，或燥苦或润辛，或耎或坚咸苦或下泄，以所利而行之，调其气使其平也。

补上下者从之，治上下者逆之王云：上下，谓司天在泉也。气不及，则顺其味以和之；气太过，则逆其味以折之。以所在寒热盛衰而调之地有寒热异宜，人有盛衰异质。故曰：上取涌吐，一日头面胸喉下取泄利，一曰少腹胻足，一曰二便通塞，内取药饵，一曰切脉虚实，一曰沉以候里外取形色，一曰按摩针灸，一曰渍形为汗，一曰浮以候表，以求其过。能耐毒者以厚药，不胜毒者以薄药视其人之强弱。气反者，病在上，取之下通其下而上病愈。病在下，取之上升其上而下病愈。病在中，傍取之病在中，而经脉行于左右，针灸熨药而旁取之。李东垣曰：中者，脾胃也。傍者，甲胆也。说详泄泻。治热以寒，温而行之寒药热服。治寒以热，凉而行之热药凉服，二者为反治。治温以清，冷而行之清药冷服。治清以温，热而行之温药热服，二者为正治。故消之削之，吐之下之，补之泻之，久新同法。病有久新，方有大小，有毒无毒指药，固宜常制度矣。大毒治病，十去其六过之则伤正气。常毒治病，十去其七。小毒治病，十去其八。无毒治病，十去其九子和曰：凡药皆毒也。虽苦参、甘草，不可不谓之毒，久服必偏胜为害。谷肉果菜，食养尽之饮食调养，以尽病邪。经云：毒药攻邪，五谷为养，五果为助，五畜为益，五菜为充。无使过之，伤其正也。不尽，行复如法余邪未尽，复行前法。必先岁气，无伐天和必察岁运时令之气，逆之则伤天和。无盛盛，无虚虚当泻而补为盛盛，当补而泻为虚虚，而遗人夭殃。无致邪，无失正致，助也。失，伐也，绝人长命。

天不足西北，左寒而右凉。地不满东南，右热而左温。其故何也？〔批〕左寒右凉，右热左温。曰：阴阳之气，高下之理，太少一作"大小"之异也。东南方阳也，阳者其精降于下，故右热而左温阳生于东，而盛于南，故东温而南热。西北方阴也，阴者其精奉于上，故左寒而右凉阴生于西，而盛于北，故西凉而北寒。是以地有高下，气有温凉。高者气寒，下者气热。故适寒凉者胀感阴寒而成胀，之温热者疮感①湿热而生疮。下之则胀已，汗之则疮已，此腠理开闭之常，太少之异耳。阴精所奉其人寿，阳精所降其人夭。西北之气，散而寒之。东南之气，收而温之。所谓同病异治也。〔批〕同病异治。王云：西北人腠理密而食热，故宜散宜寒；东

---

① 感：原作"风"，据《素问灵枢类纂约注·审治》改。

南人腠理疏而食冷，故宜收宜温。吴云：西北气寒，寒固于外，则热菀于内，故宜散其外寒，清其内热；东南气热，热则气泄于外，寒生于内，故宜收其外泄，温其内寒。是以有病同而治异者，盖天气与地宜不同也。故曰：气寒气凉，治以寒凉，行水渍之药治其内，汤渍其外。气温气热，治以温热王云：即上文所谓西北散而寒之，东南收而温之之意。强其内守，必同其气即气凉气寒，治以寒凉之义，可使平也。假者反之或有反此为病者，乃假借之，以为反治也。愚按：谓系假热假寒，当反此为治也。

〔批〕五菀治法。

木菀达之宣吐，火菀发之升散，土菀夺之泻下，金菀泄之解表，利小便，水菀折之制其冲逆。然调其气，过者折之，以其畏也。所谓泻之过，太过也。折之以其所畏，即泻之是也。王云：咸泻肾，酸泻肝，辛泻肺，甘泻脾，苦泻心，必折其菀气，先资其化源吴云：如寒水司天，则火受菀。火失其养，则资其木也。抑其运气主运胜气，扶其不胜，无使过暴，而生其疾。

热无犯热，寒无犯寒时热病热，无犯热药；时寒病寒，无犯寒药。欲不远热，不远寒，奈何？曰：发表不远热，攻里不远寒吴云：发表利用热，夏月不远也；攻里利用寒，冬月不远也。热无犯热，寒无犯寒。及胜其主则可犯，以平为期，而不可过。是谓邪气反胜者邪气胜主气。如夏应热，而反寒甚，则可以热犯热。余准此，故曰：无失天信，无逆气宜，无翼其胜，无赞其复，是谓至治吴云：天信，春温夏热秋凉冬寒也。气宜，治温以清，治热以寒也。翼胜赞复，禁助邪也。妇人重身怀妊，毒之何如？曰：有故无殒，亦无殒也有故，即下文大积大聚是也。内既有故，则毒药自病当之。故母与胎皆无患也。其故何谓也？大积大聚，其可犯也，衰其大半而止，过者死积聚必须攻以毒药，太过则真气被伤。

〔批〕治标治本。

有其在标，而求之于标。有其在本，而求之于本。有其在本，而求之于标。有其在标，而求之于本。故治有取标而得者，有取本而得者，有逆取而得者，有从取而得者。治反为逆，治得为从。

小大不利二便。治其标，小大利治其本。病发而有余，本而标之。先从其本，后治其标。病发而不足，标而本之。先治其标，后治其本。谨察间甚，以意调之。

凡治病，察其形气色泽，脉之盛衰，病之新故，乃治之，无后其时。形气相得形盛气盛，形虚气虚，谓之可治。色泽以浮，谓之易已。脉从四时春弦、夏钩、秋浮、冬营，谓之可治。脉弱以滑，是有胃气，命曰易治，取之以时合于时令，又勿后时。形气相失形盛气虚，形虚气盛，谓之难治。色夭不泽，谓之难已。脉实以坚邪盛，谓之益甚。脉逆四时，为不可治。所谓逆四时者，春得肺脉，夏得肾脉，秋得心脉，冬得脾脉皆五行相克。其至皆悬绝沉涩者，命曰逆四时。

善治者治皮毛邪在表而浅，其次治肌肤，其次治经脉，其次治六腑，其次治五脏。治五脏者，半死半生也。故天之邪气感六气八风则害人五脏。水谷之寒热感饮食不节，寒热失时则害于六腑。地之湿气感则害皮肉筋脉湿自下受，先入皮肉。湿流关节，则伤筋脉。善诊者，察色按脉，先别阴阳脉症声色，各有阴阳。审清浊而知部分脏腑有病，皆形于身面之部分，可以观气色而得之，视喘息，听音声，而知所苦。观权衡规矩，而知病所主言脉。春应中规，夏应中矩，秋应中衡，冬应中权。按尺寸，观浮沉滑涩，而知病所生。以治无过，以诊则不失矣。故曰：病之始起也，可刺而已。其盛，可待衰而已。故因其轻而扬之汗而散之，不使传变，因其重而减之病之重者，药难猝去，当以渐而减之，即衰其半之意，因其衰而彰之正气偏衰，济而彰之。形不足者，温之以气。精不足者，补之以味气以养阳，味以养阴。二句即"彰之"之义。其高者，因而越之升之吐之。其下者，引而竭之利其二便。中满者，泻之于内实满者，以下药泻之。虚满者，补之即所以泻之。其有邪者，渍形以为汗如布桃枝煎汤液，以熏浴之。汗难出者，每用此法。其在皮者，汗而发之。其慓悍者，按而收之按摩收引。其实者，散而泻之表实散之，里实泻之。阳病治阴，阴病治阳王云：即本篇从阴引阳，从阳引阴，以右治左，以左治右之义。吴云：济所不胜。**定其血气，各守其乡。血实宜决之**行之，**气虚宜掣引之**导实济虚。

〔批〕五味所利。

毒药攻邪攻邪则用毒药。苏子瞻曰：药能治病，不能养人；食能养人，不能治病。五谷为养稻麻豆麦黍，五果为助枣杏桃李栗，五畜为益牛羊犬豕鸡，五菜为充葵藿葱薤韭。气味合而服之，以补益精气。此五者，有辛酸甘苦咸前五物应五行，各具一味，各有所利，或散辛或收酸，或缓甘或急苦，或坚苦或耎咸。四时五脏，病随五味所宜也。

〔批〕五脏所苦。

肝苦急肝者，怒生之气，又血燥则肝急，**急食甘以缓之。心苦缓**缓为心虚，则神气散逸，**急食酸以收之。脾苦湿**湿则不运，**急食苦以燥之。肺苦气上逆**火盛克金，**急食苦以泄之。肾苦燥**肾脂枯则燥，**急食辛以润之。开腠理，致津液，通气也**三语有专主辛润解者。汪云：当通结上文。

〔批〕五脏所欲。

肝欲散，急食辛以散之，用辛补之，酸泻之木喜条达，故以散为补，收为泻。**心欲耎**火脏炎燥，**急食咸以耎之，用咸补之，甘泻之**心属火，咸属水。水能克火，而云补者，取既济之义也。心苦缓，故以甘为泻。**脾欲缓**土德和缓，**急食甘以缓之，用苦泻之，甘补之。肺欲收，急食酸以收之，用酸补之，辛泻之**辛散酸收。**肾欲坚**坚固则无狂荡之患，**急食苦以坚之，用苦补之，咸泻之**咸能软坚，能渗津，故云泻。然咸为肾本味，故补肾药用咸为引。经曰肾欲咸，未可专言泻也。甘能伤肾，土克水也。

〔批〕五味所禁。

五味所禁：辛走气，气病无多食辛经云：辛入胃，其气入于上焦。上焦者，受气而营诸阳者也。辛与气俱行，故辛入而与汗俱出。**咸走血，血病无多食咸**渗津。经曰：血与咸相得则凝。凝则胃中汁注之，注之则胃中竭，竭则咽路焦，故舌本干而善渴。**苦走骨，骨病无多食苦。甘走肉，肉病无多食甘**骨得苦则阴益甚，重而难举。肉得甘则壅气，胪肿益甚。《灵枢》谓苦走血，咸走骨，与此不同。酸走筋，筋病无多食酸经曰：酸气涩以收，膀胱得酸则缩绻，约而不通，水道不行。故癃阴者，积筋之所终也，故酸入而走筋矣。注皆本《灵枢》。惟骨肉二义无当，故不录。

〔批〕五味所伤。

多食咸，则脉凝泣涩而色变脉，即血也。心合脉，水克火。多食苦，则皮槁而毛拔肺合皮毛，火克金。多食辛，则筋急而爪枯肝合筋，爪者筋之余，为金克木。汪氏曰：肝喜散，故辛能补肝，惟多食则为害耳。多食酸，则肉胝音"支"，皮厚也而唇揭脾合肉，其华在唇。木克土。多食甘，则骨痛而发落肾合骨，其华在发。土克水。此五味之所伤也。

〔批〕五味伤胜。

阴之所生，本在五味味能养阴。阴之五宫，伤在五味。味过于酸，肝气以津酸能生津，脾气乃绝木克土。味过于咸，大骨气劳，短肌咸入肾，能软缩肌肤，心气抑水克火。然经又云：咸补心。味过于甘，心气喘满甘性留滞，色黑，肾气不衡平也。土克水。味过于苦，脾气不濡，胃气乃厚苦能燥脾而厚胃，火生土。味过于辛，筋脉沮弛，精神乃央殃也。辛散之故。

〔批〕热中消中，无服石药。

热中多饮数溲为热中消中多食数溲为消中。不可服高"膏"同梁芳草石药英乳之类。石药发癫"癫"同，芳草发狂。夫芳草之气美，石药之气悍。二者其气急疾坚劲。夫热气慓悍，药气亦然内热既盛，药复助之。二者相遇，恐内伤脾。

〔批〕人血气随日月盈虚。

天温日明，则人血淖液，而卫气浮，故血易泻，气易行。天寒日阴，则人血凝泣，而卫气沉。月始生，则血气始精，卫气始行。月郭满月之四围为郭，则血气实，肌肉坚。月郭空，则肌肉减，经络虚，形独居。是以天寒无刺，天温无凝血淖而气易行。月生无泻，月满无补，月郭空无治。是谓得时而调之。

圣人不治已病治未病，不治已乱治未乱。夫病已成而后药之，乱已成而后治之，譬犹渴而穿井，斗而铸兵，不亦晚乎？

拘于鬼神者，不可与言至德。恶于金石①者，不可与言至巧。病不许治者，病必不治，治之无功矣病不许治，即不治症。〔批〕病不许治。

以上俱《素问》。

〔批〕五夺不可泻。

形肉已夺，是一夺也。大夺血之后，是二夺也。大汗出之后，是三夺也。大泄之后，是四夺也。新产及大血之后，是五夺也。此皆不可泻《灵枢》。

---

① 金石：《素问·五脏别论》作"针石"。

卷　二

内经类要下

脉要第五

人一呼脉再动，一吸脉亦再动。呼吸定息，脉五动。闰以太息，命曰平人经云：人身脉长一十六丈二尺。一呼脉行三寸，一吸脉行三寸。昼夜一万三千五百息，气行五十营，漏水下百刻，凡行八百一十丈，即一十六丈二尺，而积之也。《难经》曰：呼出心与肺，吸入肾与肝。呼吸之间，脾受谷味也，其脉在中，是五动亦以应五脏也。〔批〕积五十营。平人者，不病也。常以不病调病人，故为病人平息以调之为法。

人一呼脉一动，一吸脉一动，曰少气正气衰也。人一呼脉三动，一吸脉三动而躁数脉，尺热曰病温尺为阴位，寸为阳位。阴阳俱热，故为病温，尺不热，脉滑曰病风，脉涩曰痹滑为阳盛，涩为血少。〔批〕太过不及为病。人一呼脉四动以上曰死一息八至为脱脉，为夺精脉，脉绝不至曰死，乍疏乍数曰死。

平人之常气禀于胃。胃者，平人之常气也。人无胃气曰逆，逆者死。〔批〕胃气。

〔批〕四时平脉、病脉、死脉。

春胃微弦曰平，弦多胃少曰肝病，但弦无胃曰死，胃而有毛曰秋病毛为肺脉，为金克木，毛甚曰今病即病。脏精散于肝，肝藏筋膜之气也。夏胃微钩曰平，钩多胃少曰心病，但钩无胃曰死，胃而有石曰冬病水克火，石甚曰今病。脏真通于心，心藏血脉之气也。长夏胃微软弱曰平，弱多胃少曰脾病，但代无胃曰死动而中止日代①，软弱有石曰冬病为水反侮土，次其胜克，当作弦脉，弱甚曰今病。脏真濡于脾，脾藏肌肉之气也。秋胃微毛曰平，毛多胃少曰肺病，但毛无胃曰死，毛而有弦曰春病为木反侮金。吴云：虽曰我克者为微邪，然木气泄，至春无以生荣，故病。次其胜克，当为钩脉，弦甚曰今病。脏真高于肺，以行营卫阴阳也肺为傅相，营卫阴阳，皆赖之以分布。冬胃微石曰平，石多胃少曰肾病，但石无胃曰死，石而有钩曰夏病火反侮水。次其胜克，当云软弱，钩甚曰今病。脏真下于肾，肾藏骨髓之气也。

〔批〕五脏平脉、病脉、死脉。

夫平心脉来，累累如连珠，如循琅玕美玉，曰心平，夏以胃气为本。病心脉来，喘喘不足之意连属，其中微曲，曰心病。死心脉来，前曲后居停滞，如操带钩，曰心死。平肺脉来，厌厌聂聂，如落榆荚，曰肺平，秋以胃气为本。病肺脉来，不上不下，如循鸡羽，曰肺病王云：中坚傍虚。吴云：涩难。死肺脉来，如物之浮，如风吹毛，曰肺死。平肝脉来，奭弱招招，如揭长竿末梢，曰肝平长而软，春以胃气为本。病肝脉来，盈实而滑，如循长竿，曰肝病长而不奭。死肝脉来，急益劲，如张新弓弦，曰肝死。平脾脉来，和柔相离，如鸡践地，曰脾平，长夏以胃气为本。病脾脉来，实而盈缩，如鸡举足践地形，其轻缓。举足形，其拳实，曰脾病。死脾脉来，锐坚如鸟之喙，如鸟之距，如屋之漏，如水之流，曰脾死。平肾脉来，喘喘累累如钩，按之而坚，曰肾平钩为心脉，坚中带钩，为水火相济，冬以胃气为本。病肾脉来，如引葛，按之益坚，曰肾病。死肾脉来，发如夺索，辟辟如弹石，曰肾死。

〔批〕五脏太过、不及为病。

春脉如弦。春脉者肝也，东方木也，万物之所以始生也。故其气来奭弱，轻虚而滑，端直以长，故曰弦。反此者病。其气来实而弦，此谓太过，病在外。其气来不实而微，此谓不及，病在

———

① 动而中止曰代：《素问直解》释《内经》"但代无胃曰死"曰："代，软弱之极也。"义胜。

中有余为外感，不足为内伤。太过则令人善忘当作"善怒"。经云：木太过则忽忽善怒，忽忽眩冒而巅疾厥阴与督脉会于巅。其不及则令人胸痛引背《金匮》曰：阳虚而阴强也，下则两胁胠满肝脉贯膈布胁肋。

夏脉如钩。夏脉者心也，南方火也，万物之所以盛长也。故其气来盛去衰，故曰钩。反此者病。其气来盛去亦盛，此谓太过，病在外。其气来不盛，去反盛，此谓不及，病在中。太过则令人身热阳盛而肤痛热不得越，为浸淫蒸热不已。其不及，则令人烦心不足故内烦，上见咳唾心脉上肺，下为气泄络小肠。

秋脉如浮。秋脉者肺也，西方金也，万物之所以收成也。故其气来轻虚以浮，来急去散，故曰浮。反此者病。其气来毛，而中央坚，两傍虚，此谓太过，病在外。其气来毛而微，此谓不及。太过则令人逆气而背痛肺系属背，愠愠然。其不及，则令人喘，呼吸少气而咳，上气见血咳血，下闻病音呻吟。

冬脉如营营守乎中之象。冬脉者肾也，北方水也，万物之所以合藏也。故其气来沉以搏，故曰营。反此者病。其气来如弹石者，此谓太过，病在外。其去如数者数疾，此谓不及，病在中。太过则令人解㑊寒不寒，热不热。弱不弱，壮不壮，脊脉痛肾脉贯脊而少气不欲言声音出肾。其不及则令人心悬，如病饥水不济火，䏚中清挟脊两傍空软处名䏚。清，冷也。俗名腰眼，脊中痛，少腹满，小便变络膀胱。

脾脉者土也，孤脏以灌四傍者也。善者不可得见，恶者可见善则四脏之善，病则四脏亦病。其来如水之流者，此谓太过，病在外。如鸟之喙者，此谓不及，病在中。太过则令人四肢不举湿胜。其不及则令人九窍不通不能灌溉，名曰重强脏气皆不和顺。

〔批〕五脏真脏脉。

真肝脉至，中外急，如循刀刃，责责然，如按琴瑟弦，色青白不泽，毛折乃死卫气败绝；真心脉至，坚而搏，如循薏苡子，累累然，色赤黑不泽，毛折乃死；真肺脉至，大而虚，如以毛羽中人肤，色白赤不泽，毛折乃死；真肾脉至，搏而绝，如指弹石，辟辟然，色黑黄不泽，毛折乃死；真脾脉至，弱而乍数乍疏，色黄青不泽，毛折乃死。见真脏曰死，何也？五脏者，皆禀气于胃。胃者，五脏之本也。脏气者，不能自致于手太阴，必因于胃气，乃至于手太阴也。故五脏各以其时自为，而至于手太阴也弦、钩、毛、石等，因时各自为状，而至于肺，所谓肺朝百脉也。故邪气胜者，精气衰也。故病甚者，胃气不能与之俱至于手太阴，故真脏之气独见。独见者，病胜脏也，故曰死。

〔批〕脉有阴阳。

脉有阴阳。知阳者知阴，知阴者知阳深知则备识其变易。凡阳有五，五五二十五阳阳，阳和之脉也。弦、钩、毛、耎、石五脉当旺之时，各形本脉。一脉之中，又各兼五脉。无过不及者，皆为阳脉也。所谓阴者，真脏也。见则为败，败必死也真脏脉，脏真见而不藏，全失阳和之气，为阴脉也。所谓阳者，胃脘之阳也有胃气，则脉和缓。无胃气，则为阴脉。别于阳者脉虽病而有胃气者，知病处也其脉不和，则知病在某处。别于阴者真脏阴脉，知死生之期阴阳生克，推而知之。

〔批〕脉从脉逆。

脉从阴阳，病易已。脉逆阴阳，病难已左人迎为阳，春夏洪大为顺，沉细为逆；右气口为阴，秋冬沉细为顺，洪大为逆。男子左大为顺，女子右大为顺。凡外感内伤，阳病见阳脉，皆为顺；阳病见阴脉，皆为逆。外感则阴病见阳脉亦顺，内伤阴病见阴脉亦为顺，若见阳脉，则为逆。脉得四时之顺，曰病无他如春弦、夏钩等是也。脉反四时，及不间脏，曰难已春得肺脉，夏得肾脉，为反四时。间脏，如肝病乘土，当传脾，乃不传脾而传心，则间其所胜之脏，而传于所生之脏矣。《难经》所谓间脏者生是也。脉有逆从，四时未有脏形当旺之时，本脏之脉未至。春夏而脉瘦一作"沉涩"，秋冬而脉浮大，命曰逆四时也。风热而脉静伤风热者，脉宜浮大，泄而脱血脉实脉宜沉细，而反实大，病在中脉虚内伤病而脉无力，病在外脉涩坚者外感宜浮滑而反坚涩，皆难治，命曰反四时也与反四时者相类。

春不沉，夏不弦，冬不涩，秋不数，是谓四塞。〔批〕四塞。

吴云：脉虽待时而至，亦不可绝类而至。若春至而全无冬脉，夏至而全无春脉，已虽专王，而早绝其母气，是五脏不相贯通也。参见曰病，复见曰病，未去而去曰病，去而不去曰病吴云：一部而参见诸部，此乘侮交至也。既见于本部，复见于他部，此淫气太过也。未去而去，为本气不足，来气有余。去而不去，为本气有余，来气不足。王云：复见谓再见。已衰，已死之脉也。

〔批〕气口独为五脏主。

气口何以独为五脏主气口即寸脉，亦曰寸口。可以候气之盛衰，故名气口。若分言之，则左为人迎，右为气口？曰：胃者，水谷之海，六腑之大源也言脉虽见于气口，而实本之于脾胃。五味入口，藏于胃，以养五脏气。气口亦太阴也脾为足太阴，肺气口亦手太阴，是以五脏六腑之气味，皆出于胃，变见于气口气味由胃传肺，肺为转输于诸经。故诸经之脉，皆变见于此。故五气入鼻，藏于心肺五味入口入于腑，五气入鼻入于脏。惟心肺居膈上，故先受之。心肺有病，而鼻为之不利也。

〔批〕食气入胃。

食气入胃此段专言食，散精于肝，淫气于筋肝主筋，其精淫溢入肝以养筋。食气入胃，浊气归心，淫精于脉谷肉皆粗浊之物，其气上归于心。其精微者，则淫入于脉。心主脉，即血也。脉气流经，经气归于肺。肺朝百脉，输精于皮毛如木之行津，必由于皮也。毛脉合精，行气于府张作六腑。王作膻中，谓宗气之所聚。府精神明上输于肺，留于四脏以养心、肝、脾、肾四脏。气归于权衡。权衡以平肺主治节，分布气化，使四脏安定，三焦均平，上下中外，各得其所也，气口成寸气口亦名寸口，百脉之大要会也。成寸，兼关尺而言，以决死生察脉知病。

〔批〕饮入于胃。

饮入于胃此段专言饮，故下有"通调水道""水精四布"之文。东垣、丹溪改作"饮食入胃"，后人宗之，失经旨矣，游溢精气，上输于脾。脾气散精，上归于肺脾主为胃行其津液。所谓上焦如雾，中焦如沤也。通调水道，下输膀胱肺行下降之令，输入膀胱，所谓下焦如渎也。水精四布，五经并行。合于四时脉行因时而呈其状五脏阴阳饮以养阳，食以养阴。此合饮食而言之也，揆切脉度得病以为常也。

夫脉者，血之府也经曰：脉实血实，脉虚血虚。长则气治长为气足，短则气病短为不足，数则烦心数疾为热，大为病进大为邪盛，上盛寸口则气高，下盛尺部。马谓寸下，即关，盖以胀满属中部。汪云肾亦有胀则气胀肾者，胃之关。关门不利故胀。代则气衰动而中止曰代，细则气少，涩则心痛涩为血少。〔批〕长短数大，盛代细涩。浑浑革至如涌泉，病进而色弊。绵绵其去如弦绝，死脉微而复绝。

〔批〕虚实。

何谓虚实？曰：邪气盛则实，精气夺则虚。虚实何如？曰：气虚者，肺虚也肺主气。气逆者，足寒也上盛下虚。非其时则生非相克之时，当其时则死遇相克之时。余脏皆如此。

〔批〕重实。

所谓重实者，言大热病，气热脉满，是谓重实。经络皆实，是寸脉急而尺缓也寸急为阳经实，尺缓为阴络实。滑则从，涩则逆也。故五脏骨肉滑利，可以长久也凡物死则枯涩。络气不足，经气有余者，脉口寸口热而尺寒也。秋冬为逆，春夏为从。治主病者春夏阳气高，故脉口宜热，尺中宜寒。当察其何经何络所主而治之，经虚络满者，尺热满，脉口寒涩也。此春夏死，秋冬生也秋冬阳气下，故尺中宜热，脉口宜寒。

〔批〕重虚。

何谓重虚？上虚尺虚寸尺皆虚，是谓重虚。如此者，滑则生，涩则死也。

〔批〕肠澼诸脉。

肠澼便血何如？肠风下痢，皆名肠澼便血，纯血也，为热伤血分。身热则死，寒则生。肠澼下白沫何如非脓非血，为热伤气分？脉沉则生，脉浮则死浮为阴症见阳脉。痢属内伤，忌身热脉浮。肠澼下脓血何如气血俱伤？脉悬绝则死，滑大则生滑为阴血，大为阳气。

癫疾何如？脉搏滑大，久自已阳症得阳脉。脉小坚急，死不治阳症得阴脉。癫疾之脉，虚实何如？虚则可治，实则死实为邪盛。

〔批〕消瘅脉。

消瘅消谷善饥虚实何如？脉实大，病久可治血气尚盛。脉悬小坚，病久不可治。

〔批〕寸口脉主病。

寸口之脉，中手短者，曰头痛。中手长者，曰足胫痛短为阳不足，故病在头；长为阴太过，故病在足。寸口脉，中手促，上击者，曰肩背痛阳盛于上。寸口脉，沉而坚者，曰病在中。浮而盛者，曰病在外。寸口脉，沉而横，曰胁下有积，腹中有横积痛。寸口脉，沉而喘，曰寒热沉为阴，喘为阳，当寒热往来。

〔批〕诸脉主病。

脉盛滑坚者，曰病在外。脉小实而坚者，曰病在内。脉小弱以涩，谓之久病小弱为气虚，涩为血虚。脉滑浮而疾者，谓之新病气足阳盛。脉急者，曰疝瘕，少腹痛急为寒，为痛。脉滑曰风滑为阳脉，风为阳邪。脉涩曰痹血少。缓而滑曰热中胃热，盛而紧曰胀紧为寒胀。

〔批〕尺脉主病。

尺脉缓涩，谓之解㑊懈堕。安卧脉盛，谓之脱血安卧脉应微而反盛，血去而气无所主。尺涩脉滑，谓之多汗血少而阳有余。尺寒脉细，谓之后泄肾主二便，虚寒则不能禁固。尺粗常热者，谓之热中中谓中焦。

〔批〕诸脉搏坚而长及耎而散。

心脉搏坚而长，当病舌卷不能言脉击手曰搏。舌为心苗，心火盛故然。其耎而散者，当消环自已王云：诸脉耎散，为气实血虚。消谓消散，环谓环周。

肺脉搏坚而长，当病唾血血随火上。其耎而散者，当病灌汗。至令一作"今"不复发散也脉虚多汗，将惧亡阳，不能更令发汗。

肝脉搏坚而长，色不青，当病坠若搏坠堕搏击所伤。色不应脉，病在外伤。因血在胁下，令人喘逆肝主胁。伤损血积胁下，上熏于肺，则喘逆。其耎而散，色泽者，当病溢饮。溢饮者，渴暴多饮，而易入肌皮、肠胃之外也血虚中湿，水液不消。

胃脉搏坚而长，其色赤，当病折髀胃脉下髀，故髀如折。其耎而散者，当病食痹胃虚，故痹闷难消。

脾脉搏坚而长，其色黄，当病少气脾不和，肺无所养，故少气。其耎而散，色不泽者，当病足胻肿，若水状也脾脉下足胻，脾虚不运，故肿。

肾脉搏坚而长，其色黄而赤者，当病折腰王云：色黄而赤，是心脾干肾。腰为肾府，故如折。其耎而散者，当病少血，至令一作"今"不复也。

粗大者，阴不足，阳有余，为热中也。来疾去徐，上实下虚上实故来疾，下虚故去迟，为厥巅疾邪气上实，为胸仆及巅顶之疾。来徐去疾，上虚下实，为恶风也。故中恶风者，阳气受也风，阳邪，上虚故先受。〔批〕粗大疾徐。有脉俱沉细数者，少阴厥也沉细为肾脉，数为热。王云：尺脉不当见数。沉细而数，当为热厥。沉细数散者，寒热也沉细为阴，数散为阳，当病寒热。〔批〕沉细数散。浮而散者，为胸仆浮为虚，散为无神，故胸仆。诸浮不躁者虽浮而未至躁，皆在阳，则为热浮为阳，浮而不躁，为阳中之阴，其病在足阳经。其有躁者在手若兼躁，阳火上升，为阳中之阳，则病在手经矣。躁即浮之甚也。诸细而沉者，皆在阴，则为骨痛沉细为阴脉。阴主骨，主痛，其有静者在足静，沉之甚也，则病在下部足阴经矣。〔批〕浮散沉细静躁。数动一代者，病在阳之脉也，泄及便脓血代为气衰。然有积者，亦脉代，故主泄利便脓血。涩者，阳气有余也。滑者，阴气有余也。阳气有余，为身热无汗气多血少。阴气有余，为多汗身寒阳虚阴盛。阴阳有余，则无汗而寒。

〔批〕心肝肾诸脉主病。

心脉满大，痫瘛筋挛火盛生风，眩仆抽掣。肝脉小急，痫瘛筋挛血虚故小，受寒故急。血虚火盛为痫瘛，急为筋挛。肝脉惊暴驰惊暴乱，有所惊骇，脉不至，若喑，不治自已惊骇则脉阻而气壅，故不能言，气复自已。肾脉小急，肝脉小急，心脉小急，不鼓，皆为瘕小急为虚寒，不鼓为血不流，故内凝为瘕。

肾肝并沉为石水沉为在里，小腹坚胀如石，并浮为风水浮为在表，蓄水胃风，发为浮肿，并虚为死肾为五脏之根，肝为生发之主，并小弦欲惊弦小为虚。肾脉大急沉，肝脉大急沉，皆为疝瘕疝皆寒气之所结聚。脉大为虚，急为寒，沉为在里。故前小急者为瘕，此大急沉者亦为疝也。

心脉搏滑急，为心疝有形在于少腹，其气上搏于心。肺脉沉搏为肺疝肺脉当浮，今沉而搏，为寒气薄于脏。三阳急为瘕，三阴急为疝三阳，太阳膀胱。三阴，太阴脾也。王云：受寒血聚为瘕，气聚为疝。马云：二病皆气血相兼。〔批〕五脏皆有疝。二阴急为痫厥，二阳急为惊二阴，少阴肾。二阳，阳明胃也。皆为寒。脾脉外鼓，沉为肠澼，久自已吴云：沉为在里，外鼓有出表之意。肝脉小缓为肠澼，易治缓为脾脉。脾乘肝为微邪，小缓为脉渐和。肾脉小搏沉，为肠澼下血小为阴气不足，搏为阳热乘之，沉为在下，故下血，血温身热者死。心肝澼亦下血心生血，肝藏血，移热于肠而澼。二脏同病者可治木火相生。其脉小沉涩为肠澼心肝二脉小而沉涩，亦为肠澼。〔批〕肠澼脉。其身热者死阴气内绝，虚阳外脱。胃脉沉鼓涩沉不当鼓，鼓不当涩，是血虚而有火也，胃外鼓大是阳盛而阴不足也，心脉小坚急小为血虚，坚为不和，急为寒盛，皆膈偏枯男子发左，女子发右。不喑，舌转可治少阴脉挟舌本。邪未入肾，犹可治。脉至而搏，血衄身热者死亡血阴虚。脉最忌搏，身最忌热。脉来悬钩浮，为常脉为邪在表，乃衄家之常脉。

脉从而病反者，其诊何如？曰：脉至而从，按之不鼓，诸阳皆然此阳盛格阴之脉也。内热甚而脉反不鼓，是阳盛极，格阴于外，非真寒也。〔批〕脉从病反。诸阴之反，其脉何如？曰：脉至而从，按之鼓甚而盛也此阴盛格阳之脉也。内寒而脉反鼓甚，是阴盛极，格阳于外，非真热也。二症最为惑人，医者慎之。

人迎一盛，病在少阳，二盛病在太阳，三盛病在阳明左寸口人迎主手足六阳经腑病，四盛以上为格阳一盛大于气口一倍也。仲景云：格则吐逆。寸口一盛，病在厥阴，二盛病在少阴，三盛病在太阴，四盛以上为关阴右寸口为气口，主手足六阴经脏病。一盛，气口大于人迎一倍也。仲景云：关则不得小便。人迎与寸口俱盛四倍以上为关格。关格之脉赢当作"盈"，乃盛极也，非赢弱也，不能极于天地之精气，则死矣。〔批〕关格脉。

论言人迎与寸口相应，若引绳，小大齐等，命曰平。阴之所在，寸口如何阴之所在，脉沉不应？曰：视岁南北，可知之矣甲己二岁为南政，余八岁为北政。五运以甲己土运为尊，六气以少阴君火为尊。张云：五运之中，惟少阴不司气化。北政之岁，少阴在泉，则寸口不应北政，面北以定其上下。则尺主司天，寸主在泉。少阴在泉，则寸口不应。不以尺为主，而以寸为主者，从君而不从臣也。厥阴在泉，则右不应少阴间气在右故。太阴在泉，则左不应少阴间气在左故。南政之岁，少阴司天，则寸口不应南政，面南以定其上下。则寸主司天，尺主在泉。少阴司天，则寸口不应。厥阴司天，则右不应。太阴司天，则左不应。诸不应者，反其诊则见矣马云：诸不应者，即南北二政，而相反以诊之。吴云：反，变也。诊，候也。不应者，经候之常。今乃见者，其候变也。尺候何如？曰：北政之岁，三阴在下，则寸不应。三阴在上，则尺不应司天曰上，在泉曰下。南政之岁，三阴在天，则寸不应。三阴在泉，则尺不应。左右同吴云：惟少阴所在则不应，以少阴君也，有端拱无为之象。然善则不见，恶者可见，犹无道而失君象也。

〔批〕妊脉。

何以知怀子之且生也？身有病而无邪脉也怀子多有呕恶、头痛诸病，然形虽病而脉不病。妇人手少阴脉动甚者，妊子也汪云：此当指欲娩身时而言。手少阴乃肾脉，非心脉也。愚按：心脉动亦主有妊。

〔批〕死脉。

脉至浮合，浮合如数，一息十至以上，是经气予不足也，微见九十日死。脉至如火薪然臀臀不定，是心经之予夺也，草干而死。脉至如散叶，是肝气予虚也，木叶落而死。脉至如省客省问之客，倏去倏来，省客者，脉塞而鼓，是肾气予不足也，悬去枣华而死枣华于夏。脉至如丸泥，是胃精予不足也，榆荚落而死秋深。脉至如横格，是胆气予不足也，禾熟而死。脉至如弦缕，是胞精予不足也，病善言，下霜而死，不言可治王云：胞脉系于肾，肾脉挟舌本。胞气不足，当不能言。今反善言，是真气内绝而外出也。脉至如交漆"交"当作"绞"，交漆者，左右傍至也，微见三十日死。脉至如涌泉有出无入，浮鼓肌中，太阳气予不足也，少气味气不足而口无味，韭英而死长夏韭英。脉至如颓土之状，按之不得，是肌气予不足也，五色先见黑白垒发死癗①疹见于肌上。脉至如悬雍人上腭名，悬雍者，浮揣，切之益大，是十二俞之予不足也背有十二经之俞穴，水凝而死。脉至如偃刀，偃刀者，浮之小急，按之坚大急，五脏菀热，寒热独并于肾也，如此其人不得坐，立春而死。脉至如丸，滑不直手，不直手者，按之不可得也，是大肠气予不足也，枣叶生而死初夏。脉至如华者虚弱之意，令人善恐，不欲坐卧，行立常听小肠脉入耳中，是小肠气予不足也，季秋而死此篇脉名脉状，不必强解，以意会之可也。

以上《素问》。

〔批〕经脉、络脉、孙脉。

经脉为里如肺脉自中府至少商，乃直行于经隧之里者也，支而横者为络如肺经之列缺穴，横行于手阳明大肠经者，为络脉也，络之别者为孙络之岐者，犹子又生孙也。经脉者，常不可见也在里。其虚实也，以气口通关尺而言知之。脉之见者，皆络脉也络脉如肺列缺、大肠偏历之类。其脉常动，不必于气口知之。凡诊络脉，脉色青，则寒且痛，赤则有热。胃中寒，手鱼之络多青矣手大指下，肉高起者为鱼。胃中有热，鱼际络赤鱼际亦肺经穴。其暴黑者，留久痹也。其有赤有黑有青者，寒热气也。其青短者，少气也。

〔批〕三经动脉。

---

① 癗：原作"应"，据《素问灵枢类纂约注·脉要》改。

经脉十二，而手太阴、足少阴、阳明独动不休何也肺之太渊，肾之太溪，胃之人迎，皆动不休？曰：是明胃脉也先明胃脉，方知肺脉，故脉中有胃气者生。胃为五脏六腑之海，其清气上注于肺，肺气从太阴而行之此营气也。营行脉中，从手太阴始，而遍行于五脏六腑。其行也，以息往来。故人一呼脉再动，一吸脉亦再动。呼吸不已，故动而不止。足之阳明，何因而动？曰：胃气上注于肺，其悍气上冲头者，循咽，上走空窍，循眼系，入络脑，出䪼同"颔"，下客主人胆经穴，循牙车即颊车，胃经，合阳明，并下人迎结喉旁，胃脉。此胃气别走于阳明者也此虽为卫气，实本胃内之气而行。故阴阳上下，其动也若一或行阴，或行阳，或升上，或降下。而形为弦、钩、毛、石等脉，虽各不同，然其合于时，应于脏，其动也则若一矣。故阳病而阳脉小者为逆阳病脉宜浮大，小为阳症见阴脉，阴病而阴脉大者为逆阴病脉宜沉细，大为阴症见阳脉。故阴阳俱静俱动，若引绳相倾者病引绳平等，所谓脉有胃气者生。足少阴何因而动？曰：冲脉者，十二经之海也。与少阴之大络起于肾下，出于气街，循阴股内廉，邪①入腘中，循胫骨内廉，并少阴之经。下入内踝之后，入足下涌泉穴。其别者邪入踝，出属跗上，入大指之间。注诸络，以温足胫。此脉之常动者也马云：肺脉之动，以营气循肺气而行诸经。胃脉之动，以卫气由胃循三阳而行。肾脉之动，以与冲脉并行，灌诸络也。

〔批〕缓、急、大、小、滑、涩六脉。

诸急脉急者多寒，缓者多热。大者多气少血，小者气血皆少。滑者阳气盛，微有热。涩者多血少气，微有寒。诸小者，阴阳形气俱不足按：热当属数，涩当为血少。

〔批〕五逆脉。

诸病皆有逆顺。腹胀，身热，脉大，是一逆也。腹鸣而满，四肢清冷泄，其脉大，是二逆也。衄而不止，脉大，是三逆也皆为

---

① 邪：通"斜"。《汉书·司马相如传》："邪与肃慎为邻。"颜师古注："邪，读为斜。"

阴症见阳脉。咳且溲小便血，脱形，其脉小劲小不当劲，是四逆也。咳脱形，身热，脉小以疾小不宜疾，是谓五逆也。如是者，不过十五日而死矣。其腹大胀，四末清，脱形，泄，是一逆也。腹胀便血，其脉大时绝，是二逆也。咳上，溲血下，形肉脱外，脉搏内，是三逆也。呕血，胸满引背，脉小而疾虚而火盛，是四逆也。咳呕上，腹胀中，且飧泄下，其脉绝，是五逆也。如是者，不及一时而死矣。

〔批〕又五逆。

何谓五逆？热病脉静阳症见阴脉，汗已出，脉盛躁不为汗衰，是一逆也。病泄，脉洪大，是二逆也。着痹不移，䐃肉破，身热，脉偏绝，是三逆也。淫而夺形，身热，色夭然白，及后下血衃凝黑，血衃重笃，是谓四逆也。寒热夺形，脉坚搏真脏脉见，是谓五逆也。

一日一夜五十营昼行阳二十五度，夜行阴二十五度，以营五脏之精。不应数者，名曰狂生犹言幸生。所谓五十营者，五脏皆受气，持其脉口，数其至也。五十动而不一代也，五脏皆受气。四十动一代者，一脏无气。三十动一代者，二脏无气。二十动一代者，三脏无气。十动一代者，四脏无气。不满十动一代者，五脏无气。予之短期。

以上《灵枢》。

诊候第六

汪云：诊，非独脉。有自脉言者，有自症、自形、自色、自声而言者。经中"五过""四失"，皆言诊也。故分诊候为一篇。

诊法常以平旦，阴气未动，阳气未散，饮食未进，经脉未盛，络脉调匀，气血未乱，故乃可诊有过之脉过，差①也，即病也。切脉动静脉诊，而视精明精气神明，神诊也，察五色色诊，观五脏有余不足，六腑强弱症诊，形之盛衰形诊，以此参伍，决死生之分。

---

① 差（chài）：同"瘥"，病。

　　万物之外，六合之内，天地之变，阴阳之应。彼春之暖，为夏之暑阳生而之盛。彼秋之忿，为冬之怒阴少而至壮。四变之动，脉与之上下脉因时变。以春应中规圆滑，夏应中矩方大，秋应中衡涩平，冬应中权沉石。阴阳有时，与脉为期。期而相失，知脉所分。分之有期，故知死时脉与时不相应，与脏不相应者，皆曰相失。分其生克之时日，则可以知死时矣。微妙在脉，不可不察。察之有纪，从阴阳始。始之有经，从五行生。生之有度，四时为宜。补泻勿失，与天地如一。得一之情，以知死生。〔批〕脉要不越此数语。是故声合五音，色合五行，脉合阴阳。

　　持脉有道，虚静为保心欲虚，神欲静。春日浮，如鱼之游在波。夏日在肤，泛泛乎万物有余。秋日下肤，蛰虫将去阳气渐降，如虫之欲蛰藏。冬日在骨，蛰虫周密，君子居室。知内者按而纪之内而在脏在腑，知外者终而始之外而在表在经。此六者，持脉之大法四时表里，必须明辨。

　　尺内两傍，则季胁也肋骨尽处名季胁。季胁近肾，尺主之。尺外以候肾，尺里以候腹少腹。王注：外谓外侧，里谓内侧。李士材曰：外谓前半部，里谓后半部。中附上中部关脉，左外以候肝，内以候膈膈中。右外以候胃，内以候脾。上附上上部寸脉，右外以候肺，内以候胸中。左外以候心，内以候膻中。前以候前，后以候后关前以候前，关后以候后。吴云：前指候前，后指候后，亦此义也。上竟上者由尺至寸，胸喉中事也。下竟下者自寸至尺，少腹腰股膝胫足中事也此《内经》诊法也。〔批〕《内经》诊法。吴云：尺内以候腹。小肠、膀胱居少腹也。不及胆者，寄于肝也。膻中即心包也。滑伯仁以左尺主小肠、膀胱、前阴之病，右尺主大肠、后阴之病，可称只眼。又寸主上焦，以候胸中；关主中焦，以候膈中；尺主下焦，以候腹中。此定论也。今列三焦于左尺，不亦妄乎？肾有两枚，中为命门，《内经》并无其经。辨见经络中，两尺外俱以候肾。李士材曰：但当以左肾为水，右肾为火，不得分左为肾，右为命门。推而外之，内而不外，有心腹积也浮取之而脉沉，病为在里。推而内之，外而不内，身有热也沉取之而脉浮，病为在表。愚按：此推内推外，既以浮沉表里言之，则前外候、内候，俱当以此分之。其外侧、内侧，与前半部、后半部之说，俱似无据。推而上之，上而不下，腰足清冷也上部盛而下无阳气，升而不降也。推而下之，下而不上，头项痛也下部盛而上无阳气，降而不升也。按之至骨，脉气少者，腰脊痛而身有痹也脉少血少。

诊病之始，五决为纪以五脏之脉为决生死之纪纲。欲知其始，先建其母始，病原也。母应时旺气也。所谓五决者，五脉也即五脏之脉。夫脉之小、大、滑、涩、浮、沉，可以指别。五脏之象，可以类推。五脏相音相，犹色也，可以意识。五色微诊，可以目察。能合色脉，可以万全。〔批〕色诊、脉诊。

〔批〕五脏皆有痹，亦五积之类也。

赤色赤脉之至也，喘而坚脉来喘急，诊曰有积气在中，时害于食，名曰心痹心肺脏高，故皆言喘。喘为心气不足，坚为病气有余。痹者，脏气不宣行也。得之外疾，思虑而心虚，故邪从之。白脉之至也，喘而浮，上虚下实，惊，有积气在胸中，喘而虚，名曰肺痹寒热金火相战。得之醉而使内也酒味辛热，助火克金，加之使内，则肾气虚。虚必盗母气以自养，肺金益衰，而不能行气，故气积于胸中也。青脉之至也，长而左右弹长而弹手，为弦紧为寒。有积气在心下，支胠支于胠胁。肝主胁，胁近心，故曰心下，名曰肝痹。得之寒湿，与疝同法肝脉络阴器，故疝亦为肝病，腰痛足清头痛肝脉所过。阴脉者，下行极而上，故头痛。黄脉之至也，大而虚，有积气在腹中，有厥气，名曰厥疝王云：若肾气逆上，则为厥疝，不上则但为脾积。女子同法女子名瘕，得之疾使四肢，汗出当风脾主四肢，风木克土。黑脉之至也，上坚而大马云：尺脉之上坚而且大，有积气在少腹与阴阴器，名曰肾痹。得之沐浴清水而卧湿气趋下，必归于肾。

〔批〕《内经》三部九候。

天地之至数，始于一，终于九焉九为奇数之极。一者天，二者地，三者人。因而三之，三三者九，以应九野。故人有三部，部有三候，以决死生，以处百病，以调虚实，而除邪疾。上部天，两额之动脉额两傍动脉，足少阳脉气所在；上部地，两颊之动脉鼻之两傍，近巨髎之分动脉，足阳明脉气所行；上部人，耳前之动脉耳前陷中动脉，手少阳脉气所行。中部天，手太阴也谓肺也，寸口中经渠穴动脉；中部地，手阳明也谓大肠，手大指次指岐骨间，合谷之分动脉；中部人，手少阴也谓心脉，掌后锐骨之下，神门之分动脉。下部天，足厥阴也谓肝脉，毛际外羊矢下一寸半陷中，五里之分，阴股中动脉。女子取太冲，在足大指本节后二寸陷中；下部地，足少阴也谓肾脉，足内踝后跟骨上陷中，太溪之分动脉；下部人，足太阴也谓脾脉，足鱼腹上，越两筋间，阴股内箕门之分动脉。故下部之天以候肝，地以候肾，人以候脾胃之气。中部天以候肺，地以候胸中之气肠胃，人以候心。上部天以候头角之气，地以候口齿之气，人以候耳目之气。三而成天，三而成地，三而成人。三而三之，合则为九。九分为九野，九野为九脏。故神脏五，形脏四，合为九脏王云：肝藏魂，肺藏魄，心藏神，脾藏意，肾藏志，是谓神脏五。头角、耳目、口齿、胸中，是谓形脏四。马云：古人诊脉，凡头面手足之动脉，无不诊之，犹《伤寒论》多以趺阳脉言之也。其九候法，亦以三部中有天、地、人，与后世之浮、中、沉不同也。必先度其形之肥瘦大抵肥人脉沉，瘦人脉浮，以调其气之虚实肥人血实气虚，瘦人气实血虚，实则泻之，虚则补之。无问其病，以平为期。

形盛脉细，少气不足以息者死。形瘦脉大，胸中多气喘满者死形气不相得。形气相得者生，参伍不调者病，三部九候皆相失者死，目内陷者死诸脉皆属于目。察九候独小者病九部之中，一部独小。下同，独大者病，独疾者病，独迟者病，独热者病，独寒者病，独陷下沉伏者病此九候中，又有七诊之法。〔批〕七诊。九候之脉，皆沉细悬绝者为阴，主冬，故以夜半死。盛躁喘数者为阳，主夏，故以日中死。寒热病者，以平旦死阴阳交会之中。热中及热病者，以日中死。病风者，以日夕死风属卯木，日入申酉，属金。病水者，以夜半死水旺亥子。其脉乍数乍疏，乍迟乍疾者，日辰四季死辰戌丑未土日，脾绝故也。形肉已脱，九候虽调犹死。七诊虽见，九候皆从者不死。所言不死者，风气之病，及经月之病，似七诊之病而非也，故言不死风病之脉，有独大独疾者。经血不足，有独小独迟者。若有七诊之病，其脉候亦败者死矣，必发哕噫。〔批〕死脉。

色多青则痛，多黑则痹，黄赤则热，多白则寒。五色皆见，则寒热也。〔批〕色诊。

人之居处动静勇怯，脉亦为之变乎？曰：凡人之惊恐恚劳动静，皆为变也。〔批〕变脉。是以夜行则喘出于肾，淫气病肺子病及母。有所堕恐，喘出于肝，淫气害脾木邪克土。有所惊恐，喘出于肺，淫气伤心惊则气乱，神无所依，故喘出肺而伤心。度水跌仆，喘出于肾与骨水气通肾。当是之时，勇者气行则已，怯者则着而为病也。故曰：诊病之道，观人勇怯骨肉皮肤，能知其情，以为诊法也。故饮食饱甚，汗出于胃。惊而夺精，汗出于心。持重远行，汗出于肾。疾走恐惧，汗出于肝。摇体劳苦，汗出于脾。〔批〕五脏汗。故春秋冬夏，四时阴阳，生病起于过用，此为常也。

凡未诊病者，必问尝贵后贱，虽不中邪，病从内生，名曰脱营。〔批〕脱营。心志不乐，营血不生。尝富后贫，名曰失精。〔批〕失精。富则膏粱，贫则藜藿，脏液不生。

〔批〕诊治五过。

五气留连，病有所并。医工诊之，不在脏腑，不变躯形，诊之而疑，不知病名。身体日减，气虚无精，病深无气，洒洒然寒意时惊。病深者，以其外耗于卫气随悲减，内夺于营血为忧煎。良工所失，不知病情，此治之一过也。凡欲诊病者，必问饮食居处，暴乐暴苦，始乐后苦，皆伤精气，精气竭绝，形体毁沮。暴怒伤阴，暴喜伤阳。厥气上行，满脉去形逆气上行，满于经络，使神气离散。愚医治之，不知补泻，不知病情，精华日脱，邪气乃并，此治之二过也。善为脉者，必以比类奇奇病恒，从容知之。为工而不知道，此诊之不足贵，此治之三过也。诊有三常，必问贵贱，封君败伤失势，及欲侯王妄念。故旧贵脱势，虽不中邪，精神内伤。始富后贫，虽不伤邪，皮焦筋屈，痿躄为挛气血伤。医不能严，外为柔弱委曲随顺，病不能移，此治之四过也。凡诊病者，必知终始始病，有知余绪余事。切脉问名，当知男女。离离间绝断望菀菀积结怫菀，〔批〕"菀"同"郁"。忧恐喜怒，五脏空虚，血气离守。尝富大伤，斩筋绝脉，身体复行，令泽不息身虽复旧，色泽未滋。故伤败结，留薄归阳阴伤及阳，脓积寒炅。〔批〕"炅"同"热"。粗工治之，亟刺阴阳妄刺，四肢转筋，死日有期。医不能明，此治之五过也。故曰：圣人之治病也，必知天地阴阳，四时经纪，五脏六腑，雌雄表里，刺灸砭石，毒药所主，从容人事，以明经道。贵贱贫富，各异品理。问年少长，勇怯之理。审于分部，知病本始。八正九候，诊必副矣八正者，所以候八风之虚邪。

此篇俱本《素问》。

病机第七

〔批〕此言五行之气合于四时，若有淫迫，能为脏腑之病，非司天在泉之气也，故不入运气而见于《六节藏象论》。

五气更立五行之气，各有所胜。盛虚之变，此其常也。春胜长夏季夏十八日为长夏，长夏胜冬，冬胜夏，夏胜秋，秋胜春，所谓得五行时之胜五行皆以生时为胜，各以气命其脏如春气属肝之类，求其至也，皆归始春至，气至也。吴云：春为四时之长，其气不合于时，则五脏更相克胜，邪僻多矣。未至而至，此谓太过，则薄所不胜，而乘所胜也，命曰气淫气有余，则侮所不胜，而乘其所胜。如木气有余，则反侮金，而乘脾土之类是也。至而不至，此谓不及，则所胜妄行，而所生受病，所不胜薄之也，命曰气迫气不足，则己所胜者无所畏而妄行，生己者遇妄行之克而受病，己所不胜者乘之而贼薄我。如木不足不能制土，土无所畏而妄行，生我之水，被土凌而受病，己所不胜之金乘之而薄我也。

夫邪气之客于身也，以胜相加如木病由金胜，土病由木胜之类。至其所胜而愈己所生者，如肝病愈于夏，心病愈于长夏之类，至其所不胜而甚克己者，如肝病甚于秋，心病甚于冬之类，至于所生而持生己者，如肝病持于冬，心病持于春之类，自得其位而起逢己之

旺。如肝病起于春，心病起于夏之类，**必先定五脏之脉**如弦、钩、
奂、毛、石之类，**乃可言间甚之时，死生之期也**皆以生克为断。
〔批〕一段泛论五行之理，病所生起。

〔批〕医理以阴阳为本。

阴阳者，天地之道也，万物之纲纪，变化之父母，生杀之本
始，神明之府也必先明于阴阳。凡人之脏腑气血，气之风寒暑湿，病
之表里上下，脉之迟数浮沉，药之温平寒热，总不外阴阳二义。**治病
必求其本。故积阳为天，积阴为地。阴静阳躁，阳生阴长，阳杀
阴藏**又曰：天以阳生阴长，地以阳杀阴藏。《新校正》云：乾阳也，
位戌亥，九十月。万物之所收杀也，孰谓无阳杀之理哉？**阳化气，阴
成形。寒极生热，热极生寒**阴阳之理，极则变生。即《易》"老变而
少不变"之义。**寒气生浊，热气生清。清气在下，则生飧泄。浊气
在上，则生膜**音嗔**胀。此阴阳反作，病之逆从也**阴阳相反，清浊易
位，则为逆，顺则为从矣。

**故清阳为天，浊阴为地。地气上为云，天气下为雨。雨出地
气，云出天气**天地相交，云行雨施，而后能化生万物。以人言之，饮
食入胃，游溢精气，上输于脾，脾气散精，上归于肺，是地气上为云
也。肺行下降之令，通调水道，下输膀胱，水精四布，是天气下为雨
也。升已而降，降者谓天，是云出天气也。降已而升，升者谓地，是
雨出地气也。**故清阳出上窍**耳目口鼻，**浊阴出下窍**前后二阴。**清阳
发腠理**阳主外，**浊阴走五脏**阴主内。**清阳实四肢**四肢为诸阳之本，
浊阴归六腑传化五谷。

〔批〕气味精形。

水为阴，火为阳人身之水火。**阳为气，阴为味。味归形，形归
气，气归精，精归化**王云：形食味，故味归形。气生形，故形归气。
精食气，故气归精。化生精，故精归化。**精食气，形食味**气和精生，
味和形长，**化生精，气生形**神能生精，气能生形。**味伤形，气伤精**
味太过则偏胜，故伤形；气有余便是火，故伤精。**精化为气，气伤
于味**食伤则气息。**阴味出下窍**便溺，**阳气出上窍**精神。

味厚者为阴，薄为阴之阳。气厚者为阳，薄为阳之阴。味厚

则泄纯阴下降，故能泄火，**薄则通**薄但通利，不至大泄。气薄则发泄能发汗升散，**厚则发热**气厚纯阳，能补阳。壮火之气衰，少火之气壮壮已必衰，少已必壮。壮火食气，气食少火。壮火散气，少火生气火，即气也。火旺则能耗散元气，故曰壮火食气。少火则能生长元气，故曰气食少火。盖人身赖此火以有生，亦因此火而致病。但可使之和平，亢则必致害耳。气味辛甘发散为阳，酸苦涌泄为阴辛散甘缓，故发散为阳；酸收苦泄，故涌泄为阴。

〔批〕重寒重热。

阴胜则阳病，阳胜则阴病。阳胜则热，阴胜则寒。重寒则热，重热则寒物极则反。

〔批〕寒热形气之伤。

寒伤形寒由形感，热伤气热则气泄，亦犹壮火食气之义。气伤痛，形伤肿。故先痛而后肿者，气伤形也。先肿而后痛者，形伤气也。

〔批〕五邪之胜。

风胜则动眩晕搐搦，热胜则肿痈疡痤痱，燥胜则干津液枯涸，皮肤皴揭，寒胜则浮寒变为热，神气乃浮，湿胜则濡泄土不能防水，而水反侮土。

天有四时五行，以生长收藏，以生寒暑燥湿风外感五邪。人有五脏化五气，以生喜怒悲忧恐内伤五邪。故喜怒伤气，寒暑伤形。暴怒伤阴，暴喜伤阳。厥气上行，满脉去形逆气上行，能满溢于经络，而令神气离形。喜怒不节，寒暑过度内伤外感，生乃不固。故重阴必阳，重阳必阴阴症反似阳。阳症反似阴。〔批〕重阴重阳。

〔批〕四时之伤。

故曰冬伤于寒，春必病温寒毒最厉，伏藏肉里，至春变为温病，至夏变为热病。春伤于风，夏生飧泄风木克土。夏伤于暑，秋必痎疟暑热伏藏，复感秋风，必为寒热之疟。秋伤于湿，冬生咳嗽秋湿既多，冬水复旺，寒湿相搏，故嗽。

〔批〕阳胜阴胜。

故曰：阴在内，阳之守也为阳营守；阳在外，阴之使也为阴捍卫。阳胜则身热，腠理闭，喘粗腠理不开而气并于鼻，故喘粗为之俯仰不安之貌，汗不出而热，齿干阳明热盛以烦冤，腹满死热胀，内外合邪故死，能耐冬不能夏夏为火令。阴胜则身寒，汗出阴胜多汗，阳虚不能卫外，身常清冷，数栗而寒，寒则厥四肢逆冷，厥则腹满死寒胀，能夏不能冬冬为水令。

阴阳异位，更实更虚，更逆更从，或从内，或从外，所从不同，故病异名也。〔批〕阴阳虚实逆从。阳者，天气也，主外；阴者，地气也，主内阴阳异位。故阳道实，阴道虚更实更虚，吴鹤皋加"阴道实，阳道虚"二句。故犯贼风虚邪者，阳受之。食饮不节，起居不时者，阴受之外感阳受，内伤阴受，所谓从内从外。〔批〕阳邪阴邪。阳受之则入六腑，阴受之则入五脏腑属阳，脏属阴。入六腑则身热，不时卧，上为喘呼。入五脏则䐜满闭塞，下为飧泄，久为肠澼便血下痢。故喉主天气，咽主地气肺系属喉，司呼吸，受气于鼻；胃系属咽，纳水谷，受气于口。故阳受风气风为阳邪，阴受湿气湿为阴邪。〔批〕风气湿气。故阴气从足上行至头，而下行从臂至指端。阳气从手上行至头，而下行至足更逆更从。故曰：阳病者上行极而下，阴病者下行极而上。故伤于风者，上先受之风为天气，极则下行；伤于湿者，下先受之湿为地气，极则上行。

〔批〕阳虚。

阳虚则外寒。阳受气于上焦，以温皮肤分肉之间，今寒气在外，则上焦不通。上焦不通，则寒气独留于外，故寒栗阳虚之人，无以卫外，虽不感邪，亦必畏寒。

〔批〕阴虚。

阴虚生内热。有所劳倦，形气衰少，谷气不盛形劳气虚食少，此内伤之症，上焦不行，下脘不通，胃气热虚而生热，热气熏胸中，故内热阴虚之人，水不能制火，则内热自生。

〔批〕阳盛。

阳盛生外热。上焦不通利，则皮肤致密，腠理闭塞，玄府汗孔不通，卫气不得泄越，故外热此即外感伤寒之症。

〔批〕阴盛。

阴盛生内寒。厥气上逆，寒气积于胸中而不泻，不泻则温气去，寒独留则血凝泣涩，凝则脉不通，故中寒此即阴盛中寒之症。

阳气者，若天与日，失其所则折寿而不彰，故天运常以日光明人之有阳，犹天有日。〔批〕人身以阳气为主。古云：阳一分不尽不死，阴一分不尽不仙。是故阳因而上，卫外者也。因于寒，欲如运枢如枢运动，则寒气散，起居如惊，神气乃浮经曰：寒胜则浮。盖寒变为热，令人起居惊扰而神气浮越。因于暑，汗暑多挟湿挟虚，故多汗，烦则喘喝，静则多言暑先入心，而热熏肺，故烦喘多言。体若燔炭，汗出而散暑症无甚热，不宜汗。若热如燔炭，必汗以散之。因于湿，首如裹头目昏重，如物裹之，湿热不攘，大筋緛同"软"短，小筋弛长。緛短为拘，弛长为痿筋受热则缩而短，故拘急；受湿则弛而长，故痿躄。因于气，为肿气伤形而为肿。四维相代，阳气乃竭四维，四时也。二句总结上文四段。言感此邪者，更历寒暑之代谢，则阳气愈竭矣。

〔批〕煎厥。

阳气者，烦劳则张，精绝气张于外，精绝于内，辟积于夏如衣襞积，使人煎厥煎烦厥逆。目盲不可以视，耳闭不可以听精绝所致，溃溃乎若坏都，汩汩乎不可止。

〔批〕薄厥。

阳气者，大怒则形气绝常行之经气阻绝，不周于形体，而血菀于上，使人薄厥有升无降而厥逆。

有伤于筋，纵，其若不容纵缓不能为容止。汗出偏阻，使人偏枯阻，止也。偏，不遍也。阳气不能周于一身，无汗之处，必有半身不遂之患。汗出见湿，乃生痤痱痤，疖也。痱，风瘾也。膏粱之变，足能也生大疔，受如持虚王云：如持虚器，以受邪毒。吴注：初起之时，不觉其重。劳汗当风，寒薄为皶粉刺，菀乃痤久则为痤。

〔批〕阳气不能养筋，不能养神。

阳气者，精则养神，柔则养筋。开阖不得，寒气从之，乃生大偻身形拘急俯偻，此阳气受伤，不能养筋也，陷脉为瘘漏也，音

"间"，亦音"漏"。寒气陷入血中，而生疡漏，留连肉腠，俞气化薄，传为善畏，及为惊骇寒气留连于肉腠之间，由俞穴传化，而薄于脏腑，则为恐惧惊骇。此阳气被伤，不能养神也。营气不从顺，逆于肉理，乃生痈肿营血逆于肉之条理，热聚为痈。魄汗未尽，形弱而气烁，穴俞以闭，发为风疟汗为风暑之气所烁。

故风者，百病之始也，清静则肉腠闭拒，虽有大风苛毒，弗之能害，此因时之序也。故阳气者，一日而主外卫气昼行于阳二十五度。平旦人气生，日中而阳气隆，日西而阳气已虚，气门乃闭气门，谓玄府，即汗孔。是故暮而收拒阳气藏，宜收敛，无扰筋骨，无见雾露，反此三时旦、午、暮，形乃困薄。

风客淫气风之客邪，淫乱于气，精乃亡，邪伤肝也风气通于肝。风能生热，故伤精。因而饱食，筋脉横解，肠澼为痔克制脾土，而为肠风血痔。因而大饮，则气逆饮多则肺布叶举，故气逆。因而强力用力过度或入房太甚，肾气乃伤，高骨乃坏腰间命门穴上有骨高起。

凡阴阳之要，阳密乃固。两者不和，若春无秋，若冬无夏。因而和之，是谓圣度。故阳强不能密，阴气乃绝无阳则阴无以生。阴平阳秘，精神乃治。阴阳离决，精气乃绝。

〔批〕病梦。

阴盛，则梦涉大水，恐惧。阳盛，则梦大火燔灼。阴阳俱盛，则梦相杀毁伤阴阳交争。上盛则梦飞，下盛则梦堕。甚饱则梦与，甚饥则梦取。肝气盛则梦怒，肺气盛则梦哭此病梦也。乐广[1]论梦，为想为因，尚未尽梦之变。诸梦之中，病梦为多也。

〔批〕五病。

五气所病：心为噫嗳同。经云：上走心为噫者，阴盛而上走于阳明，阳明络属心也，肺为咳肺属金，邪中之则有声，肝为语肝属木，木欲舒畅故为语，脾为吞坤土翕受为吞，肾为欠为嚏阴阳相引，故呵欠。人之阳气和利，满于心，出于鼻，而为嚏，盖肾络上通于肺

---

[1] 乐广：字彦辅，西晋时期官员，官至尚书令，著有文集二卷。

也。胃为气逆，为哕气悗也，即呃忒为恐寒盛气逆故哕。肾志为恐，土下克水，故为恐，大肠小肠为泄二经虚则泄利，下焦溢为水不能蓄泄，溢而为水，膀胱不利为癃，不约为遗溺热甚则癃闭，虚寒则遗溺。胆为怒刚决善怒，是谓五病。

〔批〕五并。

五精所并：精气并于心则喜，并于肺则悲，并于肝则忧，并于脾则畏，并于肾则恐，是谓五并，虚而相并者也。

〔批〕五发。

五病所发：阴病发于骨骨属少阴，阳病发于血阳动阴静，阳乘阴而发于血，阴病发于肉肉属太阴，阳病发于冬阳不能敌阴，阴病发于夏阴不能胜阳，是谓五发。

〔批〕五乱。

五邪所乱：邪入于阳则狂火盛癫狂，邪入于阴则痹痹者，闭也。搏阳则为巅疾头为六阳之会。邪搏阳分，则为巅顶之疾，搏阴则为喑三阴脉连舌循喉，邪搏之则不能言。阳入之阴则静阳邪传入阴分则静，阴出之阳则怒阴邪传出阳分则怒，是谓五乱。

〔批〕五伤。

五劳所伤：久视伤血，久卧伤气，久坐伤肉，久立伤骨，久行伤筋，是谓五劳所伤。

〔批〕五脏有余不足。

神有余则笑不休心藏神，心在声为笑，在志为喜，神不足则悲。气有余则喘咳上气肺藏气，不足则息利少气一作"鼻息不利少气"。血有余则怒肝藏血，在志为怒，不足则恐。形有余则腹胀脾藏形，泾溲不利土克水，不足则四肢不用脾主四肢，虚则四肢不随人用。志有余则腹胀飧泄肾藏志，为胃之关，故或胀或泄，不足则厥阳气衰于下，则为寒厥；阴气衰于下，则为热厥。

〔批〕血气相并。

气血以并，阴阳相倾血阴气阳。气乱于卫，血逆于经。血气离居，一实一虚并则分离，阴阳不交。血并于阴，气并于阳，故为惊狂。血并于阳，气并于阴，乃为炅中热中。血并于上，气并于下，心烦悗作悗，读闷善怒。血并于下，气并于上，乱而善忘《灵枢》云：上气不足，下气有余，肠胃实而心肺虚。虚则营卫留于下，久之不以时上，故善忘。血气者，喜温而恶寒。寒则泣涩不能流，温则消而去之。是故气之所并为血虚有阳无阴，血之所并为气虚有阴无阳。有者为实，无者为虚。故气并则无血，血并则无气。今血与气相失，故为虚焉。络之与孙脉，俱输于经。血与气并，则为实焉。血之与气，并走于上，则为大厥下不足，故并走于上而厥逆。厥则暴死，气复反则生，不反则死。

〔批〕风雨寒湿伤人。

风雨之伤人也，先客于皮肤，传入于孙脉，孙脉满则传入于络脉，络脉满则输于大经脉。血气与邪并客于分腠之间，其脉坚大，故曰实。实者外坚充满，不可按之，按之则痛。寒湿之中人也，皮肤不收全元起①曰：不仁也。《甲乙》《太素》无"不"字。肌肉坚紧，荣血泣，卫气去，故曰虚。虚者，聂辟聂皱褢积气不足，按之则气足以温之，故快然而不痛。

〔批〕虚实相反。

气实形实，气虚形虚，此其常也，反此者病。谷盛气盛，谷虚气虚，此其常也，反此者病。脉实血实，脉虚血虚，此其常也，反此者病。如何而反？气虚身热，此谓反也此上缺"气盛身寒，此谓反也"句。谷入多而气少，此谓反也。谷不入而气多，此谓反也。脉盛血少，此谓反也。脉少血多，此谓反也。气盛身寒，得之伤寒"身寒"字，当指初感之寒言，非谓身体寒冷也。《热论》曰：人之伤于寒也，则为病热。气虚身热，得之伤暑暑热伤气。谷入多而气少者，得之有所脱血，湿居下也脱血则阴虚阳盛，故胃燥善消。湿居下则中气不运，故气少。谷入少而气多者，邪在胃与肺也邪在胃则食少，邪在肺则气多，谓喘壅也。脉小血多者，饮中热也吴云：有痰饮者，脉来弦小。中有热者，出血必多。汪云：《内经》俱无"痰"字，惟此处有"饮"字。脉大血少者，脉有风气，水浆

---

① 全元起：原作"金元起"，据《重广补注黄帝内经素问·调经论》改。

不入也有风故脉大，水浆不入则血无所藉以生。**夫实者，气入也。虚者，气出也**邪气入故实，正气出故虚。**气实者热也，气虚者寒也。**

〔批〕上下虚实。

头痛巅疾，下虚下正气虚**上实**上邪气实，**过在足少阴巨阳，甚则入肾**肾与膀胱相表里，膀胱脉交巅上，肾虚不能行巨阳之气，其气逆而上行，故头痛巅疾。甚则乘肾虚，而经邪入脏矣。**徇蒙招尤**徇蒙，目徇物而蒙昧也。尤，过也，**目瞑耳聋，下实上虚，过在足少阳厥阴**胆与肝相表里。胆脉起目锐眦，入耳中。目为肝窍，肝脉连目系。今胆肝在下而火实，耳目在上而血虚，故瞑聋，**甚则入肝，腹满膹胀，支膈胠胁**胁上为胠，支格于膈胠胁。**下厥**逆冷**上冒昏冒，过在足太阴阳明**脾与胃相表里。脾脉入腹上膈，胃脉下膈循腹里。**咳嗽上气，厥在胸中，过在手阳明太阴**大肠与肺相表里。肺脉上膈，大肠下膈。肺主咳主气。厥者气逆。**心烦头痛，病在膈中，过在手巨阳少阴**小肠与心相表里。小肠下膈，其支者循颈上颊，心脉下膈。

〔批〕阴阳发病及传。

二阳手足阳明**之病发心脾，有不得隐曲**隐蔽委曲**之事，女子不月**心生血，脾统血，胃为水谷之海，大肠为传送之官，血之所以资生者也。二经病，则心脾之精血衰少，故男为房事不利，女为月事不下也。《厥论》曰：前阴者，宗筋之所聚，太阴阳明之所合也。《痿论》曰：阴阳总宗筋之会，而阳明为之长，故胃病则阳事衰也。**其传为风消**脾病不已，风木乘虚克之，故肌肉日消，**其传为息贲者**心病不已，火邪乘肺，故气息奔迫，**死不治。三阳**手足太阳**为病发寒热，下为痈肿，及为痿厥腨**足肚痛音"渊"，酸痛也。膀胱水化，小肠火化，故发寒热。寒热菀结，则为痈肿。热胜则痿，寒胜则厥。或不痿厥，则腨为酸痛。**其传为索泽**二脏主津液，津枯而色泽消索，**其传为癫疝**邪传于肝，而见症于小肠、膀胱，则为癫疝。**一阳**手足少阳**发病，少气**二经皆有相火，壮火食气故也**善咳**火邪乘肺，**善泄**大肠燥金受克，故泄。**其传为心掣**火邪乘心，**其传为隔**三焦火盛，食入还出。**二阳**见上**一阴**手足厥阴**发病，主惊骇**风火相薄**背痛**未详，**善噫**心为噫，阳明络属心**善欠**阴阳相引，**名曰风厥**风木干胃土。〔批〕风厥有二，其一见后。二阴心肾一阳见上发病，善胀，心满善气气逆也。心肾俱病，则水火不交。胆与三焦俱病，则上下不通。故胀满善气。三阳太阳三阴太阴发病，为偏枯痿易，四肢不举小肠行手主液，膀胱行足主津，脾主四肢，肺行诸气。四经并病，故然。二阳结谓之消胃、大肠热结，则消谷善饥。所谓瘅成为消中也，三阳结谓之隔小肠主液，膀胱主津。二经热结，故隔塞不便。一作膈症，饮食不下，三阴结谓之水肺不能行下降之令，使水精四布。脾失其运行之职，而无以制防，遂令阴气停凝而为水。一阴一阳结谓之喉痹肝、胆、心包、三焦皆有相火。脉循喉挟咽，故喉痹。〔批〕阴阳结病。阴搏阳别，谓之有子以下阴阳指尺寸言。尺脉搏手，异于寸口，阴中别有阳也。〔批〕尺寸阴阳。阴阳虚尺寸俱虚，肠澼下痢不止，死。阳加于阴谓之汗阳气搏阴，蒸而为汗，阴虚阳搏阳火搏之谓之崩逼血妄行。

〔批〕胃病。

阳明病，恶人与火，钟鼓不为动，闻木音而惊余详经络，厥则喘胃热伤肺而惋热菀而不能安，惋则恶人，或喘而死，或喘而生者，何也？厥逆连脏则死，连经则生。阳盛则使人妄言，骂詈不避亲疏，而不欲食也。

〔批〕脾病。

脾病而四肢不用何也？四肢皆禀气于胃，而不得至经。必因于脾，乃得禀也脾传水谷精气，四肢乃得禀受。张云：畅于四肢，坤之德也。今脾病不能为胃行其津液，四肢不得禀水谷气，故不用焉并详经络。脾不主时，何也？脾者土也，治中央，常以四时四季之月长四脏，各十八日寄治，不得独主于时也。脾脏者，常著彰著胃土之精也。土者，生万物而法天地，故上下至头足，不得主时也土贯五行，无所不治。脾与胃以膜相连耳，而能为之为胃行其津液，何也？足太阴者，三阴也肝为一阴，肾为二阴，脾为三阴，其脉贯胃属脾络嗌，故太阴为之为胃行气于三阴太、少、厥也。阳明者，表也为脾之表，五脏六腑之海也，亦为之为脾行气于三阳太、少、阳明。脏腑各因其经脾经而受气于阳明胃，故为胃行其津液。四肢不得禀水谷气，日以益衰，阴道不利，筋肝骨肾肌肺肉脾，无气以生，故不用焉。

以上《素问》。

〔批〕邪之中人，因于天时，与其身形。

风雨寒热，不得虚，邪不能独伤人。卒然逢疾风暴雨而不病者，盖无虚，故邪不能独伤人。此必因虚邪之风天有八方虚实之风。实风主长养万物，虚风伤人，主杀主害与其身形人有身形虚实之别两虚相得，乃客其形。两实相逢，众人肉坚。其中于虚邪也，因于天时，与其身形，参以虚实，大病乃成。气有定舍，因处为名因邪所舍之处属某经，则名为某病。上下中外，分为三员马云：人身自纵言之，则以上、中、下为三部。自横言之，则以在表、在里、在半表半里为三部。故病有中上、中下、中表、中里之异。

〔批〕邪入之次。

是故虚邪之中人也，始于皮肤在表。皮肤缓则腠理开，开则邪从毛发入。入则抵深，深则毛发立竖。毛发立则淅然寒貌，故皮肤痛。留而不去，则传舍于络脉。在络之时，痛于肌肉，其痛之时息，大经乃代络邪传经。留而不去，传舍于经，在经之时，洒淅喜惊外则恶寒，内则善惊。留而不去，传舍于输六经俞穴。在输之时，六经不通四肢邪气阻隔，则肢节痛，腰脊乃强。留而不去，传舍于伏冲之脉伏冲，《素问》作伏膂。王注：谓膂筋之间，督脉之伏行者。巢元方谓冲脉之上行者，体重身痛。留而不去，传舍于肠胃经邪入腑，贲奔响腹胀，多寒则肠鸣飧泄，食不化，多热则溏出麋便溏如麋。留而不去，传舍于肠胃之外，膜原之间皮里膜外。留着于脉，稽留而不去，息而成积。邪气淫佚，不可胜论。

〔批〕阴阳络伤。

起居不节，用力过度，则络脉伤。阳络伤三阳之络则血外溢，血外溢则衄血衄，女六反，鼻血。阴络伤三阴之络则血内溢，血内溢则后血便血。肠胃之络伤，则血溢于肠外。肠外有寒，汁沫与血相搏，则并合凝聚不得散，而积成矣。

邪气之中人也，无有常。中于阴则溜于府，中于阳则溜于经，中于面则下阳明手足阳明经，中于项则下太阳同上，中于颊则下少阳。其中于膺背两胁者，亦中其经三阳经分。中于阴者，常从臂胻始手经手臂，足经足胻。此故伤其脏乎？曰：身之中于风也，不必动脏。故邪入于阴经，则其脏气实。邪气入而不能容，故还之于府故中阴溜府。

〔批〕五脏之伤。

愁忧恐惧则伤心。形寒寒饮则伤肺，以其两寒相感，中外皆伤，故气逆而上行形寒伤外，饮寒伤内。《素问·咳论》云：其寒饮食入胃则肺寒，肺寒则外内合邪，与此正同。今人唯知形寒为外伤寒，而不知饮冷为内伤寒，讹为阴症，非也。凡饮冷者，虽无房事，而亦每患伤寒也。若房事饮冷，而患伤寒，亦有在三阳经者，当从阳症论治，不得便指为阴症也。世医不明，妄以热剂投之，杀人多矣，特揭出以告人。气逆上行，故有发热头痛诸症。有所堕坠，恶血留内，若有所大怒，气上而不下，积于胁下，则伤肝肝藏血，胁为肝部，故血多积于两胁。有所击仆，若醉入房，汗出当风，则伤脾。有所用力举重，若入房过度，汗出浴水，则伤肾。

〔批〕五脏之和。

肺气通于鼻，肺和则鼻能知香臭矣。心气通于舌舌为心苗，心和则舌能知五味矣。肝气通于目，肝和则目能辨五色矣。脾气通于口，脾和则口能知五谷矣。肾气通于耳，肾和则耳能闻五音矣。

五脏不和，则七窍不通五脏各司一窍。口舌虽分，合为一窍，与耳目口鼻共为七窍，并见各窍症中。六腑不和，则留为痈。故邪在腑则阳脉不和，阳脉不和则气留之腑阳脏阴，气阳血阴。留，滞也，气留之则阳气盛矣。阳气大盛则阴脉不利，阴脉不利则血留之，血留之则阴气盛矣。阴气大盛则阳气不能荣也，故曰关不得小便。阳气大盛则阴气弗能荣也，故曰格吐逆，水谷不化，食不得入。阴阳俱盛，不得相荣，故曰关格。关格者，不得尽期而死也。

〔批〕关格。汪云：关格二字，字面虽殊，而意义则一。《素问》云：阴阳不相应，病名曰关格，是明以关格属之病矣。又仲景云：下微本大者，则为关格不通，不得尿。又曰：趺阳脉伏而涩。伏则吐逆，水谷不化，涩则食不得入，名曰关格。是仲景亦以关格为病症。而二字之义，《内经》与仲景均未尝细分也。又《难经》曰：关之前者，阳之动，遂上鱼为溢，为外关内格。关以后者，阴之动，遂入尺为覆，为内关外格。亦以溢覆言脉，而以关格言病也。〔批〕关格属病，非脉体。

〔批〕肠胃寒热为病。

胃中热则消谷，令人悬心善饥，脐以上皮热。肠中热则出黄如糜，脐以下皮寒。胃中寒则腹胀，肠中寒则肠鸣飧泄。胃中寒肠中热，则胀而且泻。胃中热肠中寒，则疾饥胃热，小腹痛胀肠寒。

以上《灵枢》。

〔批〕水病黄病，观症知病。

颈脉动结喉旁人迎脉，喘疾咳，曰水水溢于肺。目裹眼胞属脾微肿，如卧蚕之状，曰水水在腹者，目下必肿。溺黄赤安卧者嗜卧，黄疸。已食而饥，胃疸谷疸。面肿曰风面为诸阳之会。风属阳，上先受之，故肿，不专于水也。足胫肿曰水。目黄者曰黄疸湿热上蒸。余经文详水肿。

人身非常温也，非常热也，为之热而烦满者何也？阴气少而阳气胜也。〔批〕内热。人身非衣寒也，中非有寒气也，寒从中生者何？是人多痹气也气不流通。阳气少阴气多，故身寒如从水中出。〔批〕内寒。人有四肢热，逢风寒如火如炙者何也？是人者，阴气虚阳气盛。四肢者阳也，两阳相得，而阴气虚少。少水不能灭盛火，而阳独治。独治者，不能生长也，独胜而止耳孤阳不长，反能为病。逢风而如炙如火者，是人当肉烁也风火相扇，能烁肌肉。〔批〕四肢热。人有身寒，汤火不能热，厚衣不能温，然不冻栗，是为何病？〔批〕身寒不冻栗。是人者，素肾气胜，以水为事欲盛房劳，太阳膀胱气衰，肾脂枯不长，一水不能胜两火。肾者水也，而生于骨。肾不生则髓不能满，故寒甚至骨也。所以不能冻栗者，肝一阳也，心二阳也肝相火，心君火，肾孤脏也，一水不能胜二火，故不能冻栗，病名曰骨痹冻栗为外寒，此为骨痹。〔批〕骨痹。是人当挛节也髓枯则筋缩，故节挛。人之肉苛麻木者，虽近衣絮，犹尚苛也。荣气虚卫气实也实为偏胜，过犹不及。荣气虚则不仁不知痛痒，卫气虚则不用手足不随人用，荣卫俱虚则不仁且不用，肉如故也。人身与志不相有，曰死。〔批〕肉苛。

〔批〕不得卧而息有音。

人有逆气，不得卧而息有音者，是阳明之逆也。足三阳者下行从头至足，今逆而上行，故息有音也。阳明者，胃脉也。胃者六腑之海，其气亦下行。阳明逆，不得从其道，故不得卧也。《下经》曰胃不和则卧不安，此之谓也。夫起居如故而息有音者，此肺之络脉逆也肺主气，司呼吸。络脉不得随经上下，故留经而不行络逆不能行于别经。络脉之病人也微，故起居如故而息有音也。夫不得卧，卧则喘者，是水气之客也。夫水者，循津液而流也。肾者水脏，主津液，主卧与喘也肺主气，肾纳气。肾脉入肺中，故主喘。夜卧则气行于阴，然必自少阴始，故主卧。《灵枢》论目不瞑、不得卧，见本症中。

〔批〕病温阴阳交。

有病温者，汗出辄复热，而脉躁疾不为汗衰，狂言不能食，病名阴阳交王云：阴阳之气不分别。张云：汗乃阴液，外出之阳。阳热不从汗解，复入之阴，名阴阳交。交者死也。人所以汗出者，皆生于谷，谷生于精。今邪气交争于骨肉而得汗者，是邪却而精胜也。精胜，则当能食，而不复热。复热者，邪气也。汗者，精气也。今汗出而辄复热者，是邪胜也。不能食者，精无俾也无所俾倚。病而留者留邪不退，其寿可立而倾也。且夫《热论》曰：汗出而脉尚躁盛者死《灵枢·热病》论热病：已得汗而脉尚躁盛，此阴脉之极也，死，脉静者生。热病脉盛躁而不得汗者，此阳脉之极也，死。得汗，静者生。今脉不与汗相应，此不胜其病也邪盛正衰。狂言者，是失志肾藏志，精衰故失志，失志者死。今见三死汗出复热，脉躁疾，狂言，不能食，不见一生，虽愈必死此温热病。

有病身热汗出，烦满不为汗解，此为何病？〔批〕身热汗出，烦闷不解。汗出而身热者，风也风邪未退；汗出而烦满不解者，厥也。病名曰风厥。〔批〕风厥。巨阳太阳膀胱主气，故先受邪。少阴与其为表里也，得热则上从之，从之则厥也。阳邪传入少阴，少阴经气随太阳而逆上。

〔批〕劳风。

劳风法在肺下肾劳因风而得，故名。肾脉入肺，受风邪在肺下，使人强，上冥视头项强，好闭目，唾出若涕肾为唾，肺为涕。肾热熏肺，故然，恶风而振寒阳气内伐，不能卫外，故内发热而外恶寒，咳出青黄涕，其状如脓，大如弹丸蕴热所结，从口中若鼻中出，不出则伤肺，伤肺则死也。

〔批〕肾风。

有病肾风者，面跗瘟然头面足跗，瘟然而肿壅，害于言肾脉循喉咙，挟舌本。不当刺而刺，后五日其气必至。至必少气时热，从胸背上至头，汗出手热，口干苦渴，小便黄，目下肿，腹中鸣，身重难以行，月事不来，烦而不能食，不能正偃，正偃则咳，病名曰风水。邪之所凑，其气必虚。〔批〕邪之所凑，其气必虚。阴虚者，阳必凑之少阴气虚，太阳之热凑之，故少气时热而汗出也。小便黄者，少腹中有热也热邪传入膀胱之腑。不能正偃者，胃中不和也。正偃则咳甚，上迫肺也肾中水气上迫于肺。诸有水气者，微肿先见于目下也。水者阴也，目下亦阴也。腹者至阴之所居，故水在腹者，必使目下肿也。真气上逆，故口苦舌干，卧不得正偃，正偃则咳出清水也又曰：诸水病者，故不得卧，卧则惊，惊则咳甚也。又曰：肺者，脏之盖。肺气盛则脉大，喘促不得偃卧。腹中鸣者，病本于胃也，薄脾则烦。不能食，食不下者，胃脘隔也。身重难以行者，胃脉在足也胃主润宗筋，宗筋主束骨而利机关。月事不来者，胞脉闭也。胞脉者属心，而络于胞中。今气上逼肺气即火也，心气不得下通心主血，故月事不来也。

〔批〕血枯。

有病胸胁支满者，妨于食，食至则先闻腥肺气臊肝气臭气也，出清液肺虚清涕，先唾血肝肾虚，四肢清脾虚，目眩肝血不足，时时前后血便血，病名血枯。此得之年少时有所大脱血，若醉入房中，气竭肝伤，故月事衰少不来也酒色无节，故男为精血衰少，女为月事不来也。

有少腹盛，上下左右皆有根，病名曰伏梁。〔批〕伏梁。此脏之阴气，与心积伏梁不同。裹大脓血，居肠胃之外冲带二脉部分，不可治，治之每切按之至死。此下则因阴前后二阴，必下脓血。上则迫胃脘生膈"生"当作"出"，侠《太素》作"使"胃脘内痛。此久病也，难治。居脐上为逆，居脐下为从，勿动呕夺脐下去心稍远，犹可渐攻。人有身体髀股胻皆肿，环脐而痛冲脉并少阴经挟脐上行，上皆经脉所过，病名伏梁。〔批〕又伏梁。王云：亦冲脉为病。此风根也，其气溢于大肠，而着于肓。肓之原在脐下，故环脐而痛也腔中空被处名肓，肓之原出于脖胦。一名气海，一名下肓，故曰脐下。不可动之，动之为水溺涩之病动，以毒药攻之也。当渐施升散之法。

〔批〕重身而喑。

人有重身怀妊，九月而喑哑也。九月足少阴脉养胎，此胞之络脉绝也为胎所碍，而脉阻绝。胞络者，系于肾。少阴之脉贯肾，系舌本，故不能言。无治也，当十月复分娩则阻者通。

〔批〕头痛厥逆。

人有病头痛，以数岁不已。此当有所犯大寒，内至骨髓。髓者以脑为主脑为髓海，脑逆寒气上逆故令头痛，齿亦痛齿为骨余，病名曰厥逆篇内口甘、口苦论见口病。

〔批〕癃病五有余、二不足。

有癃者，一日数十溲，此不足也。身热如炭，头膺如格，人迎躁盛，喘息气逆，此有余也。太阴脉微细如发者，此不足也，病在太阴右手气口太阴肺脉反微细，病有余而脉不足，是脉与病相反也。其盛在胃人迎燥盛，热如炭，颈膺格，所谓三盛，病在阳明也颇在肺喘息气逆，偏颇在肺，病名曰厥，死不治。此所谓得五有余身热、头膺格、人迎盛、喘息、气逆，〔批〕头膺格，注作颈膺。二不足也溲数、脉微。

〔批〕生有癫疾。

人生而有病巅疾者，此得之在母腹中时，其母有所大惊，气上而不下，精气并居，故令子发为巅疾也王注作头首之疾。汪云：病由于惊，"巅"当作"癫"。若云巅顶，不知是何病也。

〔批〕胃脘痈。

人病胃脘痈者，当候胃脉。沉细者气逆阳明多血多气，不应沉细，逆者人迎甚盛，其盛则热左寸人迎反盛，所谓三盛，病在阳明也。人迎者，胃脉也愚按：结喉旁人迎脉属胃经，左寸人迎候风，此云胃脉，宜诊结喉旁。逆而盛，则热聚于胃口而不行，故胃脘为痈也。

〔批〕怒狂。

有病怒狂者，生于阳也，夺其食则已。夫食入于阴，长气于阳，故夺其食即已。

〔批〕心疝病脉。

诊得心脉而急，病名心疝诸急为寒，寒气积而为疝，少腹当有形也。心为牡脏《金匮真言》：阳中之太阳，心也，小肠为之使，故曰少腹当有形也心君不易受邪，故脏病而见形于腑。

〔批〕胃脉病形。

胃脉病形如何？胃脉实则胀，虚则泄。病成而变何谓？风成为寒热经云：因于露风，乃生寒热，瘅成为消中邪热在胃，厥成为巅疾脏气下虚，厥逆而上，则巅顶眩晕，忽然颠仆，久风为飧泄风贼胃土，脉风成为疠音"癞"。脉为血府，受风邪久，则血肉瘀坏而为癞。病之变化，不可胜数。〔批〕病成而变。诸痈肿筋挛骨痛，此寒气之肿，八风之变也皆风寒为病。八风者，风从南方来，名大弱风，伤人内舍于心，外在于脉。从西南方来，名谋风，伤人内舍于脾，外在于肌。从西方来，名刚风，伤人内舍于肺，外在于皮肤。从西北方来，名折风，伤人内舍于小肠，外在于手太阳脉。从北方来，名大刚风，伤人内舍于肾，外在于骨与肩背之膂筋。从东北方来，名凶风，伤人内舍于大肠，外在于两腋胁骨下及肢节。从东方来，名婴儿风，伤人内舍于肝，外在于筋纽。从东南方来，名弱风，伤人内舍于胃，外在于肌肉。

以上《素问》。

〔批〕悲哀泣涕。

人之哀而泣涕出者，何气使然？心者，五脏六腑之主也。目者，宗脉之所聚也耳目皆宗脉之所聚，上液之道也道路。口鼻者，气之门户也。故悲哀愁忧则心动，心动则五脏六腑皆摇。摇则宗脉感，感则液道开，开故泣涕出焉。液者所以灌精濡空窍者也。故上液之道开则泣，泣不止则液竭，液竭则精不灌，精不灌则目无所见矣，故命曰夺精。

〔批〕涎下。

人之涎下者何？饮食者，皆入于胃。胃中有热则虫动，虫动则胃缓，胃缓则廉泉开，故涎下风中舌本则舌纵难言，廉泉开而流涎沫。此云虫动，尚有未该。

故邪之所在，皆为不足。故上气不足，脑为之不满，耳为之苦鸣，头为之苦倾，目为之眩。中气不足，溲便为之变，肠为之苦鸣。下气不足，则乃为痿厥心悗废忘也，音"闷"，上声。篇内欠、哕、噫、太息、耳鸣、自啮舌，分见各症中。

〔批〕卒然无音。

人之卒然忧恚而言无音者，何道之塞？曰：咽喉者，水谷之道也食喉通胃。喉咙者，气之所以上下者也气喉通肺。会厌者，音声之户也气喉之蔽，以掩饮食，使不错入气喉。〔批〕会厌恐系舌根下小舌之名。口唇者，音声之扇也。舌者，音声之机也。悬雍垂者上腭，音声之关也。颃颡者颃，颈也，又咽也，分气之所泄也。横骨①者原本未详，愚意恐系锁骨，神气所使，主发舌者也必舌抵上腭，而后锁骨上。此云发舌可知，唯妇人不见。故人之鼻洞涕出不收者，颃颡不开，分气失也气无所分。是故厌小而疾薄，则发声疾。其开阖利，其出气易。其厌大而厚，则开阖难。其气出迟，故重言也。人卒然无音者，寒气客于厌，则厌不能发，发不能下，至其开阖不致，故无音篇内善忘、善饥、不嗜食，分见各症中。

足之阳明、手之太阳筋急，则口目为僻，眦急不能卒视经云：

① 横骨：据河北医学院《灵枢经校释》，横骨指附于舌根部的软骨。

足阳明之筋，上颈挟口，腹筋急，引缺盆及颊，卒口僻。急者目不合，热则筋纵，目不开，寒则急引颊移口。手太阳之筋，属目外眦，应耳中鸣痛，引颈目瞑，良久乃得视。

〔批〕八虚病变。

人有八虚，各何以候？曰：以候五脏。肺心有邪，其气留于两肘肺脉自胸之中府入肘之侠白等穴，心脉自腋之极泉行肘之少海等穴。肝有邪，其气流于两腋肝脉布胁肋，行腋下期门等穴。此独作"流"，余皆"留"字。脾有邪，其气留于两髀脾脉上膝股内前廉，《经筋》篇：上循阴股，结于髀。肾有邪，其气留于两腘肾脉上腨，出腘内前。凡此八虚者，皆机关之室，真气之所过，血络之所游。邪气恶血，固不得住留。住留则伤经络，骨节机关不得屈伸，故病挛也。

〔批〕五部痈疽。

五脏身有五部：伏兔一足阳明胃经穴，膝上六寸起肉，一曰膝盖上七寸。以左右各三指按捺，上有肉起如兔状，腓二腓者腨也，足肚。足太阳膀胱经，背三中督脉，左右四行皆膀胱经脉，五脏之腧四心肝脾肺肾五俞，皆膀胱经穴。膀胱虽主表，而十二俞内通于五脏六腑，项五亦督脉、太阳经。此五部有痈疽者死阳毒起发者尚可治。

〔批〕以下诸论胀。

胀论　夫胀者，皆在于脏腑之外，排脏腑而廓胸胁，胀皮肤。营卫循脉，卫气逆，为脉胀。卫气并脉循分，为肤胀马云：营气阴性精专，随宗脉行，不能为胀。惟卫气逆行，并脉循分肉，能为脉胀、肤胀。水与肤胀、鼓胀、肠覃、石瘕、石水，何以别之？曰：水始起也，目窠上微肿，如新卧起之状，其颈脉动，时咳，阴股间寒。足胫肿，腹乃大，其水已成矣。以手按其腹，随手而起，如裹水之状，此其候也。〔批〕水胀。肤胀者，寒气客于皮肤之间，鏊鏊然不坚，腹大身尽肿，皮厚。按其腹窅而不起，腹色不变，此其候也。〔批〕肤胀。鼓胀何如？腹胀身皆大，大与肤胀等也。色苍黄，腹筋起，此其候也以腹筋起，与肤胀异。〔批〕鼓胀。肠覃何如？寒气客于肠外，与卫气相搏，气不得营，因有所系，癖而内着，恶气乃起，息肉乃生。其始生也，大如鸡卵，稍以益大。至其成，如怀子之状，久者离岁历岁。按之则坚，推之则移，月事以时下罩客肠外，为气病，故月事时下。〔批〕肠罩。石瘕生于胞中，寒气客于子门，子门闭塞，气不得通，恶血当泻不泻，胚音"胚"，凝血以留止，日以益大，状如怀子，月事不以时下瘕在胞中，为血病，故月事不下。〔批〕石瘕。皆生于女子，可导而下石水无明文。

以上《灵枢》。

五脏六腑胀 见胀满。

〔批〕疟论。

疟论 夫痎老也疟皆生于风一说凡疟皆云痎疟，不定指老，其蓄作有时者何也？曰：疟之始发也，先起于毫毛，伸欠乃作，寒栗鼓颔，腰脊俱痛。寒去则内外皆热，头痛如破，渴欲冷饮，何气使然？曰：阴阳上下交争，虚实更作，阴阳相移也。阳并于阴，则阴实而阳虚。阳明虚，则寒栗鼓颔也。巨阳虚，则腰背头项痛疟邪居半表半里，属少阳经。本篇言阳明、太阳而不及少阳，下文又曰三阳俱虚。盖太阳为开，阳明为阖，少阳为枢也。又说太阳寒水，行身后为表。阳明燥金，行身前为表之里。邪在于中，近后膀胱水则寒，近前阳明燥则热也。三阳俱虚，则阴气胜。阴气胜，则骨寒而痛阴主骨，寒主痛。寒生于内，故中外皆寒阳虚生外寒，阴盛生内寒。阳盛则外热，阴虚则内热，外内皆热阴寒既极，则复并出之阳。阳实阴虚，故外内皆热，则喘而渴热伤气故喘，热伤津故渴，故欲冷饮也。此皆得之夏，伤于暑，热气盛，藏于皮肤之内，肠胃之外。〔批〕得之夏伤于暑。此营气之所舍也表之内，里之外，营气之所居。热伤营气，遇卫气应乃作。此指暑气令人汗空疏，腠理开，因得秋气，汗出遇风，及得之以浴，水气暑、风、湿三气合邪舍于皮肤之内，与卫气并居邪伤于卫。卫气者，昼日行于阳六阳经，夜行于阴六阴经。此气得阳而外出，得阴而内薄外出故热，内薄故寒。内外相薄半表半里，是以日作一日一发。〔批〕日作。其气之舍深邪气，内薄于阴，阳气独发，阴邪内著，阴与阳争不得出，是以间日而作也人有慓悍之气，行于大经之隧，为卫气。邪气感人，藏于分肉，不与大经之隧会遇，则不发。邪气出于分肉，流于大经，邪正相遇，不能相容而交争，则发矣。邪入于阳，则感浅而道近，故日作。邪入于阴，则感深而道远，阴邪与卫气相争，不能与卫气俱行，故间日作。〔批〕间日作。其作日晏，与其日早者，何气使然？曰：邪气客于风府，循膂而下挟脊下行至尾骶骨。卫气一日一夜，大会于风府督脉穴，在项后。项骨有三椎，其下乃是大椎，又名百劳。大椎以下至尾骶，有二十一节。共二十四节，云应二十四气。疟一日，下一节。其明日，日下一节，故其作也晏阳邪传入阴分。〔批〕作晏。此先客于脊背也，每至于风府，则腠理开，开则邪气入，入则病作，以此日作稍益晏也日下一节，则上会风府也，益迟。其出于风府，日下一节，二十五日下至骶骨脊骨尽处，二十六日入于脊内复行上脊，注于伏膂之脉伏脊脉，注见前风寒雨湿段内。其气上行，九日出于缺盆之中，其气日高，故作日益早也阴分传出，阳分病易愈矣。〔批〕作早。其间日发者，由邪气内薄于五脏疟有经疟脏疟，邪深者则入脏，横连募原也膈膜之原。其道远，其气深，其行迟，不能与卫气俱行，不得皆出，故间日乃作也。〔批〕间日作。卫气日下一节，其气之发也，不当风府，其日作者奈何？〔批〕日作。曰：虚实不同，邪中异所，则不得当其风府也。故邪中于头项者，气至头项而病；中于背者，气至背而病；中于腰脊者，气至腰脊而病；中于手足者，气至手足而病。卫气之所在，与邪气相合则病作。故风无常府，卫气之所发，必开其腠理。邪气之所合，则其府也。〔批〕风无常府。夫风风症之与疟也，相似同类，而风独常在，疟得有时而休者何也？曰：风气留其处，故常在。疟气随经络，沉以内薄，故卫气应乃作汪云：卫为阳主表。疟虽有陷入阴经者，然必待卫气应乃作，是为阴中有阳，故虽甚而不至于杀人也。疟先寒而后热者何也？夏伤于大暑，其汗大出，腠理开发。因遇夏气凄沧之水寒《甲乙》《太素》并作“小寒”，藏于腠理皮肤之中，秋伤于风，则病成矣。夫寒者，阴气也阴邪。风者，阳气也阳邪。先伤于寒，而后伤于风，故先寒而后热也。〔批〕先寒后热。病以时作，名曰寒疟。〔批〕寒疟。先热而后寒者何也？此先伤于风，而后伤于寒，故先热而后寒也。〔批〕先热后寒。亦以时作，名曰温疟。〔批〕温疟。其但热而不寒者，阴气先绝，阳气独发，则少气烦冤，手足热而欲呕，名曰瘅疟。〔批〕但热不寒。温疟者，得之冬中于风，寒气藏于骨髓之中，至春则阳气大发。邪气不能自出，因遇大暑，脑髓烁，肌肉消，腠理发泄，或有所用力，邪气与汗皆出，此病藏于肾，其气先从内出之于外也汪云：此即春温之病。寒气积久，自内达外。如是者，阴虚而阳盛，阳盛则热矣。衰则气复反入，入则阳虚，阳虚则寒矣。故先热而后寒，名曰温疟。瘅疟者，肺素有热，气盛于身，厥逆上冲，中气实而不外泄，因有所用力，腠理开，风寒舍于皮肤之内，分肉之间而发，发则阳气盛，阳气盛而不衰，则病矣。其气邪气不及于阴，故但热而不寒。气内藏于心汪云：此病当是肺瘅、心瘅之病，与脾瘅、胆瘅同。瘅，热也而外舍于分肉之间，令人消烁脱一作"肌"肉，故命曰瘅疟李士材曰：温疟舍于肾，瘅疟舍于肺与心。温疟即伤寒温病也，故温病有温疟一症。瘅疟则火盛乘金，阴虚阳亢。二者皆非真疟。夫疟之始发也，阳气并于阴。当是之时，阳虚而阴盛。外无气，故先寒栗也。阴气逆极，则复出之阳，阳与阴复并于外，则阴虚而阳实，故先热而渴王注：阴盛则内寒，故战栗。阳盛则胃热，故欲饮。〔批〕阴阳相移，更实更虚。夫疟气者，并于阳则阳胜，并于阴则阴胜。阴胜则寒，阳胜则热。疟者，风寒之气不常也，病极则复发已则复如平人，如后文极则阴阳俱衰也。至病之发也至字有连上句读者，言寒热复至，今从王氏注。如火之热，如风雨不可当也。故经言曰：方其盛时必毁方盛而泻之，必毁伤真气，因其衰也，事必大昌，此之谓也。夫疟之未发也，阴未并阳，阳未并阴，因而调之，真气得安，邪气乃亡。故工不能治其已发，为其气逆也疟正发时，不可服药。若服药则寒药助寒，热药助热，反增其病。疟气者，必更盛更衰。当气之所在也，病在阳则热而脉躁，在阴则寒而脉静，极则阴阳俱衰，卫气相离，故病得休。卫气集，则复病也。

时有间二日或至数日发，或渴或不渴，何也？〔批〕间二日。其间日者，邪气与卫气客于六腑，而有时相失，不能相得，故休数日乃作也。〔批〕数日乃作。疟者，阴阳更胜也。或甚或不甚，故或渴或不渴阳盛则渴，阴盛不渴。疟之且发也，阴阳之且移也，必从四末始也。〔批〕疟发从四末起。手足十指为三阴三阳经脉所从起，故《刺疟》篇曰：诸疟而脉不见，刺十指间出血，血出必已。其以秋病者寒甚秋气栗烈，以冬病者寒不甚阳气内藏，以春病者恶风阳方升而腠理开，以夏病者多汗气热而津液外泄。

五脏六腑疟 见疟门。

举痛论举者，举凡痛而言也。 经脉流行不止，环周不休，寒气入经而稽迟，泣涩而不行。客于脉外则血少，客于脉中则气不通，故痛共十五条。〔批〕寒痛十一条。寒气客于脉外，则脉寒。脉寒则缩踡，缩踡则脉绌急，绌急则外引小络，故卒然而痛，得炅则痛立止卒然而止。炅，音"炯"，热也。热则血气行而寒邪散。〔批〕卒然而痛。寒热痛二条。因重中于寒，则痛久矣痛甚不休。〔批〕痛久。寒气客于经脉之中，与炅气相薄则脉满，满则痛而不可按也。〔批〕痛不可按。寒气稽留，炅气从上，则脉充大而血气乱，故痛甚不可按也。〔批〕痛甚不可按。寒气客于肠胃之间，膜原之下膈之膜，肓之原，血不得散寒则血凝，小络急引故痛，按之则血气散，故按之痛止。〔批〕按之痛止。寒气客于挟脊之脉督脉则深按之不能及，故按之无益也。〔批〕按之无益。寒气客于冲脉，冲脉起于关元穴在脐下三寸，其本起于肾下，出关元而上，随腹直上会于咽喉，寒气客则脉不通，脉不通则气因之，故喘动应手矣冲脉与督脉并行。少阴之气，因之上满。〔批〕喘动应手。寒气客于背俞之脉背之心俞则脉泣，脉泣则血虚，血虚则痛。〔批〕血虚痛一条。其俞注于心心主血，故相引而痛心背相引。〔批〕心下背相引而痛。按之则热气至，热气至则痛止矣。寒气客于厥阴之脉，厥阴之脉者，络阴器，系于肝，寒气客于脉中则血泣脉急，故胁肋与小腹相引痛矣肝脉布胁肋，抵小腹。〔批〕胁肋小腹相引而痛。厥气客于阴股厥阴脉循股阴，寒气上及少腹，血泣在下相引，故腹痛引阴股〔批〕腹痛引阴股。寒气客于小肠膜原之间，络血之中，血泣不得注于大经，血气稽留不得行，故宿昔而成积矣按：此即今之小肠气也。〔批〕宿昔成积。寒气客于五脏，厥逆上泄呕吐，阴气竭，阳气未入，故卒然痛死不知人，气复反则生矣卒痛死，少间复生。〔批〕卒痛死，气反复生。寒气客于肠胃，厥逆上出，故痛而呕也此为寒呕，亦有胃热上冲而呕者。〔批〕痛而呕。寒气客于小肠，小肠不得成聚，故后泄腹痛矣小肠，受盛之官。寒客之，故不能成聚，传入大肠而泄。〔批〕痛而泄。热气留于小肠，肠中痛，瘅热焦渴，则坚干不得出热伤津，故痛而闭，不通矣通则不痛，痛则不通。〔批〕痛而闭，热痛一条。视其五色，黄赤为热，白为寒，青黑为痛。

〔批〕九气。

九气 百病生于气也。怒则气上，喜则气缓，悲则气消，恐则气下，寒则气收，热则气泄，惊则气乱，劳则气耗，思则气结。九气不同，何病之生？曰：怒则气逆，甚则呕血火逼血随气而上升及飧泄木上盛克土，故下为飧泄，故气上矣。〔批〕怒。喜则气和志达，荣卫通利，故气缓矣和缓。〔批〕喜。悲则心系急，肺布叶举肺叶随心系而开布张举，而上焦不通，荣卫不散上焦宗气不得布散于荣卫，热气在中，故气消矣热伤气。〔批〕悲。恐则精却恐伤肾，故精气却退，却则上焦闭，闭则气还，还则下焦胀不能上行，还而为胀，故气不行矣《新校正》"气不行"，当作"气下行"。〔批〕恐。寒则腠理闭，气不行，故气收矣王云：腠，谓津液渗泄之所；理，谓文理逢会之中。〔批〕寒。热则腠理开，荣卫通，汗大泄，故气泄矣。〔批〕热。惊则心无所倚，神无所归，虑无所定，故气乱矣。〔批〕惊。劳则喘息汗出，外内皆越越其常度，故气耗矣。〔批〕劳。思则心有所存，神有所归，正气留而不行，故气结矣志之所至，气亦至焉。〔批〕思。

咳论 见咳嗽门。

〔批〕风论。

风论 风气藏于皮肤之间，内不得通，外不得泄此风邪初感于表，玄府封闭，故内不得通，外不得泄。风者善行而数变，腠理开则洒然寒，闭则热而闷风内菀而为热。其寒也，则衰饮食胃中寒，则食少。其热也，则消肌肉热入内，则肉消。故使人怢音"突"栗寒意而不能食，名曰寒热。〔批〕寒热。风气与阳明入胃，循脉而上，至目内眦。其人肥则风气不得外泄，则为热中而目黄。〔批〕热中。人瘦则外泄而寒，则为寒中中寒而泣出多泪。〔批〕寒中。风气与太阳俱入，行诸脉俞十二俞穴在背，属太阳经，散于分肉之间卫气行处，与卫气相干。其道不利，故使肌肉愤䐜而有疡。卫气有所凝而不行，故其肉有不仁也顽痹。〔批〕不仁。疠癞者，有营气热胕腐肉。营行脉中，风入营血，变为热而血肉腐坏，其气不清，故使其鼻柱坏呼吸出入之处而色败，皮肤疡溃，风寒客于脉而不去，名曰疠风，或名曰寒热始为寒热，成为疠风。〔批〕疠风。风入系头，则为目风眼寒。〔批〕目风。五脏风、内风，见中风。首风、脑风，见头痛。漏风、泄风，见汗症。

痹论 阴气者，静则神藏，躁则消亡此言五脏受邪而为痹也。饮食自倍，肠胃乃伤此言六腑受邪而为痹也。脏以躁动致伤，腑以饮食见损。淫气气妄行而过者喘息，痹聚在肺；淫气忧思，痹聚在心；淫气遗溺，痹聚在肾；淫气竭乏阴血枯竭，痹聚在肝；淫气肌绝肌气阻绝，不知痛痒，痹聚在脾。〔批〕气入脏痹。诸痹不已，亦益内也内舍。其风气胜者，其人易已也风为阳邪，寒湿为阴邪。其入脏者死一脏痹则五脏不能流通，故死，其留连筋骨间者痛久，其留皮肤间者易已。六腑亦各有俞六腑俞穴皆可入邪，风寒湿气中其俞，而食饮应之饮食失节，循俞而入，各舍其腑也六腑痹。〔批〕腑为痹。营卫之气，亦令人痹乎？曰：营者，水谷之精气也，和调于五脏，洒陈于六腑，乃能入于脉也经曰：谷入于胃，脉道乃行。水入于经，其血乃成。故循脉上下，贯五脏，络六腑营行脉中。卫者，水谷之悍气也。其气慓疾滑利，不能入于脉也卫行脉外。故循皮肤之中，分肉之间腠理，熏于肓膜，散于胸腹。逆其气二气则病，从顺也其气则愈。不与风寒湿气合，故不为痹也余文见痹门。

痿论 全见痿门。

厥论 阳气衰于下，则为寒厥。阴气衰于下，则为热厥下不足，则厥逆而上。热厥必起于足下者，阳气起于足五指之表足三阳脉。阴脉者，集于足下，而聚于足心足三阴脉。故阳气胜，则足下热也阴不足。寒厥必从五指而上于膝者，阴气起于足五指之里足三阴脉，集于膝下，而聚于膝上。故阴气胜，则从五指至膝上寒。其寒也，不从外，皆从内也阴盛生内寒，不由外感。寒厥何失而然也？前阴者，宗筋之所聚，太阴阳明之所合也脾胃脉皆辅近宗筋。春夏则阳气多而阴气少，秋冬则阴气盛而阳气衰。此人者质壮，以秋冬夺于所用多欲夺精，下气上争不能复不能归经，精气溢下阴精下泄，邪气因从之而上也。气因于中气由中焦水谷所生，阳气衰，不能渗营其经络。阳气日损，阴气独在，故手足为之寒也。热厥何如？酒入于胃，则络脉满而经脉虚。脾主为胃行其津液者也，阴气虚则阳气入阴不足，阳凑之，阳气入则胃不和，胃不和则精气竭，不荣其四肢。此人必数醉，若饱以入房，气聚于脾中不得散，酒气与谷气相薄，热盛于中，故热遍于身，内热而溺赤也。夫酒气盛而慓悍，肾气日衰，阳气独胜，故手足为之热也。厥或腹满，或暴不知人，或至半日、一日乃知人者，阴气盛于上则下虚，故腹胀满寒盛。阳气盛于上则下气重上而邪气逆，逆则阳气乱，乱则不知人也热盛。

三阳三阴厥 见厥门。

以上《素问》。

〔批〕昼安夜甚。

夫百病者，多以旦慧昼安，夕加夜甚，何也？曰：春生夏长，秋收冬藏，是气之常也，人亦应之。以一日分为四时，朝则人气始生，病气衰，故旦慧。日中人气长，长则胜邪，故安。夕则人气始衰，邪气始生，故加。夜半人气入脏，邪气独居于身，故甚也。其时有反者，何也？是不应四时之气，脏独主其病者。是必以脏气之所不胜时者甚如脾病不能胜旦之木，肺病不能胜昼之火，肝病不能胜夕之金，心病不能胜夜之水，故至其时反加甚也，以其所胜时者起也如肺金能胜旦之木，肾水能胜昼之火之类。至其所胜之时，则慧且安也。《灵枢》。

热论 见伤寒。

生死第八

五脏受气病气于其所生我所生者，传之于其所胜我所克者。气舍于其所生生我者。经曰：至其所生而持，死于其所不胜克我者。〔批〕五脏受病传舍。病之且死，必先传行。至其所不胜，病乃死。此言气之逆行也，故死五脏顺行则生。肝受气于心我生者，子盛反乘其母，故为逆行，传之于脾木克土，气舍于肾生我者，水生木，然脾传肾，为土克水，至肺而死克者，金克木。下同。心受气于脾，传之于肺，气舍于肝，至肾而死。脾受气于肺，传之于肾，气舍于心，至肝而死。肺受气于肾，传之于肝，气舍于脾，至心而死。肾受气于肝，传之于心，气舍于肺，至脾而死。此皆逆死也逆行。〔批〕五脏逆行故死。一日一夜五分之，此所以占死生《甲乙经》"生"字作"者"之早暮也朝甲乙寅卯，昼丙丁巳午，四季戊己辰戌丑未，晡庚申辛酉，夜壬癸亥子。

〔批〕五实五虚。

五实死，五虚死。脉盛心实，皮热肺实，腹胀脾实，前后不通肾实，闷瞀肝实，此谓五实。脉细心虚，皮寒肺虚，气少肝虚，泄利前后肾虚，饮食不入脾虚，此谓五虚。其时有生者何也？浆粥入胃，泄注止，则虚者活。身汗得后利，则实者活。此其候也。

大骨枯槁肾衰，大肉陷下脾衰，胸中气满，喘息不便肺衰，其气动形气不相续，远求报气，故耸肩而动形，期六月死。真脏脉见，乃与之期日死日。急虚身中卒至卒急虚邪，中于身内，五脏绝闭，脉道不通，气不往来，譬于堕溺，不可为期暴死之候，与堕溺同。

〔批〕五脏失守。

五脏者，中之守也王云：五神安守之所。中脏盛满，气胜伤恐者，声如从室中言，是中气之湿也腹中气盛，肺脏充满，气胜息高，伤于忧恐，故声不发扬。湿土刑肾则恐。言而微，终日乃复言者，此夺气也气不相续。衣被不敛，言语善恶，不避亲疏者，此神明之乱也。仓廪不藏者，是门户不要也仓廪，脾胃也。胃之下口为幽门，大小肠之交为阑门，肛门为魄门。水泉不止者，是膀胱不藏也。得守者生，失守者死。

〔批〕五脏失强。

夫五脏者，身之强也。头者，精明之府，头倾视深，精神将夺矣。背者，胸中之府脏腑之俞，皆属于背，背曲肩随，府将坏矣。腰者，肾之府，转摇不能，肾将惫矣。膝者，筋之府，屈伸不能，行则偻附①，筋将惫矣。骨者，髓之府，不能久立，行则振掉，骨将惫矣。得强则生，失强则死。

〔批〕五色。

夫精明五色者，气之华也。赤欲如白裹朱，不欲如赭。白欲如鹅羽，不欲如盐。青欲如苍碧之泽，不欲如蓝。黄欲如罗裹雄黄，不欲如黄土。黑欲如重漆色，不欲如地苍。五色精微象见矣，其寿不久也。

〔批〕五色生死。

色见青如草兹者死愚按：《左传》诸侯有疾称负兹。注云：兹，蓐席也，是死草也。旧注称草初生之色，非是，黄如枳实者死，黑如炲音"苔"，烟煤者死，赤如衃血败血凝聚者死，白如枯骨者死。此五色之见死也。青如翠羽者生，赤如鸡冠者生，黄如蟹腹者生，白如豕膏者生，黑如乌羽者生。此五色之见生也。

〔批〕六经病终见症。

太阳之脉，其终也，戴眼上视反折身反向后。瘛疭音"炽纵"，手足抽掣也。足太阳起目内眦，上额交巅，下循肩膊，夹脊抵腰。手太阳交肩循项，至目锐眦，故戴眼反折。足太阳起于足，手太阳起于手，故瘛疭，其色白，绝汗乃出如珠不流，出则死矣小肠主液。膀胱者，津液藏焉。津液外脱，则血内亡。经曰：阴阳相离，则腠理发

---

① 附：原作"俯"，据《素问·脉要精微论》改。

泄，绝汗乃出。少阳终者，耳聋手足少阳脉皆入耳，百节皆纵甲木主筋，筋痿故纵，目环绝系，绝系一日半死手足少阳脉皆至目锐眦，故环视。目系属心，未绝则正视，已绝则环视矣。色先青，白乃死矣金克木。阳明终者，口目动作手阳明夹口交人中，足阳明夹口环唇，系目系，善惊妄言足阳明胃病，闻木音而惊，骂詈不避亲疏，色黄，其上下经盛，不仁则终矣阳明主肌肉，不仁为肉绝。少阴终者，面黑心之华在面，黑为肾色齿长而垢肾主骨，齿者骨之余，牙龈宣露，故长，腹胀闭，上下不通而终矣肾开窍于二阴，下闭故上胀。如是则心肾不交，上下痞隔而死。太阴终者，腹胀闭，不得息，善噫而呕，呕则逆，逆则面赤。不逆则上下不通，不通则面黑，皮毛焦而终矣吴注：足太阴脾主行气于三阴，手太阴肺主治节而降下，二经病则升降之令不行，故胀闭。升降难，故不得息，而噫呕以通之。若不呕逆，则上下不通。土实克水，故面黑。肺主皮毛，故焦。厥阴终者，中热嗌干，善溺心烦，甚则舌卷，卵上缩而终矣手厥阴心包脉起胸中，足厥阴肝脉循喉咙，入颃颡，故中热嗌干而心烦。肝脉环阴器，故善溺，甚则囊缩而舌卷也。舌为心苗。经云：肝者，筋之合。筋者，聚于阴器而脉络于舌本。脉不往来者死。皮肤着者死血液枯亡。瞳子高者，太阳不足。戴眼者，太阳已绝。此决死生之要也。

以上《素问》。

〔批〕五脏气绝。

手太阴气绝肺则皮毛焦。太阴者，行气温于皮毛者也，故气不荣则皮毛焦，皮毛焦则津液去皮节，爪枯毛折，则毛先死。丙笃丁死，火胜金也。手少阴气绝心则脉不通。脉不通则血不流，髦色不泽，故其面黑如漆柴瘦者，血先死。壬笃癸死，水胜火也。足太阴气绝者脾则脉血不荣肌肉。唇舌者，肌肉之本也，肌肉软，舌痿，人中满，则唇反，肉先死。甲笃乙死，木胜土也。足少阴气绝肾则骨枯。少阴者，冬脉也，伏行而濡骨髓者也，故骨不濡则肉不能着也，骨肉不相亲则肉软却，故齿长而垢，发无泽，骨先死。戊笃己死，土胜水也。足厥阴气绝肝则筋绝。厥阴者肝脉也，肝者筋之合也，筋者，聚于阴器，而脉络于舌本也，故脉弗荣则筋急，筋急则引舌与卵，故唇青，舌卷卵缩，则筋先死。庚笃辛死，金胜木也。五阴气俱绝五阴属五脏则目系转，转则目晕目受五脏之精华。目晕者，为志先死，远则一日半死矣。六阳气绝者六腑，则阴与阳相离。离则腠理发泄，绝汗乃出，故旦占夕死，夕占旦死。

〔批〕三虚三实。

三虚者，其死暴疾也。得三实者，邪不能伤人也年盛、月满、时和。乘年之衰岁气不足，则外邪凑之。如火不足，则外有寒邪；土不足，则外有风邪之类，逢月之空本篇①曰：月满则海水西盛。人血气积，肌肉充，皮肤致，毛发坚。虽遇贼风，入浅不深。月郭空则海水东盛。人气血虚，其卫气去，形独居，肌肉减，皮肤纵，腠理疏。遇贼风则其入深，其病人也卒暴，失时之和如夏应热而反寒，冬应寒而反温，因为贼风所伤八风之邪。圣人避风，如避矢石焉，是谓三虚经曰：乘年之虚，则邪甚也。失时之和，亦邪甚也。遇月之空，亦邪甚也。重感于邪，则病危矣。

以上《灵枢》。

杂论第九

上古之人，其知道者，法于阴阳，和于术数养生之法，食饮有节，起居有常，不妄作劳，故能形与神俱神去其形则死，而尽终其天年，度百岁乃去。今时之人不然也，以酒为浆，以妄为常，醉以入房，以欲竭其精，以耗散其真，不知持满恐倾之意，不时御神，务快其心，逆于生乐纵嗜欲之心，逆生养之乐，起居无节，故半百而衰也。夫上古圣人之教下也，皆谓之虚邪贼风，避之有时，恬淡虚无，真气从之即老氏恍忽有象，杳冥有精之义，精神内守，病安从来？

〔批〕女子七七为数。

---

① 本篇：指《灵枢·岁露论》。

女子七岁王注：老阳之数穷于九。女子少阴，故以少阳之数合之，肾气盛，齿更发长肾主骨，为精血之府。齿者骨之余，发者血之余。二七而天癸至经水属北方壬癸，任脉通，太冲脉盛，月事以时下，故有子。冲为血海，任主胞胎。二经相资，故能有子。经水一月一至，其行有常，故曰经水，亦曰月水，愆期则有病。男子冲任脉盛，则上荣而生髭须；女子冲任脉盛，则下行而为月水。三七肾气平均，故真牙生而长极牙之最后生者。人身之长，至此而止。四七筋骨坚，发长极，身体盛壮。五七阳明脉衰，面始焦，发始堕足阳明之脉起于鼻，交颏中，手阳明脉上颈贯颊。二脉皆荣于面，故面焦发堕。六七三阳脉衰于上，面皆焦，发始白三阳之脉皆上头面。七七任脉虚，太冲脉衰少，天癸竭，地道不通至此而经水断，故形坏而无子也女子气有余而血不足，以其数脱之也。

〔批〕男子八八为数。

丈夫八岁王注：老阴之数尽于十。男子为少阳，故以少阴之数合之，肾气实，发长齿更。二八肾气盛，天癸至阳精，精气溢泻，阴阳和，故能有子。三八肾气平均，筋骨劲强，故真牙生而长极。四八筋骨隆盛，肌肉满壮。五八肾气衰，发堕齿槁。六八阳气衰竭于上，面焦，发鬓颁白。七八肝气衰，筋不能动，天癸竭，精少，肾脏衰，形体皆极。八八齿发去卦气已尽。

肾者主水，受五脏六腑之精而藏之，故五脏盛乃能泻。今五脏皆衰，筋骨解堕，天癸尽矣。故发鬓白，身体重，行步不正，而无子耳。有其年已老而有子者，何也？此其天寿过度，气脉常通，而肾气有余也。此虽有子，男不过尽八八，女不过尽七七，而天地之精气皆竭矣王云：生子之寿，不过此数。马云非也。

〔批〕四时调神。

春三月，此谓发陈，天地俱生，万物以荣天地交，万物通。夜卧早起，广步于庭，被发缓形，以使志生，生而勿杀，予而勿夺，赏而勿罚。此春气之应，养生之道也。逆之则伤肝，夏为寒变，奉长者少火为木子，寒变则木不能生火，无以奉夏长之令。夏三月，此谓蕃秀，天地气交，万物华实。夜卧早起，无厌于日厌，足也。

无过行日中而伤暑，与冬必待日光相反，使志无怒，使华英成秀，使气得泄，若所爱在外顺阳而主外。此夏气之应，养长之道也。逆之则伤心，秋为痎疟，奉收者少无气以奉秋收之令，冬至重病水又克火。秋三月，此谓容平万物容状平定，天气以急，地气以明。早卧早起，与鸡俱兴，使志安宁，以缓秋刑，收敛神气，使秋气平，无外其志，使肺气清。此秋气之应，养收之道也。逆之则伤肺，冬为飧泄，奉藏者少无气以奉冬藏之令。冬三月，此谓闭藏，水冰地坼，无扰乎阳阳气潜藏。早卧晚起，必待日光，使气若伏若匿，若有私意，若已有得与夏正反，去寒就温，无泄皮肤，使气亟夺戒勿妄汗。此冬气之应，养藏之道也。逆之则伤肾，春为痿厥，奉生者少奉春生之令。

〔批〕天气地味。

天食人以五气吴云：五气，非独臊、焦、香、腐、腥也。风、寒、暑、湿、燥，分主五脏，受之而不亢不害，则皆养人矣，地食人以五味。五气入鼻鼻受天气，藏于心肺，上使五色修明，音声能彰。五味入口口受地气，藏于肠胃，味有所藏，以养五气，气和而生，津液相成，神乃自生。

〔批〕泣涕。

夫心者，五脏之专精也五脏各有其精，而心专之。目者，其窍也目为肝窍，然能辨别事物，故又为心窍。华色者，其荣也。是以人之有德也，则气和于目。有亡，忧知于色。是以悲哀则泣下，泣下水所由生。水宗者，积水也。积水者，至阴也。至阴者，肾之精也。宗精之水，所以不出者，是精持之也。辅之裹之，故水不行也。夫水之精为志，火之精为神。水火相感，神志俱悲，是以目之水生也。故谚言曰：心悲名曰志悲。志与心精共凑于目也。泣涕者，脑也。脑者，阴也。髓者，骨之充也，故脑渗为涕。志者，骨之主也。是以水流而涕从之者，其从类也脑为髓海，与肾气通。夫泣不出者，哭不悲也。不泣者，神不慈也。神不慈则志不悲。阴阳相持，泣安能独来？夫志悲者惋，惋则冲阴，冲阴则志去目，志去则神不守精，精神去目，涕泣出也。厥则目无所见。

夫人厥则阳气并于上，阴气并于下。阳并于上，则火独光也。阴并于下，则足寒，足寒则胀也。夫一水不胜五火五脏之火，故目眦盲，是以冲风，泣下而不止。夫风之中目也，阳气内守于精，是火气燔目，故见风则泣下也内有火气，外冲于风。〔批〕冲风泣下。夫火疾风生乃能雨，此之类也。

以上《素问》。

〔批〕液别为五。

水谷入于口，输于肠胃，其液别为五。天寒衣薄则为溺与气前溺后气，天热衣厚则为汗，悲哀气并则为泣，中热胃缓则为唾，邪气内逆则气为之闭塞而不行，则为水胀，愿闻其道。曰：水谷皆入于口，其味有五，各注其海分注五脏，津液各走其道。故三焦出气宗气、营气、卫气以温肌肉，充皮肤，为其津。〔批〕津。其流而不行者为液。〔批〕液。天暑衣厚则腠理开，故汗出。〔批〕汗。寒留于分肉之间，聚沫则为痛。〔批〕沫。天寒则腠理闭，气涩不行不行于肌表，故下流为溺，水下流于膀胱，则为溺与气。〔批〕溺。

五脏六腑，心为之主，耳为之听，目为之候，肺为之相，肝为之将，脾为之卫，肾为之主外经曰：肾者主为外，使之远听，视其好恶，以知其性。

故五脏六腑之津液尽上渗于目。心悲气并则心系急，心系急则肺举，肺举则液上溢。〔批〕泣。夫心系与肺不能常举。乍上乍下，故咳而泣出矣。中热则胃中消谷，消谷则虫上下作，肠胃充郭宽意，故胃缓。胃缓则气逆，故唾出。〔批〕唾。

〔批〕妇人、宦者无须。

妇人无须者，冲脉、任脉为经络之海，其浮而外者，循腹右上行，会于咽喉，别而络唇口。血气盛则充肤热肉，血独盛则淡渗皮肤，生毫毛。今妇人之生，有余于气，不足于血，以其数脱血也。冲任之脉，不荣口唇，故须不生焉。

士人有伤于阴，阴气绝而不起，然其须不去，宦者独去，何也？曰：宦者，去其宗筋，伤其冲任，血泻不复，皮肤内结，唇口不荣，故须不生。

〔批〕天宦。

其有天宦者天生阳气不举，不能御妇，未尝被伤，不脱于血，然其须不生，何也？曰：此天之所不足也。其冲任不盛，宗筋不成，有气无血，唇口不荣，故须不生。

以上《灵枢》。

上《灵枢》《素问》各八十一篇，汪讱庵除针灸之法不录，余分为九篇，以类相从，数仍不离乎九也。

伤寒论辨

全论大法

柯韵伯曰：按仲景自序，言作《伤寒杂病论》合十六卷，则伤寒、杂病未尝分为两书也。凡条中不冠①伤寒者，即与杂病同义。如太阳之头项强痛，阳明之胃实，少阳之口苦、咽干、目眩，太阴之腹满吐利，少阴之欲寐，厥阴之消渴、气上冲心等症，是六经之为病，不是六经之伤寒，乃六经分司诸病之提纲，非专为伤寒一症立法也。观仲景独于太阳篇别其名曰伤寒、曰中风、曰中暑、曰温病、曰湿痹，而他经不复分者，则一隅之举②，可以寻其一贯之理也。其他结胸、脏结、阳结、阴结、瘀热发黄、热入血室、谵语如狂等症，或因伤寒，或非伤寒，纷纭杂沓之中，正可思伤寒、杂病合论之旨矣。盖伤寒之外皆杂病，病不脱六经，故立六经而分司之；伤寒之中最多杂病，内外夹杂，虚实互呈，故将伤寒、杂病而合参之。此扼要法也。叔和既改换③仲景原文，独为伤寒立论，十六卷中不知遗弃几何，而今六经之文夹杂者亦不少，岂犹然仲景旧集哉？世以《金匮要略》为仲景杂病论，其经魔魅之后乎？

热论《素问》

夫热病者，皆伤寒之类也冬月感风寒而即发者为正伤寒，或寒毒菀积于内，至春变为温病，至夏变为热病。然其始皆自伤寒致之，故曰伤寒之类。或愈或死，其死皆以六七日之间，其愈皆以十日以

---

① 冠：原作"贯"，据《伤寒来苏集·伤寒论翼·全论大法》改。
② 举：原作"中"，据《伤寒来苏集·伤寒论翼·全论大法》改。
③ 换：原作"抉"，据《伤寒来苏集·伤寒论翼·全论大法》改。

上者，何也？曰：巨阳者，诸阳之属也，其脉连于风府，故为诸阳主气也风府，督脉穴，在脑后。督脉总督诸阳。人之伤于寒也，则为病热寒气拂菀，反发为热，热虽甚不死热甚为在表，为阳症。其两感于寒而病者，必不免于死一阴一阳，一腑一脏，表里俱病，故死。伤寒一日，巨阳受之太阳主表，故头项痛、腰脊强太阳脉从巅络脑，下项挟脊抵腰。二日，阳明受之阳明为表之里。阳明主肉，其脉挟鼻起鼻頞，循鼻外，络于目，故身热、目痛而鼻干金燥故干，不得卧也阳明主胃，胃不和则卧不安。三日，少阳受之少阳为半表半里。少阳主胆，其脉循胁，络于耳，故胸胁痛而耳聋。三阳经络皆受其病，而未入于脏者，故可汗而已邪在三阳之经，尚属表，故宜汗。此"脏"字非五脏，乃三阴经也。马注：以三阴属五脏，故亦谓之脏。四日，太阴受之阳邪入里。太阴脉布胃中，络于嗌，故腹满而嗌干。五日，少阴受之。少阴脉贯肾，络于肺，系舌本，故口燥舌干而渴阳邪虽入里阴，而皆为热症。六日，厥阴受之。厥阴脉循阴器而络于肝，故烦满而囊缩经云：厥阴筋循阴股，结于阴器，伤于内则不起，伤于寒则阴缩入，伤于热则挺纵不收，然有寒极而缩者。阳明主润宗筋，有为热所乘，弗荣而急。此缩为热极。三阴三阳，五脏六腑皆受病，荣卫不行，五脏不通，则死矣《内经》言伤寒，分足经而不列手经，仲景《伤寒论》宗之，遂有伤寒传足不传手之说。然经云五脏六腑皆受病，谓五脏六腑而无手六经可乎？其辨见后。其不两感于寒者，七日巨阳病衰，头痛少愈此亦七日来复之义。马注曰：世有再传经之说，本篇及《伤寒论》原无此义，乃成无己注释之谬也。阳表阴里，自太阳以至厥阴，犹入户升堂以入室矣。厥阴复传太阳，尚有数经隔之，岂有遽出而传之之理？本篇"衰"字最妙，谓初感之邪尚未尽衰则可，断非再出而传太阳也。八日阳明病衰，身热少愈。九日少阳病衰，耳聋微闻。十日太阴病衰，腹减如故，则思饮食。十一日少阴病衰，渴止不满，舌干已而嚏嚏为阳气和利。十二日厥阴病衰，囊纵，少腹微下。大气皆去，病日已矣。治之各通其脏脉，病日衰已矣。其未满三日者，可汗而已。其满三日者，可泄而已此言表里之大凡也。海藏曰：太阳为诸阳之首，病若渴者，自入于本也，名曰传本；太阳传阳明，水传土，谓之微邪，名循经传，为发汗、利小便，余邪不尽透，入于里也；太阳传少阳，名越经传，为原受病无汗，宜用麻黄汤而不用故也；太阳传太阴，名误下传，为原受病有汗，当用桂枝汤而反下之也；太阳传少阴，名表里传，为病急当下而反不攻，所以传里也；太阳传厥阴，谓之首尾传，三阴不至于首，唯厥阴与督脉上行，与太阳相接，又名循经得度传。陶节庵曰：或自太阳始，或不能再传，或间经传，或传二三经而止，或始终只在一经，或初入太阳，不发热，便入少阴而成阴症。〔批〕传经之说，先辈多疑之，而柯氏辨之更明，然旧说相沿，亦不得尽废。戴元礼云：伤寒传变不一，有发于阳即少阴受之者，有夹食伤寒，食动脾，一得病即腹满痛者，亦有不循经而入，如初得病径犯阳明之类，不皆始于太阳也。故有八九日而仍在表，有二三日即已传里，又有不由表而直中里者。病之逾越，不可泥于次序，可汗可泄，当审症脉施治。〔批〕惟不皆始于太阳一语更确。王注：虽日过多，但有表症而脉大浮数，犹宜发汗；日数虽少，即有里症而脉沉细数，亦宜下之。

伤寒总例

四时伤寒不同。经云：春气温和，夏气暑热，秋气清凉，冬气冷冽，此四时正气之序也。冬时严寒，万类深藏，君子固密，则不伤于寒。触冒之者，乃名伤寒耳。其伤于四时之气者，皆能为病。以伤寒为毒者，以其最成杀厉之气也。〔批〕伤寒为毒。

中而即病者，名曰伤寒；不即病者，寒毒藏于肌肤，至春变为温病，至夏变为暑病。暑病者，热重极于温也。经曰：先夏至日者为温病，后夏至日为暑病。本伤于寒而得之，故均谓之伤寒也。

喻嘉言曰：夏秋亦有伤寒，冬春亦有伤暑、伤湿，乃四时客病，所谓异气也。冬春正病，有汗为伤风，无汗为伤寒；即夏秋正病，有汗为伤暑湿，无汗仍为伤寒。

伤寒类伤寒辨

霜降以后，天令寒冱①，感之而病者，伤寒也。〔批〕正伤寒。霜降以后，当寒不寒，乃更温暖，衣被单薄，以致感寒而病者，冬温也。〔批〕冬温。时气发斑，与伤寒热未已，再遇温热，为温毒。〔批〕温毒。春时和暖，因冬寒受邪，至春乃发，壮热口渴，而不恶寒者，温病也，以辛温汗之则坏矣。〔批〕春温。若天令尚寒，冰雪未解，感寒而病者，亦曰伤寒。冬受寒邪，复感春寒者，为温疟。〔批〕温疟。三月以后，八月以前，天令或暴寒，感之而病者，时行寒疫也。〔批〕寒疫。夏至以后，时令炎热，人病壮热烦渴，而不恶寒者，热病也。〔批〕热病。热病与中暑相似，但热病脉盛，中暑脉虚。夏月病头痛，谵语自汗，身不甚热，两胫逆冷，四肢沉重，胸腹满者，湿温也。其人常伤于湿，因而中暑。湿热相搏，故发此病，不可发汗。〔批〕湿温。头痛、身热、自汗，与伤寒同，而脉尺寸俱浮、身重、默默欲眠、鼻息鼾、语言难出、四肢不收者，风温也，不可发汗。〔批〕风温。既受湿气，复感风邪，肢体重痛，额汗脉浮，为风湿。〔批〕风湿。病呕吐而利，头痛身痛，恶寒发热，或吐利止而反发热者，霍乱也。〔批〕霍乱。身热足寒，头项强急，面赤目赤，口噤头摇，角弓反张者，痉也。〔批〕痉。先受风邪，复感于寒，恶寒无汗，为刚痉；先受风邪，复感于湿，恶风有汗，为柔痉。阳痉仰面而卧，目开，口燥渴，脉浮紧数者，易治；阴痉覆面而卧，目闭，口中和，脉沉细涩者，难治。此外有痰停中脘，憎寒发热，恶风自汗，胸满，气上冲，但头不痛，项不强，即有时头痛，亦作止无常，与伤寒异。〔批〕停痰。有伤食，头疼发热，但身不痛，气口紧盛，与伤寒异。〔批〕伤食。有停食而又感寒，则人迎气口俱大。有虚烦，气血俱虚，烦燥发热，但身不痛，头不痛，不恶寒，脉不浮紧，或烦时头痛，烦止痛亦止，与伤寒异。〔批〕虚烦。有脚受寒湿，发热憎寒，头

---

① 冱（hù 互）：冻结。

痛，肢节痛，便秘呕恶，但起自脚，脚膝肿痛，为脚气，或肿满，或枯细，与伤寒异。〔批〕脚气。诸脉浮数，当发热而洒淅恶寒。若有痛处，饮食如常者，蓄积有脓也，此内痈也。〔批〕内痈。口中咳即胸中隐痛，心胸甲错，振寒脉数，咽干不渴，浊唾腥臭，久久吐脓如米粥者，肺痈也。〔批〕肺痈。小腹重按之则痛，便数似淋，汗出恶寒，身皮甲错，腹皮急如肿状，脉滑而数者，肠痈也。〔批〕肠痈。胃脘隐痛，手不可近，胃脉沉细，人迎盛者，胃脘痈也。〔批〕胃脘痈。人迎主外感，而胃痛人迎反盛，未有不误以为伤寒者，禁其饮食必死，宜辨之早也。愚谓此人迎当指结喉傍。

伤寒温热治法辨

王履曰：伤寒即病者谓之伤寒，不即病者谓之温、暑，其类虽殊，其受病之原则不殊也，故一称为伤寒，而施治不得相混。仲景之书，专为即病之伤寒设，不兼为不即病之温、暑设也。今人或以伤寒法治温、暑，不过借用耳。三阴伤寒，寒症十居七八，若温、暑但一于热耳。后人以仲景书通为伤寒、温、暑设，遂致诸热剂皆疑而不敢用，是未悟仲景麻黄、桂枝汤立之有所主，用之有其时矣。苟知非治温、暑之剂，则群疑冰释矣。〔批〕麻黄、桂枝，立有所主，用有其时。

又曰：伤寒即发于冬寒之时，寒邪在表，闭其腠理，非辛甘温之剂不能散之，此桂枝、麻黄等汤之所以必用也；温病、热病发于暄热之时，菀热自内达外，无寒邪在表，故非辛凉苦寒酸苦之剂不能解之，此桂枝、麻黄等所以不可用，而后人所处水解散①、大黄汤、千金汤、防风通圣散之类兼治内外者之所以可用也。夫即病之伤寒，有恶风恶寒之症者，风寒在表，表气受伤也；后发之温热病，有恶风恶寒之症者，必重感风寒而表气亦受伤也。

---

① 水解散：《太平圣惠方·卷十五·治时气二日诸方》有水解散"治时气二日，头痛壮热"，药用麻黄、大黄、黄芩、桂心、炙甘草、赤芍，有外解表邪、内清里热之功，与此处所云"兼治内外"相合。可参。

若无新中之风寒，则无恶风恶寒之症，故仲景曰：太阳病，发热而渴，不恶寒者，为温病。温病如此，则知热病亦如此，而不渴，恶风寒者，非温热病矣。或有不因新中风寒，亦见恶风恶寒之症者，盖因表虚，热达于表，又重伤表气，故不禁风寒，非伤风恶风、伤寒恶寒也，但卫虚则恶风，营虚则恶寒耳。〔批〕重伤表气。且温病、热病亦有先见表症而后传里者，盖菀热自内达外，外不得泄，还复入里而成可攻之症，非如伤寒从表而始也。其脉多在肌肉之分，而不甚浮，右手盛于左手，诚由怫菀在内故也，当治里热为主，而解表兼之，亦有治里而表自解者。每见世人治温热病，误攻其里，亦无大害，误发其表，变不可言，此足明其热之自内达外矣。间有误攻致害者，乃春夏暴寒所中之疫症，邪纯在表，未入里故也，不可与温病、热病同论。夫秋冬伤寒，真伤寒也；春夏伤寒，寒疫也，与温病、热病自是两途，岂可同治？〔批〕寒疫与温、热病不同。况伤寒直中阴经，与太阳虽伤，不及菀热，即传阴经为寒症而当温者，又与温病、热病大不同，其可妄治乎？彼时行不正之气所作，及重感异气而变者，则又当观其何时何气，参酌伤寒、温、热病之法，损益而治之，尤不可例以仲景即病伤寒药通治也。

伤寒伤风辨

伤寒菀而后发热，伤风即能发热；伤寒无汗，伤风有汗；伤寒无涕，伤风有涕；伤寒手足微厥，伤风手足背皆温；伤寒脉浮紧，伤风脉浮缓。

风寒辨惑

柯韵伯曰：四时皆有风寒，而冬月为重。伤寒、中风，各有轻重，不在命名，而在见症。〔批〕伤寒伤风，各有轻重。《太阳篇》言中风脉①症者二：一曰太阳中风，阳浮而阴弱，阳浮者热自

---

① 脉：原脱，据《伤寒来苏集·伤寒论翼·伤寒辨惑》补，与下文文例合。

发，阴弱者汗自出，啬啬恶寒，淅淅恶风，翕翕发热，鼻鸣干呕者，桂枝汤主之；一曰太阳中风，脉浮紧，发热恶寒，身疼痛，不汗出而烦躁者，大青龙汤主之。以二症相较，阳浮见寒之轻，浮紧见寒之重；汗出见寒之轻，不汗见寒之重；啬啬、淅淅见风寒之轻，翕翕见发热之轻，发热恶寒见寒热之俱重；鼻鸣见风之轻，身疼见风之重；自汗、干呕见烦之轻，不汗、烦躁见烦之重也。言伤寒脉症二：一曰太阳病，或未发热，或已发热，必恶寒体痛呕逆，脉阴阳俱紧者，名曰伤寒；一曰伤寒脉浮，自汗出，小便数，心烦，微恶寒，脚挛急。以二症相较，微恶寒见必恶寒之重，体痛觉脚挛急之轻；自汗出、小便数、心烦，见伤寒之轻；或未发热，见发热之轻①；必先呕逆，见伤寒之重；脉浮见寒之轻，阴阳俱紧见寒之重。中风伤寒，各有轻重若此。今人但知分风寒之中、伤，而不知分风寒之轻重，于是有伤寒见风、中风见寒之遁辞矣。夫风为阳邪，寒为阴邪，各不失其阴阳之性。故伤寒轻者，全似中风，独脚挛急不似，盖腰以上为阳，而风伤于上也；中风重者，全似伤寒，而烦躁不似，盖寒邪呕而不烦，逆而不躁也。然阴阳互根，烦为阳邪，烦极致躁；躁为阴邪，躁极致烦。故中风轻者烦轻，中风重者烦躁②；伤寒重者烦躁，伤寒轻者微烦。〔批〕烦躁轻重。微烦，故脉浮不紧③，如本论所云凡欲自解者，必当先烦，乃有汗而解，以脉浮不紧④知汗出解也。凡伤寒见烦，则寒气欲解，烦躁则阳为寒菀，而邪转盛。故伤寒一日，若烦躁者，为欲传；六七日，躁烦者，为阳去入阴也。本论云：太阳病，发热汗出，恶风脉缓者，为中风。又云：太阳中风，脉浮紧，不汗出而烦躁。又云：阳明中风，脉弦浮大，不得汗。合

---

① 轻：原作"难"，据《伤寒来苏集·伤寒论翼·伤寒辨惑》改。

② 烦躁：《伤寒来苏集·伤寒论翼·伤寒辨惑》作"躁烦"。

③ 脉浮不紧：原作"脉不浮紧"，据《伤寒来苏集·伤寒论翼·伤寒辨惑》改。

④ 脉浮不紧：原作"脉不紧"，据《伤寒来苏集·伤寒论翼·伤寒辨惑》改。

观之，不得以无汗为非中风矣。本论云太阳病，或未发热云云，名伤寒，而未尝言无汗。又云：头痛发热，身疼腰痛，骨节疼痛，恶风，无汗而喘者，麻黄汤主之。此不冠以伤寒，又不言恶寒。又云：伤寒脉浮，自汗出，微恶寒。合观之，不得以有汗为非伤寒矣。〔批〕中风伤寒，脉症不定。今人但据桂枝条之中风自汗，而不究伤寒亦有自汗出者；但以麻黄症之无汗为伤寒，而不究中风最多无汗者；谓伤寒脉浮紧，中风脉浮缓，而不知伤寒亦有浮缓，中风亦有浮紧者；知三阳脉浮，三阴脉沉，不知三阴亦有浮脉，三阳亦有沉脉者。总是据一条之说，不理会全书耳。惟浮是中风之主脉，恶风是中风之定症也。〔批〕主脉定症。若寒伤于表，法当温散；寒伤于里，法当温补。仲景治伤寒，止有温散、温补二法。〔批〕温散温补。其清火、凉解、吐下等剂，正为①温暑时疫而设，所以治热，非以治寒，治热淫于内，非治寒伤于表也。今伤寒家皆曰仲景治温、暑必另有方，伤寒只有汗、吐、下三法。将温补正法置之不用，反曰伤寒无补法。于是，人伤于天地之寒者轻，伤于医师之法者重矣。

阴阳表里辨

阳症之表，发热恶寒，头痛脊强，便清不渴，手足温和；阴症之表，无热恶寒，面惨息冷，手足厥逆。阳症之里，唇焦舌燥，烦渴掀衣，扬手掷足，大便秘结，小便赤涩，爪甲红活，身轻易于转侧，脉浮洪数；阴症之里，不卧，蜷卧，引衣自盖，唇紫舌卷，大便滑泄，小便清白，爪甲青黑，身重难于转侧，脉沉细数。唯腹痛与呕，阴阳里症皆有之。身重，阴阳表症俱有之，阳症则烦疼拘急，阴症则痛如被杖。

阳毒阴毒辨

阳毒者，邪极深重，失汗失下，或误服热药，热毒散漫，舌卷焦黑，鼻如烟煤，咽喉痛甚，身面锦斑，狂言妄语，逾垣上屋，

---

① 为：原作"谓"，据《伤寒来苏集·伤寒论翼·伤寒辨惑》改。

登高而歌，弃衣而走，脉洪大滑促。阴毒者，肾本虚寒，或伤冷物，或感寒邪，或汗吐下后变成阴毒，头痛，腹中绞痛，眼睛痛，身体倦怠，而不甚热，四肢逆冷，额上、手背有冷汗，恍惚，身痛如被杖，虚汗不止，郑声呕逆，六脉沉微，或尺衰寸盛。二症皆五日可治，六七日不可治。

阴症似阳阳症似阴辨

阴症似阳者，烦躁面赤，身热，咽痛烦渴，脉浮微，手足冷，大便泄，小便清，昏沉多眠，又有身热反欲得衣，口不渴，指甲黑，此阴盛于内，真阳失守也。阳症似阴者，手足冷，大便秘，小便赤，烦闷昏迷，不眠，身寒却不欲衣，口渴，指甲红，脉沉滑，或四肢厥冷，此阳极于内，真阴失守也。按：阴盛格阳，阳盛格阴，二症至为难辨。盖阴盛极而格阳于外，外热而内寒；阳盛极而格阴于外，外冷而内热。经所谓重阴必阳、重阳必阴、重寒则热、重热则寒是也，当于小便分之：便清者，外虽燥热而中必寒；便赤者，外虽厥冷而内实热。〔批〕阳盛格阴，阴盛格阳，当以小便清赤分之。再看口中燥润，舌胎浅深，则无误矣验舌胎法，详后察舌。

六经症治

〔批〕三阳。

太阳：以热在皮肤，头痛项强，在经为表，脉浮紧无汗，麻黄汤；浮缓有汗，桂枝汤；兼烦躁者，大青龙汤；春夏秋病者，九味羌活汤，用辛凉解之。口渴溺赤，热入膀胱，在腑为里，五苓散。

阳明：以热在肌肉，目痛鼻干不眠，在经为表，柴葛解肌汤；口渴背寒，为热渐入里，白虎加人参汤。若自汗，恶热，谵语，口燥咽干，不大便，脉沉，实热已入胃腑，为全入里。如痞满燥实坚全者，三焦俱伤，宜大承气汤〔批〕痞满燥实坚五者，详后承气汤；上焦痞满实者，小承气汤；中焦燥实满者，调胃承气汤；蓄血如狂者，桃仁承气汤。

少阳：以胸胁之间为半表半里。表多，小柴胡汤；里多热甚者，黄芩汤；表症未除，里症又急者，大柴胡汤。

以上皆发热，太阳恶寒，阳明自汗，少阳多呕，皆三阳症也。

〔批〕三阴。

三阴：四肢厥冷，腹痛吐泻，口唾冷涎，畏寒战栗，面如刀割，引衣蜷卧，脉见沉迟，急宜温之。轻者理中汤，重者四逆汤，或初起病不发热便见寒症者，亦以二方主之。大抵阳症多得之风寒暑湿，邪生于太阳也；阴症多得之饮食、起居、七情，邪生于少阴也。故曰：伤寒内伤者，十居八九也。

以上各经治法，一见表症即与汗之，一见里症即与下之，一见虚寒即与温补，但当以脉症为据，不可以日数为拘也。

戴元礼曰：伤寒要紧处在分表里，汗药宜早，下药宜迟。此亦大纲之论耳。且如失血家不可发汗，淋家不可发汗，如此等类，岂宜遽用表剂？当徐徐解散，苟或不当汗而强汗，则津液耗竭，变生百病，岂可一以汗药宜早为说？阳明汗出多，宜急下；少阴下利而渴，宜急下；厥阴舌卷囊缩，宜急下。〔批〕囊缩有属寒者。如此等症，当用速利之剂。苟或当下而不下，则热毒转深，致不可救。岂可一以下药宜迟为说？

洁古云：三阳表当急，里当缓；三阴表当缓，里当急。〔批〕急汗缓汗。脉浮汗急而下缓，谓三阳表也；脉沉下急而汗缓，谓三阴里也。麻黄汤谓之急，麻黄附子细辛汤谓之缓。经云有渍形以为汗，谓汗之缓，里之表也；又云在皮者，汗而发之，谓汗之急，表之表也。急汗者太阳，缓汗者少阴也。

传足不传手辨

陶节庵曰：伤寒传足不传手经者，俗医之谬论也。夫人之气，自平旦会于膻中，朝行手太阴肺，以次分布诸经，所以一脉欠和，则百脉皆病。〔批〕手足原无畛界。彼云传足不传手者，何所据乎？盖伤寒者，在冬时则足太阳、少阴正司其令，次则少阳、厥阴继冬而司春令，足阳明、太阴寄旺四时，手之六经主于夏秋。若言伤寒不伤手则可，以为传足不传手则不可也。况风寒之中人，先入营卫，昼夜循环，无所不至，岂间断于手经哉？

一阳子曰〔批〕何东号一阳子：草窗刘子①指足经所属木土水，水遇寒而涸冰，土遇寒而坼裂，木遇寒而凋枯，故寒喜伤之；手经所属金与火，金遇寒而愈坚，火体极热，寒不能袭，故寒不能伤。昧者奇之，将人身营卫经络上下截断，不相联络，失血气周流、瞬息罔间之旨矣。夫寒邪伤人，必先皮毛灼热，鼻塞息粗。肺主皮毛，是手太阴肺辛金先受病矣。海藏有伤寒自皮毛入之语，先师有桂、麻、羌、芎之设。虽太阳表之表之剂，然汗法舍皮毛何自而解？〔批〕桂麻杏仁，皆肺金药。更衣倍常②，结秘溏泄，手阳明大肠庚金病矣，先师有硝、黄、枳、朴之用。虽兼正阳三阴里之里之剂，然下法舍大肠何自而通？刘子谓金遇寒而坚，信乎？阳气怫菀，舌苔言妄，手少阴心丁火病矣，先师有泻心数法。亢极动血，上下烦蒸，手厥阴心包火、手少阳三焦火病矣，治有三黄柴芩数条。小便癃闭，手太阳小肠丙火病矣，治有五苓、导赤之例。刘子谓火热寒不能伤，信乎？经又云：人之伤寒，则为病热。既云病热，则无水冰土坼木凋之说，而有金烁火亢之征矣。刘子何人？敢恃管见惑世误人哉？

伤寒杂病论

王海藏曰：世之治伤寒有法，疗杂病有方。方即法也，岂有异乎？要当全识部分、经络、表里、脏腑，岂有二哉？试以伤寒、杂病论之。伤寒从外而之内者，法当先治外而后治内；杂病从内而之外者，法当先治内而后治外；至若于中外不相及，则治主病。其方、法一也，亦何必分之为二哉？大抵杂病之外，不离乎表；伤寒之内，不离乎里。表则汗，里则下，中则和，不易之法，剂之寒热温凉，在其中矣。

---

① 草窗刘子：刘草窗，即刘溥，明代太医，工诗，与汤胤绩同称"吟豪"。

② 更衣倍常：大便反常。更衣，上厕所之讳辞，此指大便。倍，《说文·人部》云："反也。"

戴元礼曰：有伤寒杂病，有伤寒正病。伤寒杂病者，难以正病治，如病人症状不一，有冷有热，阴阳显在目前，当先治其大节，其余症则徐治，然亦不可用独寒独热之剂。又如呕渴烦热，进小柴胡汤，呕渴烦热止矣，而下利不休。以小柴胡为非，则呕渴烦热不应止；以为是，则下利不应见。吐利厥逆，进姜附汤，吐利厥逆止矣，而热渴谵语，昏不知人。以姜附为非，而吐利厥逆不应止；以为是，则热渴谵妄不应见。此亦伤寒杂病，虽无前项冷热二症显然并见之迹，而阴中有阳，阳中有阴，潜伏其间，未即发见，用药一偏，此衰彼盛。医者当于有可疑处能反复体认，无致举一废一，则尽善矣。〔批〕阴阳宜审。

类症杂论

三阳症有合阳，有纯阳；三阴症有盛阴，有纯阴。〔批〕合阳纯阳，盛阴纯阴。合阳者，所谓合病者是也。纯阳者，所谓脉阴阳俱盛，大汗出不解者死。又曰：凡发汗，服汤药至有不肯汗者，死。二者俱有阳而无阴，故曰纯阳也。盛阴者，如少阴病，身体痛，手足寒，骨节痛，脉沉者，附子汤主之，谓寒盛于阴也。纯阴者，如少阴病，恶寒，身蜷而利，手足逆冷者，不治，谓无阳也。有寒客三阴，极而生热，则传阳明。凡邪初中三阴则寒，故宜温药发汗；及寒极变热，则复宜寒药下之。盖三阴三阳皆能自受邪，不必尽始于太阳也。〔批〕三阴三阳皆能自受邪。孙兆曰：本是阳病热症，为吐下过多，遂成阴病者，却宜温之；本是阴病，与热药过多，致胃中热实者，亦宜下也。

大凡初服药时无是症，服药后而生新症者，故经曰若吐、若汗、若下后之症是也，即坏病也。若服药后，只是原症如故，不见新有症候者，是病未退，仲景所谓服汤一剂尽，病症犹在者，更作服也，汗下同法。仁安严先生云：凡医他人治过伤寒，须究前症曾服何药。倘症交杂，先以重者为主，次论轻者。假如传经之邪，治有三法：汗之，和之，下之。此自外入内之治也。至若体虚之人，交接阴阳，饮食不节，则里虚中邪，又非在表可汗之法，必用大热之剂温散。〔批〕里虚中邪。经曰：阴中于邪，必内栗也，致四肢厥、身体冷而恶风寒，姜附适得其当。若寒退而热毒内攻，目中不了了，下利腹满，又有急下之法。若寒退而手足厥，其厥乍热乍憟，腹痛，小便不利，又有四逆散治法，所谓少阴传变与太阳同也。

可　汗

〔批〕太阳当汗，阳明、太阴可汗。

太阳病，外症未解，脉浮弱者，当以汗解。

脉浮数者，可发汗。

阳明病，脉迟，汗出多，微恶寒者，表未解也，可发汗。

太阴病，脉浮者，可发汗。

汗后不解，仍发热脉浮，当复汗之。

楼全善①云：伤寒发表，须当随症轻重而汗之，故仲景有发汗者，有和解者。发汗如麻黄汤、桂枝汤、大青龙等汤是也，和解如小青龙汤、桂枝麻黄各半汤、白虎汤、桂枝二越婢一汤、柴胡桂枝汤之类是也。丹溪治伤寒表症，用补中益气汤发散，海藏用神术汤、白术汤、九味羌活汤发散，此皆和解之意，不使真气散失也。

不可汗

〔批〕发汗诸变症。

仲景曰：阳盛阴虚，下之则愈，汗之则死。

脉浮紧者，当身痛，宜汗之。假令尺脉迟者，不可发汗，以营弱血少故也。

咽燥喉干者，不可发汗，津液不足也。

咳而小便利，若失小便者，不可发汗。发汗则四肢厥逆，肺肾虚冷也。

下利，虽有表症，不可发汗。汗出必胀满，走津液而胃虚也。

---

① 楼全善：楼，原作"娄"，据文义改。下文与楼全善相关之"楼"字同。楼全善名英，全善是其字，明代医家，著有《医学纲目》。

淋家不可发汗，发汗必便血，亡耗津液，反增客热也。

衄家、亡血家，不可发汗，发汗则阴阳俱虚。《针经》曰：夺血者无汗，夺汗者无血。海藏曰：仲景言衄家不可发汗，盖为脉微也。若浮紧者，麻黄汤；浮缓者，桂枝汤。《活人》云：脉微者，黄芩芍药汤、犀角地黄汤。

疮家，虽伤寒身痛，不可发汗，发汗则痓。表虚热甚，故生疮，汗之则表益虚、热愈甚而生风，故变痓。

少阴病，脉沉细数，病为在里，不可发汗。

少阴病，但厥无汗，而强发之，必动其血，或从口鼻或从目出，是名下厥上竭，难治。

脉动数微弱者，不可发汗。

脉沉迟，为在里，反发其汗，则津液越出，大便难，表虚里实，必谵语。

汗家重发汗，必恍惚心乱。汗者，心之液，心亡血液，故乱。

腹中上下左右有动气者，不可发汗。

咽中闭塞，不可发汗。发汗则吐血，气微绝，手足厥冷，引衣蜷卧。

厥，脉紧不可发汗，发汗则声绝、咽嘶、舌萎。

厥者必发热，前厥者后必热，厥深者热亦深，厥微者热亦微。厥应下之，而反发汗者，必口伤烂赤。

脉弦细，头痛发热者，属少阳，不可发汗。

太阳与少阳并病，头项强痛，或眩冒，时如结胸，心下痞硬者，不可发汗。

风温不可发汗。

湿温不可发汗。

虚烦不可发汗。

可 吐

病如桂枝症，头不痛，项不强，寸脉微浮，胸中痞硬，气上冲咽喉，不得息者，此为胸有寒（一云内有久痰），宜吐之。

病胸中菀菀而痛，不能食，欲使人按之，而反有涎唾，下利日十余行，其脉反迟，寸口微滑，此可吐之，吐之利则止。

少阴病，饮食入口则吐，心下温温欲吐，复不能吐者，宜吐之。

宿食在上脘者，当吐之。

病手足逆冷，脉乍结，以客气在胸中，心下满而烦，欲食不能，病在胸中，当吐之。

凡病在膈上者，脉大；胸满多痰者，食在胃口；脉滑者，俱宜吐之。

不可吐

脉虚脉微，不可吐。

太阳症，干呕、呕逆者，不可吐，吐之则伤胃。

四肢厥逆，不可吐。

少阴病，饮食入口即吐，温温欲吐、复不能吐者，吐之。若膈上有寒饮，干呕，不可吐，当温之。

可 下

发汗不解，腹满痛者，急下之。

下利，三部脉皆平，按之心下硬者，急下之。

下利，脉迟而滑者，内实也，利未欲止，当下之。

脉滑而数者，有宿食也，宜下之。《脉经》曰：滑为食病。仲景曰：滑则谷气实。又曰：寸脉浮大，按之反涩，尺中亦微而涩，知有宿食，宜下之。

下利不欲食者，以有宿食故也，当下之。

下利谵语者，有燥屎也，宜下之。

下利瘥，至其年月日时复发者，以病不尽故也，当下之。

伤寒六七日，目中不了了，睛不和，无表里症，大便难，身微热者，此为实也，急下之。经曰：诸脉皆属于目。《针经》曰：热病目不明，热不已者，此肾水将绝，不能照物也。

阳明病，发热汗多者，急下之。汗多则亡津液而内燥，宜急下以存津液。

二阳并病，太阳症罢，但发潮热，手足黍黍汗出，大便难而谵语者，下之则愈。

少阴病，得之二三日，口燥咽干者，急下之。邪入未深，便作口燥，此肾水将干，宜急下以救欲绝之水。

少阴症，六七日，腹胀不大便者，急下之。此少阴邪热入胃腑也，土胜则水干，宜急下以救肾水。

少阴病，自利清水，色纯青，心中必痛，口中燥者，急下之。青为肝色，肝邪乘肾，故下利；阳邪上攻，故口燥。此亦少阴传入阳明腑症也。

厥阴症，舌卷囊缩，宜急下之。此症亦有寒极而缩者，宜附子四逆加吴茱萸汤。又有阳明之热陷入厥阴经，阳明主润宗筋，宗筋为热所攻，弗荣而急，引舌与睾丸，故舌卷囊缩。此为热极，当泻阳以救阴。

张兼善①曰：胃为水谷之海，四傍有病，皆能传入，胃土燥则肾水干，故阳明与少阴皆有急下之条。症虽不同，其入腑之理则一。《活人》云：伤寒里症，须看热气浅深，故仲景有直下之者，如大小承气、十枣、大柴胡之类是也；有微和其胃气者，如调胃承气、脾约丸、少与小承气微和之之类是也。

不可下

〔批〕诸妄下变症。

仲景云：阴盛阳虚，汗之则愈，下之则死。

太阳病，外症未解，不可下。

脉浮大，不可下，浮大为在表。

恶寒不可下，恶寒为邪在表。呕多，虽有阳明症，不可下，呕为邪在上焦。

阳明病，不能食，攻其热必哕，胃中虚冷故也。

---

① 张兼善：明代人，著《伤寒发明》，已佚。

阳明病，应发汗，反下之，此为大逆。

太阳阳明合病，喘而胸满，不可下，宜麻黄汤，肺气清则胃邪自散。

脉数不可下，数为血虚为热，下之则热邪入里，血虚为亡阴。

恶水者不可下，下之则里冷，不嗜食，完谷出。

头痛目黄者，不可下。

阳微不可下，下之痞硬。

诸四逆厥者，不可下。

腹胀，可按而减者，不可下。

咽中秘①塞者，不可下。

阳明病，面赤，心下虽微满，不可下。

腹中上下左右有动气者，不可下。

结胸症，脉浮大者，不可下。

脏结，无阳症，不往来寒热，其人反静，舌上苔滑者，不可下。

大便硬，小便数者，不可用承气汤，乃脾约丸症也。

阳明病，自汗出，若发汗，小便自利者，不可下。此为津液内竭，虽硬不可攻，宜蜜煎导之。

色诊脉诊

察色要略

《内经》以五色微诊可以目察，《难经》曰望而知之谓之神，故色不可不察也。凡看伤寒，必先察色，然后切脉审症，参合以决死生吉凶。夫色有青黄赤白黑，见于面部皮肤之上；〔批〕色。气有如乱丝乱发之状，隐于皮里也。〔批〕气。盖五脏有五色，六经有六色，皆见于面，以应五行。相生者吉，相克者凶。自准头、年寿、命宫、法令、人中皆有气色，其滋润而明亮者吉，暗而枯

---

① 秘：闭。

燥者凶也。又当分四时生克之理而通察之。

色　诊

经曰：夫精明五色者，气之华也。生于心，如以缟裹朱；生于肺，如以缟裹红；生于肝，如以缟裹绀；生于脾，如以缟裹瓜蒌实；生于肾，如以缟裹紫。此五脏所生之外荣。余赤白青黄黑，五色之见死见生，详见《内经类编》二卷生死篇。

青色属木，主风主寒主痛，乃肝经之色也。凡面青唇青者，阴极也。如夹阴伤寒，小腹痛则面青也。青而黑，青而红，相生者吉；如青白而枯燥者，相克乃死也。脾病见青气多难治。

青色见于太阴、太阳及鱼尾，正面、口角如大青、蓝叶怪恶之状者，肝气绝，主死；若如翠羽柏叶者，只是肝邪，有惊病、风病、目病之属。病人及无病人，面如马肝色，望之如青，近之如黑者，死。

赤色属火，主热，乃心经之色。在伤寒见之，有三阳一阴之分。〔批〕伤寒赤色，有三阳一阴之分。如足太阳属水，寒则本黑，热则红也。经曰：面色缘缘正赤者，阳气怫菀在表，汗不彻故也，当发其汗。若脉浮数、表热、不汗出者，面色红赤而光彩也。经言：阳明病，面合赤色者，不可攻之。合者通也，谓表邪未解，不可攻里也。若阳明内实，恶热不恶寒，或蒸蒸发热，或日晡潮热、大便秘结、谵语面赤者，此实热在里，可攻之也。如表里俱热，口燥舌干，饮水，脉洪面赤，里未实者，且未可下，宜人参白虎汤和之。如少阳经病，热在半表半里，面赤脉弦者，小柴胡和之。少阴病，下利清谷，里寒外热，面赤者，四逆汤加葱白主之。此阴寒内极，逼其浮火上行，于面故发赤色，非热也，误投寒凉即死。又夹阴伤寒，虚阳泛上者亦面赤，但足冷脉沉者是也。又烦躁面赤，足冷脉沉，不能饮水者，此阴极也，宜温之。〔批〕阴极。若久病虚人，午后面颊颧赤者，此阴火也，不可作伤寒治之。〔批〕阴火。然三阳之气皆会于头额，其从额上至巅顶，络脑后者，太阳也；从额至鼻，下于面者，阳明也；从头角下耳中、耳之前后者，少阳也。但有红气或赤肿者，以此分之。大头症正要知此部分也。〔批〕头面部分。经曰：心热则颜先赤，脾热则鼻先赤，肝热则左颊先赤，肺热则右颊先赤，肾热则颐先赤。〔批〕颜即天庭，谓额上也。若赤而青，赤而黄，相生者吉；如赤而黑，为相克，则凶。准头、印堂有赤气枯夭者死，如肺病见赤气者则难治。红色见于口唇，及三阴三阳，上下如马肝、死血之状者，心气绝，主死。若如鸡冠、橘红者，只是心病，有怔忡、惊悸、夜卧不宁之症。久病人，耳目及颧骨赤色，五日死。

黄色属土，主湿，乃脾经之色。黄如橘子明者，热也。黄如熏黄而暗者，湿也。凡黄而白，黄而红，相生者吉；若黄而青，相克者凶。准头、年寿、印堂，有黄气明润者，病退而有喜兆也。凡病欲愈，目眦黄，长夏见黄白则吉。黄色见于鼻，干燥若土偶之形，为脾气绝，主死。若如蟹膏、桂花，杂以黑晕，只是脾病，饮食不快，四肢倦怠，有妻妾之累。病人目无精光，若土色，不受饮食者，四日死。

白色属肺金，主气血不足。肝病见之难治。凡印堂、年寿白而枯夭者，死。白而黑，白而黄，相生者吉；白而赤，相克则凶。凡伤寒面白无神者，发汗过多或脱血所致也。白色见于鼻准，如枯骨及如擦残粉者，为肺绝，丙丁日死；若如豕膏腻粉者，只是肺邪咳嗽之病，有孝服之忧。

黑色属水，主寒主痛，乃肾经之色也。凡黑而白，黑而青，相生则吉；若黑而黄，相克则凶。黑气自鱼尾相牵，入太阴者死。〔批〕黑色自法令、人中入口者死。耳目口鼻，黑气枯夭者死。心病见黑色在头者死。黑色见于耳或轮廓内外、命门〔批〕目为命门，悬壁，若污水烟煤之状，为肾气绝，主死；若如蜘蛛网眼、鸟羽之泽者，只是肾虚火旺之病。

华佗曰：凡病人面色相等者吉，不相等者凶。相等谓面目俱青俱红之类也，如面黄目赤，面黄目白，面黄目黑者，皆不死。面青目赤，面白目黑，面赤目白，面黑目白，面青目黑，面赤目青之类，皆为不相等，故曰凶也。

察　目

凡目睛明能识见者，可治；睛昏不识人，或反目上视，或瞪目直视，或目睛正圆，或戴眼反折，或眼胞陷下者，皆不治也。凡开目而欲见人者，阳症也；闭目不欲见人者，阴症也。凡目中不了了，睛不和者，热甚于内也。凡目疼痛者，属阳明之热。目赤者，亦热甚也。目瞑者，必将衄血。白睛黄者，必发黄也。凡病欲愈，目眦黄，鼻准明，山根亮也。

察　鼻

鼻头色青者，腹中痛，苦冷者死；微黑者，水气；黄色者，小便难；白色者，为气虚；赤色者，肺热；鲜明者，有留饮也。鼻孔干燥者，属阳明之热，必将衄血；黑如烟煤，阳毒热深也；鼻孔冷滑而黑，阴毒冷极也。鼻息鼾睡者，风温；鼻塞浊涕者，风热。鼻孔扇张者，为肺风，肺绝不治。

察口唇

凡口唇焦干，为脾热，焦而红者吉，焦而黑者凶。痢疾，唇如朱者死。唇口俱赤肿者，热甚也；唇口俱青黑者，冷极也。口苦者，胆热；口甜者，脾热；口燥咽干者，肾热。舌干口燥而欲饮水者，阳明之热也。口噤难言者，痉风也。唇上下生疮者，狐惑也。唇青舌卷，唇吻反青，环口黧黑，口张气直，口如鱼口，口唇摇颤不止，气出不返者，皆不治。

察　耳

耳轮红润者生，或黄或白或青而枯燥者死。薄而白，薄而黑，皆为肾败。耳聋，耳中疼，属少阳之热，可治；若兼舌卷唇青，属厥阴，难治。

察　舌

鲜红者吉，青为冷。青而紫者，为阴为寒也；赤而紫者，为阳为热也。凡舌上苔白而滑者，表有寒也，又曰丹田有热、胸中有寒也。苔黄而燥渴者，热甚也。苔黑而燥渴者，热甚而亢极也。

舌为心苗，属火，黑乃肾水刑心火，热益深矣。若不燥渴，舌上黑苔而滑者，阴毒冷极也。凡舌肿胀，舌上燥裂，舌生芒刺，皆热甚也。舌硬，舌强，舌短缩，神气昏乱，语言不清者，死。又阴阳易病，吐舌数存者，死。舌上如积粉者，瘟疫。

察 身

凡病人身轻，自能转侧者，易治。若身体沉重，不能转侧者，难治。盖阴症身重必足冷而蜷卧恶寒，常好向壁卧，闭目不欲向明，懒见人也。又阴毒身如被杖之痛，身重如山，中湿、风湿皆主身重疼痛，要当辨之。大抵阳症身轻而手足和暖，开目欲见人，为可治。若头重视身①，此天柱骨倒而元气败也。凡病人皮肤润泽者生，枯燥者死。经曰：脉浮而洪，身汗如油，喘而不休，身体不仁，乍静乍乱，此为命绝也。

色脉合诊

经曰：上古使僦贷季，理色脉而通神明，色以应日，脉以应时。又曰：脉出于气口，色见于明堂，五色更出，以应五时。青者，其脉弦也；赤者，其脉钩也；黄者，其脉代②也；白者，其脉毛；黑者，其脉石也。见其色而不得其脉，反得其相胜之脉，则死矣；得其相生之脉，则病已矣。又曰：夫色脉与尺③之相应也，如桴鼓影响，不得相失也，故知一则为工，知二则为神，知三则神且明矣。

左颊属肝，右颊主肺，额上主心，鼻主脾，颐主肾。色与脉相克者凶，如脉见西方之涩，而色见南方之赤，是色克脉也；如脉见西方之涩，而色见东方之青，是脉克色也。余脏准此。色与脉相生则吉，如脉见西方之涩，而色见中央之黄，是色生脉也；如色见西方之白，而脉见中央之缓，是脉生色也。余脏准此。然

---

① 视身：不辞，疑是"视深"之误。
② 代：原作"大"，据《灵枢·邪气脏腑病形》改。
③ 尺：原作"尺脉"，据《灵枢·邪气脏腑病形》改。尺，指尺肤，非后世寸关尺之尺。

更有别焉，色克脉者，其死速；脉克色者，其死迟；色生脉者，其愈速；脉生色者，其愈迟。经曰：能合色脉，可以万全。此之谓也。

脉　诊

经曰：五邪所见，春得秋脉，夏得冬脉，长夏得春脉，秋得夏脉，冬得长夏脉，名曰阴出之阳，病善怒不治。此行五行相克。《新校正》：阴出之阳，病善怒，疑错简。吴注云：谓真脏阴脉出于阳和脉之上，再加善怒，则东方生生之本亡矣。余详《内经类编》二卷脉要诊候及后脉法。

人迎脉口说

关前一分，人命之主，左为人迎，右为气口。人迎以辨外因，气口以辨内因。又曰：人迎紧盛伤于风，气口紧盛伤于食。盖寸、关、尺各三分，共得九分，此云关前一分，仍在关上，勿误认关前二字而离于关上也。须知左关前一分，正当肝部，肝为风木之脏，故外伤于风者，应之而紧盛也；右关前一分，正在胃口，胃为水谷之海，故内伤于食者，应之而紧盛也。观其但曰伤于风，则六气所伤勿概泥取人迎；但曰伤于食，则七情所伤勿概泥取气口也。

愚按：人迎、气口二脉，见于《内经》者，一曰寸口主中，人迎主外，两者相应，俱往俱来若引绳，大小齐等；又曰春夏人迎微大，秋冬寸口微大，如是者名曰平人；又曰人迎四倍者为外格，寸口四倍者为内关，俱盛至四倍以上为关格。仲景复伸之以"大于"二字，于诊法更明且悉矣。至东垣，以之辨内伤、外感，后世遵之，百无一失。是至无可疑者，乃后人或以人迎脉在结喉旁而疑之。至张景岳，遂以左手人迎之脉说始自叔和，力辨在结喉旁，不应诊在左手。愚者多附会之，不思仲景、东垣辈独不知结喉旁之有人迎脉乎？且《内经》三部九候，诸动脉无不诊，而独不及人迎，只有颈脉动、喘与咳曰水一语，亦未尝言诊之也。即仲景《伤寒论》独言趺阳，而亦未尝及人迎也。盖颈脉左大右小，俱倍于诸脉，何以候其大小齐等乎？故景岳至关格，遂无可辨，则曰但察气口，于人迎亦可概见，将《内经》相应、四倍之义一概抹杀，所谓遁辞知其所穷矣。景岳之书邪说甚多，予固不屑辨，惟此关系切要，故特正之。

三焦包络说

经曰：密理厚皮者，三焦厚；粗理薄皮者，三焦薄。又曰：勇士者，三焦理横；怯士者，三焦理纵。又曰：三焦出气，以温肌肉，充皮肤。是明指一身上中下，肌肉之内，脏腑之外，为三焦也。《金匮真言》①：五脏为阴，六腑为阳，止十一经耳。《内经》十二官有膻中而无心包络，《灵枢》有心包络而无膻中，然曰动则喜笑不休，正与喜乐出焉之句相合，则包络即膻中之别名，而配手厥阴经者也。

丹田有三

《仙经》曰：脑为髓海，上丹田；心为绛宫，中丹田；脐下三寸，为下丹田。下丹曰藏精之腑也，中丹曰藏神之腑也，上丹曰藏气之腑也。邵康节曰：神统于心，气统于肾，形统于首，形气交而神主乎其中，三才之道也。

背有三关

《仙经》曰：背后有三关，脑后曰玉枕关，夹脊曰辘轳关，水火之际曰尾闾关，皆精气升降往来之道路也。若得斗柄之机斡运，则上下循环，如天河之流转也。《翠虚篇》曰：采之炼之未片响，一气渺渺通三关，三关来往气无穷，一道白脉朝泥丸，泥丸之上紫金鼎，鼎中一块紫金团，化为玉浆流入口，香甜清爽遍舌端。

诊因形气

逐脉审察者，一成之矩也；随人变通者，圆机之士也。肥盛之人，气居于表，六脉常带浮洪；瘦小之人，气敛于中，六脉常带沉数。性急之人，五至方为平脉；性缓之人，四至便作热医。

---

① 金匮真言：即《素问·金匮真言论》。

身长之人，下指宜疏；身短之人，下指宜密。北方之人，每见实强；南方之人，常多软弱。少壮之脉多大，年老之人多虚。酒后之脉常数，饮后之脉常洪。远行之脉必疾，久饥之脉必空。室女尼姑多濡弱，婴儿之脉常七至。经曰：形气相得者生，三五不调者死。其可不察乎？

诊贵提纲

脉者，气血之先，阴阳之兆，贵得其纲领而提挈之。左手为阳，右手为阴。关前为阳，关后为阴。浮取为阳，沉取为阴。数躁属阳，迟慢为阴。有力为阳，无力为阴。长大为阳，短小为阴。明乎此，而脉之大端已在是矣。故曰：约而言之，只浮沉迟数，已见其概；博而考之，虽二十四字①，未尽其精。经曰：知其要者，一言而终。此之谓也。

脉有相似

洪与虚皆浮也，浮而有力为洪，无力为虚。

沉与伏皆沉也，沉脉行于筋骨间，重按即见，伏脉行于骨间，重按不见，必推至骨乃见。

数与紧皆急也，数以六至为名，紧则不必六至，惟弦急而左右弹然，如切紧绳也。

迟与缓皆慢也，迟则三至，极其迟慢，缓则四至，徐而不迫。

实与牢皆兼弦、大、实、长四脉，实则浮、中、沉三取皆然，牢则但于沉部取也。

洪与实皆有力也，洪则重按少衰，实则按之亦强也。

革与牢皆大而弦也，革则浮取而得，牢则沉取而见也。

濡与弱皆细小也，濡在浮分，重按即不见，弱主沉分，轻取不可见也。

细与微皆无力也，细则指下分明，微则似有若无，模糊难见。

---

① 二十四字：浮、芤、洪、滑、数、促、弦、紧、沉、伏、革、实、微、涩、细、软、弱、虚、散、缓、迟、结、代、动等二十四脉。

促、结、涩、代皆有止者也。脉数一止为促。脉缓一止为结。往来迟滞，似止非止为涩。动而中止，止有定数为代。又，革脉者，浮取之而挺然，重按之而豁然，正如鼓皮，外虽绷急，中则空虚，故丹溪云如按鼓皮。此的解也。皮即谓革，滑伯仁以为变革之义，亦通。见后脉法革脉条下。

脉症从舍

大抵治伤寒，必须审症施治。有脉与症合者，则易于识别。若脉症不相符，却宜详审缓急治之，但凭症亦不可，但凭脉亦不可，务要脉症两得，方为尽善。上工治尤甚者为急，故有但凭脉而不凭症者，有但凭症而不凭脉者。如经曰：脉浮大，心下硬，有热，属脏者攻之，不令发汗。此亦表邪可汗之脉法也。如促脉为阳盛，若下利、喘而汗出，用葛根芩连汤。若厥冷脉促，为虚脱，非灸非温不可，此又非阳盛之脉法也。如阳明病，脉迟，不恶寒，身体濈濈汗出，则用大承气，此又非诸迟为寒之脉法也。少阴病，始得之，反发热，脉沉者，宜麻黄附子细辛汤微汗之，此又非脉沉在里之脉法也。但不恶寒三字为主，经虽云桂枝下咽，阳盛则毙，此定法也。如谵语而恶寒，必用桂枝先解之，已而下之，但以有表无表为辨耳。此仲景但凭症不凭脉之治法也。〔批〕凭症不凭脉。如所谓结胸症宜下之，其脉浮者不可下，此又非发热七八日，虽脉浮数者可下之症也。谵语，发潮热，脉滑而疾者，小承气因与一升，明日不大便，脉反微涩者，不可更与，此又非汤入腹中，转失气者乃可攻之之症也。发热，恶寒，脉微弱，尺中迟者，俱不可汗，此又非在表宜汗之症也。此仲景凭脉不凭症之治法也，临症最宜消息。〔批〕凭脉不凭症。

阴阳脉症相似不同辨

凡经云某阳某阴病者，疑似之间，却要辨认得病症明白，然后用药，庶免差误。如经曰：病有发热而恶寒者，发于阳也；无热而恶寒者，发于阴也。谓如伤寒，或已发热，或未发热，必恶寒体痛，脉阴阳俱紧者，谓继之以发热，此则发于阳也。其初未发热，与无热而恶寒发于阴者相似，有不同者，头痛项强，阴症无头痛也；若恶寒而蜷，脉沉细而紧者，此发于阴也，在阳者可发汗，在阴者宜温里。

少阴脉沉，始得之，反发热，似乎太阳，有不同者，少阴症但欲寐，无头疼，其热不翕翕然。

少阴腹痛下利与太阴相似，有不同者，太阴不渴，少阴则渴，手足有温厥之殊。〔批〕太阴手足温，少阴手足冷、身冷。

温病与痉病皆与太阳相似，有不同者，痉脉沉细，温病不恶风寒而渴。

伤风与中暍相似，其不同者，伤风不渴，中暍即渴。

伤寒与冬温相似，其不同者，伤寒脉浮紧，冬温脉不浮。

时行传染与伤寒相似，其不同者，时行脉不浮不沉而数，伤寒脉浮。

太阳中湿与太阳伤寒相似，有不同者，湿脉沉而细也。

暑脉虚细，又曰微弱，又曰弦细、芤迟，诸如此者，与痉脉、湿脉颇相似，而症不同者，暑则自汗而渴，湿则不渴身疼，痉则身不疼也。

太阳伤寒中风大青龙汤症与中寒湿相似，有不同者，风寒脉浮缓，寒湿则脉沉细。

小青龙与小柴胡症相似，有不同者，小青龙无往来寒热、胸胁满硬痛之症。

脉要神会

脉之理微，自古难之。昔在黄帝，生而神灵，犹曰若窥深渊而迎浮云。许叔微曰：脉之理幽而难名，吾意所解，口莫能宣也。凡可以笔墨载、口舌言者，皆迹象也。至于神理，非心领神会，乌能尽其玄微？如古人形容胃气脉，曰不浮不沉，此迹象也，可以中候求也；不疾不徐，此迹象也，可以至数求也。独所谓意思欣欣，悠悠扬扬，难以名状。东垣亦但言脉贵有神，是在人神会矣。又如形容滑脉，曰替替然如珠之圆转，涩脉曰如雨沾沙，紧脉曰如切绳转索，散脉曰如杨花散漫，任脉曰寸口丸丸，此则迹象之外，别有神理可以意会也。

重阴重阳

寸脉浮大，阳也；又兼疾数，此阳中之阳也，名曰重阳。尺内沉细，阴也；又兼迟弱，此阴中之阴也，名曰重阴。上部重阳，下部重阴，阳亢阴竭，癫狂乃成。

阴阳乘伏

浮取之候，两关之前，阳也。若见紧涩短小之类，是阳不足而阴乘之也。沉取之候，两关之后，皆阴也。若见洪大数滑，是阴不足而阳乘之也。阴脉之中，阳脉间一见，此阴中伏阳也；阳脉之中，阴脉间一见，此阳中伏阴也。阴乘阳者，必恶寒；阳乘阴者，必内热。阴中伏阳者，期于夏；阳中伏阴者，期于冬。推之而月节可期矣。

阴绝阳绝

夫人唇为飞门，齿为户门，会厌为吸门，胃为贲门，大仓下口为幽门，大肠小肠会为阑门，下极为魄门，此为七冲门，皆下冲上，一气贯通，无有壅遏，壅遏则气闭而绝矣。寸口之动脉应之，故寸关尺一脉贯通，无有间绝，间绝则死。

脱阴脱阳

六脉有表无里，如濡脉之类，此名脱阴。六脉有里无表，谓之陷下，如弱脉之类，此名脱阳。六脉暴绝，阴阳俱脱。

脉有亢制

经曰：亢则害，承乃制。此言太过之害也。亢者过于上而不能下也，承者受也，亢极则反受制也。如火本克金，克之太过，则为亢，而肾水之子可以制火，乘其火虚，来复母仇，而火反受其制矣。如吴王夫差起倾国之兵，以与晋争，自谓无敌，越王勾践乘其空虚，已入国中矣。在脉，则阳盛者，脉必洪大，至阳盛之极，而脉反伏匿，阳极似阴也。此乾之上九，亢龙有悔也。阴盛者，脉必细微，至阴盛之极，而脉反躁疾，阴极似阳也。此坤之上六，龙战于野也。凡亢极者，反兼胜己之化也。

尺寸分经络

寸部者，经脉之应也；尺部者，络脉之应也。寸部热满，尺部寒涩，此络气不足，经气有余也，秋冬死，春夏生；寸部寒涩，尺部热满，此经脉不足，络气有余也，春夏死，秋冬生。〔批〕经络脉气，有余不足。

岁中脉象不可再见

春弦夏洪，秋毛冬石，各随时令而见，此为平也。如春宜弦，而得洪脉者，至夏必死，得涩脉者，至秋必死，得石脉者，至冬必死，为真脏之气先泄也。〔批〕真脏气泄。

老少异脉

老者脉宜衰弱，若过旺者病也；壮者脉宜充实，若衰弱者病也。虽然，老者脉旺而非躁，此禀之厚，寿之征也。如其躁疾，有表无里，谓之孤阳，死期近矣。壮者脉细而和缓，三部同等，此禀之静，养之定也。若细而劲直，前后不等，死期近矣。〔批〕寿征养定。

脉要有根

一以尺中为根。人之有尺，犹树之有根。水为天一之元，先天命根也。王叔和曰：寸关虽无，尺犹不绝，如此之流，何忧殒灭？谓其有根也。若肾脉独败，是无根矣。

一以沉候为根。经曰：诸浮脉无根者皆死。是谓有表无里，是谓孤阳不生。一阴一阳，互为其根，阴既绝矣，孤阳岂能独存乎？

二说似乎不同，实则一致。两尺为肾部，沉候之六脉皆肾也。然则两尺之无根，与沉取之无根，总之肾水绝也。

形肉已脱，九候虽调，犹死

此岐伯欲人以脉合形也。形肉，脾之所主，脱则脾坏于内，而根本丧矣。脉虽调，不免于死。

七诊虽见，九候皆从者，不死

此岐伯欲人融通脉理，不可一途而取也。七诊者，独大独小，独迟独疾，独寒独热，独陷下也，此皆恶脉。今论其不死者，如少阳之至，乍大乍小，阳明之至，浮大而短，太阳之至，洪大而长，太阴之至，紧大而长，少阴之至，紧细而微，厥阴之至，沉短而数，是皆旺脉也。又如南政之岁，三阴司天则寸不应，三阴在泉则尺不应，北政之岁，三阴司天则尺不应，三阴在泉则寸不应，是皆运气使然也，故谓之从。从者，顺四时五行而为之变迁，安得死哉？

伤寒分症汇方

精熟《伤寒论》，则分经辨症，皎若列眉。不然，则不能会通也。而检方治症者，尤难猝辨，故为分汇如下。

发　热

发热，恶寒，脉浮者，太阳症。发热，汗出，不恶寒，反恶热者，阳明症。发热，脉弦细，头痛者，少阳症。翕翕发热而有恶风、恶寒、头痛者，属表，宜汗之。若小便黄，非在外。蒸蒸发热而有谵语、便秘、腹满者，属里，宜下之。若小便清，非在内。〔批〕翕翕，外热起动之状；蒸蒸，内热菀炽之状。少阴、厥阴发热者，谓之反发热，惟太阴无发热之候。

发热，汗解，半日许复烦躁者，可更发汗，桂枝汤。

喘而胸满者，麻黄汤。

发热咳嗽，表不解者，小青龙汤。兼胁痛喜呕者，小柴胡加干姜五味子汤。

发热而喘，表不解者，小青龙去麻黄加杏仁汤。

发热而呕者，小柴胡汤。

发热后，恶风寒者，虚也。不恶寒，但恶热者，实也，调胃承气汤。

汗不解，蒸蒸发热者，属胃，同。〔批〕同者，同上方也。后仿。

发热，汗出不解，心下痞硬，呕吐而利者，大柴胡汤。

汗后身灼热者，为风温。

发汗后，仍发热，心悸，头眩，身𰾏动，振振欲擗地者，真武汤。

汗出热不去，内拘急，四肢疼，下利，厥逆，恶寒者，四逆汤。

汗下后，仍头痛，发热，心下满，小便不利者，桂枝去桂加茯苓白术汤。

下后，身热不去，心中结痛者，栀子豉汤。外有热，手足温，心中懊憹，饥不能食，但头汗出者，同。微烦者，栀子干姜汤。

发热，渴欲饮水，无表症者，白虎加人参汤。

夏月，身热，手足逆冷而脉虚，为中暑。

太阳阳明合病，头痛，身热，鼻干，葛根汤。

发热，吐利，心下痞硬，大柴胡汤。渴者，五苓散。不渴者，理中汤。

脉浮而迟，表热里寒，下利清谷者，四逆汤。下利，厥逆，汗出热不去，同。

发热，下利，脉微迟，厥逆者，通脉四逆汤。

太阳少阳合病，下利，胸满，往来寒热者，黄芩汤。

发热，消谷，脉数，不大便，抵当汤。

汗出，脉阴阳俱盛，热不解者，死。

发热而利，汗不止者，死。

恶　寒

不待见风而后恶寒，虽身大热，亦不欲去衣被也。发热恶寒，发于阳，可发汗。无热恶寒而蜷，发于阴，可温里。汗出恶寒，为表虚，可解肌。无汗恶寒，为表实，可发汗。

阳明中风，恶寒，发热，脉浮而紧，口苦，咽干，腹满而喘，麻黄汤。

脉迟，汗多，微恶寒，桂枝汤。

少阳症，头汗出，微恶寒，小柴胡加桂汤。

少阴病，下利，恶寒而蜷，四逆汤、真武汤、小建中汤。若时自烦，欲去衣被者，大柴胡汤。〔批〕用大柴胡，本《活人》。

恶寒，脉微而复利，利止，亡血也，四逆加人参汤。

发汗，病不解，反恶寒者，虚故也，芍药甘草附子汤。

下后，复发汗，必振寒，脉微细者，当归四逆汤、真武汤。

太阳病，下后，脉促、胸满者，桂枝去芍药汤。若微恶寒者，去芍药加附子汤。

汗下后，心下痞而恶寒者，桂枝汤解表，大黄黄连泻心汤攻痞。痞而汗出恶寒，附子泻心汤。

恶寒，身蜷而利，逆冷，不烦而躁，死。

背恶寒

阳弱也。

少阴病，口中和，背恶寒者，附子汤。

舌干口燥，内有热症，口中不和，背恶寒，白虎汤。阳明病，微恶寒，白虎加人参汤。

恶 风

风中于卫则恶风，居密室中则无所畏，或当风，或挥扇，则渐渐然而恶也。恶风唯属阳，所以三阴症并无恶风。〔批〕三阴无恶风症。

太阳恶风，无汗而喘，麻黄汤。汗出，恶风，桂枝汤。

里症虽具，恶风未罢，当先解外。

吐下后，表里俱热，时时恶风，燥渴而烦，白虎加人参汤。

发汗，遂汗漏不止，背恶风，小便不利，四肢难屈伸，桂枝加附子汤。

风湿相搏，骨节烦疼，甘草附子汤。

身热，恶风，项强，胁满，手足温而渴，小柴胡汤。

头　痛

属三阳，太阳居多，太阴、少阴有身热而无头痛，厥阴有头痛而无身热。然风温病在少阴，湿温病在太阴，而头反痛，至于阴毒亦然，是又不可拘拘者。内因头痛，作止有时，外因头痛，常痛不休，直待入里方罢。〔批〕头痛，三阴、杂病皆有。

头痛，发热，恶寒，无汗，麻黄汤。

大便不利六七日，头痛，身热，小便赤者，宜承气汤；小便清者，知不在里，仍在表，须发汗；若头痛者，必衄，桂枝汤。

服桂枝汤，或下之，仍头项强痛，翕翕发热，兼心下满、微痛，小便不利者，桂枝去桂加茯苓白术汤。

太阳中风，下利，呕逆，表解者，攻之；汗出，头痛，痞硬，胁痛，干呕，短气，不恶寒者，表解里未和也，十枣汤。

发热，头痛，脉反沉，若不瘥，身痛，当救里，四逆汤。

阳明身热，头痛，漱水不欲咽，必发衄，脉数者，犀角地黄汤、茅花汤。

表里大热，烦渴引饮，头痛如破，竹叶石膏汤。

头痛，不恶寒，反恶热，大便实，调胃承气汤。

脉弦细，头痛、发热者，属少阳，小柴胡汤。

厥阴头痛，呕吐涎沫，吴茱萸汤。

太阴痰厥，头痛如裂，身重如山，半夏天麻白术汤。〔批〕痰厥头痛，不在伤寒内。

太阴头痛，脉浮，桂枝汤；脉沉，理中汤。俱加川芎、细辛。

头痛，寒热，脉紧而大，上膈有痰，瓜蒂散吐之。

厥阴头痛，脉微迟，为欲愈；不愈者，小建中汤。

阳明头痛，葛根、麻黄、葱白、白芷、石膏之属。〔批〕阳明症，无汗呕咳，手足厥者，必苦头痛。

项　强

太阳伤寒，项背强，其或太阳中风，加之寒湿而成，痉者亦项强。

太阳病，项背强几几，反汗出、恶风者，桂枝加葛根汤；无汗、恶风者，葛根汤。脉反沉迟者，此为痉，桂枝加栝楼根汤。

服桂枝汤，仍头项强痛，发热，无汗，心下满痛，小便不利，桂枝去桂加茯苓白术汤。

身热，恶风，头项强，心下满，手足温而渴者，小柴胡汤。

结胸症，项强如柔痉状，下之则和，大陷胸汤。

身　痛

六经俱有之，有表有里，有寒有热，有风有湿。太阳身痛，但拘急；中湿身痛，不能转侧；阴毒身痛，宛如被杖①。

太阳脉浮，身痛、无汗，麻黄汤。

阳明下症已见，但身痛者，表未解也，麻黄汤。

发热，有汗，身痛，桂枝汤；若兼心下支结者，柴胡加桂枝汤；若兼下利清谷，腹胀者，先以四逆汤温里，后以桂枝汤解表。

汗后脉沉迟，身痛，血虚也，及尺脉迟者，先以黄芪建中汤养其血，俟尺脉回，却用柴胡等汤和解之。〔批〕用黄芪建中汤，本《活人》。

汗后身痛，脉沉迟者，桂枝去芍药生姜新加人参汤。

发热，头痛，脉反沉，若不瘥，身痛当救里，四逆汤。

风湿相搏，身疼不能转侧，不呕不渴，脉浮虚而涩者，桂枝附子汤。

风湿相搏，骨节烦疼，掣痛不能屈伸，汗出，短气，小便不利，恶风，或身微肿，甘草附子汤。

中暑身痛，脉虚而渴者，人参白虎汤。

身痛吐利为霍乱。

阴毒痛如被杖，面目青，咽痛，升麻鳖甲去雄椒汤。

一身尽痛，发热，发黄，头汗出，背强，小便不利，茵陈五苓散。

---

①　杖：原作"状"，据《金匮要略方论·百合狐惑阴阳毒病证治》改。

身痛，发热，面黄，热结瘀血，抵当汤。

胃 实

不大便，大便硬，大便难，燥屎，悉属里症，宜下者多矣。然有表未罢，风湿相搏，尤宜先解表，已而下之可也。详见阳明承气汤症。

不得卧

阴阳皆有之。正病者，阳明也；少阴不得眠，非正病也，皆为热症。因汗下者，为亡阳。

病二三日，不得卧，但欲起，心下必结，脉微弱者，此有寒分也，桂枝加厚朴杏子汤。

脉浮，以火劫之，惊狂，起卧不安者，桂枝去芍药加蜀漆龙骨牡蛎救逆汤。

下后，复发汗，昼日烦躁不得眠，夜而安静，不呕不渴，脉沉微，干姜附子汤。〔批〕汗下亡阳，用干姜、附子以复其阳，非治所感之寒病。

衄家不可发汗，汗则额上脉紧急，直视不眴，不得眠，黄芩芍药汤。

下后，心烦，腹满，卧起不安者，栀子厚朴汤。汗吐下后，虚烦，不得眠，反复颠倒，心中懊憹者，栀子豉汤。

身热，目疼，鼻干，不得卧，脉俱长者，及病人小便不利，大便乍难乍易，时有微热，喘冒不能卧，并宜大承气汤。

阳明病，脉浮紧，咽燥口苦，腹满而喘，汗出，不恶寒，反恶热，若加烧针，必怵惕，烦躁不得眠，栀子豉汤。

少阴病，欲寐，二三日后，心烦不得卧，黄连阿胶汤。

少阴病，下利，欲寐，六七日后，咳而呕渴，心烦不得眠者，猪苓汤。

脉浮，小便不利，不眠，五苓散。

大汗，胃干，不眠，欲饮水者，少少与之。

大热，呕，错语，不眠，黄连解毒汤。

吐下后，不眠，酸枣仁汤。〔批〕酸枣仁汤，见杂病不眠。

少阴病，不烦，欲吐，五六日，复利，发热，厥逆，烦躁，不得卧者，死。

自 汗

不因发散而汗出。风暑湿为邪，皆令自汗，有表里之别，虚实之异。

身热汗出者，复发其汗，荣卫和则愈，桂枝汤；兼项强痛，桂枝加葛根汤；兼骨节烦疼，小便不利者，甘草附子汤。

汗后，遂漏不止，恶风者，桂枝附子汤。

汗出而渴者，五苓散；不渴者，茯苓甘草汤。

身热汗出，不恶寒，反恶热，大承气汤。便硬，谵语，同。

阳明病，发热，汗多者，急下之，大承气汤。

发热汗出，渴欲饮水，口干舌燥者，人参白虎汤。若脉浮发热，渴欲饮水，小便不利者，五苓散。

中寒，不能食，小便不利，手足濈然汗出，此欲作痼瘕，厚朴生姜①甘草半夏人参汤、理中汤之类。

汗出，心下痞满，按之濡软不痛而恶寒者，附子泻心汤。按之硬，引胁痛，不恶寒者，十枣汤。

汗出，下利，热不去，厥逆，恶寒者，四逆汤。

吐利，汗出，手足厥冷，脉微欲绝者，四逆汤。吐利止，汗出而厥，脉微欲绝者，通脉四逆加猪胆汁汤。

中暑自汗，人参白虎汤。

桂枝症，反下之，脉促者，表未解也。喘而汗出者，葛根黄连黄芩汤。

发热而利，其人汗出不止者，死。

发汗多，亡阳，谵语，脉短者，死。

---

① 生姜：原作"干姜"，据《证治准绳·伤寒·阳明病·自汗》改。

盗　汗

睡而汗出，觉则止。杂病盗汗，责其阴虚；伤寒盗汗，由邪气在半表半里使然，非若自汗有表里虚实之异也。

太阳病，脉浮动数，头痛，发热，微盗汗出，反恶寒者，表未解也。

阳明病，脉浮而紧，必潮热发作有时；但浮者，必盗汗出。脉浮盗汗，黄芩汤或柴胡桂姜汤、茯苓桂枝白术汤。

三阳合病，脉浮大在关上，但欲眠睡，合目则汗，小柴胡汤，以三阳合病而热在胆也。〔批〕脉浮盗汗用三方，本《活人》；三阳合病用小柴胡，本洁古。

头　汗

热蒸于阳故也。三阴无头汗，其经不上头也。但头汗而身无汗，热不得越而上达也。邪但在表，则无头汗之症。必寒湿相搏，与邪在半表半里乃有之。〔批〕遍身有汗，谓之热越。

结胸，无大热，但头汗出者，大陷胸汤，或小半夏茯苓汤。

汗下，胸胁满，微结，小便不利，渴而不呕，但头汗出，往来寒热，心烦者，柴胡桂姜汤。

太阳中风，以火劫发汗，两阳相熏灼，身体则枯燥，但头汗出，剂颈而还，其身发黄，栀子柏皮汤。阳盛则欲衄，黄芩汤。阴盛则小便难，五苓散。阴阳俱虚竭，腹满微喘，口干咽烂，或不大便，久则谵语，甚者至哕，手足躁扰，捻衣摸床，小便利者可治，大柴胡汤、承气汤。〔批〕发黄以下，用方本成氏。

阳明发热，但头汗，身无汗，小便不利，渴引水浆，此为瘀热在里，身必发黄，茵陈汤或茵陈五苓散。

三阳合病，腹满身重，口不仁，面垢，谵语，遗尿，发汗则谵语，下之则额上生汗，手足逆冷，若自汗出者，白虎汤。

阳明病下之，心中懊𢙐，饥不能食，但头汗出，栀子豉汤。

伤寒五六日，头汗出，微恶寒，手足冷，心下满，口不欲食，大便硬，脉细，此为阳微结，小柴胡汤。

小便不利而成关格，头汗者死。

湿家下后，额汗出，小便不利者死，下利不止者亦死。

手足汗

热聚于胃，津液傍达也。

发潮热，手足漐漐汗出，大便难而谵语，大承气汤。

阳明病脉迟，虽汗出，不恶寒，潮热，手足濈然汗出，此大便已硬，大承气汤。

中寒，不能食，小便不利，手足濈然汗出，此欲作痼瘕，厚朴生姜①甘草半夏人参汤、理中汤。

无　汗

有寒邪在表、邪气行里、水饮内蓄、阳虚数种。

太阳发热恶寒，无汗而喘，与阳明脉浮，恶寒而喘，俱麻黄汤。

不汗出而烦躁，大青龙汤。

服桂枝，或下之，仍头项强痛，发热无汗，心满微痛，小便不利，桂枝去桂加茯苓白术汤。

项背强，无汗恶风，葛根汤。

发热，无汗，渴欲饮水，无表症者，白虎加人参汤。

阳明法多汗，反无汗，身如虫行者，久虚故也，黄芪建中汤。津液回，阳明症仍在，小柴胡汤。〔批〕用黄芪建中一方，本《准绳》。

阳明病，无汗，小便不利，心中懊憹者，必发黄，茵陈五苓散、栀子柏皮汤。〔批〕用茵陈五苓一方，本成氏。

太阳病如疟状，发热恶寒，面色反有热色者，以不得小汗出，身必痒，桂麻各半汤。

阳明中风，脉弦浮大而短气，腹满，胁下及心痛，鼻干，不得汗，嗜卧，一身面目悉黄，小便难，有潮热，时时哕者，柴胡

---

① 　生姜：原作"干姜"，据《证治准绳·伤寒·阳明病·自汗》改。

汤。但脉浮，无余症者，麻黄汤。

热病脉躁盛而不得汗者，死。

当汗而汗之，服汤至三剂，不得汗者，死。汗不至足者，死。然有当和解之症，汗之而不得汗者，和解之力到，汗自出而解。慎莫错会作死症也。

潮　热

〔批〕伤寒潮热无虚症。

属阳明，必于日晡时发。

太阳病，重发汗而复下之，不大便，舌燥，渴，小有潮热，心下至少腹硬满而痛，不可近者，大陷胸汤。

阳明病，发潮热，大便溏，小便自利，胸胁满者，小柴胡汤。

伤寒十三日不解，胸胁满而呕，发潮热，已而微利，知以丸药下之，非其治也。潮热者，实也，先以小柴胡以解外，后以柴胡加芒硝汤。

阳明病，脉浮而紧，必潮热，发作有时，黄芩汤。

余潮热症，皆宜大小承气汤。

谵　语

又作谵。胃热乘心，神识昏乱而语言谬妄也。有火劫、有汗出、下利、下血、燥屎及三阳合病、过经不解、亡阳等不同。

〔批〕实则谵语，虚则郑声。辨见阳明脉症。

阳明胃实，潮热，谵语及汗出、下利者，调胃承气、大小承气汤。

发汗，谵语，柴胡桂枝汤。

三阳合病，腹满，身重，面垢，谵语，白虎汤。

少阳，头痛，发热，发汗则谵语，此属胃，胃和则愈。

形作伤寒，其脉不弦紧而弱，弱者必渴，被火者必谵语，当汗出愈。

伤寒下之，胸满，烦惊，小便不利，谵语，一身尽痛者，柴胡加龙骨牡蛎汤。

下血，谵语，但头汗出者，刺期门。

妇人发热恶寒，热入血室，暮则谵语，小柴胡汤。

谵语，不恶寒，反恶热，白虎汤。

火劫，腹满而喘，口干咽烂，不大便，谵语，承气汤。

亡阳，谵语见鬼，当参芪归术补剂。

阴症谵语，手足冷，脉细，四逆汤。

谵语，小便利，大便黑，小腹满，手不可近，为瘀血，抵当汤。

直视，谵语，喘满者死，下利者亦死。

脉短者死。

逆冷，脉沉，不过一日死。

狂　乱

邪入于阳则狂。伤寒毒热在胃，并于心至发狂，其症少卧、不饥、妄言笑、登高而歌、弃衣而走，甚则逾垣上屋，皆阳亢极使之，非吐下不能已。有当汗不汗、瘀热、蓄血者，特如狂耳。其熏、熨、灼、艾，令人烦燥不安，则谓之火邪惊狂。

太阳病，表症仍在，脉微而沉，反不结胸，其人如狂者，瘀热在里，抵当汤或桃仁承气汤。

太阳病不解，热结膀胱，其人如狂，外解已，但少腹急结者，桃仁承气汤。

身黄，脉沉结，少腹硬，小便自利，如狂者，血症也，抵当汤。

脉浮，以火迫劫之，亡阳，必惊狂，起卧不安者，桂枝去芍药加蜀漆龙骨牡蛎救逆汤。

三阳热极，脉大，身热，渴而狂，黄连解毒汤，甚者承气汤，汗吐下后微虚，人参白虎汤加辰砂。

阳毒发狂，妄言叫骂，面赤，咽痛，鼻如烟煤，或身斑如锦，或下利赤黄，在表者阳毒升麻汤、黑奴丸，里者大黄散、葶苈苦酒汤。狂走者，水调瓜蒂末吐痰。〔批〕阳毒以下，用方本《活人》，方见阳毒。《仁斋》用葶苈苦酒汤，见癫狂。

阴症亡阳，故狂，玉屏风散加熟附子。或冷汗自出，手足逆冷，狂不止者，四逆汤，冷服。

发狂，肌表虽或热，手按则冷，或斑，脉沉细，干姜附子汤加人参，冷进。

直视者死。

循衣摸床

论治见第七卷《伤寒诸症》后撮空症，及《杂症》谵妄门后附循衣摸床本条下。

渴

邪入里则渴，三阳有渴，不如三阴之甚。〔批〕有阳症不渴，阴症反渴者，阳明不甚渴，太阴乃大渴。不可不知。

太阳病，发汗后，大汗出，胃中干，烦躁不得眠，欲饮水者，少少与之。若脉浮，小便不利，微热，消渴者，五苓散。

本以下之，故心下痞，与泻心汤，痞不解，其人渴而口燥，烦，小便不利者，五苓散。

中风，发热不解而烦，有表里症，渴欲饮水，水入即吐，名曰水逆，五苓散。

服桂枝汤，大汗后，大烦渴不解，脉洪大者，白虎加人参汤。

太阳病，发汗复下，不大便，舌燥渴，日晡小有潮热，心下至少腹硬满而痛，不可近者，大陷胸汤。

太阳病，发热而渴，不恶寒者为温病，柴胡、白虎、桂枝去桂加人参汤。

无大热，口燥渴，心烦，背微恶寒者，白虎加人参汤。

吐下后不解，表里俱热，时时恶风，大渴，舌干燥而烦，欲饮水数升者，白虎加人参汤。

往来寒热，胸胁满，心烦，喜呕，或渴，或咳者，小柴胡汤。若渴者，去半夏，加栝楼根。

少阴症，渴而下利，小便白者，四逆汤。兼咳、呕、不得眠、小便不白者，猪苓汤。兼自利纯青色水者，大承气汤。有热者，白头翁汤。

厥阴，消渴，气上冲心，饥不欲食，食即吐蛔，若下之则利不止，若饮水，少少与之，愈。

渴而头汗，小便不利，兼胁痛、往来寒热者，柴胡桂姜汤。兼发黄者，茵陈五苓散。

表不解，心下有水气，干呕，发热而渴，及不渴、服汤已渴者，小青龙汤。

中暑，汗出恶寒，身热足冷而渴者，白虎加人参汤。渴不已者，酒煮黄连丸。〔批〕酒煮黄连丸，见伤暑。

阳毒倍常，燥盛大渴者，黑奴丸。

阴症烦躁，口渴不能用水，脉沉足冷者，四逆汤。

下利，脉弱、脉数而渴者自愈。

渴而发热，脉不弦紧而浮弱者，汗出愈。

阳明，脉长而实，有汗而渴，承气汤。

夏至前后，虚烦而渴，发热，不恶寒，竹叶石膏汤。

食少而渴，当以和胃之药止之，不可用凉药，白术、茯苓之类宜之。

呕

表邪传里，里气上逆则为呕，是以半表半里症多呕。有热有寒，有停饮，有胃脘痛脓者，当明辨之。

太阳病，恶寒，体痛，呕逆，脉紧者，麻黄汤。

太阳病过经，下之，柴胡症仍在者，先与小柴胡汤。呕不止，心下急，菀菀微烦者，大柴胡汤下之。

发热，汗出不解，心下痞硬，呕吐而下利者，大柴胡汤。

呕而发热者，小柴胡汤。

发热，微恶寒，肢节烦疼，微呕，心下支结者，柴胡加桂枝汤。

太阳阳明合病，不下利，但呕者，葛根加半夏汤。

食谷欲呕者，属阳明也，吴茱萸汤。得汤反剧者，属上焦，葛根加半夏汤。〔批〕得汤反剧，有用小柴胡、栀子豉汤、黄芩汤。

呕多，虽有阳明症，不可攻之，黄芩生姜半夏汤、小柴胡汤。

阳明病，胁下硬满，不大便而呕，舌上白苔者，小柴胡汤。

阳明病，反无汗，而小便利，二三日，呕而咳，手足厥者，必苦头痛，或用真武汤去茯苓。

呕而往来寒热，胸胁苦满者，小柴胡汤。若兼下利者，乃太少合病，宜黄芩加半夏生姜汤。

渴而饮水呕者，茯苓饮。〔批〕用茯苓饮，本《活人》，见杂病呕吐。

少阴病，下利，咳而呕，渴，心烦不得眠者，猪苓汤。

少阴病，腹痛，小便不利，四肢沉重疼痛，自下利者，此为有水气。或呕者，真武汤去附子加生姜。

厥阴，热少厥微，指头寒，默默不欲食，若厥而呕，胸胁烦满者，其后必便血，黄芩芍药汤、抵当汤。

呕而脉弱，小便复利，身有微热，见厥者难治，四逆汤。

伤寒，本自寒下，复吐下之，寒格更逆，若食入口即吐，干姜黄连黄芩人参汤。

蛔厥，得食而呕，又烦，乌梅丸。

先渴后呕，水停心下，赤茯苓汤。先呕后渴，此为欲解，思水者，急与之。〔批〕赤茯苓汤，见少阴后。欲呕，胸痛，微溏，吴茱萸汤、半夏泻心汤，本《准绳》，见后腹痛。

呕而下利，有寒热者为阳，黄芩汤、大柴胡汤；无热者为阴，猪苓汤、真武汤。

呕而心烦，若汗、吐、下后者，栀子生姜豉汤。大吐下，兼咳而渴者，猪苓汤。

呕家有痈脓者，不必治，脓尽自愈。

干呕欲吐

有干呕，无干吐。

太阳中风，恶寒恶风，发热，鼻鸣，干呕者，桂枝汤。

表不解，心下有水气，干呕，发热而咳，小青龙汤。

中风反下之，下利，谷不化，腹中雷鸣，心下痞硬，干呕，心烦不得安，复下之，痞益甚，甘草泻心汤。

太阳病，颇欲吐，烦躁，脉数急者，麻黄汤。表罢，小柴胡、白虎汤。

胸中有热，胃中有邪，腹痛欲吐者，黄连汤。

中风，心下痞硬满，引胁下痛，干呕，短气，汗出，不恶寒者，十枣汤。〔批〕干呕胁痛，有表症者，小柴胡汤；无表症者，十枣汤。

胁下硬满，干呕，不能食，往来寒热，小柴胡汤。

少阴病，饮食入口即吐，心中嗢嗢①欲吐，复不能吐，当吐之。若膈上有寒饮，干呕者，不可吐，急温之，四逆汤。

下利不止，厥逆无脉，干呕，烦者，白通加猪胆汁汤。

下利清谷，里寒外热，厥冷，脉微欲绝，干呕者，通脉四逆汤。

病解后，虚弱少气，欲吐，竹叶石膏汤。

吐逆，二便秘，厥逆无脉，大承气汤。

口苦咽干

有由汗下后者，有不因汗下者，治法或和解，或微汗，或急下，或微下，当考症施治。

咽喉干燥者，不可发汗。

本桂枝附子汤症，反与桂枝汤攻表，得之便咽干烦躁者，甘草干姜汤。

表里俱热，恶风，大渴，舌燥而烦者，白虎加人参汤。

本下之，心下痞，与泻心汤，痞不解，渴而口燥，烦，小便不利者，五苓散。

---

① 嗢（wà 袜）嗢：反胃呕吐的声音。亦作"温温"。

太阳病发汗，复下，不大便，舌上燥，渴，心下至小腹硬满而痛者，大陷胸汤。

阳明病，腹满，脉浮紧，口苦咽干而喘，小柴胡汤。〔批〕用小柴胡，本许学士。

阳明病，口燥，漱水不欲咽者，必衄，黄芩芍药汤、犀角地黄汤。

汗下后，渴欲饮水，口干舌燥者，白虎加人参汤。

脉浮，发热，口干鼻燥，能食者，必衄，黄芩汤。

少阳病，口苦，咽干，目眩，小柴胡汤。〔批〕舌干为轻。

少阴病，自利纯青水，心下痛，口干燥者，大承气汤。

少阴病，得之二三日，口燥咽干者，同。

眩

因汗、吐、下虚其上焦元气所致，又风亦主眩。

伤寒吐下后，心下逆满，气上冲胸，起则头眩，发汗，身振摇者，茯苓桂枝白术甘草汤。

吐下后发汗，虚烦，心下痞硬，胁下痛，气上冲咽喉，眩冒，经脉动惕者，久而成痿，真武汤、茯苓白术甘草汤。〔批〕用真武二方，本《准绳》。

阳明病，脉迟，食难用饱，饱则微烦头眩，必小便难，欲作谷疸。

但头眩，不恶寒，能食而咳，葛根汤。其人必咽痛，不咳者咽不痛，四逆散加桔梗。

少阳病，口苦，咽干，目眩，小柴胡汤加天麻、川芎。

少阴，下利止而头眩，时时自冒者，死。

诸逆，误汗而言乱目眩者，死。

动气误汗，头眩，汗不止，筋惕肉瞤，小建中汤。〔批〕用小建中，本《活人》。

太阳病发汗，汗不止，眩冒，身瞤动，振振欲擗地，真武汤。

胁满痛

胸满多带表症，胁满多带半表半里症。

太阳病，胸满胁痛者，小柴胡汤；脉浮者，麻黄汤。

身热恶风，头项强，胁下满，手足温而渴者，小柴胡去半夏加人参、栝楼根。

往来寒热，胸胁苦满，心烦喜呕，小柴胡汤。

伤寒不解，胸胁满而呕，日晡发潮热，已而微利，知以丸药下之，先以小柴胡解外，后以柴胡加芒硝汤。

传经热邪，胁满干呕，大柴胡汤。

汗出有时，头痛，心下痞硬满，引胁下痛，十枣汤。

阳明症，潮热，大便溏，小便自可，胸胁满不去者，小柴胡汤。

阳明病，胁下硬满，不大便而呕，舌上白苔者，小柴胡汤。

阳明中风，短气腹满，胁下及心痛，鼻干，不得汗，嗜卧，一身面目悉黄，小便难，有潮热，时时哕者，小柴胡汤。

厥阴伤寒，热少厥微，若厥而呕，胸胁烦满者，必便血，黄芩芍药汤、小柴胡汤、抵当丸。〔批〕用黄芩芍药三方，本《准绳》。

胸　满

兼胁病者已见上。

太阳阳明合病，喘而胸满者，麻黄汤。

发汗，若下之，烦热，胸中窒者，栀子豉汤。

病如桂枝症，胸中痞硬，气上冲咽喉，不得息者，当吐之，瓜蒂散。

太阳病下之，脉促胸满者，桂枝去芍药汤。

下后胸满，小便不利，若兼烦惊，谵语身重者，桂枝加龙骨牡蛎汤。

少阳中风，两耳无所闻，目赤，胸中满而烦者，若吐下之则悸而惊，小柴胡汤去黄芩加茯苓。

太阴，腹满而吐，食不下，自利腹痛，若下之，必胸下结硬，泻心汤、理中汤。不渴，四逆汤。〔批〕用泻心三方，本《准绳》。

少阴病，下利，咽痛，胸满，心烦者，猪肤汤。

厥阴，手足厥冷，脉乍紧者，邪结在胸中，心中满而烦，饥不能食者，病在胸中，当吐之，瓜蒂散。

耳聋

有二：一由重发汗，虚；一由少阳中风。

病人叉手自冒心，耳聋无闻，以重发汗，虚，黄芪建中汤。

少阳中风，两耳无闻，吐下则悸而惊。见上。

湿温，汗，不能言，耳聋，身青，面色变，名重暍，白虎加苍术汤。

腹满

有热有寒。腹满固多可下，又有虚实之殊。

发汗后，腹胀满者，厚朴生姜甘草半夏人参汤。

下后，心烦，腹满，卧起不安，栀子厚朴汤。

太阳病，过经十余日，心下嗢嗢欲吐而胸满，大便反溏，腹微满，菀菀微烦，先时自极吐下者，调胃承气汤。若不愈者，不可与。但欲呕，胸中痛，微溏者，吴茱萸汤、半夏泻心汤。〔批〕呕及胸痛，用吴茱二方，本《准绳》。前二条内失载。

阳明中风，口苦，咽干，腹满，微喘，发热，恶寒，若下之，则腹满，小便难，麻黄汤。

三阳合病，腹满，身重，自汗者，白虎汤。

阳明病，欲作谷疸，虽下之，腹满如故，栀子柏皮汤。

吐后，腹胀满者，调胃承气汤。

发汗不解，腹满痛者，大承气汤。

腹满时减，减不足言，大承气汤。

身黄如橘子色，小便不利，腹微满者，茵陈蒿汤。

阳明病，汗出，不恶寒，身重，短气，腹满而喘，有潮热，手足濈然汗出者，大承气汤。若汗多，微发热，恶寒者，未可与承气。若腹大满不通者，小承气汤下之。心中懊憹而烦，胃有燥屎，大承气汤。若腹微满，必初硬后溏，不可攻。

阳明病，脉浮而紧，口苦，咽干，腹满而喘，发热，汗出，不恶寒，反恶热，身重，五苓散、白虎汤。

短气，腹都满，胁下及心痛，鼻干，不得汗，潮热，时哕者，小柴胡汤。

腹满而吐，食不下，自利益甚，若下之，必胸下结硬，理中汤。

本太阳病，反下之，因而腹满时痛者，属太阴也，桂枝加芍药汤。大实痛者，桂枝加大黄汤。

少阴病，六七日，腹胀，不大便者，大承气汤。

厥阴，下利清谷，不可汗，汗出必胀满，四逆汤。

下利，腹胀满，身体疼痛者，先温其里，四逆汤。

哕而腹满，视其前后何部不利，利之则愈。前部，五苓散；后部，小承气汤。

与小承气，不转失气，攻之，则腹满，不能食。〔批〕阳热则腹满，咽干便秘，潮热谵语；阴寒则腹满，吐食，下利时痛。

腹满吐利者忌下，脉迟者忌下。脉弱自利，设用大黄、芍药，宜减之。

腹　痛

邪气入里，与正气搏则为痛。按而痛甚为实，按而痛减为虚。〔批〕阳邪于里痛者，其痛不常；阴寒在内痛者，痛无休止。

伤寒，阳脉涩，阴脉弦，法当腹中急痛，先与小建中汤。不瘥，小柴胡汤。

胸中有热，胃中有邪气，腹中痛，欲呕吐者，黄连汤。

中风，往来寒热，心烦，喜呕，或腹中痛，小柴胡汤。

阳明病，不大便，绕脐痛，烦躁，此有燥屎也，下之。下后，不大便，烦不解，腹满痛，有燥屎也，大承气汤。

发汗不解，腹满痛者，急下之。

少阴病，腹痛，小便不利，四肢沉重疼痛，自下利者，此为有水气，真武汤。

下利清谷，里寒外热，厥逆，脉微，反不恶寒，面赤色，或腹痛，利止脉不出者，通脉四逆汤。

四逆，或咳，或悸，或小便不利，或腹中痛，或泄利下重，四逆散。

少阴病，腹痛，小便不利，下利不止，便脓血者，桃花汤。

太阳病，下之，腹时痛，桂枝芍药汤。大实痛，桂枝大黄汤。

厥阴，腹痛，若转下趋少腹者，此欲下利也，附子干姜汤、四逆汤。〔批〕用附子干姜二方，本《准绳》。

右关脉实，腹痛，便秘，承气汤。

发 黄

湿热，寒湿。

太阳病，身黄，脉沉结，少腹硬，小便自利，其人如狂者，血也，抵当汤。

脉迟浮弱，恶风寒，手足温，下之不能食，胁下满痛，小便难，面目及身黄，茵陈五苓散。

太阳病，表未解，反下之，客气动膈，若不结胸，但头汗出，小便不利，身必发黄，栀子柏皮汤。

太阳中风，以火劫汗，两阳熏灼，其身发黄，防己黄芪汤，栀子柏皮汤。

瘀热在里，身必发黄，麻黄连翘赤小豆汤。〔批〕用茵陈五苓以下四方，本《准绳》。

阳明病，发热，但头汗出，小便不利，渴饮水浆，此瘀热在里，身必发黄，茵陈蒿汤。

身黄如橘子色，小便不利，腹微满者，茵陈蒿汤。

阳明病，无汗，小便不利，心中懊憹，身必发黄，又面合赤色，小便不利，必发热色黄，俱宜栀子柏皮汤。

发汗已，身自为黄，寒湿在里故也，不可下，于寒湿中求之。〔批〕湿黄一身尽痛，黄病身不痛。

脉浮而缓，手足自温，系在太阴，当发黄。小便自利者，不能发黄。不利者，五苓散加茵陈。自利者，橘皮汤。

阳明病，被火劫，额上微汗，小便不利者，必发黄，五苓散，栀子柏皮汤。

身冷汗出，脉沉而黄为阴黄，小便自利，术附汤。小便不利，大便反快者，五苓散。

伤冷中寒，脉弱气虚，变为阴黄，理中汤加茵陈。

往来寒热，一身尽黄，小柴胡汤加栀子。

发黄病，寸口近掌无脉，鼻气出冷者，死。

形体如烟熏，直视摇头为心绝。

环口黧黑，柔汗①发黄为脾绝，皆不治之症。〔批〕柔汗二字恐有讹。

咽 痛

悉属热，惟少阴有亡阳及阴盛格阳二症，不可用寒药。

太阳病，下之脉紧者，必咽喉痛，半夏汤。

阳明病，但头眩，不恶寒，故能食而咳，葛根汤。其人必咽痛，若不咳者，咽不痛，四逆散加桔梗。

少阴病二三日，咽痛，可与甘草汤。不瘥者，桔梗汤。

少阴病，咽中痛，半夏散及汤。

少阴病，咽中伤、生疮，不能言语，声不出者，苦酒汤。

脉阴阳俱紧，反汗出者，亡阳也，此属少阴，法当咽痛，而复吐利，干姜附子汤，八味肾气丸。〔批〕亡阳用八味，本柯集。

伤寒，先厥后热者，下利必自止，止而反汗出者，其喉为痹，甘草桔梗汤。

咽痛，下利，兼胸痛者，猪肤汤；兼手足厥冷，脉微欲绝，不恶寒，面赤者，通脉四逆汤。

阳毒咽痛，面赤锦斑，唾脓血，升麻鳖甲汤。

阴毒咽痛，面青，身痛如被杖，升麻鳖甲去雄椒汤。

---

① 柔汗：《太平圣惠方·卷第八·辨伤寒脉候》作"大汗"。

吐 利

无寒热、头痛，为阴；有寒热、头痛，为阳。

腹满时痛，吐利不渴者，理中汤。〔批〕用理中汤，本《活人》。

脉阴阳俱紧，反汗出者，亡阳也，当咽痛而复吐利，桂枝干姜汤。

少阴病，吐利，手足厥冷，烦躁欲死者，吴茱萸汤。〔批〕亡阳，并见上咽痛二方。

下利，咳而呕，渴，心烦不得眠者，猪苓汤。

腹痛，小便不利，四肢重痛，自下利，或呕者，真武去附子加生姜汤。

少阴病，下利，脉微涩，呕而汗出者，当温其上，灸之。

既吐且利，小便复利，而大汗出，下利清谷，内寒外热，脉微欲绝者，四逆汤。

太阳少阳合病，头痛，胁痛，往来寒热，自利而呕者，黄芩加半夏生姜汤。

发热，汗出不解，心中痞硬，呕吐下利者，大柴胡汤。

汗后，水浆不得入口者为逆，若更发汗，必吐下不止，呕吐而利者，名曰霍乱。霍乱，烦疼发热，身疼痛，热多欲饮水者，五苓散。寒多不饮水者，理中汤。〔批〕霍乱症治，详杂症本门。

吐利汗出，发热恶寒，四肢拘急，手足厥冷者，四逆汤。

吐利止，身痛不休，当消息和解其外，桂枝汤。

恶寒，脉微利止者，四逆加人参汤。

吐已下断，汗出而厥，四肢拘急不解，脉微欲绝者，通脉四逆加猪胆汁汤。

干呕而利，兼胁痛，而表解者，十枣汤。心下痞硬而烦者，甘草泻心汤。兼厥逆脉微者，通脉四逆汤，白通加猪胆汁汤。

少阴吐利，手足不厥冷，反发热者，不死。脉不至者，灸少阴七壮。

少阴病，吐利，烦躁，四逆者，死。

下 利

不因攻下而自泄泻也。六淫俱有下利之病，表里寒热，治各不同。

伤寒表不解，心下有水气，干呕，发热而咳，或渴，或利，小青龙汤。

太阳阳明合病，必自下利，葛根汤。

太阳病，外症未除，而数下之，遂挟热而利。利不止，心下痞硬，表里不解者，桂枝人参汤。

太阳少阳合病，自下利，黄芩汤。若呕者，黄芩加半夏生姜汤。

太阳少阳并病，而反下之，成结胸，心下硬，下利不止，水浆不下，其人心烦，生姜泻心汤，大黄黄连泻心汤，小陷胸汤。〔批〕用生姜泻心三方，本《准绳》。

太阳病，桂枝症，反下之，利遂不止，脉促，喘而汗出者，葛根黄连黄芩汤。

脉促，不结胸者为欲解。脉沉滑者，协热利。脉浮滑者，必下血，黄芩汤。

太阳病，不能卧，心下必结，脉微弱者，此本有寒分也。反下之，利止，必作结胸。复下之，作协热利，黄芩汤。〔批〕两用黄芩汤，本《准绳》。

伤寒中风，反下之，利遂不止，谷不化，腹中雷鸣，心下硬满，干呕，心烦，复下之，痞益甚，甘草泻心汤。

汗解后，胃中不和，心下痞硬，干噫食臭，胁下有水气，腹中雷鸣下利者，生姜泻心汤。

中风，下利、呕逆、汗出、头痛、心下痞硬、引胁下痛、干呕短气、汗出不恶寒者，十枣汤。

发热，汗出不解，心下痞硬，呕吐而下利者，大柴胡汤。

过经谵语，若小便利者，大便当硬，而反下利、脉调和者，知以丸药下之，非其治也。自下利，脉当微厥，今反和者，此为内实也，调胃承气汤。

太阳病，熨背大汗出，躁烦，必发谵语。十余日，振栗，自下利者，为欲解。

伤寒下之，下利清谷不止，身痛者，急当救里，四逆汤；身痛，清便自调者，急当救表，桂枝汤。

下利不止，治以理中，利益甚。此利在下焦，赤石脂禹余粮汤。复利不止，当利小便，猪苓汤。

柴胡症，下之反利者，误以丸药下之。潮热者实也，先以柴胡解外，后以柴胡加芒硝汤。

太阳病，温温欲吐，胸中痛，大便反溏，腹微满，微烦，先时自极吐下者，调胃承气汤。

阳明病，潮热，大便溏，小便自可，胸中满者，小柴胡汤。

无表里症，发热脉浮者，下之脉数不解，而下利不止，必便脓血，黄芩汤，柏皮汤。〔批〕用黄芩、柏皮二汤，本《准绳》。

阳明少阳合病，必下利，脉滑而数者，有宿食也，大承气汤。

脏结，如结胸状，时下利，白苔滑者，难治。

自利不渴者，属太阴，当温之，四逆辈。

脉浮缓，手足自温，至七八日，虽暴烦下利，日十余行，必自止，以脾实，腐秽当去故也，平胃散加穿山甲。〔批〕用平胃加药，本《准绳》。

少阴病，欲吐不吐，自利而渴，小便白者，以下焦虚寒、不能制水也，四逆汤。〔批〕用四逆，本《活人》。

若下利，咽痛，胸满，心烦者，猪肤汤。

少阴，四逆，或泄利下重，四逆散。

下利，咳而呕，渴，心烦不得眠，猪苓汤。

自利清水，色纯青，心下痛，口干燥，大承气汤。

下利，恶寒而蜷，手足温者可治，四逆汤。

腹痛，小便不利，下利不止，便脓血者，桃花汤。

腹痛，小便不利，四肢沉重疼痛，自下利者，此为有水气，真武汤。

下利清谷，里寒外热，手足厥逆，脉微欲绝，身反不恶寒，面赤色，通脉四逆汤。

下利脉微者，白通汤。利不止，厥逆，无脉，干呕，烦者，白通加猪胆汁汤。

厥阴下利，寸脉反浮数，尺中自涩者，必圊脓血，黄连阿胶汤、黄芩汤。〔批〕用黄连阿胶二方，本《准绳》。

热利下重者，白头翁汤。

下利欲饮水，以有热也，同。

下利，脉数，有微热，汗出，令自愈。设复紧，为未解，干姜黄连人参汤。

下利，有微热而渴，脉弱者，令自愈。

下利，脉数而渴者，令自愈。设不瘥，必圊脓血，黄连阿胶汤、黄芩汤。

少阴病，脉微沉细，欲卧，汗出而烦，欲吐，自下利，复烦躁不得寐者，死。

下利止，而头眩、时时自冒者，死。

恶寒，身蜷而利，手足逆冷者，不治。

伤寒六七日，不下利，复发热而利，其人汗出不止者，死。

下利日十余行，脉反实者，死。

发热而厥，下利者，难治。

气上冲

腹里气时时上冲也。汗、吐、下后之病，有未经汗、吐、下者，膈实、阴阳易病也。

厥阴病，消渴，气上撞心，心中疼热，饥不欲食，食即吐蛔，下之利不止，桂枝去桂加茯苓白术汤。〔批〕桂枝去桂汤与上症不合，恐误，宜乌梅丸。

桂枝证，头不痛，项不强，寸脉微浮，胸中痞硬，气上冲咽喉，不得息者，当吐之，瓜蒂散。

奔豚，气上冲胸，腹痛，往来寒热，奔豚丸。〔批〕奔豚丸见积聚。

阴阳易，少腹里急，引阴中拘挛，热上冲胸，烧裈散。〔批〕烧裈散见阴阳易。

气上冲胸，口噤不得语，欲作刚痉者，葛根汤。

烧针令其汗，针处被寒，核起而赤者，必发奔豚，气从小腹上冲心，灸其核各一壮，桂枝加桂汤。

太阳下后，气上冲者，桂枝汤。

吐下后，心下逆满，气上冲胸，头眩，发汗，身振摇者，茯苓白术甘草汤。

饥不欲食

手足厥冷，脉乍紧，心烦，饥不能食者，邪在胸中，瓜蒂散吐之。

阳明病下后，心中懊侬，饥不能食，但头汗出，栀子豉汤。

饥不能食为阴症，汗下后饥不能食为阳症。

蛔 厥

蛔厥当吐蛔，今病者静而复时烦，此为脏寒，蛔上入膈，得食而呕，又烦者，乌梅丸。

病人有寒，复发汗，胃中冷，必吐蛔。先服理中丸，次服乌梅丸。〔批〕先服理中，本《活人》。

厥

四逆者，四肢不温。厥者，手足冷。

太阳伤寒，脉浮，自汗出，小便数，心烦，微恶寒，脚挛急，反与桂枝汤，得之便厥，咽中干燥①，吐逆者，甘草干姜汤。

伤寒，脉滑而厥者，里有热也，白虎汤。

三阳合病，腹满，身重，面垢，谵语，下之则头上生汗，手足厥冷。若自汗出者，同。

---

① 咽中干燥：《伤寒论·辨太阳病脉证并治上》作"咽中干，烦躁"。

少阴病，吐利，手足厥冷，烦躁欲死者，吴茱萸汤。

少阴病，利不止，厥逆，无脉，干呕，烦者，白通加猪胆汁汤。

下利清谷，里寒外热，手足厥逆，脉微欲绝，反不恶寒，面赤色，通脉四逆汤。

四逆，或咳，或悸，或小便不利，或腹痛，泄利下重者，四逆散。

先厥，后发热而利者，必自止，见厥复利，四逆汤。

伤寒，厥而心下悸者，先治其水，茯苓甘草汤。

厥阴病，手足厥寒，脉细欲绝者，当归四逆汤。

下利清谷，汗出而厥者，通脉四逆汤。

大汗出，热不去，内拘急，四肢疼，又下利，厥逆而恶寒者，四逆汤。

手足厥冷，脉乍紧者，心满而烦，饥不能食，瓜蒂散吐之。

余厥详热厥利症。〔批〕厥热相应不应，见热厥利症。

诸四逆，厥者不可下，惟阳厥宜下。

脉虚复厥者，为亡血，下之死。

脉促，手足厥冷者，可灸之。

少阴病，吐利，烦躁，四逆者，死。

少阴病，但厥无汗，而强发之，必动其血，从口鼻目出，难治。

少腹满急

邪结下焦，或溺或血，流滞而胀满。

伤寒，表不解，干呕，发热而咳，或小便不利、少腹满者，小青龙去麻黄加茯苓汤。

太阳表症仍在，脉微而沉，其人发狂者，热在下焦，少腹当硬满，小便自利者，抵当汤。

伤寒有热，少腹满，小便反利者，抵当丸。

身黄，脉沉结，少腹硬，小便自利，如狂者，抵当汤。

太阳病，发汗复下，不大便，从心下至少腹硬满而痛，不可近者，大陷胸汤。

病者手足厥冷，言我不结胸，小腹满，按之痛者，此冷结在膀胱关元也，真武汤。〔批〕用真武汤，本《准绳》。

太阳病，热结膀胱，其人如狂，血自下者愈。其外不解者，尚未可攻。外解已，但少腹急者，桃仁承气汤。

身重少气，少腹里急，引阴中拘挛，烧裈散。〔批〕烧裈散见前。

胁下素有痞，连在脐旁，痛引小腹，入阴筋者，名脏结，死。

囊　缩

有热极者，有冷极者。仲景无治法，今采南阳、海藏治法补之。

大小便结，发热引饮，脉尺寸俱沉短，必囊缩，大承气汤。

大小便利，不热不渴，四肢厥逆，爪甲青，附子四逆加吴茱萸汤，正阳散。〔批〕正阳散见阴毒。

汗后不解

或表邪未尽，或热邪入里，或邪气乘虚内客。

发汗，病不解，反恶寒者，虚也，芍药甘草附子汤。

太阳病，发热，大汗不解，仍发热，心悸，振振欲擗地，真武汤。

汗后身疼痛，脉沉者，桂枝加芍药新加人参汤。

发汗，遂漏不止，恶风，小便难，四肢拘急，难以屈伸，桂枝加附子汤。

大汗后，热不去，内拘急，四肢疼，下利，恶寒，四逆汤。

发汗过多，冒心，心悸欲得按，桂枝甘草汤。

汗后，腹胀满，厚朴生姜人参汤。

太阳病，发汗后，大汗出，胃中干燥，不得眠，欲饮水者，少少与饮之则愈。若脉浮，小便不利，微热消渴者，五苓散。

发汗已，脉浮数，烦渴，同。

服桂枝汤，脉洪大，与桂枝如前法。若形如疟，日再发，汗出必解，麻黄汤。

发热，汗出不解，心中痞硬，呕吐不和，大柴胡汤。

汗出，大烦渴，脉洪大，白虎加人参汤。

汗后，脐下悸，欲作奔豚，茯苓桂枝甘草大枣汤。

汗后，不恶寒，但恶热，蒸蒸发热者，实也，调胃承气汤。

汗后，不可更行桂枝，无汗而喘，大热者，麻杏石甘汤。

〔批〕麻杏石甘症，本柯说。

下后不解

伤寒大下后，身热未去，心中结痛，栀子豉汤。

阳明病，下之，心中懊侬而烦，同。有燥屎者，大承气汤。

下后，心烦腹满，卧起不安，栀子厚朴汤。

太阳病，下后，脉促胸满，桂枝去芍药汤。微恶寒者，去芍药汤中加附子汤。

以丸药下之，身热不去，微烦，栀子干姜汤。

桂枝症，反下之，利不止，脉促，喘而汗出者，葛根黄连黄芩汤。

服桂枝汤，或下之，仍头痛项强，无汗发热，心下满、微痛，小便不利，桂枝去桂加茯苓白术汤。

太阳病过经，二三下之，呕不止，心中微烦，大柴胡汤。

柴胡症下之，症不罢者，小柴胡汤。

柴胡症具，下之，心下满而硬痛者，为结胸，大陷胸汤。

已汗复下，胸胁满，微结，小便不利，渴而不呕，但头汗出，往来寒热，心烦者，柴胡桂枝干姜汤。

过经下之，胸满，烦惊，小便不利，谵语，一身尽肿，柴胡加龙骨牡蛎汤。

柴胡症，下之微利，发潮热者，先以小柴胡，后以柴胡加芒硝汤。

汗吐下后不解

太阳汗吐下后，心下痞硬，噫气不除，旋覆代赭石汤。

太阳发汗不解，复下之，脉浮者，当解外，桂枝汤。

发汗，若下之，病不解，烦躁不得眠，茯苓四逆汤。

大汗，若大利而厥者，四逆汤。

下后复汗，昼烦躁不得眠，夜而安静，不呕不渴，无表症，脉沉微，身无大热，干姜附子汤。

下后复汗，必振寒，脉微细，内外俱虚也。

本自寒下，复吐下之，食入口即吐，干姜黄连黄芩人参汤。

汗吐下后，虚烦不得眠，反复颠倒，心中懊憹，栀子豉汤。烦热，胸中窒，同。

吐下后，不大便，发潮热，不恶寒，独语如见鬼状，循衣摸床，脉弦者生，涩者死。但发热谵语者，大承气汤。

吐下后，腹胀满，调胃承气汤。

太阳吐下后，微烦，小便数，大便硬，小承气汤。

吐下后不解，结热在里，恶风大渴，舌上干燥，烦欲饮水，白虎加人参汤。

吐下后，心下逆满，气上冲胸，头眩，发汗身振摇，茯苓桂枝白术甘草汤。

喘

张口抬肩、摇身撷肚者是也。

太阳病，无汗而喘，麻黄汤。与阳明合病，胸满而喘，同。

伤寒，表不解，心下有水气，干呕，发热而咳，或喘者，小青龙汤。

发汗后，饮水多必喘，以水灌之亦喘，同，加杏仁、猪苓。

小青龙症，发热不渴，服汤已，渴者，此欲解，小青龙汤。

喘家，有汗，桂枝加厚朴杏仁汤。下之微喘者，同。

无汗而喘，大热者，麻杏石甘汤。下后此症，同。

桂枝症，反下之，利遂不止，脉促，喘而汗出，葛根黄连黄芩汤。

阳明中风，口苦咽干，腹满微喘，发热恶寒，麻黄汤。

阳明病，脉浮紧，咽燥口苦，腹满而喘，发热汗出，不恶寒，反恶热，身重，白虎汤、五苓散。

脉沉而喘，沉为在里，反发其汗，津液越出，大便为难，表虚里实，久则谵语，大承气汤。〔批〕用白虎、五苓、大承气，本《准绳》。

阳明病，脉迟，虽汗出，不恶寒者，其身必重，短气，腹满而喘，有潮热者，此外欲解，手足濈然汗出，大承气汤。小便不利，大便乍难乍易，微热，喘冒，同。

湿家，下后额汗，微喘，大小便利者，死。

少阴病，息高者，死。

厥冷无脉，灸之，反微喘者，死。

直视谵语喘满者，死。

汗出发润，喘而不休者，死。

短　气

气促不能相续，似喘而不抬肩，有实有虚，有在表在里，治各不同。

短气，骨节痛，不得屈伸，汗出，小便不利，恶风，身肿者，为风湿，甘草附子汤。

短气，腹满，胁痛，脉弦浮大，无汗，嗜卧，身黄，小便难，有潮热者，小柴胡汤。

表未解，手足濈然汗出，或有潮热者，大承气汤。

表解，心下痞硬，干呕，短气者，十枣汤。

短气，烦躁，若发汗不彻，续微汗出，不恶寒，表症不罢，面赤，为并病，更发汗则愈。

身　重

悉属三阳，非若身疼，兼有三阴里寒也。

伤寒脉浮缓，身不疼但重，乍有轻时，无少阴症者，大青龙汤。

风温，脉浮，汗出，恶风，防己黄芪汤。身重，多眠，鼻息鼾，萎蕤汤。〔批〕用防己二方，本《活人》。

阳明症，脉迟，汗出，不恶寒，身重，短气，腹满而喘，或潮热，或不潮热，承气汤。

脉浮紧，口苦咽燥，腹满而喘，发热汗出，不恶寒，身重，白虎汤，五苓散。

少阴病，腹痛，小便不利，四肢沉重疼痛，真武汤。

中暑，发热恶寒，身重而痛，手足逆冷，前板齿燥，白虎加人参汤。

阴阳易，身重，少气，热上冲胸，烧裈散。

难转侧

三阳合病，身重难转侧，汗出者，白虎汤。

下后，胸满，烦惊，身重不可转侧，小便不利，谵语，柴胡加龙骨牡蛎汤。

风湿相搏，身体烦疼，不能自转侧，不呕不渴，脉浮虚而涩者，桂枝附子汤。

面　赤

〔批〕末附目赤。

虽由阳热而生，然各经俱无可下之症。

太阳病，如疟状，若脉微恶寒，面反有热色，而身痒者，麻桂各半汤。

脉浮而迟，面热赤而战惕者，当汗出而解。反发热者，瘥。迟为无阳，不能作汗，其身必痒也。

太阳阳明并病，面色缘缘正赤，阳气怫郁不得越，其人烦躁，不知痛处，短气，但坐，以汗出不彻故也，更发汗则愈。

阳明病，面合赤色，不可攻，葛根汤。

少阴病，下利清谷，厥逆脉微，反不恶寒，面赤色，通脉四逆汤加葱白。

下利清谷，脉沉迟，面少赤，身有微热者，必菀冒，汗出而解。

面赤，身热，足寒，卒口噤，背反张者，痉病也。

面赤，锦斑，咽喉痛，唾脓血者，阳毒也。〔批〕治详痉病及阳毒。

目赤，耳聋，胸满而烦者，小柴胡汤。

振、战栗

邪正相争。振轻而战重，战外而栗内也。

伤寒，若吐下后，心下逆满，气上冲胸，起则头眩，发汗则动经，身为振振摇者，茯苓桂枝白术甘草汤。

太阳病，汗出不解，发热，心悸，头眩，身𣊪动，振振欲擗地者，真武汤。

下后复发汗，必振寒，脉微细，内外俱虚故也。

亡血家，发汗则寒栗而振。

太阳病，火熨其背，大汗出，热入胃，发谵语。十余日，振栗，自下利者，解。

脉浮紧，按之芤，当战而汗出解。

太阳病，脉阴阳俱停等，必战栗汗出而解。

柴胡症，下之，柴胡症不罢者，复与柴胡汤，必蒸蒸而振，发热汗出而解。

脉浮而迟，面热赤而战惕者，汗出而解。

诸乘寒者则为厥，战而栗也。阴中于邪，必内栗也。

惊 悸

惊由误下、火劫、温针所致。悸者，心忪忪不自安，有气虚者，有停饮者，有因汗下后者。

伤寒，下之，胸满，烦惊，柴胡加牡蛎龙骨汤。

火劫亡阳，必惊狂，起卧不安，桂枝去芍药加蜀漆龙骨牡蛎汤。

伤寒二三日，心中悸而烦者，小建中汤。

脉结代，心动悸，炙甘草汤。

太阳病，小便利者，以饮水多，必心下悸，茯苓甘草汤。小便少，必苦里急，十枣汤。〔批〕用茯苓甘草二方，本成氏。

脉浮数者，下之身重。心悸者，不可发汗，当自汗出解。

发汗过多，叉手冒心，心下悸，欲得按者，桂枝甘草汤。

发汗后，脐下悸者，欲作奔豚，茯苓桂枝甘草大枣汤。

太阳病，汗出不解，仍发热，心下悸，头眩，身𥆧动，振振欲擗地者，真武汤。

少阳中风，耳聋目赤，胸中满而烦者，不可吐下，吐下则悸而惊，小柴胡汤去黄芩加茯苓。

中风，往来寒热，胸胁满，或心下悸，小柴胡汤。

伤寒脉弦细，头痛发热者，不可汗，汗则谵语，此属胃，胃和则愈，胃不和则烦而悸，调胃承气汤。

少阴病，四逆，其人或咳、或悸、或小便不利、或腹痛、或泄利下重，四逆散。悸者，加桂五分。

厥而心下悸者，宜先治水，茯苓甘草汤。

手足厥冷而悸者，茯苓甘草汤。手足逆而不温者，四逆散加桂枝。〔批〕加桂，本《准绳》。

霍乱吐利、心悸，理中丸加茯苓。

脏　结

如结胸状，饮食如故，时时下利，寸脉浮，关脉细小沉紧。

脏结无阳症，不往来寒热，其人反静，舌上苔滑者，不可攻，小柴胡汤。〔批〕用小柴胡，本王氏①。

胸中素有痞，连在脐旁，引小腹入阴筋者，名脏结，死。

结　胸

心下痞，按之硬满而痛。论曰：病发于阳，而反下之，热入，因作结胸。

太阳病，头痛发热，微盗汗出，而反恶寒者，表未解也。反下之，胃中空虚，客气动膈，短气烦躁，心中懊憹，阳气内陷，

---

① 王氏：指王朝奉，宋代医家。据《证治准绳》《医学纲目》，对于此证，"王朝奉云：可刺关元穴，服小柴胡汤"。

心中因硬，则为结胸，大陷胸汤。

结胸热实，脉沉而紧，心中痛①，按之石硬者，同。

热结在里，复往来寒热者，大柴胡汤。但结胸，无大热者，此为水结在胸胁也，但头微汗出者，大陷胸汤。

太阳病，重汗复下，不大便，舌燥而渴，日晡潮热，心下至少腹硬满而痛，不可近者，同。

小结胸②，正在心下，按之则痛，脉浮滑者，小陷胸汤。

寒实结胸，无热症者，三物白散。

结胸，项强如柔痉状，大陷胸丸。

心下满痛，如结胸状，汗下后，头项强痛，发热，小便不利者，桂枝去桂加茯苓白术汤。

结胸症具，烦躁者死。

结胸，脉浮大，下之则死。

寒结胸，枳实理中丸。〔批〕用理中丸，本崔氏③。

痞

硬满不痛者为虚为痞，不满不硬，但烦闷者为支结。

伤寒呕而发热者，柴胡症具而下之，若心满不痛者，此为痞，半夏泻心汤。

汗出解后，胃中不和，心下痞硬，干噫食臭，胁下有水气，腹中雷鸣，下利，生姜泻心汤。

伤寒中风，反下之，下利日数十行，谷不化，腹中雷鸣，心下痞硬而满，干呕，心烦，不得安卧，复下之，痞益甚，甘草泻心汤。

痞濡，脉浮而紧，复下之，紧反入里，则作痞，按之濡，但气痞耳。其脉关上浮者，大黄黄连泻心汤。〔批〕痞，濡，不硬也。

心下痞，而复恶寒汗出者，附子泻心汤。

---

① 心中痛：《伤寒论》作"心下痛"。

② 小结胸：原作"小陷胸"，据《伤寒论·辨太阳病脉证并治》改。

③ 崔氏：指崔行功，西晋医家。

下后复汗，心下痞，恶寒者，表未解也。表解乃可攻痞。解表，桂枝汤；攻痞，大黄黄连泻心汤。

本以下之，故心下痞。与泻心汤，痞不解，其人渴而口燥烦，小便不利者，五苓散。

发热，汗出不解，心中痞硬，呕吐下利者，大柴胡汤。

不恶寒，身凉，汗出，头疼，心下痞，硬满，引胁下痛，干呕，短气，下利者，十枣汤。

太阳病，外症未除，而数下之，遂协热而利不止，心下痞硬，表里不解者，桂枝人参汤。

汗吐下后，心下痞硬，噫气不除，旋覆赭石汤。

胸中痞硬，气上冲咽，不得息者，瓜蒂散。

〔批〕支结。

发热微，恶寒，身痛，心下支结，妨闷者，柴胡桂枝汤。

心下满似痞，手足厥冷，脉乍结乍紧，心烦，饥不欲食者，瓜蒂散。若脉沉细，头汗，恶寒，大便硬者，大柴胡汤。〔批〕原本用小柴胡。

太阳病发汗，遂发热恶寒，复下之，心下痞，表里俱虚，复加烧针，因胸烦、面色青黄、肤瞤者，难治。色微黄，手足温，易愈。

脉浮而大，心下反硬，有热属脏者，攻之，不令发汗；属腑，不令溲数。若脉迟，尚未可攻。

阳明痞，胃实，心下硬满者，不可攻之。

心下满

有因汗吐下后者，有不因汗下者，宜详审。

服桂枝汤，或下之，仍头项强痛，发热，无汗，心下满痛，小便不利者，桂枝去桂加茯苓白术汤。

吐下后，心下逆满，气上冲胸，起则头眩，脉沉紧，发汗则身为振摇者，茯苓桂枝白术甘草汤。

大下后，身热不去，心中结痛者，栀子豉汤。

伤寒，头汗出，微恶寒，手足冷，心下满，不欲食，大便硬，脉细者，为阳微结，小柴胡汤。设不了了者，得屎而解。

阳明病，心下硬满者，不可攻之，攻之利遂不止者死，利止则愈，泻心汤。〔批〕用泻心汤，本《准绳》。

脉弱，无太阳柴胡症，烦躁，心下硬，小承气少与微和之。

手足厥冷，脉乍紧者，邪结在胸中，心中满而烦，饥不欲食，病在胸中，瓜蒂散吐之。

心痛、心下痛

下后，身热不去，心中结痛者，栀子豉汤。

阳明中风，脉弦浮大，短气，腹满，胁下及心痛，鼻干，无汗，嗜卧，身黄，小便难，有潮热，时时哕者，小柴胡汤。

少阴病，自利清水，色纯青，心下必痛，口干燥者，大承气汤。

厥阴为病，消渴，气上冲心，心中疼热，饥不欲食，食则吐蛔，下之利不止，桂枝茯苓白术汤。〔批〕用桂枝茯苓白术汤，本《准绳》。愚按：未下宜乌梅丸。

烦

热也，谓烦扰也，然阴寒而烦者亦不少。

伤寒发汗解，半日许复烦，脉浮数者，可更发汗，桂枝汤。

初服桂枝汤，反烦不解者，先刺风池、风府，却与桂枝汤，愈。

发汗已，脉浮数，烦渴者，五苓散。

中风发热，不解而烦，有表里症，渴欲饮水，水入则吐者，名曰水逆，同。

吐下后不解，表里俱热，时时恶风，大渴，舌干燥而烦者，白虎加人参汤。

服桂枝后，大汗、大烦渴不解，脉洪大者，同。

太阳病发汗，若下之，烦热，胸中窒者，栀子豉汤。

大下后，身热不去，心中结痛者，同。

汗吐下后，心烦不得眠，剧者必心中懊𢙓，同。若少气者，栀子甘草汤。呕者，栀子生姜豉汤。

下后，心烦腹满，卧起不安者，栀子厚朴汤。

丸药大下之，身热不去，微烦者，栀子干姜汤。〔批〕丸药，所谓神丹，甘遂也，或作巴豆。

太阳病，吐、下、发汗，微烦，小便数，大便硬者，小承气汤。

伤寒，心下悸而烦者，小建中汤。

太阳病，脉浮紧，无汗、发热、身疼，服药已微除，其人发烦目瞑，剧者，必衄乃解。

病欲解者，必当先烦，乃有汗而解。

太阳病，过经十余日，心下温温欲吐，胸中痛，大便反溏，微满，郁郁微烦，先其时极吐下者，调胃承气汤。

脉浮自汗，小便数，心烦，微恶寒，脚挛急，反与桂枝汤。得之便厥，咽中干，烦躁，吐逆者，甘草干姜汤。

太阳病吐之，反不恶寒，不欲近衣，此为吐之内烦也。

吐利汗后，脉平，小烦者，以胃虚不胜谷气也。

阳明病，下之，外有热，手足温，不结胸，心下懊𢙓，饥不能食，但头汗出，栀子豉汤。

脉浮紧，若下之，则胃中空虚，客气动膈，心中懊𢙓，舌上白苔者，同。

下后，烦，按之心下濡者，为虚烦也，同。

阳明病，脉迟，饱则微烦，头眩，必小便难，此欲作谷疸。

阳明病下之，心下懊𢙓而烦，胃有燥屎者，大承气汤。

大下后，不大便，烦不解，腹满痛者，有宿食也，同。

阳明病，不吐不下，心烦，调胃承气汤。

阳明病，本自汗，重发汗，病已差，尚微烦不了了者，以亡津液，胃中干燥，小便少，以津液当还胃中，不久必大便。

少阳病，汗之则谵语，胃不和则烦而悸，调胃承气汤。

胸满而烦，不经汗下，兼往来寒热者，小柴胡汤。

呕时菀菀微烦，与柴胡汤。呕不止，大柴胡汤。

少阴病，但欲寐而烦，若自利而渴，四逆汤。〔批〕用调胃承气及四逆，俱本《活人》。

与白通后，下利不止，厥逆无脉，干呕，烦者，白通加猪胆汁汤。

少阴病，心中烦，不得卧，黄连阿胶汤。若下利，咳而呕，心烦，不得卧者，猪苓汤。

下利，咽痛，胸满，心烦者，猪肤汤。

恶寒而蜷，时自烦，欲去被者，可治。

脉紧，自下利，脉暴微，手足反温，脉紧反去，为欲解。虽烦、下利，必自止。

手足厥冷而烦，若脉乍结乍紧及心中满，饥不欲食，瓜蒂散。

蛔厥，静而复时烦，乌梅丸。

三部脉皆至，大烦而噤不能言，躁扰者欲解。

脉和，大烦，目内际黄者欲解。

烦　躁

先烦渐躁，谓之烦躁；先躁后烦，谓之躁烦。有邪气在表者，有在里者，有火劫者，有阳虚者，有阴盛者，及诸不治症。〔批〕躁，愤躁，俗云焦躁也。

太阳中风，脉浮紧，无汗，烦躁，大青龙汤。

发汗不彻，面赤躁烦，不知痛处，更发汗则愈。

发汗后，胃中干，烦躁不得眠，若脉浮，小便不利，微热消渴者，五苓散。

得病二三日，脉弱，无太阳柴胡症，烦躁，心下硬，小承气少与微和之。小便利，屎定硬，大承气汤。

烦躁，不大便，绕脐痛，发作有时，有燥屎也，同。

下后复汗，昼烦躁，夜安静，不呕不渴，无大热者，干姜附子汤。

汗下，病不解，烦躁者，茯苓四逆汤。

烦躁，心下硬，未下者，小承气和之。已下，心下硬痛，短气，躁烦者，大陷胸汤。

因烧针烦躁者，桂枝甘草龙骨牡蛎汤。

火熨背，大汗出，躁烦，必发谵语。十余日振栗下利者，为欲解。

伤寒六七日，无大热，其人躁烦者，此为阳去入阴也。

少阴病，吐利，厥逆，烦躁欲死者，吴茱萸汤。

伤寒，热少厥微，指头寒，不欲食，烦躁，小便利，色白者，欲得食，愈。

少阴病，吐利，烦躁，四逆，死。

四逆，恶寒，身蜷，脉不至，不烦而躁，死。

脉微沉细，但欲卧，汗出不烦，欲吐，后自利，复烦躁不得卧，死。

脉微而厥，肤冷，躁，无暂安者，为脏结，死。蛔厥，虽厥而烦，吐蛔已则静。

脉微，手足厥冷，烦躁，灸厥阴。厥不还者，死。

发热，下利，厥逆，躁不得卧者，死。

懊 憹

〔批〕懊者烦恼，憹者菀闷。

比烦闷为甚。

太阳阳明病，下之，胃中空虚，短气躁烦，心中懊憹，栀子豉汤。

汗吐下后，虚烦不得眠，剧者懊憹，同。

下之，外有热，手足温，懊憹，同。

咽燥口苦，腹满而喘，发热汗出，不恶寒，反恶热，舌上白苔，同。

阳明病，下之，懊憹而烦者，有燥屎也，大承气汤。

阳明病，无汗，小便不利，心中懊憹，必发黄，茵陈蒿汤、栀子柏皮汤。

咳 嗽

〔批〕有声有痰曰咳嗽。

有寒，有热，有停饮，有在表、在里、在半表半里，病各不同。

太阳表不解，心下有水气，干呕，发热而咳，小青龙汤。

咳而微喘，发热不渴，服汤已渴者，此寒去欲解也，同。

少阳病，或咳者，小柴胡汤去人参加五味子、干姜。

咳而下利，谵语，小便难者，火动故也。

少阴病，四逆，咳者，四逆散加五味子、干姜。

下利，咳而呕，渴，心烦不得眠者，猪苓汤。

少阴病，腹痛，小便不利，四肢沉重疼痛，自下利者，此为有水气，咳者，真武汤加五味子、细辛、干姜。

咳而失小便者，不可发汗，汗出则四肢厥冷。

伤寒，咳逆上气，其脉散者，死。

直 视

脏精之气不上荣于目则直视，邪气已极，多难治。直视与目中不了了，形症相似，一可治，一不可治。

衄家不可发汗，汗出则额上陷脉急，直视不能眴，不得眠，阴阳俱虚也。

风温被下者，小便不利，直视失溲。

吐下后，不大便，潮热，独语，如见鬼状，发则不识人，微喘，直视，脉弦者生，涩者死。

直视，喘满，谵语者死，下利者亦死。

伤寒六七日，目中不了了，睛不和，无表里症，大便难，身微热者，大承气汤。

菀 冒

〔批〕菀为气不舒，冒为神不清。

皆因虚乘寒所致。

太阳症，先下复汗，表里俱虚，其人因致冒，汗出自愈，表和故也。里未和者，然后复下之。

诸乘寒者则为厥，菀冒不仁，口急不能言，战栗也。

阳明病，小便不利，大便乍难乍易，时有微热，喘冒不能卧，有燥屎也，大承气汤。

下利清谷，脉沉迟，面赤，微热，必菀冒，汗出而解。

少阴病，下利止而头眩，时时自冒者，死。

不能言

太阳病，发汗已，身灼热，名风温，自汗，身重，多眠，鼻鼾，语言难出。详风温。

少阴病，咽中伤，生疮，不能言语，声不出者，苦酒汤。

鼻鼾、鼻鸣

由风气壅塞，卫气不利所致。阳明、少阳、三阴，虽有中风，然邪不在表，故不鼾不鸣。

太阳中风，汗出，发热，恶寒，恶风，鼻鸣，干呕，桂枝汤。

风温，鼻鼾，不可汗，不可火。见上。

小便不利

多由汗下而然。〔批〕汗者津液亡于外，下者津液耗于内。

太阳表不解，心下有水气，干呕，发热而咳，或小便不利，小青龙汤去麻黄加茯苓。

汗后胃干，烦躁不得眠，欲饮水，小便不利，脉浮者五苓散，不浮者猪苓汤。

下之，心下痞，与泻心汤。痞不解，渴而口燥，烦，小便不利者，五苓散。

服桂枝汤，或汗，或下之，仍头项强痛，发热，无汗，心满微痛，小便不利，桂枝去桂加茯苓白术汤。

饮水多，心下悸，小便少者，茯苓甘草汤。兼黄者，茵陈汤。

表未解，反下之，但头汗出，小便不利者，必发黄，同。

阳明病，面合赤色，攻之必发热，色黄，小便不利。若中寒不能食，手足濈然汗出，大便初硬后溏者，此欲作痼瘕。若能食，大便自调，骨节疼，濈然汗出而解。

小便不利，大便乍难乍易，微热，喘冒，不能卧，有燥屎也，大承气汤。

少阳症，或心下悸，小便不利者，小柴胡汤去黄芩加茯苓。

已汗复下，胸胁①满微结，小便不利，渴而不呕，柴胡桂姜汤。

下后，胸满，烦惊，小便不利，谵语，身重，柴胡加龙骨牡蛎汤。

少阴病，小便不利，大便自利，腹痛，四肢沉重，有水气者，真武汤。

小便不利，关节疼痛，汗出恶风，身肿者，属风湿，甘草附子汤。

小便难

发汗，遂漏不止，恶风，小便难，四肢难以屈伸，桂枝附子汤。

太阳中风，火劫，发汗，欲衄，小便难。

少阴火劫汗者，咳而下利，小便难。

脉迟浮弱，恶风寒，下之胁满身黄，小便难。未下见此者，小柴胡汤。

阳明胃实，发热恶寒，脉浮紧，下之则腹满，小便难。

小便自利

有在表、在里，有热，有寒，六经俱有之症。

太阳病，脉微而沉，其人发狂，小腹硬满，小便自利者，抵当汤。身黄，脉沉结，同。

过经谵语，小便利，大便亦下利，脉反和，调胃承气汤。

---

① 胸胁：原作"胁胸"，据《证治准绳》乙正。

风湿相搏，身体烦疼，不呕不渴，小便自利，桂枝去桂加白术汤。

阳明病，自汗，更发汗，小便自利，为津液内竭，屎虽硬，不可攻之，宜蜜煎等导之。

少阴病，腹满，自下利者，为有水气，或小便利，真武汤。

既吐且利，小便复利而大汗，下利清谷，内寒外热，脉微欲绝者，四逆汤。

小便数

脉浮，自汗，小便数，心烦，微恶寒，脚挛急者，干姜甘草汤。

趺阳脉浮而涩，小便数，大便难，其脾为约，麻仁丸。

汗吐下后，微烦，小便数，大便因硬，小承气汤和之。

汗吐后，小便数，谵语，调胃承气汤。

太阳病，发热汗出，不恶寒而渴者，小便数，大便必硬，同。

遗　溺

三阳合病，腹满，身重，面垢，遗溺，白虎汤。

风温，下之则小便不利，直视失溲。

咳失小便者，不可发汗。

遗溺，狂言，直视，为肾绝。

噫　气

汗解后，胃中不和，心中痞硬，干噫食臭，胁下有水气，腹中雷鸣，下利，生姜泻心汤。

汗吐下后，痞硬，噫气不除，旋覆代赭石汤。

哕

即呃忒。

伤寒吐下之，极虚，复与之水，以发其汗，因得哕，胃中虚寒故也，吴茱萸汤，理中汤。

阳明中风，脉弦浮大，短气，腹满，胁下及心痛，鼻干，嗜卧，一身面目悉黄，小便难，有潮热，时时哕，脉续浮者，与小柴胡汤。若不尿，腹满，加哕者，不治。

与小承气，不转失气者，不可攻。攻之，必胀满不食，与水则哕。

阳明胃实，不能食者，攻其热必哕。

湿家，下之早则哕。

哕而腹满，视前后何部不利，利之。

漱水不欲咽

热在经而里无热也。

阳明身热，头疼，口燥，漱水不欲入，必衄血，脉微者，犀角地黄汤，茅花汤。

无表症，不寒热，胸腹满，唇燥口干，漱水不欲咽，小便多，必发斑，桃仁承气汤，抵当丸。

衄

表热也。

伤寒，脉浮紧，不发汗，因致衄者，麻黄汤。衄后脉浮者，同。脉已微者，不可用，宜黄芩芍药汤。〔批〕衄后脉浮二方，本《活人》。

太阳病，表症仍在，当发其汗。服药已微除，其人发烦、目瞑，剧者必衄乃解。

火劫，两阳相熏，阳盛则欲衄。

口燥，漱水不欲咽者，必衄，黄芩芍药汤。衄乃解，黄芩汤。

脉浮，发热，口干，鼻燥，能食者则衄，同。

少阴病，但厥无汗，而强发之，必动其血，或从口鼻、或从目出，名下厥上竭，难治。

衄家不可发汗，汗之必直视，不得眠。若脉浮紧，身疼，发热恶寒，宜发之。〔批〕脉浮紧宜发汗，本海藏。

吐 血

皆由误汗、下、火劫而致。

服桂枝汤吐者，其后必吐脓血，黄芩汤，犀角地黄汤。〔批〕用黄芩汤本《准绳》，犀角地黄汤本李氏①。

脉浮热甚，反灸之，必咽燥唾血，茅花汤，解毒汤，黄芩芍药汤。〔批〕用茅花三方，本《准绳》。

少阴症，恶寒发热，无头疼，误大汗，使血从口鼻耳目出者，名阴血，多不语，此与鼻衄阳血不同。但厥无汗，强发动血，难治。见上。

阳毒，咽痛，吐血，面赤，锦斑，升麻鳖甲汤。

便脓血

热病，或微凉，或疏导，无不愈。

太阳病，火熏之，不得汗，必躁，圊血，为火邪。

太阳病，下之，脉沉滑者，协热利，浮滑者，必下血。

淋家发汗，必便脓血。

病人无表里症，发热，下之，脉数不解，下不止，必协热而利，或便脓血，但少腹急结者，桃仁承气汤。

少阴病，一身手足尽热，以热在膀胱，必便血。

伤寒，先厥后发热，下利必自止。若不止者，必便脓血。

热少厥微，指头寒，不欲食，若厥而呕，胸胁烦满者，其后必便脓血。

厥少热多，其病当愈，至七日，热不除者，必便脓血。

下利，寸脉反浮数，尺中自涩者，必圊脓血，并宜桃花汤。

畜② 血

血在上则喜忘，在下则发狂。

太阳病，表症仍在，脉微而沉，发狂者，少腹当硬满，小便自利者，下血乃愈，抵当汤。身黄如狂者，同。或抵当丸。

热结膀胱，如狂，血自下者愈。

---

① 李氏：具体指何人俟考。

② 畜："蓄"之古字。

外解已，但少腹急结者，桃仁承气汤。

阳明症，其人喜忘者，必有畜血。屎虽硬，大便反易，其色必黑，抵当汤。

病胸满疮，舌青口燥，但漱水不欲下咽，无寒热，脉微大来迟，腹不满，其人言我满，为有瘀血。

病如热状，烦满，口干燥，脉反无热，此为阴伏，是瘀血也，桃仁承气汤。

腹中雷鸣

坏病，误下误汗而然。

伤寒中风，反下之，下利，谷不化，腹中雷鸣，心下痞硬，甘草泻心汤。

汗解后，胃中不和，心下痞硬，干噫食臭，胁下有水气，腹中雷鸣，下利，生姜泻心汤。

蜷

皆阴寒之极，见阳经者有表症，亦宜用温经之剂。

少阴下利，若利止，恶寒而蜷，手足温者可治，四逆汤，真武汤。

少阴病，恶寒而蜷，时自烦，欲去衣被者可治，小柴胡汤。

〔批〕用四逆、真武本《准绳》，用小柴胡本《活人》。

蜷，利，逆冷，不烦而躁者，死。

四肢拘急

不拘何经，皆阴寒所致。

太阳病，发汗，漏不止，恶风，小便难，四肢微急，难以屈伸，桂枝加附子汤。

风湿相搏，骨节烦疼，不得屈伸，恶风，或身微肿者，甘草附子汤。

脉浮，自汗，小便数，心烦，微恶寒，脚挛急，桂枝加附子汤。

大汗出，热不去，内拘急，四肢疼，又下利，厥逆，恶寒者，四逆汤。

易病，膝胫拘急，烧裈散。

吐已下断，汗出而厥，四肢拘急不解，脉微欲绝，通脉四逆加猪胆汁汤。

瘛 疭

〔批〕瘛者筋急，疭者筋缓。

风热甚之病。

风温被火者，轻则发黄，重则惊痫瘛疭，防风通圣散。

不因汗下后者，羌、防、芩、连、柴、芍、归、芎、生地、天麻之类，有痰加竹沥、南星、半夏，如风邪急搐，须加全蝎、僵蚕之类。若经汗下后者，多难治，须用小续命汤、大建中汤增损主之。〔批〕三方本骆①说。

身 痒

荣卫气虚，微邪在表，无从而出故也。

太阳病，如疟状，面色反有热色者，以其不能得小汗出，身必痒，桂麻各半汤。

阳明病，法多汗，反无汗，身如虫行皮中痒者，同。或用术甘汤，或黄芪建中汤。〔批〕用术甘二方，本《活人》。

除 中

脏寒当不能食，反能食者是也。

伤寒脉迟，而反与黄芩汤彻其热，腹中应冷，反能食者，此名除中，必死。

眼睛不慧，语言不出，而谷食反多，此为除中，口虽欲言，舌不能言。

手足厥冷而利，不当食而能食，恐为除中，试与索饼②食之，

---

① 骆：指骆龙吉。

② 索饼：面条。

发热者除中，不发热者非也。

下 重

泄利下重。

少阴病，四逆，泄利下重，四逆散加薤白。若热者，白头翁汤。

脉浮宜以汗解，火灸之，邪无从出，因火而盛，病从腰以下必重而痹，名火逆。

脉迟浮弱，恶风寒，反下之，遂不食，胁痛，身黄，项强，小便难，复与柴胡汤，必下重。

下利，脉沉弦者，下重。

身热恶寒、身寒恶热

病人身大热，反欲得衣者，热在皮肤，寒在骨髓也。身大寒，反不欲近衣者，寒在皮肤，热在骨髓也。二条仲景无治法。热在皮肤，寒在骨髓，药宜辛温，或先用阴旦汤，寒已，次以小柴胡加桂温其表。寒在皮肤，热在骨髓，药宜辛凉，或先以白虎加人参汤，热已，次以桂麻各半汤解其表。〔批〕药辛温辛凉本赵氏，用四方本《活人》。

表热里寒、表寒里热

伤寒脉浮滑，此表有热，里有寒，白虎汤。〔批〕里有寒，柯集作"里有邪"。

少阴病，下利清谷，内寒外热，手足厥逆，脉微欲绝，身反不恶寒，其人面赤色，或腹痛，或干呕，或咽痛，或利止脉不出者，通脉四逆汤。

既吐且利，小便复利，大汗出，下利清谷，里寒外热，脉微欲绝，四逆汤。

脉浮而迟，表热里寒，下利清谷，同。

下利清谷，里寒外热，汗出而厥，通脉四逆汤。

表热里寒者，脉必沉而迟，手足微厥，下利清谷，此里寒也。

所以阴症亦有发热者，此表热也。四逆汤，通脉四逆汤。

表寒里热者，脉必滑，身厥，舌干也。所以少阴恶寒而蜷，此表寒也；时时自烦，不欲近衣，此里热也，大柴胡汤。〔批〕表热里寒以下，用方本《活人》。

热多寒少、寒多热少

太阳病，发热恶寒，热多寒少，脉微弱者，此无阳也，不可发汗，桂枝二越婢一汤。脉迟者，小建中汤加黄芪。〔批〕脉迟用方本刘氏。

太阳病，如疟状，发热恶寒，热多寒少。不呕，清便欲自可，一日二三度发，脉微缓者，为欲愈。脉微恶寒者，此阴阳俱虚。面色反有热色者，未欲解也，以其不得小汗出，身必痒，桂麻各半汤。〔批〕仲景书只有热多寒少之条，无寒多热少之症。

其合病、并病、两感及温热病、发斑、阳毒、阴毒、狐惑、百合诸症，俱各另详本论后。

动气篇

动气筑筑然跳动者是也。《三注》① 谓土气衰弱，不能制伏水气，遂令饮结而成。按之牢，若痛者，动气也在右肺内症也，不可发汗即兼外邪，亦不可汗。发汗则衄伤脾阳而渴耗胃液，心苦烦，饮即吐水成上逆之症。不可下在右已属脾虚，下之反伤其阴，下之则津液内竭脾伤，胃未有不伤者，咽燥咽为胃系鼻干鼻属阳明，头眩头为阳聚心悸心主血也。方②云：头眩者，肺金衰不能制木，木甚则风生火必炽，心为火脏，水克火，所以悸也。

动气在左肝之内症，不可发汗，发汗则头眩肝主风，汗不止肝

---

① 三注：即《伤寒论三注》。该书是清代医家周扬俊在方有执《伤寒论条辨》、喻嘉言《尚论篇》两书注释的基础上，加以己见而成，故名曰"三注"。

② 方：指清代医家方有执。此处引文见于《伤寒论条辨·卷八·辨不可下病脉证并治》。

不纳血，**筋惕肉眴**动也。液出无敛，筋无以荣。不可下，下之则腹内拘急厥阴肝脉，挟胃络肝，食不下阳气已不宣布，动气更剧，**脾气益虚**，虽有身热胃合于脾，主肌肉而统四肢，卧则欲蜷里寒。阳外阴内之象。

动气在上心之内症，不可发汗，发汗则气上冲，正在心端心属火而主血，肾属水而主气，迫汗则心虚。水克火，故肾乘心之虚，欲上凌之也。不可下，下之则掌握烦热手少阴心之脉抵掌后锐骨之端，入掌内后廉。手心主之脉入掌中。掌热而握不伸，伤阴失养之候，**身上浮冷**火败而土无气，**热汗自泄**汗生于血而主于心，心属火，败则液不敛，孤阳外越之征，**欲得水自灌**求救于外。形容阴极发燥之意，非真能灌也。

动气在下肾之内症，不可发汗，发汗则无汗肾主闭藏，其经少血，**心中大烦**水干则火无制，**骨节苦疼**肾主骨，目运骨之精为瞳子，水干瞳无荣养，**恶寒**肾合太阳寒水，**食则反吐谷，不得前**肾为胃关，肾败则关不利。不可下，下之下已无阳，中州甚虚则腹胀满肾痹，**卒起头眩**肾脉上贯肝膈，并诸阳上聚之地亦虚，**食则下清谷**虚寒，**心下痞也**肾脉支者从肺出，络心注胸中也。

《三注》：《难经》动气有五，此言四脏而不及脾，岂以脾不与四脏同禁耶？抑欲人与四脏同推耶？

愚按：四脏动气，皆本脾虚结饮，汗下皆关脾胃津液，四脏病，脾胃俱连在中矣。

仲景但言不可汗下，不言治法，统宜理中去术加桂、苓为合法也。

附：《活人》《保命》动气各方

汗后，动气在右，《活人》：先服五苓散，次服竹叶石膏汤见痉后。

汗下后，动气在右，《保命》用前胡散。

前胡　赤茯苓　大腹皮　人参各五钱　木香　槟榔　大黄各三钱

为细末，每五钱，沸汤点服。

汗后，动气在左，《活人》先用防风白术牡蛎散。

防风　牡蛎煅粉　白术等分

为细末，每二钱，酒或米饮调服，日三。

汗止，次服黄芪建中汤见虚劳。

汗下后，动气在左，《保命》用防葵散。

防葵两　木香忌火　柴胡　黄芩各五钱

为末，每五钱，煎服。

时珍曰：防葵乃《神农》上品药，皆言无毒。《别录》所言乃狼
毒，非防葵也，狼毒之乱防葵，其来远矣。

汗后，动气在上，《活人》用李根汤。

半夏　当归　芍药　茯苓　桂枝　黄芩　甘草　甘李根白皮
等分

每五钱，入姜煎服。

汗下后，动气在上，《保命》用枳壳散。

枳壳麸炒　诃黎勒　木香不见火。各五钱　赤茯苓　当归　三棱
炮。各两

为细末，每五钱，沸汤点服。

汗后，动气在下，《活人》用大橘皮汤。

橘皮两半　生姜两　枣子八枚　甘草炙，五钱　人参钱　竹茹
半升

煎服。

吐止后，服小建中汤见少阳。

汗下后，动气在下，《保命》用茯苓散。

赤茯苓两　桂心　大腹皮　茴香炒　良姜各五钱　槟榔三钱

为细末，每五钱，沸汤点服。

如久不治，传为积热，治之难痊，不可汗下也。

摘陶氏十法[①]

发狂难制

以炭烧红，淬醋中，使气入鼻即定。方可察其阴阳。初病起，头痛发热，传里时热极发狂，当下之。

初病起，头不痛，身微热，面赤，烦躁，欲坐卧凉水中，阴极似阳，当温之。

须察脉有力无力。

腹中痛甚

将凉水一碗，与病人饮之，其痛稍减者，属热，当凉之。不愈，渴而大便实者，下之。若小腹痛，大便黑，小便利，身目黄者，畜血也，行血药下之。

若饮水痛增者，属寒，当温之。仍须察脉有力无力。

寒　症

脉伏，或吐泻、脱而无脉，以姜汁、好酒各半盏，与病人服，脉出者生，不出者死。

舌上有苔

不拘何色，用井水浸新青布拭净后，用生姜浸水刮之，或以薄荷末入蜜擦之。

若色黄者，下之自退。

鼻衄不止

山栀炒黑为末，井水调服，或吹入鼻中，外用湿草纸搭于鼻上，其血自止。

热邪传里

服药后，将盐炒麸皮一升，绢包，于病人腹上熨之，药气得

---

① 陶氏十法：出自明·陶华《伤寒六书》所载"杀车槌法"中的"劫病法"。

热则行，大便易通。

吐血不止

韭汁磨陈墨呷之。如无韭汁，鸡子白亦可。赤属火，黑属水，有相制之理也。

阴　毒

昏不知人，四肢如冰，唇青甲黑，药不得入，用葱饼熨之。法见白通汤后。约三饼后稍醒，先灌姜汁，后服药。如不醒，再灸关元穴。

热邪亢极

黄连一两，煎水一碗，放井中待冷，浸新青布搭胸上，稍热即易之，热稍减即止。夏月方用此法。

服药即吐

将生姜汁半盏，热饮即止。

热药寒饮，寒药热饮，中和之剂温饮，渐次服之。

用水火二法

用火法

以火烧地，布桃叶，柏叶亦可，设席，置病人于上，即汗出。或醋炒香附，热熨胸背即汗。

用水法

伤寒思饮水，为欲愈，新汲水少少与之，待再思再与。

热甚者，青布渍新水薄之。法详热病甚者。置病人于水中，或浸手足，或漱口。若表未解及阴症似阳者，忌之。

表不解，无汗，用葱、艾、菖蒲煎热水浴之，名外提表法。

卷　四

伤寒总论

柯云：起手先立总纲一篇，令人开卷便知伤寒家脉症得失之大局矣。每经各立总纲一篇，读之便知本经之脉症大略矣。每篇各标一症为题，看题便知此方之脉症治法矣。

〔批〕发阳发阴。

病有发热恶寒者，发于阳也；无热恶寒者，发于阴也。

喻云：无热恶寒指寒邪初受未菀为热而言，少间则仍发热矣。后文太阳病，或未发热，或已发热，正互明其义也。

柯云：发阴指阳症之阴，非指直中于阴。阴阳指寒热，勿凿分营卫。无热恶寒，斯时头项强痛已见，第阳气闭菀，尚未宣发，其恶寒、体痛、呕逆、脉紧，纯是阴寒为病，故称发于阴，此太阳病发于阴也。阳明发病之"一日，不发热而恶寒"，斯时寒邪凝敛，身热恶热全然未露，但不头项强痛，是知阳明之病发于阴也。推此，则少阳往来寒热，但恶寒而脉弦细者，亦病发于阴；而三阴之反发热者，便是发于阳矣。

〔批〕阳七阴六。

发于阳者七日愈，发于阴者六日愈，以阳数七、阴数六故也。

喻云：阳数七，主进；阴数六，主退。

柯云：寒热者，水火之本体；水火者，阴阳之征兆。七日合火之成数，六日合水之成数，至此则阴阳自和，故愈。

〔批〕阴阳相得则解。

问曰：凡病欲知何时得何时愈？答曰：假令夜半得病者，明日日中愈；日中得病者，夜半愈。何以言之？日中得病夜半愈者，以阳得阴则解；夜半得病明日日中愈者，以阴得阳则解也。

阴盛极而阳生，阳盛极而阴生，阴阳之相生，正阴阳之相得，即阴阳之自和也。然此指病在一二日愈者言耳，如六七日愈者，则六经皆以主时解，是又阳主昼而阴主夜矣。

〔批〕阴阳十脉。

脉浮、大、滑、动、数，此名阳也；脉沉、弱、涩、弦、微、迟，此名阴也。〔批〕按原本无"迟"字，此以"微"即属弱，故添"迟"字，以与"数"对。

脉有十种，阴阳两分，即具五法。浮、沉是脉体，大、弱是脉势，滑、涩是脉气，动、弦是脉形，迟、数是脉息，总是病脉而非平脉也。脉有对看法，有正看法，有反看法，有平看法，有互看法，有彻底看法。如有浮即有沉，有大即有弱，有滑即有涩，有数即有迟。合之于病，则浮为在表，沉为在里，数为在腑，迟为在脏，大为有余，弱为不足，滑为气多，涩为血少，动为搏阳，弦为搏阴，此对看法也。〔批〕对看法。如浮、大、滑、动、数，脉气之有余者，名阳，当知其中有阳胜阴病之机；沉、弱、涩、弦、迟，脉气之不足者，名阴，当知其中有阴胜阳病之机，此正看法也。〔批〕正看法。其始为浮、为大，为滑、动、数，其继也反沉、反弱，反涩、弦、迟者，是阳消阴长之机，其病为进；其始也为沉、为弱，为涩、弦、迟，其继也微浮、微大，微滑、动、数者，是阳进阴退之机，其病为欲愈，此反看法也。〔批〕反看法。浮为阳，如更兼大、动、滑、数之阳脉，是为纯阳，必阳盛阴虚之病矣；沉为阴，而更兼弱、涩、弦、迟之阴脉，是为重阴，必阴盛阳虚之病矣，此为平看法。〔批〕平看法。如浮而弱、浮而涩、而弦、而迟者，此阳中有阴，其人阳虚而阴气早伏于阳脉中也，将有亡阳之变，当以扶阳为急务矣；如沉而大，沉而滑、而动、而数者，此阴中有阳，其人阴虚而阳邪下陷于阴脉中也，将有阴竭之患，当以存阴为深虑矣，此为互看法。〔批〕互看法。如浮、大、滑、动、数之脉体虽不变，然始为有力之强阳，终为无力之微阳，知阳将绝矣；沉、弱、涩、弦、迟之脉，虽喜变而为阳，如忽然暴见浮、大、滑、动、数之状，是阴极似阳，知返照之不长，余烬之易灭也，是谓彻底看法。〔批〕彻底看法。更有真阳真阴之看法，所谓阳者，胃脘之阳也，脉有胃气，是知不死；所谓阴者，真脏之阴也，脉见真脏者死。〔批〕真阴真阳脉看法。然邪气之来也紧而疾，谷气之来也徐而和，此又不得以迟数定阴阳矣。

〔批〕浮沉迟数。

寸口脉浮为在表，沉为在里，数为在腑，迟为在脏。

寸口兼两手六部而言，不专指右寸也。气口成寸，为脉之大会，死生吉凶系焉，则内外脏腑之诊，全赖浮沉迟数为大纲耳。凡脉之不浮不沉而在中，不迟不数而五至者，谓之平脉，是有胃气。若一见浮沉迟数之象，斯为病脉矣。浮象在表，应病亦为在表，浮脉虽有里症，主表其大纲也；沉象在里，应病亦为在里，沉脉虽或有表症，主里其大纲也。数为阳主热，而浮数应表热，沉数应里热，虽数脉亦有病在脏者，然主腑其大纲也；迟为阴主寒，而浮迟应表寒，沉迟应里寒，虽迟脉多有病在腑者，然主脏其大纲也。〔批〕表里腑脏分主大纲。脉状总括于四者之中，又以独浮、独沉、独迟、独数为准则，而独见何部，即以何部深求其表里脏腑之所在，病无遁情矣。

凡阴病见阳脉者生，阳病见阴脉者死。

《准绳》云：大纲当以静躁言，下后静者生，躁者死，不可拘。以阴病见阳脉，邪气散也；阳病见阴脉，邪气秉虚而入也。丹溪曰：考之论中，阳病得阴脉，有本病自得者，有因医而得者，仲景著治法甚详，未暇枚举，求其所谓阴阳而为生死之辨者无有，此吾之所以重有疑也。

柯云：起口用"凡"字，是开讲法，不是承接法。此与上文阴阳脉字同而义则异也。上文沉、涩、弱、弦、微是病脉，不是死脉，其见于阳病最多。此阳脉指胃气言，所谓二十五阳者是也，五脏之阳和发见，故生；阴脉指真脏言，胃脘之阳不至于手太阴，五脏之真阴发见，故死。〔批〕独见创解，可释千古之疑。

寸脉下不至关为阳绝，尺脉上不至关为阴绝，此皆不治，决死也。若计余命生死之期，期以月节克之也。

阴阳升降，以关为界。阳生于尺而动于寸，阴生于寸而动于尺，阴阳互根之义也。寸脉居上而治阳，尺脉主下而治阴，上下分司之义也。寸不至关，则阳不生阴，是为孤阳；尺不至关，则阴不生阳，是为孤阴。要之，不至关是阴阳将绝之兆，而非竟绝也。此皆不治，言因前此失治以至此，非不可治也。〔批〕非不可治，说实有理。夫上部有脉，下部无脉，尚有吐法。上部无脉，下部有脉，尚为有根。即脉绝不至，尚有灸法，岂以不至关便为死脉哉？脉以应月，每月有节，节者月之关也。失时不治，寸不至关者，遇月建之属阴，必克阳而死；尺不至关者，遇月建之阳支，则克阴而死，此决死期之法。若治之得宜，则阴得阳、阳得阴而解，阴阳自和而愈矣。

寸口、关上、尺中三处，大小、浮沉、迟数同等，虽有寒热不解者，此脉阴阳为和平，虽剧当愈。

阴阳和平，是纯阴纯阳，无驳杂之谓，是未愈时寒热不解之脉。虽剧当愈，正使人知调其阴阳使和平也。

伤寒一日，太阳受之。脉若静者，为不传。颇欲吐，若躁烦，脉数急者，为传也。

太阳主表，寒邪伤人，脉见太阳之浮，不兼伤寒之紧，即所谓静也。传者，即《内经》人伤于寒而传为热之传，经络相传之谓也。〔批〕此亦独见创解。

伤寒二三日，阳明、少阳症不见者，为不传也。

伤寒一日太阳，二日阳明，三日少阳者，是言见症之期，非传经之日也。经曰：邪中于面，则下阳明；中于项，则下太阳；中于颊，则下少阳。其中膺背两胁，亦中其经。盖气有高下，病有远近，适至其所为故也。夫三阳各受寒邪，不必自太阳始。伤寒二日，当阳明病。若不见阳明表症，是阳明之热不传于表也。三日少阳亦然。

伤寒三日，三阳为尽，三阴当受邪。其人反能食而不呕，此为三阴不受邪也。

受寒三日，不见三阳表症，是其人阳气冲和，不与寒争，寒邪亦不得入，故三阳尽不受邪也。若阴虚而不能支，则三阴受邪气。经曰：中于阴者，从臂胻始。故三阴各自受邪，不必阳经传授。〔批〕三阴各自受邪，不必阳经传授。所谓太阴四日、少阴五日、厥阴六日者，亦以阴经之高下为见症之期，非六经部位以次相传之日也。三阴受邪，病为在里。故邪入太阴，则腹满而吐，食不下；邪入少阴，欲吐不吐；邪入厥阴，饥不欲食，食即吐蛔。所以然者，邪自阴经入脏，脏气实而不能容，则流于腑。腑者胃也，入胃则无所复传，故三阴受病，已入于腑者，可下也。若胃阳有余，则能食不呕，可预知三阴之不受邪矣。盖三阳皆看阳明之转旋，三阴之不受邪者，借胃为之蔽其外也，则胃不特为六经出路，而实为三阴外卫矣。胃阳盛，则寒邪自解；胃阳虚，则寒邪深入阴经而为患；胃阳亡，则水浆不入而死。要知三阴受邪，关系不在太阳，而全在阳明。

〔批〕阳去入阴。

伤寒六七日，无大热，其人躁烦者，此为阳去入阴故也。

上文论各经自受寒邪，此论阳邪自表入里也。凡伤寒，发热至六七日，热退身凉为愈。此无大热，则微热尚存。伤寒一日，即见烦躁，是阳气外发之机。六七日，乃阴阳自和之际，反见烦躁，是阳邪内陷之兆。阴者指里而言，非专指三阴也。或入太阳之本，而热结膀胱；或入阳明之本，而胃中干燥；或入少阳之本，而胁下硬满；或入太阴，而暴烦下利；或入少阴，而口燥舌干；或入厥阴，而心中疼热，皆入阴之谓。

〔批〕经尽再作。

太阳病，头痛至七日以上自愈者，以行其经尽故也。若欲再作经者，针足阳明，使经不传则愈。

旧说伤寒日传一经，六日至厥阴，七日再传太阳，八日再传阳明，谓之再经。夫仲景未尝有日传一经之说，亦未有传至三阴而尚头痛者。曰头痛，是未离太阳可知；曰行，则与传不同；曰其经，是指本经而非他经矣。〔批〕传经之辨，明白快畅。发于阳者七日愈，是七日乃太阳一经行尽之期，不是六经传变之日。经曰七日太阳病衰，头痛少愈，有明证也。故不曰传足阳明，而曰欲再作经，是太阳过经不解，复病阳明，而为并病也。本论传经之说，惟见于此。盖阳明经起于鼻頞①，旁纳太阳之脉，故有传经之义。目疼鼻干，是其症也。若脚挛急，便非太阳传经矣。不知太阳传六经、阳明传少阳之说何据？细审仲景转属、传系、并病、合病诸条，传经之妄，不辨自

---

① 頞：原作"额"，据文义改。

明矣。

〔批〕表解不了了。

风家，表解而不了了者，十二日愈。

不了了者，余邪未除也。七日表解后，复过一候，而五脏元气始充，故十二日精神慧爽而愈。此虽举风家，伤寒概之矣。如太阳七日病衰，头痛少愈，曰衰曰少，皆表解而不了了之谓也。六经部位有高下，故发病有迟早之不同。如阳明二日发，八日衰，厥阴至六日发，十二日衰，则六经皆自七日解，而十二日愈矣。若误治，又不在此例。

总注云：仲景分别六经，俱有中风伤寒脉症治法。叔和时，太阳篇存者多而失者少，他经存者少而失者多。阳明篇尚有中风脉症二条，少阳①经只症一条，而不及脉，三阴俱有中风欲愈脉，俱无中风未愈脉症。以《伤寒论》为全书，不亦疏乎？

本论之注，以柯为主，间录及他说，则以柯云别之，全则不注。后仿此。

太阳脉症

仲景作论，大法六经各立病机一条，提揭一经纲领，必择本经至当之脉症而表章之。

〔批〕太阳病。

太阳之为病，脉浮，头项强痛而恶寒。

喻云：此太阳病之总脉总症，统中风、伤寒而言也。

柯云：六经虽各有表症，惟太阳主表，故表症表脉独得其全。如脉浮为在表，太阳浮而有力，与阳明之兼长大，少阳之兼弦细，三阴之微浮者，不侔矣。头项主一身之表，太阳经络荣于头，会于项，故头连项而强痛，与阳明头额痛、少阳头角痛者少间矣。恶寒为病在表，六经虽各恶寒，而太阳兼寒水之化，故恶寒特甚，与阳明二日自止、少阳往来寒热、三阴之内恶寒者悬殊矣。后凡言太阳病者，必据

---

① 少阳：原作"少阴"，据《伤寒来苏集·伤寒论注·伤寒总论》改。

此条脉症。

〔批〕太阳病。

太阳病，发热，汗出，恶风，脉缓者，名为中风。

喻云：中风，即谓伤风亦可。

柯云：风为阳邪，风中太阳，两阳相搏，而阴气衰少。阳浮故发热，阴弱故汗出。中风恶风，类相从也。风性散漫①，脉应其象，故浮而缓。若太阳初受病，见如此脉症，即名中风。

〔批〕伤寒。

太阳病，或已发热，或未发热，必恶寒，体痛，呕逆，脉阴阳俱紧者，名曰伤寒。

太阳受病，有即发热者，有至二日发者，盖寒邪凝敛，热不遽发，非若风邪易于发热耳。然即发热之迟速，则其人所禀阳气之多寡，所伤寒邪之浅深，因可知矣。恶寒本太阳本症，此复言者，别于中风之恶寒也。中风固见风而兼恶寒，伤寒则无风而更恶寒矣。寒邪外束故体痛，内侵故呕逆。寒则令脉紧，阴阳指浮沉而言，不专指尺寸也。然天寒不甚，而伤之轻者，亦有身不疼、脉浮缓者矣。

〔批〕温病。

太阳病，发热而渴，不恶寒者，为温病。

太阳病而渴，是兼少阴矣。然太少两感者，必恶寒，而且烦满。今不烦满，则不涉少阴，反不恶寒，则非伤寒，而为温病矣。温病内外皆热，所以别于中风、伤寒之恶寒发热②也。此概言太阳温病之症。太阳一经，四时俱能受病，不必于冬。人之温病，不必因于伤寒。且四时俱能病温，不必于春。推而广之，则六经俱有温病，非独太阳一经也。

〔批〕风温。

发汗已，身灼热者，名曰风温。

上条不是发明《内经》"冬伤于寒，春必病温"之义，此正与

① 漫：原作"慢"，据《伤寒来苏集·伤寒论注·太阳脉证》改。

② 恶寒发热：原作"内外发热"，据《伤寒来苏集·伤寒论注·太阳脉证》改。

《内经》伏寒病温不同处。太阳中暑，亦有因于伤寒者，虽渴而仍恶寒。太阳温病，反不恶寒而渴者，是病不因于寒，而因于风。发热，病为在表，法当汗解。然不恶寒，则非麻黄、桂枝所宜矣。风与温相搏，发汗不如法，风去而热反炽。灼热者，两阳相熏灼，转属阳明之兆也。

同上条俱详温病。

〔批〕湿痹。

太阳病，关节疼痛而烦，脉沉而细者，此名湿痹。

上条不恶寒，是太阳变症；此条脉沉细，是太阳变脉。渴是少阴症，沉细是少阴脉。太阳、少阴为表里，故脉症相似也。然湿自内发，与外感不同。湿伤于下，与伤上不同。湿流骨节，故疼痛；太阳之气不宣，故烦；湿气痹闭而不行，故脉应其象而沉细。太阳之脉，从风则缓，寒则紧，湿则细，伤上则浮，伤下则沉，当因症而合脉也。

〔批〕解时。

太阳病，欲解时，从巳至未上。

巳午为阳中之阳，故太阳主之。至未上者，阳过其度也。人身阴阳，上合于天，天气至太阳之时，人身太阳之病得借其王气而解，此天人感应之理也。

〔批〕汗出解。

欲自解者，必当先烦，乃有汗而解。何以知之？脉浮，故知汗出解也。

喻云：天地菀蒸而雨作，人身烦闷而汗出，气机之动也。设脉不浮，则不能作汗，其烦则为内入之候矣。

柯云：欲自解，便寓不可妄治意。烦为阳邪内扰，汗为阳气外发，浮为阳盛之脉，脉浮则阳自内发，故可必其先烦。当待其有汗，勿遽妄投汤剂也。汗出则阳胜，而寒邪自解矣。若烦而不得汗，或汗而不解，则审脉定症，麻黄、桂枝、青龙随所施而恰当矣。

〔批〕战汗解。

问曰：病有战而汗出，因得解者，何也？答曰：脉浮而紧，

按之反芤，此为本虚，故当战而汗出也。其人本虚，是以发战。以脉浮，故当汗出而解。若脉浮而数，按之不芤，此人本不虚。若欲自解，但汗出耳，不发战也。

战即振栗之谓。治病必求其本，本者，其人平日禀气之虚实。

〔批〕不战不汗解。

问曰：病有不战不汗出而解者，何也？答曰：其脉自微，此以曾经发汗，若吐、若下、若亡血，以内无津液。此阴阳自和，必自愈，故不战不汗出而解也。

内无津液，安能作汗？战由汗发，无汗故不战也。妄治之后，内无津液，必当调其阴阳。不然，脉微则为亡阳，将转成阴症矣。

〔批〕汗出不汗出解。

问曰：伤寒三日，脉浮数而微，病人身凉和者，何也？答曰：此为欲解也，解以夜半。脉浮而解者，濈然汗出也；脉数而解者，必能食也；脉微而解者，必不汗出也。

脉浮数，三日而转微，初发热，今三日而身凉，即伤寒三日、少阳脉小为欲愈之义也。此病本轻，不须合六七日之期，亦不必再求其有汗。夜半阳得阴，则余邪尽解矣。此脉微与前条不同，因未曾妄治，津液未亡，故三日自解。阴平阳秘，不须汗出也。正教人不当妄汗耳。

桂枝汤症

〔批〕桂枝汤定脉定症。

太阳病，头痛太阳本症，发热，汗出，恶风桂枝本症。发热、恶风、头痛，与麻黄症同，此重在汗出。汗不出，便非桂枝症，脉浮弱者桂枝本脉，如但浮不弱，或浮而紧者，便是麻黄汤症，当以汗解，桂枝汤主之此为仲景群方之冠，乃滋阴和阳、调和营卫、解肌发汗之总方。

桂枝赤色通心，温能扶阳散寒，甘能益气生血，辛能解散风邪，内辅君主，发心液而为汗，故麻黄、青龙，凡发汗御寒咸赖之。惟桂枝汤不用麻黄，麻黄汤不可无桂枝也。去粗皮。三两　芍药酸苦微寒，能益阴敛血，内和营气，能止汗。功本在止烦，烦止汗亦止，故反烦、更烦，与心悸而烦者，咸赖之。若倍加之，即建中之剂，非发汗之剂矣。三两　生姜辛温能散，佐桂以解肌。三两　大枣甘温能和，助芍以和里。此不专于发散，又以行脾之津液而和营卫也。麻黄汤专于发散，故不用姜、枣而津液得通矣。十二枚　甘草甘平。有安内攘外之能，用以调和气血者，即以调和表里，且以调和诸药矣。炙，二两

上以水七升，微火煮取三升，适寒温，服一升。〔批〕《类方》①云：桂枝汤全料谓之一剂，三分之一谓之一服。古一两，今二钱零。除姜、枣，一服不过五钱零耳。服已须臾，啜热稀粥升余，以助药力谷气内充，则外邪不复入，余邪不复留。故用之发汗，不至于亡阳；用之止汗，不至于贻患。温覆一时许，遍身漐漐，微似有汗者益佳此汗生于谷，正所以调和荣卫而濡腠理，充肌肉，泽皮毛者也。〔批〕《类方》云：经云谷入于胃，以传于肺。肺，皮毛之主，汗所从出。啜粥，充胃气以达于肺也，观此可知伤寒不禁食矣。不可令如水淋漓，使阴不藏精，精不胜则邪不却，病必不除。若一服汗出病瘥，停后服，不必尽剂。若不汗，更服依前法前自汗乃卫中邪汗。服汤后反无汗，是卫分之邪汗已尽，但谷气未充，精气未敷于营分耳。依前法，便精胜而邪却矣。又不汗，后②服小促其间，半日许，令三服尽药势促则得力。若病重者，一日一夜服一剂尽，病症犹在者，更作服。若汗不出，乃服至二三剂。病重，药必倍之。盖桂枝汤是调和营卫，与麻黄汤专于发表不同，故可重汤叠剂以汗之，不必虑其亡阳也。若施之他方则误矣。《类方》云：服以中病为主，后世见服药得效者，反令多服，无效者即疑药误，又复易方，无往不误矣。禁生冷、黏滑、肉面、五辛、酒酪及臭恶等物凡服药，须当禁此。因桂枝为首方，故著其后。

〔批〕桂枝汤禁三条。

桂枝本为解肌解肌肉之汗，皮肤之汗自出，故不用麻黄，若其人脉浮紧麻黄汤脉，发热汗不出者麻黄汤症，不可与也桂枝汤无麻

---

① 类方：即《伤寒论类方》，清代医家徐大椿著。
② 后：原脱，据《伤寒论》补。

黄开腠理而泄皮肤，有芍药敛阴津而制辛热，恐邪气凝结，不能外解，势必内攻，为害滋大。当须识此，勿令误也。

庞安时曰：若无汗，或手足冷、身冷、不恶寒、反恶热者，慎不可用。又，自汗、小便数者，不可服。自汗为阳虚，小便数为下焦虚寒。初病表里俱虚，病不在表，服此重汗，竭其津液，是虚虚也。

酒客病，不可与桂枝汤。得汤则呕湿热在中，得甘必呕，以酒客不喜甘故也言外当知有葛根芩连以解肌之法。

凡服桂枝汤吐者，其后必吐脓血也。

凡热淫于内者，用甘温辛热以助其阳，不能解肌，反能涌越。热势所逼，致伤阳络，则吐脓血可必也。所谓桂枝下咽，阳盛则毙者以此。

〔批〕中风。

太阳中风，阳浮而阴弱浮为阳，沉为阴。许学士以关前为阳，关后为阴。二说俱通。喻云：阳邪入卫，脉必外浮；营无所护，脉必内弱。柯云：阳浮者，浮而有力。风为阳邪，此浮为风脉。阳盛则阴虚，沉按之而弱。**阳浮者热自发**两阳相搏，是卫强也，**阴弱者汗自出**血脉不宁，是营弱也，**啬啬恶寒**营虚内气馁也，**淅淅恶风**卫虚，外体疏也，**翕翕发热**气蒸湿润之热，比伤寒之干热不同，**鼻鸣**阳邪上壅**干呕**阳邪上逆**者，桂枝汤主之。**

喻云：风寒并举，义重恶风。恶风未有不恶寒者，所以伤寒症中，亦互云恶风。又见恶寒未有不恶风者，后人相传为伤风恶风、伤寒恶寒，苟简辨症，误人多矣。〔批〕恶风恶寒，二者必兼。

柯云：此太阳中风之桂枝症，非谓凡中风者，便当主之也。前条脉症，是概风寒、杂病而言。此条加"中风"二字，其脉其症，悉呈风象矣。

《类方》云：恶寒非若中寒，及阴经之甚热，亦不如阳明之甚。鼻鸣似属阳明，干呕似属少阳，盖三阳相近，故略有兼病，但不甚耳。

〔批〕服汤反烦。

太阳病，初服桂枝汤，反烦热菀于心胸者谓之烦，发于皮肤者谓之热不解者外热，先刺风池、风府风邪本自项入，疏通来路，以出其邪。〔批〕风池在颞颥后发际陷中，风府在项上入发际大筋内宛宛中，却与桂枝汤则愈。

《类方》云：风邪凝结，不仅在卫而在经，刺之以泄经气。

太阳病，发热汗出者，此为营弱阴也卫强阳也，阴弱不能藏，阳强不能密，故使汗出。欲救邪风者《类方》云：提出"邪风"二字，宜桂枝汤主之。

此释中风汗出之义，见桂枝为调和营卫驱风圣药。

〔批〕伤寒脉弱为夹虚伤寒。

形作伤寒恶寒，体痛，厥逆，其脉不弦紧而弱本虚可知。此东垣所云劳倦内伤症也，弱者阴不足，阳气陷于阴分必渴液虚故也，被火者津液亡必谵语胃实，弱者发热身痛不休脉浮，解之宜消息和解其外当汗出而愈谅非麻黄所宜，必桂枝汤，啜热稀粥，汗出则愈矣。此为夹虚伤寒之症。

〔批〕汗解复烦。

伤寒，发汗解麻黄症已罢，半日许复烦余热菀于心胸，脉浮数者因内烦而然，不得仍认麻黄汤脉矣，可更发汗，宜桂枝汤。

前条解伤寒之初，此条解伤寒之后。前条因虚寒，此条因余热。卫解而营未解，故用桂枝更汗也。麻黄汤，纯阳之药，不可以治烦。桂枝汤，内配芍药，莫安营气，正以治烦也。桂枝汤本治烦，服汤后外热不解，而内热更甚，故彼曰反烦。麻黄症本不烦，服汤汗出，外热初解，而内热又发，故曰复烦。〔批〕反烦、复烦解。凡曰麻黄汤主之、桂枝汤主之者，定法也。服桂枝不解，仍与桂枝，汗解后复烦，更用桂枝者，活法也。服麻黄复烦者，可更用桂枝；用桂枝反烦者，不得更用麻黄。且麻黄脉症，但可用桂枝更汗，不可先用桂枝发汗。此又活法中定法矣。〔批〕定法、活法、活法中定法。前二条论治中风，此二条论治伤寒，后二条论治杂病，见桂枝汤之大用如此。

〔批〕发热汗出。

病人脏无他病只在形躯，时发热，自汗出不若外感发热汗出不休而不愈者，此卫气不和也经曰：阴虚阳必凑之，先其时未发热时，阳犹在卫发汗则愈迎而夺之，宜桂枝汤主之。

〔批〕无热自汗。

病尝自汗出者无发热，此为营气和。营气和者外不谐，以卫气不共营气和谐故耳阳气不固，不能卫外。营行脉中，卫行脉外，复发其汗，营卫和则愈，宜桂枝汤。

阳不足者，温之以气，食入于阴，气长于阳也。阳气普遍，便①能卫外而为固，汗不复出矣。

《类方》云：荣气和者，言荣气不病，非调和之和。自汗与发汗迥别，自汗乃营卫相离，发汗使营卫相合，自汗伤正，发汗驱邪。复发者，因其自汗而更发之，则营卫和，自汗止矣。

〔批〕外症未解不可下，此禁下总诀。

太阳病外症未解，不可下也，下之为逆，欲解外者，宜桂枝汤。

外症初起，有麻黄、桂枝之分。如当解未解时，惟桂枝汤可用，故为伤寒、中风、杂病解外之总方。凡脉浮弱、汗自出而表不解者，咸得而主之也。即阳明病脉迟、汗出多者宜之，太阴病脉浮者亦宜之，则知诸经外症之虚者，咸得同太阳未解之治法，又可见桂枝汤不专为太阳用矣。

〔批〕汗下后不解。

太阳病，先发汗不解，而复下之误下，脉浮者表症未解，阳邪未陷不愈。浮为在表，当须解外则愈，宜桂枝汤。

解外只宜桂枝，勿以脉浮仍用麻黄汤也。下后仍可用桂枝，可见桂枝方之力量矣。

〔批〕下后其气上冲。

太阳病下之，其气上冲者阳气有余，故外虽不解，亦不内陷，可与桂枝汤，用前法啜热稀粥法，后文同。汗之则上冲者，因而外解矣。若不上冲者，不得与之邪已下陷。

上条下后未解脉，此条下后未解症。

---

① 便：原作"使"，据《伤寒来苏集·伤寒论注·桂枝汤证上》改。

〔批〕振栗汗解。

〔批〕下之而表自解。

太阳病未解，脉阴阳俱停相等之谓，必先振栗阴津内发之兆，汗出阳气外发之征而解阴阳自和。但阳脉微者，先汗出而解。但阴脉微者阳脉仍浮，阳气重可知，下之而解脉与风寒初中虽同，而热久汗多，津液内竭，不得执太阳禁下之定法矣。表病亦有因里实而不解者，须下之而表自解。若欲下之有踌躇顾虑之意，宜调胃承气汤以其胃不调而气不承，故宜之。方见阳明。

〔批〕下后复汗作冒。

太阳病，下之而不愈，因复发汗，此表里俱虚妄汗下，亡津液。其阳邪仍实，故表里不解，其人因致冒如有物蒙蔽之状，冒家欲汗之兆。因妄下后，阳气怫菀在表，汗不得遽出耳汗出自愈未尝指定服药。所以然者，汗出表和故也。得里未和津液两虚，阳已实于里，然后复下之治不为逆。

〔批〕下利清谷，身疼。

伤寒寒邪在表，医下之，续得下利移寒于脾清谷不止胃阳已亡，身疼痛者表里皆困，急当救里；清便自调里症既瘥，身疼痛者表邪仍在，急当救表。救里宜四逆汤方见少阴，救表宜桂枝汤。〔批〕寒多者便清谷，热多者便脓血。

身疼本麻黄症，而下利清谷，腠理之疏可知，必桂枝汤和营卫，而痛自解。温中后，仍可用之，其神乎神矣。

下利，腹胀满即伏清谷之机，身体疼痛者，先温其里不待其急而始救也，乃攻其表里和而表不解，可专治其表，故不曰救而曰攻。温里宜四逆汤，攻表宜桂枝汤。

〔批〕吐利止而身痛不休。

吐利止而身痛不休者营卫不和，当消息和解其外，宜桂枝汤小和之小与之法。

盖脉浮数，身体痛，本麻黄之任，而在汗下后，则反属桂枝，是又桂枝之变脉变症，而非麻黄之本脉本症矣。

〔批〕下后复汗，心痞恶寒。

伤寒大下后，复发汗，心下痞误下，里症，恶寒者汗后未解症，表未解也。不可攻痞，当先解表，表解乃可攻痞表里交持，仍当先表后里，与救急法不同。解表宜桂枝汤，攻痞宜大黄黄连泻心汤方见本经后。

表里症，仲景有两解表里者，有只解表而里自和者，有只和里而表自解者，与此先救里后救表、先解表后攻里，遂成五法。

〔批〕不大便，头痛身热。

伤寒，不大便阳明为主，然太阳亦有不大便者，阳气太重也六七日是解病之期，头痛太阳为主，然阳明亦有头痛者，浊气上冲也有热者七日来仍不大便，则头痛身热属阳明，外不解由于内不通也，与承气汤下之，里和而表自解。其大便圂者自去，知不在里，仍在表也头痛身热，仍是太阳，当须发汗宜桂枝汤。若头痛者汗后热退而头痛不除，阳盛于阳位也，必衄阳络受伤，必衄乃解，宜桂枝汤。

柯云："大便圂"，从宋本订正，他本作"小便清"者谬。宜桂枝，不是用桂枝止衄，亦非用在已衄后也。

〔批〕如疟状，热多寒少。

太阳病，得之八九日当解未解之时，如疟状虚实互有之症，发热恶寒太阳主病，热多寒少主胜客负，将解之兆，其人不呕胃无邪，圂便胃不实欲自可，一日二三度发邪无可容之地。脉微缓者是有胃气，应不转属阳明，为欲愈也；脉微热虽多而脉无和缓之意而恶寒者寒虽少而恶之更甚，此阴阳俱虚阴弱发热，阳虚恶寒，不可更发汗、更吐、更下也当调其阴阳，勿妄治，以虚其虚。〔批〕《类方》云：当静以养之，使胃气渐充，则营卫自和。面色反有热色者阳邪怫菀在表，不得发越，未欲解也。以其不得小汗出，身必痒《类方》云：微邪已在皮肤中，欲自出不得，故身痒。《阳明篇》云：身痒如虫行皮中状者，此以久虚故也，宜桂枝麻黄合半汤。

柯云：八九日来，正气已虚，表邪未解，不可发汗，又不可不汗，故立此法。"各半"，宋本作"合半"，今依宋本。

〔批〕大汗乃汗不如法。

服桂枝汤取微似有汗者佳，大汗出病必不除，脉洪大者大烦渴，是阳邪内陷，不是汗多亡阳。此不烦渴，病犹在表，桂枝症未罢，与**桂枝汤如前法**乘其势而更汗之，邪不留矣。是法也，可以发汗，汗生于谷也，即可以止汗，精胜而邪却也。**若形如疟**不用前法，使风寒乘汗，客于元府①，必**复恶寒发热，日再发者**疟发作有时，日不再发，此风气留其处，故日再发为轻。〔批〕形如疟，日再发，**汗出必解，宜桂枝二麻黄一汤**必倍加桂枝以解肌，少与麻黄以开表。

太阳病，发热恶寒，热多寒少，脉微弱者，此无阳也，不可发汗，宜桂枝二越婢一汤。

喻云："无阳"二字，仲景言之不一，后人不解者，皆置为阙疑，不知乃亡津液之通称也，故以不可更汗为戒。然非汗则风寒不解，惟取桂枝之二以治风，越婢之一以治寒，乃为合法。

《类方》云：此无阳与亡阳不同，并与他处之阳虚亦别。盖其人本非壮盛，而邪气亦轻，故身有寒热，而脉微弱。若发其汗，必至有叉手冒心、脐下悸等症，故以此汤清疏营卫，令得似汗而解。况热多寒少，热在气分，尤与石膏为宜。古圣用药之审如此。

柯云：此热多是指发热，不是内热。无阳，是阳已虚而阴不虚。不烦不躁，何得妄用石膏？观麻黄桂枝合半、桂枝二麻黄一二方，皆当汗之症。此言不可发汗，何得妄用麻黄？且此等脉症最多，无阳不可更汗，便是仲景法旨。柴胡桂枝汤乃是仲景佳方，若不头项强痛，并不须合桂枝矣。本论无越婢症，亦无越婢方，不知何所取义，窃谓其"二"字必误也。〔批〕桂枝二越婢一汤②辨。

愚按：越婢汤乃《金匮》中方，其症治非《伤寒论》中所有，似不宜突入。前二说亦未免随文释义，柯说其理甚明，并录之以备临症详审之用。

越婢汤见水肿。

〔批〕肢节烦疼，微呕支结。

伤寒六七日，发热，微恶寒便是寒少，**肢节烦疼**烦疼只在四肢

---

① 元府：即"玄府"。清人为避康熙帝玄烨名讳，改"玄"为"元"。下同。

② 一汤：原作"汤一"，据文义乙正。

骨节间，比身疼腰痛稍轻，外症将解而未去之时也，微呕喜呕之兆，心下支结痞满之始，即阳微结之谓。喻云：结于心之边旁，外症未去者，柴胡桂枝汤主之。

柯云：外症微，故取桂枝之半；内症微，故用柴胡之半。仲景制此轻剂以和阳，便见无阳不可发汗，用麻黄、石膏之谬矣。

汪讱庵曰：此兼太阳，故加桂枝。《脉经》曰：发汗多，亡阳谵语，不可汗下，宜此汤和其营卫以通津液自愈。

方见少阳小柴胡后。

〔批〕坏病。

太阳病三日经曰：未满三日，可汗而已。已发汗汗不解者，须当更汗，若吐，若下，若温针非太阳所宜，而三日中，亦非吐下之时，仍不解者治之不当，此为坏病即变症也，桂枝不中与也桂枝五味成方，减一增一，便非桂枝汤，非谓桂枝竟不可用。下文皆随症治逆法。观其脉症，知犯何逆，随症治之。

误汗，则有遂漏不止、心悸、脐悸等症；妄吐，则有饥不能食、朝食暮吐等症；妄下，则有结胸痞胀、协热下利等症；火逆，则有发黄、圊血、奔豚等症。

〔批〕汗漏不止。

太阳病，发汗太过，遂漏不止阳气无所止息，其人恶风汗多亡阳，风乘虚入，小便难汗竭于表，津竭于里，兼膀胱无阳，不能化气，四肢诸阳之本微急，难以屈伸者阳气者，精则养神，柔则养筋，开阖不得，寒气从之，故筋急而屈伸不利也，桂枝加附子汤主之离中阳虚，不能摄水，当用桂枝以补心阳。

本方加附子坎中阳虚，不能行水，必加附子以回真阳一枚炮，去皮，切片，煎服，不须啜粥。

漏不止，与大汗出同。若无他变症，仍与桂枝汤。若形如疟，元府反闭，故加麻黄。此元府不闭，故加附子。若大汗出后而大烦渴，当用白虎加人参汤。此漏不止，小便难，四肢不利，是阳亡于外，急当扶阳。此与伤寒自汗出条颇同而义殊。彼脚挛急在未汗前，是阴虚。此四肢急在汗后，是阳虚。自汗因心烦，遂漏因亡阳，小便数尚未难，恶寒微，不若恶风之甚，挛急在脚尚轻于四肢不利，故彼用芍药甘草汤，此用桂枝加附子，其命①剂悬殊矣。

〔批〕汗后身疼。

发汗后，身疼痛表虚，不得更兼辛散，故去生姜，**脉沉迟者，**沉为在里，迟为在脏，当远阴寒，故去芍药，**桂枝去芍药生姜新加人参汤**名曰新加者，见表未解无补中法，今因脉沉迟而始用之。

原本桂枝加芍药、生姜各两，人参三两，名桂枝新加汤。

〔批〕原本加芍姜。

喻云：汗后身疼痛，乃阳气暴虚。脉迟，六脉皆然，与尺迟大异。尺迟乃本虚，此为汗后新虚。故于桂枝方中加芍药、生姜以祛邪，加人参以辅正。名曰新加者，明非桂枝汤中之旧法也。

汪切庵亦云：沉迟，汗后血虚也。正气虚矣，外邪岂能出乎？与桂枝汤以解未尽之邪，加芍药、人参敛阴以益营。

〔批〕柯本去芍姜论。

愚按：柯本与原本迥异，然谓依宋本，则此谅非创说。且其注去生姜、芍药，理更精确。又谓存甘温之品以和营，更兼人参以通血脉，理和而表自解。比前二说，其义更圆而无弊。又云与用四逆汤治身疼脉沉之法同义。彼在未汗前，而脉反②沉，是内外皆寒，故用姜附辛热，协甘草以逐里寒，而表寒自解。此在发汗后，而脉沉迟，是内外皆虚，故用人参之补中益气，领桂枝、甘、枣而通血脉，则表里自和也。此又与桂枝人参汤不同。彼因妄下而胃中虚寒，故用姜、术；尚协热表，故倍桂、甘。此因汗不如法，亡津液而经络空虚，故加人参；胃气未伤，不须白术，胃中不寒，不须干姜。此温厚和平之剂也。

喻云：桂枝理中汤，乃革去理中之名，但曰桂枝人参汤。人参尚主半表，故曰新加。理中全不主表，故革其名。此皆仲景精微之蕴也。

---

① 命：使用。
② 反：原作"又"，据《伤寒来苏集·伤寒论注·桂枝汤证下》改。

〔批〕里虚恶寒。

发汗，病不解，反恶寒者，虚里虚故也表虽不解，急当救里，芍药甘草附子汤主之。

芍药　甘草炙，各二两　附子一枚，炮，去皮

煎。

桂枝汤去桂、姜、枣，加附子以温经散寒，助芍药、甘草以和中。

脚挛急，芍药甘草汤治阴虚，此阴阳俱虚，故加附子，皆治里不治表之义。

《集解》：营虚汗出，卫虚恶寒，附子回阳，芍药敛阴，此阴阳两虚之救法。

〔批〕心下悸。

发汗过多，其人叉手自冒心外欲有所卫，心下悸汗多则心液虚，心气馁，欲得按者内欲有所凭，望而知其虚，桂枝甘草汤主之。

桂枝为君，四两，去皮　甘草独任为佐，二两，炙

煎。

桂枝汤去姜之辛热，枣之泥滞，并不用芍药，不借其酸收，且不欲其苦泄，甘温相得，气血和而悸自平，与心中烦、心下有水气而悸者迥别。

〔批〕脐下悸。

发汗后，其人脐下悸心下悸欲按者，心气虚。脐下悸者，肾水乘火而上克，欲作奔豚尚未发也。豚为水畜，奔则昂首疾驰，酷肖水势上干之象，茯苓桂枝甘草大枣汤主之。

茯苓以伐肾邪，八两　桂枝以保心气，四两，去皮　甘草二两　大枣十二枚，培土以制水　甘澜水用瓢扬万遍。水性咸寒而重，扬之则甘而轻，状似奔豚，而性则柔弱，故名劳水，取其不助肾邪

先煮茯苓一堆趋下，纳诸药，煎，温服。

〔批〕无汗，心下满痛，便秘。

服桂枝汤汗出不彻，或下之，仍头项强痛，翕翕发热，无汗外不解，心下满，微痛水气凝结，小便不利者病根在心下，而病机在

膀胱。若小便利，病为在表，仍当发汗。今不利，是太阳之本病在里，**桂枝去桂**《集解》：表症未退，复增满痛便秘，邪已内陷，故去桂枝表药加茯苓白术汤主之。**小便利则愈。**〔批〕《类方》云：此症乃亡津液而有停饮者也。

芍药三两　**甘草**炙，二两，以除痛　**生姜**散痛祛寒　**茯苓**　**白术**各三两，以生津导水　**大枣**十二枚，以和胃，安内即所以攘外也

煎。

柯云：此水结中焦，只可利而不可散，所以与小青龙、五苓散不同法。但得膀胱水去，而太阳表里症悉除也。

〔批〕协热利有表里症。

太阳病二三日，不得卧，但欲起似与阳明并病，**心下必结**不硬，**脉微弱者**不浮大，**此本有寒分也**久寒留饮，结于心下，宜小青龙以逐水气。**反下之**表实里虚，**当利不止，若利止，必作结胸**太阳之热入，与心下之水气交持不散也；**未止者**里既已虚，表尚未解，宜葛根汤、五苓散辈，**四日复下之**以心下结为病不尽①，**此作协热利**表热里寒不解。**利下不止，心下痞硬，表里不解者，桂枝人参汤主之。**

桂枝　人参　甘草炙，各四两　**白术**三两　**干姜**五两。病根在心下，非辛热何能化痞而软坚，非甘温无以止利而解表，故加桂枝于理中汤中

先煮四味，后纳桂枝双解表里，又一新加法也。

〔批〕协热利有寒热虚实之不同。

太阳病，桂枝症发热头痛，恶风自汗，**医反下之，利遂不止**表邪乘虚入里，遂协热而利，所谓暴注下迫，皆属于热，与脉弱而协热下利者不同，**脉促者**阳盛，**表未解也。喘而汗出者**邪束于表，阳扰于内也。《集解》云：汗出而喘，为邪气外感所致；喘而汗出，为里热气逆所致，**葛根黄连黄芩汤主之。**

柯云：此微热在表，而大热入里，固非桂枝、芍药所能和，厚

---

① 以心下结为病不尽：原作"以为心下结病不尽"，据《伤寒来苏集·伤寒论注·桂枝汤证下》改。

朴、杏仁所宜加。

葛根轻清以解肌，又为治泻要药。八两，为君　**黄连**三两　**黄芩**三两，佐苦寒以清里热　**甘草**炙，二两。甘平以和中，喘自除而利自止，脉自舒而表自解，与补中逐邪之法迥别

先煮葛根，纳诸药煎或加姜枣。

此与上条俱双解表里之法。然上条脉症是阳虚，此条所病是阳盛；上条表热里寒，此条表里俱热；上条表里俱虚，此条表里俱实。同一协热利，同是表里不解，而寒热虚实攻补不同。补中亦能解表，亦能除痞；寒中亦能解表，亦能止利，神化极矣。

〔批〕脉促胸满。

太阳病，下之后，脉促促为阳脉，阳盛则促，阳虚亦促**胸满者**胸满为阳症，阳盛则胸满，阳虚亦胸满。此下后脉促而不汗出，胸满而不喘，非阳盛也，是寒邪内结，将作结胸之症①，**桂枝去芍药汤主之**去芍药之酸寒，则阴气流行，而邪自不结，即扶阳之剂矣。**若微恶寒者**阴气凝聚，**去芍药方中加附子汤主之。**

桂枝四两　**生姜**三两　**甘草**两　**大枣**十二枚　**附子**一枚，炮

煎，温服。

仲景于桂枝汤一加一减，遂成三法。

〔批〕微喘。

太阳病，下之微喘者，表未解也喘为麻黄症，治喘功在杏仁。此妄下后，表虽不解，腠理已疏，故不宜麻黄而宜桂枝，**桂枝加厚朴杏仁汤。**

本方加杏仁五十粒，厚朴二两（去皮）但加杏仁，喘虽微，恐不胜任，复加厚朴以佐之，喘随汗解。

喘家，作桂枝汤，加厚朴、杏仁佳《类方》云：前乃误下之喘，此乃本然之喘。

〔批〕腹满时痛；大实痛。

本太阳病，医反下之，因而腹满时痛者，属太阴也是阳邪转

① 症：原作"脉"，据《伤寒来苏集·伤寒论注·桂枝汤证下》改。

属，非太阴本病，**桂枝加芍药汤主之**。

本方表症未罢，故仍用以解外**加芍药三两**满痛既见，故倍加以和里。

大实痛者太阳转属阳明而胃实，尚未离乎太阳，**桂枝加大黄汤主之**双解表里。

本方加大黄二两。

凡妄下，必伤胃气。胃气虚则阳邪袭阴，故转属太阴；胃气实则两阳相搏，故转属阳明。太阴则腹满时痛，下利之兆，阴道虚也；阳明则大实而痛，燥屎之征，阳道实也。桂枝加芍药，即建中之方；桂枝加大黄，即调胃之剂。

《集解》云：误下而作结胸，则邪在上，仍属太阳，令腹满而大实痛。经曰：诸痛为实，痛随利减。故用桂枝以解未尽之表邪，加大黄以下内陷之邪热。经又曰：太阴病，脉弱，其人续自便利，设当行大黄、芍药者，宜减之，以胃气弱，易动故也。仲景之慎于用下也如是。

王海藏曰：芍药、大黄，皆于桂枝内加之，要从太阳中来，以太阳为本也。

赵嗣真曰：太阴腹痛有三，有次第传经之邪，有直入本经之邪，有下后内陷之邪。设遇直入阴邪，脉沉细者，用此下之，岂不贻结胸之悔耶？

〔批〕逆满气冲，头眩身振。

伤寒若吐若下后不转属太阴，**心下逆满，气上冲胸**阳气内扰，**起则头眩**表阳虚。**若脉浮者，可与桂枝汤，脉沉紧**是为在里。诸紧为寒，须当深辨。浮沉俱紧者，伤寒初起之本脉；浮紧而沉不紧者，中风脉也。若下后，结胸热实而脉沉紧，便不得谓之里寒。此吐下后而气上冲，更非里寒之脉矣。盖紧者弦之别名，弦如弓弦，言紧之体，紧如转索，谓弦之用。浮而紧者名弦，是风邪外伤。此沉紧之弦，是木邪内发。观厥阴为病，气上撞心，正可为此症发明也，**发汗**反发汗**以攻表**则动经经络更虚，**身为振振摇者，茯苓桂枝白术甘草汤主之**。〔批〕《类方》云：此亦阳虚而动肾水之症，即真武症之轻者，故其法亦仿真武意。

茯苓吐下后，胃中空虚，木邪为患，故以为君，清胸中之肺气而治节出。四两　桂枝散心下之逆满而君主安。三两　白术调既伤之胃土而元气复　甘草调和气血而荣卫以行。炙。各二两

煎服之，头自不眩，身自不摇矣。若遇粗工，鲜不认为真武症。

〔批〕烧针寒核发奔豚。

烧针令其汗，针处被寒，核起而赤者寒气不能外散，必发奔豚，气从小腹上①冲心者，灸其核上各一壮阳气不舒，阴气反胜，必灸其核，以散寒邪，与桂枝加桂汤。

本方加桂枝二两不特益火之阳，且以制木邪而逐水气。

前条发汗后，脐下悸，是水邪欲乘虚而犯心，故君茯苓以正治之，则奔豚不发。此表寒②未解而小腹气冲，是木邪挟水气③以凌心，故倍加桂以平肝气，而奔豚自除。前在里而未发，此在表而已发，故治有不同。

《类方》云：桂枝原方加桂二两，与小建中汤倍芍药即另立汤名，治症迥别，古圣立方之严如此。

凡奔豚症，此方可增减用之。

〔批〕火迫劫汗。

伤寒寒伤君主之阳，以火迫劫之④并亡离中之阴，亡阳心为阳中之太阳，故心之液为阳之汗。喻云：方寸元阳之神，被火迫劫，而飞腾散乱，必惊狂柯云：阴不藏精，惊发于内；阳不能固，狂发于外，起则狂卧则惊不安者，桂枝去芍药因迫汗⑤，津液既亡，无液可敛，故去之加蜀漆龙骨牡蛎救逆汤主之。

---

① 上：原作"直"，据《伤寒来苏集·伤寒论注·桂枝汤证下》改。

② 寒：原作"里"，据《伤寒来苏集·伤寒论注·桂枝汤证下》改。

③ 气：原作"势"，据《伤寒来苏集·伤寒论注·桂枝汤证下》改。

④ 伤寒以火迫劫之：《伤寒论》《伤寒来苏集·伤寒论注·桂枝汤证下》皆作"伤寒脉浮医以火迫劫之"。

⑤ 迫汗：原作"汗迫"，据《伤寒来苏集·伤寒论注·桂枝汤证下》乙正。

桂枝　蜀漆　生姜各三两　甘草二两　大枣十二枚　龙骨四两
牡蛎五两。重以镇怯，涩以固脱

先煮蜀漆，后纳诸药。

〔批〕柯云：蜀漆不见《本草》，不知是何物，诸云常山苗则谬。
《本草》，谓《神农本草》也。

喻云：桂枝去芍药，人谓恶其酸收，非也。夫神散正欲其敛，何
为见恶耶？盖阳神散乱，常求之于阳。桂枝汤，阳药也，然必去芍药
之阴重，始得疾趋，以达于阳位。既达阳位矣，其神之惊狂者，虽难
安定，更加蜀漆为之上统，则神可赖之以攸宁矣。缘蜀漆之性最急，
丹溪谓其能飞补是也，更加龙骨、牡蛎镇怯固脱，如是而后，天君复
辟矣。少缓须臾，神丹莫挽。

《类方》云：此与少阴汗出之亡阳迥别。盖少阴之亡阳，乃亡阴
中之阳，故用四逆辈，回其阳于肾中。今乃以火迫汗，亡其阳中之
阳，故用安神之品，镇其阳于心中。蜀漆去心腹邪积，龙骨、牡蛎治
惊痫热气。

柯云：龙骨咸以补心，牡蛎咸以补肾，有既济之力。此虚则补母
之法，又五行承制之妙理也。

〔批〕误治烦躁。

火逆下之，因烧针三番误治，阴阳俱虚竭矣烦躁者惊狂之渐，
起卧不安之象，桂枝甘草龙骨牡蛎汤主之。

桂枝两　甘草炙　龙骨　牡蛎煅，各二两

煎，温服急用此方，以安神救逆。

上论桂枝坏病十八条。凡坏病不属桂枝者，见各症中。

〔批〕桂枝疑似症。

伤寒，脉浮，自汗出此非桂枝症，而形似桂枝症，碔砆①类玉，
大宜着眼。太阳有自汗，阳明亦有自汗，小便数，心烦，微恶寒阳
不足也，脚挛急心烦、微恶寒是阳明表症，便数、脚挛急是阳明里
症。然症不在表，不当用桂枝；症不在里，不当用承气。症在半表半

① 碔砆（wǔfū）：似玉的美石。亦作"武夫""珷玞"。

里，法当用芍药酸寒以止烦，敛自汗而利小便，用甘草甘平以泻心，散微寒而缓挛急。斯合乎不从标本，而从乎中治之法。戴云：宜用芍药甘草附子汤。〔批〕脚挛急，反与桂枝汤，欲攻其表，此误也津液越出，汗多亡阳。**得之便厥，咽中干，烦躁吐逆者**皆因胃阳外亡所致，**作甘草干姜汤与之，以复其阳。**

炙甘草四两　干姜二两

救桂枝之误，而先复其胃脘之阳。

若厥愈足温者变症虽除，而芍药甘草之症未罢，**更作芍药甘草汤与之。**

芍药　甘草炙。各四两。以滋其阴

其脚即伸。若胃气不和，谵语胃实者是姜、桂遗热所致，**少与调胃承气汤和之。**方见阳明。仗硝、黄以对待姜、桂，仍不失阳明之治法耳。脚挛急独归阳明者，阳明乃血所生病，血虚则筋急，且挛急为燥症，燥化又属阳明故也。经曰：身重难以行者，胃脉在足也。是脚挛当属阳明矣。〔批〕脚挛急独归阳明。故凡身以后者属太阳，身以前者属阳明。如痉病，项强急、头摇、口噤、背反张者，太阳也；胸满、口噤、龂齿、脚挛急者，阳明也。自汗、心烦、恶寒，皆阳虚症，独以脚挛急认是阴虚；咽干、烦躁，皆阳盛症，独以厥认为亡阳。独处藏奸，惟仲景独能看破。〔批〕独处藏奸。问曰：仲景每用桂、附以回阳，此只用芍药、干姜者何？曰：斯正仲景治阳明之大法也。太阳、少阴所谓亡阳者，亡肾中之阳也，故用桂、附之下行者回之，从阴引阳也。阳明居中，从乎中治。所谓阳者，胃阳也，用甘草、干姜以回之。然两阳合明，气血俱多之部，故不妨微寒之而微利之，与他经亡阳之治不同，此又用阴和阳之法。〔批〕治阳明大法。桂枝辛甘，走而不守，即佐以芍药，亦能亡阳；干姜辛苦，守而不走，故君以甘草，便能回阳。以芍药酸收之性，协甘草之平降，位同力均，则直走阴分，故脚挛可愈。甘草干姜得理中之半，取其守中，不须其补中；芍药甘草得桂枝之半，用其和里，不许其攻表也。〔批〕芍药、甘姜二方妙旨。**若重发汗，复加烧针者，四逆汤主之**方见少阴。

〔批〕阳旦汤。

问曰：病象阳旦《活人书》云：桂枝加黄芩以泄肺热，曰阳旦。成无己云：即桂枝汤别名也。喻云：仲景之圆机活法，妙在阳旦、阴旦二汤。阳旦者，天日晴暖以及春夏温热之称也。阴旦者，风雨晦冥以及秋冬寒凉之称也。只一桂枝汤，遇时令温热，则加黄芩，名阳旦汤；遇时令寒凉，则加桂枝，名阴旦汤，按法治之而增剧，厥逆，咽中干，两胫拘急而谵语，何也？答曰：寸口脉浮而大，浮则为风，大则为虚，风则生微热，虚则两胫挛，病症象桂枝。因加附子参其间桂枝加附子汤，增桂令汗出，附子温经，亡阳故也厥逆、拘急，阳亡之兆。厥逆，咽中干，烦躁，阳明内结阳越在上，谵语烦乱，更饮甘草干姜汤通纳阳气，夜半阳气还，两足当热，胫尚微拘急，重与芍药甘草汤阳复而阴又虚，以此养阴气，尔乃脚伸，以承气微溏，则止其谵语以涤阳明所结之余邪而和胃，故知病可愈。

刘云：前条误在桂枝，桂枝用而汗泄，汗泄而阳去阴亦耗矣。用甘草干姜复其阳也，芍药甘草救其阴也。此条误在黄芩，病似冬温，误投寒凉，即不复汗出，为厥更深。故即桂枝汤加附子，且增桂使之汗出，此非正法汗解之比，要使寒邪温药并驱退舍，内之正气得以外达，则不求汗而汗自出耳。不然，岂前条不可汗者，今忽可汗耶？寒气既去，治与前同。仲景设为问答，申言此条，而前条之意益了然矣。

《类方》云：病症象桂枝以下，历叙治效，以明用药之次第当如此，分症施方，序不可乱。其方有前后截然相反者，亦不得以错杂为嫌。随机应变，神妙无方，而又规矩不紊，故天下无不可愈之疾。后人欲以一方治诸症，又无一味中病之药，呜呼难哉！

按：此条柯集不载，岂以本论中无阳旦之症，不见其方耶？抑亦疑用桂枝加附子汤，令汗出亡阳，论中亦无此说耶？故识之。

麻黄汤症

〔批〕麻黄症：发热、身疼、无汗而喘，余见太阳。

太阳病，发热、头痛，身疼寒邪外束，阳气不伸，腰痛太阳脉抵腰，行于身后，故所过之处，无不痛也，骨节疼痛太阳主筋所生病，诸筋者皆属于节，恶风《集解》云：恶寒者，虽无风而恶寒；恶风者，当风而始恶之。故恶寒必兼恶风，恶寒有阴阳之分，恶风唯属阳经，故三阴无恶风之症。风为阳邪，寒为阴邪也，无汗《原病式》曰：伤风、暑、湿皆有汗，惟伤寒独不汗出，寒能涩血，又表实也。柯云：风寒客于人则皮毛闭而喘太阳为诸阳主气，阳气菀于内，故上逆，脉浮有力，邪在表而数者，可发汗数者，急也，即紧也。紧则为寒，指受寒而言；数则为热，指发热而言。辞虽异而意则同。故脉浮紧者，即是麻黄汤症。然必审其热在表，乃可用。若浮而大，有热属脏者，当攻之，不令发汗矣。若浮数而痛偏一处者，身虽疼，不可发汗，麻黄汤主之太阳主开，立麻黄汤以开之，诸症悉除矣。麻黄八症，头痛、发热、恶风，同桂枝症，发热、无汗、身疼，同大青龙症，本症重在发热、身疼、无汗而喘。

麻黄中空外直，宛如毛窍骨节状，故能旁通骨节，除身疼，直达皮毛，为卫分驱风散邪第一品药。然必借桂枝入心①通血脉，出营中汗，而卫分之邪乃得尽去而不留。故桂枝汤不必用麻黄，而麻黄汤不可无桂枝。去节，三两 桂枝二两 杏仁温能散寒，苦能降气。七十枚，去皮尖 甘草甘平发散而和中。经曰寒淫于内，治以甘热，佐以苦辛是已。炙，两

先煮麻黄，去沫，纳诸药煎，温服八合，覆取微汗，不须啜粥。一服汗者，停后服《活人》云：凡发汗，病症仍在者，三日内可二三汗之，令腰以下周遍为度。王海藏曰：表症当汗，脉浮急汗之，脉沉缓汗之；里症当下，脉沉急下之，脉浮缓下之。三阳，汗当急而下当缓；三阴，汗当缓而下当急。按：汗有大汗解表、微汗解肌之殊，下有急下、少与、微和、渗利之别。〔批〕汗下缓急。汗多亡阳麻黄汤为发汗重剂，不言再服，非若桂枝汤，可服至二三剂，汗下后皆可再服也，遂虚，恶风，烦躁，不得眠也大青龙烦躁在未汗先，是为阳盛②。此烦躁在发汗后，是为阴虚。阴虚则阳无所附，宜白虎加人参汤。若用桂、附以回阳，其不杀人者鲜矣。汗多者，温粉

---

① 心：原脱，据《伤寒来苏集·伤寒论注·麻黄汤证上》补。
② 盛：原作"虚"，据《伤寒来苏集·伤寒论注·麻黄汤证上》改。

扑之。

温粉方：

白术　藁本　川芎　白芷等分

研细末，每一两，大米粉三两，绢袋盛，周身扑之。

又方：

龙骨　牡蛎　糯米等分

为末扑之。

〔批〕风虚相搏。

脉浮为在表而数数本为热，浮为风表有风邪，数为虚邪之所凑，其气必虚。数从浮见，则数为虚。风为热风为阳邪，阳浮则热自发，虚为寒数为阳虚，阳虚则恶寒，风虚相搏，则洒淅恶寒也凡中风寒，必然。

〔批〕痛偏一处。

诸脉浮数，当发热而洒淅恶寒不独风寒相同，而痈疡亦有然者。此浮为在表而非风，数为实热而非虚矣。发热为阳浮，而恶寒非阳虚矣。当以内外症辨之，若有痛处外感则头项、骨节、腰脊一身尽痛，非痛偏一处，饮食如常者外感则呕逆，或干呕，不得饮食如常，蓄积有脓血举痈家一症例之，治伤寒者，见脉症之相同，皆当留意也。

〔批〕痈家不可汗。

痈家身虽疼痈虽痛偏一处，而血气壅遏，亦有遍身疼者，不可发汗，汗出津液越出，筋脉血虚则痉挛急。

〔批〕身重心悸，尺中脉微，不可发汗。

脉浮数者，法当汗出而愈。若身重表热心悸里虚者，不可发汗，当自汗出乃解。所以然者，尺中脉微为里虚。心悸有因心下水气者，亦当发汗，故必审其尺脉，此里指心虚，须表带指身言里实实里须生津液。若坐而待之，则表邪愈盛，心液愈虚，焉能自汗，津液自和，便自汗出愈。

〔批〕营卫俱病，骨肉烦疼。

寸口脉浮而紧，浮则为风，紧则为寒。风则伤卫，寒则伤营风寒本自相因，必风先开腠理，寒得入于经络，营卫俱病，骨肉烦疼一身内外之阳不得越，当发其汗也。

紧为阴寒，而从浮见，阴盛阳虚，汗之则愈矣。紧者，急也，即数也。紧以形象言，数以至数言。紧则为寒，指伤寒也；数则为热，指发热也。辞异而义则同，故脉浮数、浮紧者，皆是麻黄症。

脉法以浮为风，紧为寒，故提纲以脉阴阳俱紧者名伤寒。大青龙脉亦以浮中见紧，故名中风。则脉但浮者，正为风脉，是麻黄汤固主中风脉症矣。〔批〕脉浮正为①。麻黄汤症发热、骨节疼，便是骨肉烦疼，即是风寒两伤，营卫俱病。先辈何故以大青龙治营卫两伤，麻黄汤治寒伤营而不伤卫，桂枝汤治风伤卫而不伤营？曷不以桂枝症之恶寒，麻黄症之恶风，一反勘耶？要之，冬月风寒，本同一体。故中风、伤寒，皆恶寒恶风，营病卫必病。中风之重者，便是伤寒；伤寒之浅者，便是中风。不必在风寒上细分，须当在有汗无汗上着眼耳。

〔批〕发汗微除，发烦目暝者，必衄解。

太阳病，脉浮紧，无汗，发热，身疼痛脉症同大青龙，而异者外不恶寒，内不烦躁耳，**八九日不解**其阳气重可知，**表症仍在，此当发其汗，麻黄汤主之。服药已微除**只微除在表之风寒，而不解内扰之阳气，**其人发烦目暝，剧者必衄**阳络受伤，必逼血妄行，衄乃解。**所以然者，阳气重故也。**

《类方》云：风菀固为热，寒菀亦为热。经曰：人之伤寒，则为病热。

柯云：血之与汗，异名同类，不得汗，必得血。不从汗解，而从衄解，此与热结膀胱血自下者同。太阳脉从自目内眦，络阳明脉于鼻。鼻者阳也，目者阴也。血虽阴类，从阳气而升，则从阳窍而出，故阳盛则衄。阳盛阴虚，则目暝。解后复烦，烦见于内，此余邪未尽，故用桂枝更汗。微除发烦，烦见于外，此大邪已解，故不可更汗。

〔批〕不发汗致衄。

伤寒脉浮紧者，麻黄汤主之发汗则阳气得泄，阴血不伤，所谓

---

① 脉浮正为：其后疑有脱文，或可补"风脉"二字。

夺汗者无血。不发汗，因致衄。

阳气内扰，阳络伤则衄血，是夺血者无汗。若用麻黄汤再汗，液脱则毙矣。

按：原文"麻黄汤主之"句在"致衄"下，乃言不发汗之弊，须先用之，非谓衄后仍主之也。柯恐后人误会，故倒其句于上，其义更明，故复申之。以少阴病无汗而强发之，则血从口鼻而出，或从目出，能不惧哉！

〔批〕自衄者愈。

太阳病，脉浮紧，发热，身无汗，自衄者愈。

汗者，心之液也，是血之变见于皮毛者也。寒邪坚敛于外，腠理不能开发，阳气大扰于内，不能出元府而为汗，故逼血妄行，而假道于肺窍也。今称红汗，得其旨哉！

〔批〕衄家不可发汗。

衄家不可发汗，汗出必额上陷①脉紧急，目直视太阳之脉，起自目内眦，上额。已脱血而复汗之，津液枯竭，故见上症，亦心肾俱绝矣，不能眴目不转，不得眠目不合。

〔批〕尺中迟不可发汗。

脉浮紧者，法当身疼痛，宜以汗解之。假令尺中迟者血少，不可发汗，以营气不足，血少故也。

此与脉浮数、尺中微者同义。阳盛者不妨发汗，变症惟衄。阴虚者不可发汗，亡阳之变，恐难为力。

〔批〕喘而胸满。

太阳与阳明合病，喘而胸满者三阳俱受气于胸中，而部位则属阳明，不可下喘属太阳，虽有阳明可下之症，而不可下，以未离乎太阳也。如呕属少阳，呕多虽有阳明可攻之症，而不可攻，亦以未离乎少阳也，麻黄汤主之。

〔批〕无汗而喘。

阳明病，脉浮，无汗而喘者，发汗则愈，宜麻黄汤。

---

① 陷：原脱，据《伤寒论·太阳病脉证并治上》补。

太阳有麻黄症，阳明亦有麻黄症，见症即用。

〔批〕浮细、嗜卧。

太阳病，十日已去，脉浮细而嗜卧者脉微细，但欲寐，少阴症也。浮细而嗜卧，无少阴症者，虽十日后，尚属太阳，外已解也。设胸满亦太阳之余邪未散胁痛者是太阳少阳合病，以少阳脉弦细也，与小柴胡汤方见少阳；脉但浮有力者不细，无胸胁痛，则不属少阳。不大，则不涉阳明。是仍在太阳也。太阳为开，开病反阖，故嗜卧，与麻黄汤使卫气行阳，太阳仍得主外而喜寤矣。与初病用以发汗不同，宜小其制，少与之。〔批〕少阳、太阳。

李士材曰：古云冬不用麻黄，夏不用桂枝，以冬主闭藏，不应疏泄，夏令炎热，不宜辛温，所谓必先岁气，毋伐天和是也。然或舍时从症，或舍症从时，临时变通，存乎其人。

〔批〕冒心耳聋。

未持脉时，病人叉手自冒心汗出多则心液虚，故叉手外卫。此望而知之，师因试令咳而不咳者，必两耳聋无闻也心虚，此问而知之。所以然者，以重发汗，虚，故如此。

〔批〕发汗反吐。

病人脉数，数为热，当消谷引食。而反吐者上条因发汗而心血虚，此因发汗而胃气虚，此以发汗令阳气微，膈气虚，脉乃数也因症论脉，不是拘脉谈症。数为客热未汗浮数，是卫气实；汗后浮数，是胃气虚。故切居四诊之末，当因症而消息其虚实也，不能消谷，以胃中虚冷，故吐也。

〔批〕发汗、胃冷、吐蛔。

病人有寒未病时原有寒。内寒之人，复感外邪，当温中以逐寒，复发汗，胃中冷谷气外散，胃脘阳虚，必吐蛔无谷气以养蛔，故动而上从口出。蛔多不止者死，吐蛔不能食者死。

〔批〕发汗胀满。

发汗后不是妄汗，腹胀满者以其人本虚，邪气盛则实，厚朴生姜甘草半夏人参汤主之。

厚朴炙，去皮　生姜　半夏洗。各八两　甘草二两　人参两煎，日三服。

邪气盛，故用厚朴、姜、夏散邪以除腹满；正气虚，故用人参、甘草补中①而益元气。论详太阴。

〔批〕发汗水逆。

发汗后，水药②不得入口为逆阳重之人，大发其汗，有升无降。若更发汗认为中风之干呕，伤寒之呕逆，必吐③不止胃气大伤。

此热在胃口，须用栀子汤、瓜蒂散，因其势而吐之，亦通因通用法也。五苓散亦下剂，不可认为水逆用之。

〔批〕发汗恍惚，便已心疼。

汗家平素多汗重发汗，必恍惚心乱心液大脱，甚于心下悸矣，小便已心疼④心虚于上，则肾衰于下。喻云：小肠之腑血亦伤，与禹余粮丸余粮，土之精气所融结，用以固脱而镇怯。

喻云：原方阙，然生心血，通水道，可意会也。

〔批〕汗下后，无汗而喘，大热。

发汗后，下后，不可更行桂枝汤。汗出而喘，无大热者柯云："无"字旧本讹在"大热"上，当作"无汗而喘，大热者"，可与麻黄杏子甘草石膏汤。

麻黄四两　杏仁五十粒　甘草炙，三两　石膏八两

先煮麻黄，后纳诸药。

或问：发汗后，不可更行桂枝汤。桂枝既不可行，麻黄可行耶？无大热，石膏可行耶？

〔批〕喻与柯二说迥不同，并录于前而附论于后。

喻曰：治伤寒先分营卫，桂、麻二汤断无混用之理。此症太阳之邪虽从汗解，然肺中热邪未尽，所以热虽少止，喘仍不止，故用麻黄

---

①　中：原脱，据《伤寒来苏集·伤寒论注·麻黄汤变证汗后虚证》补。

②　药：原作"浆"，据《伤寒论·辨太阳病脉证并治中》《伤寒来苏集·伤寒论注·麻黄汤变证汗后虚证》改。

③　吐：《伤寒论·辨太阳病脉证并治中》作"吐下"。

④　心疼：《伤寒论·辨太阳病脉证并治中》《伤寒来苏集·伤寒论注·麻黄汤变证汗后虚证》均作"阴疼"。

发肺邪，杏仁下肺气，甘草缓肺急，石膏清肺热，即以治足太阳之药，通治手太阴经也。倘误行桂枝，宁不壅塞肺气而吐痈脓乎？

柯云：仲景每于汗下后表不解者，用桂枝更汗，而不用麻黄，此则内外皆热而不恶寒，必其用麻黄汤。寒解而热反甚，与"发汗解，半日许复烦，下后而微喘者"不同。发汗而不得汗，或下之而仍不汗，喘不止，其阳气重也。若与桂枝加厚朴杏仁汤，下咽即毙矣。故于麻黄汤中，去桂枝之辛热，加石膏之甘寒，佐麻黄而发汗，助杏仁以定喘。一加一减，温解之方，转为凉散之剂矣。未及论症，便言不可更行桂枝汤，见汗下后表未解者，更行桂枝汤，是治风寒之常法也。

〔批〕附论。

愚按：柯说虽创，然汗出、无大热，固不得谓表邪实甚。即喻云太阳之邪，虽从汗解，肺中热邪未尽，亦何所见？岂喘即为肺热耶？且太阳之邪由皮毛而入，皮毛者，肺之合也，腠理既开，邪热已散，肺何由有热未尽乎？且肺热已用石膏，既汗出，何必复用麻黄？其说究不透彻，恐"无"字系讹在"大热"上为是。柯云前辈因循不改，随文衍义，为后学之迷途，其说诚未可非也。又按：喻云倘误行桂枝，宁不壅塞肺气？此谓汤中之芍药则可，若桂枝则发营中之汗，汗必从营出。惟腠理闭者，必借麻黄以开其外。若腠理疏，汗自出者，则不用麻黄。桂枝入通营血，邪汗自出，自汗自止，非桂枝能闭汗孔。王好古言之详矣。何以谓其壅塞肺气乎？

〔批〕结胸发黄。

病发于阳寒气侵人，人即发热以拒之，是为发于阳。助阳散寒，一汗而解，而反下之，因作结胸热反内陷，寒气随热而入于胸。若不结胸，但头汗出，余处无汗，至颈而还热气炎上，不能外发，小便不利利则湿热下流，即内亦解；不利则湿热内蒸于脏腑，黄色外见于皮肤矣，身必发黄瘀热在里，麻黄连翘赤小豆汤主之。

赤小豆心家之谷，入血分而通经络，致津液而利膀胱　生梓白皮专走肺经，入气分而理皮肤，清胸中而散瘀热，故以为君。各一升　麻黄　生姜　甘草各二两。臣以辛甘，泻肺火而调卫　连翘二两　杏仁四十粒

大枣十二枚。佐以苦甘，泻心火而和营·

潦水味薄，能降火而除湿。即降注雨水。〔批〕《韩诗》：横潦无根。先煮麻黄，纳诸药，煎，分三服，半日服尽急方通剂，不可缓也。此发汗利水，又与五苓双解法径庭矣。

〔批〕瘀热发黄。

伤寒瘀热热反入里，不得外越，谓之瘀热。非发汗以逐其邪，湿气不散，身必发黄，麻黄连翘赤小豆汤主之。

仍用麻黄、桂枝，是抱薪救火。于麻黄汤中，去桂枝之辛热，加连翘、梓皮之苦寒，以解表清火而利水，一剂而三善备。

葛根汤症

〔批〕项背强，无汗，恶风。

太阳病，项背强足太阳脉络脑而还出，下项挟背脊。此从风池而入，不上干于脑，而下行于背，故头不痛几几《准绳》曰：《诗·狼跋①》云：赤舄几几。注云：绚貌。谓自拘持，使低目不妄顾视。按此可以想见项背拘持之状，若作鸟羽释，则"几"当音殊，而于拘强之义反不切矣，无汗，恶风表实者，葛根汤主之。

葛根四两　麻黄二两　生姜三两　桂枝二两　白芍二两　甘草两大枣十枚

先煮麻黄、葛根轻可以去实，麻黄、葛根是也，去沫止取其清阳发腠理，纳诸药，煎，温服，不须啜粥开其腠理而汗自出，凉其肌肉而汗自止。余如桂枝法。

柯云：凡风伤卫分，则皮毛闭，故无汗；风伤营分，则血动摇，故汗自出。不可以本症之无汗为伤寒，他条之自汗出为中风也。〔批〕有汗无汗说。桂枝、大青龙症，恶风兼恶寒者，是中冬月之阴风。此恶风不恶寒者，是感三时鼓动之阳风。〔批〕恶风不恶寒说。风胜而无寒，故君葛根之甘凉，减桂枝之辛热，大变麻黄、桂枝二汤温散之法。

---

① 跋：原作"跂"，据《诗经·国风·豳·狼跋》改。

喻云：仲景于太阳带阳明症，其风伤卫，则桂枝汤中加葛根；寒伤营，则麻黄汤中加葛根。太阳带少阳症，其风伤卫，则桂枝汤中加柴胡；寒伤营，则麻黄汤中加柴胡。合并之病亦然。则阳明以葛根为主药，少阳以柴胡为主药矣。乃少阳经专用小柴胡汤，而阳明经全不用葛根，何也？此有二义：太阳而略兼阳明，则以方来之阳明为重，故加葛根；阳明而尚兼太阳，则以未罢之太阳为重，故不加葛根，恐葛根大开肌肉，则津液尽从外泄耳。小儿布痘见点之时，亦忌之。〔批〕阳明不用葛根说。

〔批〕项背强，汗出恶风。

太阳病，项背强几几，而汗出恶风者表虚，**桂枝加葛根汤主之。**

桂枝汤加葛根四两。

张元素曰：二汤加葛根，所以断太阳入阳明之路。若太阳初病便服升、葛，是反引邪入阳明也。

柯云：艮为山为背，主静，葛根禀气轻清，赋体厚重，取其轻以去实，重以镇动也。

〔批〕合病下利。

太阳与阳明合病《集解》：伤寒有并病，有合病。本经未解，转入他经，有催并之义，为并病；二经三经同受邪者，为合病。合病者，邪气甚也。太阳阳明合病，其症头痛、腰痛，太阳也；肌热、鼻干、目痛，阳明也。脉浮大而长，浮大，太阳也；大而长，阳明也，**必自下利**邪并于阳，则阳实而阴虚。阳外实而不主里，则里虚，故下利，**葛根汤主之。**

吴鹤皋曰：庸医便谓伤寒漏底不治，与此汤以散经中表邪，则阳不实而阴气平，利不治而自止矣。按：葛根能升胃中清阳上行，故凡下利多用之。

柯云：葛根为阳明经药，惟表实里虚者宜之，而胃家实非所宜也，故仲景于阳明经中，反不用葛根。〔批〕阳明不用葛根之理。有汗无汗，下利不下利，俱得以葛根主之，与桂枝同为解肌和中之剂。

〔批〕合病，不下利但呕。

太阳与阳明合病，不下利，但呕者《集解》：此又以利、不利辨伤寒、伤风之不同。寒为阴，阴性下行，里气不和，故利而不呕；风为阳，阳性上行，里气逆而不下，故呕而不利，葛根加半夏汤主之。

本方加半夏半升，以下逆气。

柯云：三阳合病，必自下利。今不下利而呕，又似乎与少阳合病矣。于葛根汤中加半夏，兼解少阳半里之邪，使不得为三阳合病。

大小青龙汤症

〔批〕发热恶寒，身痛，不汗出而烦躁。

太阳中风风有阴阳，汗出脉缓者，中于鼓动之阳风；不汗出而脉紧者，中于凛冽之阴风，脉浮紧沉不紧，与阴阳俱紧有别，发热恶寒同桂枝症，身疼痛，不汗①出同麻黄症而烦躁者本症所独，大青龙汤主之。

麻黄六两　桂枝二两　甘草二两　杏仁四十枚　生姜三两　大枣十枚　石膏鸡子大块，打碎

先煮麻黄，去沫，纳诸药，煎。一服汗者，止后服。

此治风热相搏。热淫于内，则心神烦扰；风淫末疾，故手足躁乱。此即如狂之状也。风盛于表，非发汗不解；阳菀于内，非大寒不除。此本麻黄症之剧者，故于麻黄汤倍麻黄以发汗，加石膏以除烦。

诸症全是麻黄，而有喘与烦躁之不同。喘者是寒菀其气，升降不得自如，故加杏仁之苦以降气。烦躁是热伤其气，无津不能作汗，故特加石膏之甘以生津。然其质沉，其性寒，恐其内热顿除，而外之表邪不解，变为寒中而协热下利，是引贼破家矣。故必倍麻黄以发汗，又倍甘草以和中，更用姜、枣以调营卫，一汗而表里双解，风热两除。此大青龙清内攘外之功，所以佐麻、桂二方之不及也。

〔批〕脉浮缓，身重，乍有轻时。

伤寒脉浮缓下当有发热恶寒、无汗烦躁等症，身不疼但重寒有重轻，伤之重者，脉阴阳俱紧而身疼；伤之轻者，脉浮缓而身重，乍

---

① 汗：原作"出"，据《伤寒论·辨太阳病脉证并治中》改。

有轻时表症将罢，**无少阴症者**少阴亦有发热恶寒、无汗烦躁之症，法当温补。此不吐利厥逆，无少阴里症也，**大青龙汤发之。**

前条是中风之重症，此条是伤寒之轻症。仲景只为补无少阴句，与上文烦躁互相发明。盖大青龙全为太阳烦躁而设，又恐人误用，不特为脉弱汗出者禁，而在少阴，尤宜禁之。少阴烦躁，阴极似阳，寒极反见热化也，故必审其症之非少阴，则为太阳烦躁无疑矣。太阳烦躁为阳盛也，非大青龙不解，故不特脉浮紧可用，即浮缓而不微弱，亦可用也。不但身疼重者可用，即不身疼与身重而乍有轻时者，亦可用也。〔批〕大青龙论。盖胃脘之阳，内菀于胸中而烦，外扰于四肢而躁。若但用麻黄发汗于外，而不加石膏泄热于内，至热并阳明，而斑黄狂乱，是乃不用大青龙之故也。

喻云：石膏一物，入甘温队中，则为青龙；从清凉同气，则为白虎。夫风寒皆伤，宜从辛甘发散矣。而表里又俱热者，则温药不可用。欲并风寒表里之热而俱解之，故立白虎一法，以补青龙之不逮也。〔批〕白虎未可解表。存参。又曰：青龙汤为太阳无汗烦躁，非此不解。然不汗出之烦躁，与发汗后之烦躁迥别；下后之烦躁，与未下之烦躁亦殊。若少阴烦躁而误服此，则有亡阳之变矣。

又，柯云伤寒轻者，全似中风，独脚挛急不是，盖腰以上为阳，而风伤于上也。中风重者，全似伤寒，而烦躁不是，盖寒邪呕而不烦，逆而不躁也。然阴阳互根，烦为阳邪，烦极致躁；躁为阴邪，躁极致烦。风为阳邪，惟烦是中风面目，自汗乃烦之兆，躁乃烦之征。汗出则烦得泄，故不躁，宜微酸微寒之味以和之；汗不出则烦不得泄，故躁，必甘寒大寒之品以清之。芍药、石膏，俱是里药也。〔批〕烦躁各论。

《集解》：烦躁有在表者，此症不汗出而烦躁是也；有在里者，不大便而烦躁是也；有阳虚者，汗下后病不去而烦躁是也；有阴盛者，少阴病吐利厥逆，烦躁欲死者是也。内热曰烦，为有根之火；外热曰躁，为无根之火。故但躁不烦，及先躁后烦者，皆不治。大法太阳宜汗，阳明宜下，阴症宜温。

〔批〕脉弱、汗出、恶风，不可汗；脉紧、身疼、尺中迟，不可发汗。况微弱乎？

若脉微弱微细是少阴脉，**汗出恶风者**是桂枝症，**不可服**以中有麻黄、石膏也。**服之必厥逆**石膏清胃脘之阳，服之则胃气不至于四肢，**筋惕肉瞤**麻黄散卫外之阳，服之则血气不周于身，**此为逆也。**

此条与桂枝方禁对照。脉浮紧，汗不出，是麻黄症，不可与桂枝汤；脉微弱，自汗出，是桂枝症，不可与大青龙。旧本下有"以真武汤救之"句。

〔批〕心下有水气，干呕，发热而咳。

伤寒表不解《集解》：发热恶寒，头痛身痛，属太阳表症。仲景书中，凡有里症兼表症者，则以"表不解"三字该之，**心下有水气**《类方》云：即未透之汗。喻云：水即饮也。柯云：太阳寒水之气。其伤人也，浅者皮肉筋骨，重者害及五脏，**干呕**水气未入于胃，**发热而咳**水气射肺，**或渴**《集解》：水停则气不化、津不生，**或利**水渍肠间。柯云：水气下而不上，**或噎**，**或喘**上而不下，**或小便不利**留而不行，**少腹满**水蓄下焦，**短气**《集解》：气促不相续，与喘不同，有实有虚，有表有里。此水停心下，亦令短气，**不得卧者**此与短气句，依旧本。柯云：水性动，其变多，蓄于心下，尚未固结，故有或然之症，**小青龙汤主之**两解表里之邪，复立加减法。此为太阳枢机之剂。

麻黄《集解》：表不解，故以之发汗为君　**桂枝**解表　**甘草**和中　**白芍**酸寒。各三两　**五味子**酸温，半升。咳喘，肺气逆也，故用以收之。经曰：肺欲收，急食酸以收之。发汗以散水邪，收敛以固真水　**细辛**　**干姜**各三两。辛温，能润肾而行水。经曰：肾苦燥，急食辛以润之。细辛又为少阴肾经表药　**半夏**半升。辛温，能收逆气，散水气，为使。外发汗，内行水，则表里之邪散矣

若渴，去半夏温燥，加瓜蒌根甘寒，去热生津三两。**微利**，去麻黄不可攻其表，汗出必胀满，加芫花下十二水，水去利止如鸡子大熬令赤色。**噎**，去麻黄，加附子一枚炮。温经散寒。经曰：水寒相搏则噎。**小便不利、少腹满**，去麻黄，加茯苓便秘忌发汗，宜渗利四两。**喘**，去麻黄，加杏子喘为气逆，麻黄发散，杏仁降气半升去皮尖。**形肿**，亦去麻黄此句本旧本。喘呼水肿，水气标本之病，

故并去之。〔批〕加减法。**煎同前法，温服。**

柯云：小青龙与小柴胡，俱为枢机之剂，故皆设或然症，因各立加减法。小青龙或然症五，加减即备五方；小柴胡或然症七，即具加减七方。此法中之法，方外之方，何可以三百九十七、一百一十三拘之？

〔批〕服汤后渴。

伤寒，心下有水气，咳而微喘皆水气射肺，**发热，不渴**水气上升。《类方》云：凡水停心下者，喘而不渴，**小青龙汤主之**柯云：水气在心下，则咳为必然之症，喘为或然之症。亦如柴胡症，但见一症即是，不必悉具。**服汤已**即本汤，**渴者，此寒去欲解也**水气内散，寒邪亦外散也。

此条正欲明服汤后渴者是解候，恐人服止渴药，反滋水气，不惟不能止渴，且重亡津液，转属阳明而成胃实矣。《金匮》曰：先渴后呕者，水停心下。不治渴而治水，水去而渴自止。

柯云：大青龙表症多，只烦躁是里症；小青龙里症多，只发热是表症。故有大小发汗之殊。发汗、利水，是治太阳两大法门。〔批〕发汗、利水，治太阳两大法门。发汗分形层之次第，利水定三焦之浅深。故发汗有五法：麻黄汤，汗在皮肤，乃外感之寒气；桂枝汤，汗在经络，乃血脉之精气；葛根汤，汗在肌肉，乃津液之清气；大青龙，汗在胸中，乃内扰之阳气；小青龙，汗在心下，乃内畜之水气。〔批〕发汗五法。其治水有三法：干呕而咳，是水在上焦，在上者发之，小青龙是也；心下痞满，是水在中焦，中满者泻之，十枣汤是也；小便不利，是水在下焦，在下者引而竭之，五苓散是也。〔批〕利水三法。其他坏病、变症虽多，而大端不外是矣。

补文蛤散症

此方《伤寒论注》诸书皆不载，柯集亦只见《论翼》① 中，兹特补于此。

---

① 论翼：考《伤寒来苏集·伤寒附翼·太阳方总论》中载有文蛤散方，故此处以作"附翼"为是。

〔批〕肉上粟起，饮水不渴。

病恶热甚，应发汗病发于阳，反以水噀①之灌之，其热②，益烦，肉上粟起热被水劫而不得散，外则肉上粟起，因湿气凝结于元府也，意欲饮水阳邪内菀，内则烦热，反不渴者皮毛之水气入肺也，服文蛤散。

文蛤生于海中而不畏水，其能制水可知。咸能补心，寒能胜热，其壳能利皮肤之水，其肉能止胸中之烦

一味为散，沸汤调服方寸匕。

若不瘥，与五苓散。

皮肉之水气，非五苓散之可任，而小青龙之温散，又非内烦者之所宜。本论以文蛤一味为散，服方寸匕。此等轻剂，恐难散湿热之重邪。《金匮要略》云：渴欲饮水不止者，文蛤汤主之。审症用方，则彼汤而此散。录下。

文蛤汤即麻杏石甘汤加文蛤、姜、枣，煎以文蛤为君。然阳为阴菀，非汗不解，而湿在皮肤，又不当动其经络，热淫于内，亦不可发以大温，故于麻黄汤去桂枝，而加石膏、姜、枣。此亦大青龙之变局也。

五苓散症

〔批〕烦躁，欲饮水；脉浮，小便不利。

太阳病，发汗后妄发其汗，大汗出，胃中干津液大泄，烦汗为心液，汗多则离中水亏，无以济火躁肾中水衰，不能制火不得眠胃不和，欲得饮水者内水不足，须外水以相济，少少与之，令胃气和则愈水能制火而润土，水土合和，则胃家不实，故愈。但勿令恣饮，使水气为患，而致悸③喘等症也。如饮水数升而不解者，又当与人参白

---

① 噀（xùn 训）：喷。《伤寒论·辨太阳病脉证并治下》作"潠"。"潠""噀"二字音义皆同。

② 其热：《伤寒论·辨太阳病脉证并治下》下有"被劫不得去"五字，义胜。

③ 悸：原作"浮"，据《伤寒来苏集·伤寒论注·五苓散证》改。

虎汤矣。**若脉浮**表未尽除，**小便不利**小便由于气化。肺气不化，金不生水，不能下输膀胱；心气不化，离中水虚，不能下交于坎，**微热，消渴者**腑症已急，**五苓散主之。**

猪苓走血分。去皮　茯苓走气分。《集解》：太阳之热，传入膀胱之腑，故口渴而小便不通。经曰：淡味渗泄为阳。水无当于五味，故淡能利水。二苓甘淡，上行入肺而下通膀胱，为君。各十八铢　泽泻咸味涌泄为阴，泽泻甘咸，入肾、膀胱，同利水道，为臣。炒，两六钱　白术炒，十八铢。益土所以制水，故以苦温健脾去湿，为佐　桂枝五钱。膀胱者，津液藏焉，气化则能出矣。故以辛热为使。热因热用，引入膀胱，以化其气，使湿热之邪由小便而出也。杂病当用肉桂

为末，白饮和服方寸匕。

柯云：桂枝色赤入丙①，四苓色白入辛②，丙辛合为水运，用之为散，散于胸中。必先上焦如雾，然后下焦如渎，水精四布，上滋心肺，外溢皮毛，通调水道，一汗而解矣。本方治症，全同白虎。所异者，在表热未解，及水逆与饮水多之变症耳。若谓此方是利水而设，不识仲景之旨矣。要知五苓重在脉浮、微热，不重在小便不利。

《活人》云：脉浮大，是表症，当汗。其人发热，烦渴，小便赤，却当下。此是表里俱见，五苓散主之。〔批〕表里俱见。

李东垣曰：五苓散，太阳里之下药也。太阳高则汗而发之，下则引而竭之。渴者，邪入太阳本也，当下之，使从膀胱出也。小便利者不宜用。然太阳病，热而渴，小便虽利，亦宜五苓下之。

《类方》云：胃中干而欲饮，此无水也，与水则愈。小便不利而消渴，此畜水也，利水则愈。同一渴而治法不同，盖由同一渴而渴之象及渴之余症亦各不同也。〔批〕与水、利水之别。

《集解》云：五苓利水，何以能止渴生津？盖湿热壅于下焦，则气不得施化，故津竭而小便不通也。用五苓使化其气，则湿热下去，津回而渴止矣。亦《内经》通因通用之意。亦有大热、如狂、小便不利而用此汤者，欲使太阳随经之邪直达膀胱，由溺而出也。大热利小

---

① 丙：天干第三位，五行属火，故以此指心。
② 辛：天干第八位，五行属金，故以此指肺。

便，亦釜底抽薪之义。〔批〕利水止渴。

〔批〕中风烦渴，水逆。

中风发热，六七日不解而烦因于发汗过多，有表外症未罢里症烦渴属腑，渴欲饮水，水入则吐者邪水凝结于内，水饮拒绝于外，名曰水逆既不能外输于元府，又不能上输于口舌，亦不能下输于膀胱，此水逆所由名也。《集解》：邪热挟积饮上逆，五苓散主之。多服暖水，汗出愈暖水可多服，则逆者是冷水，热淫于内，故不受寒。借桂枝之辛温，更仗暖水之多服，推陈而致新，斯水精四布而烦渴解，输精皮毛而汗自出，一汗而表里顿除，又大变乎麻、桂、葛根、青龙等法也。

五苓因水气不舒而设，是小发汗，不是生津液，是逐水气，不是利水道。若生津液，非是渗泄之味所长也。

〔批〕汗后脉浮数，烦渴。

发汗已，脉浮数，烦渴者，五苓散主之。

上条有表里之症，此条有表里之脉，互相发明五苓双解之义。虽经发汗而表未尽除，水气内结，故用五苓。若无表症，当用白虎加人参汤矣。

伤寒发汗解，复烦而脉浮数者，热在表，未传里也，故用桂枝。此更加渴，则热已在里，而表邪未罢，故用五苓。〔批〕烦渴治别。

脉浮而数者，可发汗。病在表之表，宜麻黄汤；病在表之里，宜桂枝汤；病在里之表，宜五苓散。若在里之里，宜猪苓汤，但利其水，不可用五苓散兼发其汗矣。要知五苓系太阳半表半里之剂，归重又在半表。〔批〕脉浮数，辨病表里。

〔批〕恶寒，不呕，心下痞；不恶寒而渴。

太阳病，寸缓关浮尺弱，其人发热汗出，复恶寒，不呕，但心下痞者，此以医下之也。〔批〕恶寒，不呕，心下痞。如不下者，病人不恶寒而渴者此病机在渴。以桂枝脉症而兼渴，其津液素亏可知，此转属阳明也。小便数者则非消渴，大便必硬是津液不足，不是胃家有余，不大便十日，无所苦也无痞满硬痛之苦，不得为承气症。渴欲饮水者，少少与之饮水、利水，是胃实而脉弱之正治，但以法救之，渴者，与五苓散不用猪苓，以表热未除也。

此与首条同义。首条在大汗后，此在未汗前，即是太阳温病。要知温病即是阳明来路，其径最捷，不若伤寒中风，止从亡津液而后转属也。饮水是治温大法，不犯汗、吐、下、温之误。〔批〕太阳温病。

〔批〕饮水必喘。

发汗后津液不足，饮水多者必喘未发汗，因风寒而喘者，麻黄症。下后微喘者，桂枝加厚朴杏仁症。喘而汗出者，葛根黄连黄芩症。此汗后饮水多，是五苓症，以水灌之亦喘形寒饮冷则伤肺，气迫上行，故喘。汉时有水攻、火攻之法。

〔批〕心悸里急。

太阳病，饮水多，小便利者水结上焦，不能如雾，必心下悸水停心下；小便少者水畜下焦，不能如渎，必苦里急水结膀胱。

此望问法。《内经》云"一者因得之"，审其上下，得一之情者是也。见其饮水，即问其小便，可必其病矣。

〔批〕汗出渴；不渴。

伤寒汗出柯云：下当有"心下悸"字，观后茯苓甘草汤条可知，渴者，五苓散主之津液已亡，少用桂枝，多服暖水，微发其汗；不渴者津液未亡，故仍用桂枝加减，更发其汗，茯苓甘草汤主之若无心下悸，则汗出而渴，是白虎症；汗出不渴而无他症，是病已瘥，可勿药矣。此二方皆因心下有水气而设，上条言症而不及治，此条言方而症不详，当互文以会意。

茯苓利水宁心助阳　桂枝各二两　生姜三两。散饮发汗解肌　甘草补气和中，益土制水。炙，两

煎。

此方从桂枝加减。水停而悸，故去大枣。不烦而厥，故去芍药。任姜、桂以发汗，不用猪、泽以利小便者，防水渍入胃故耳。与五苓治烦渴者不同法。

〔批〕厥而心悸。

伤寒，厥而心下悸者，宜先治水，当用茯苓甘草汤，却治其厥不致厥利相连。不尔，水渍入胃，必作利也。

《集解》：按悸症有过汗而悸者，有吐下而悸者，有气虚而悸者。唯饮之为悸，甚于他邪，以水停心下，无所不入，侵于肺则咳，传于胃为呕，溢于皮肤为肿，渍于肠间为利，故先治水，后治厥。厥为邪之深者，犹先治水，况病之浅者乎？〔批〕水停心下，火畏水，故惕惕然动，不自安也。

〔批〕心下痞，渴，小便不利。

本以下之，故心下痞，与泻心汤，痞不解必心下有水气，其人渴而口燥①烦，小便不利者，五苓散主之入心而逐水气，则痞自除矣。

《集解》：功擅荡热滋燥，导饮生津，故亦为消痞良方。

程郊倩曰：邪在上焦，而治在下焦者，使浊阴出下窍，而清阳之在上焦者，自能宣化矣。心邪不从心泻，而从小肠泄，讱庵曰：此乃脏实而泄其腑也。

〔批〕下后复汗，小便不利。

大下之后，复发汗，小便不利者，亡津液故也。勿治之禁其不得利小便，得小便利，必自愈。

〔批〕调和阴阳。

凡病，若发汗，若吐，若下，若亡血、亡津液，阴阳自和者，必自愈。

欲小便利，治在益其津液。欲阴阳和，必先益血生津。看仲景书，当于无方处索方，不治处求治，才知仲景无死方，仲景无死法。

十枣汤症

〔批〕下利，呕逆，汗出，头痛，心下痞硬，引胁下痛，干呕，短气。

太阳中风，下利，呕逆本葛根加半夏症，表解者，乃可攻之水气淫溢，不用十枣攻之，胃气大虚，后难为力矣。其人漐漐汗出似乎表症，发作有时则不在表，头痛是表症，然不恶寒，不发热，心下痞硬满，引胁下痛是心下水气泛溢，上攻于脑而头痛，与伤寒不大

---

① 燥：原作"躁"，据《伤寒论·辨太阳病脉证并治下》改。

便六七日而头痛宜承气汤同，干呕，短气，汗出，不恶寒者里症明矣，此表风邪解里水气未和也，十枣汤主之。

芫花熬赤　大戟《集解》：二味辛苦，以逐水饮　甘遂苦寒，能直达水气所结之处，以攻决为用。等分　大枣十枚。三药过峻，故用甘以缓之，益土所以胜水，使邪从二便而出也

三味各异捣筛，称已，合治之。先煮枣，去渣，纳前药末。强人服一钱，弱人五分，平旦温服。若下少病不除者，明日更服，加五分。得快下利后，糜粥自养。

柯云：此水气为患，外走皮毛而汗出，上走咽喉而呕逆，下走肠胃而下利，浩浩莫御，非得利水之峻剂以直折之，中气不支矣。此与五苓、青龙、泻心等法悬殊矣。

《集解》：十枣汤、小青龙汤主水气干呕，桂枝汤主太阳汗出、干呕，姜附汤主少阴下利、干呕，吴茱萸汤主厥阴吐涎沫、干呕。〔批〕诸干呕主方。

李时珍曰：仲景治伤寒太阳症，表未解，心下有水，干呕而渴等症，小青龙主之；表已解，心下有水，有时头痛，干呕，痛引胸胁等症，十枣汤主之。盖青龙散表邪，使水从汗出，经所谓开鬼门也；十枣逐里邪，使水从二便出，经所谓洁净府、去菀陈莝法也。〔批〕心下有水，散表邪，逐里邪。

或问：十枣汤、桂枝去桂加茯苓白术汤皆属饮家，俱有头痛项强之症，何也？〔批〕饮家头痛项强。

张兼善曰：太阳多血少气，病人表热微渴，恣饮水浆，为水多气弱，本经血气因而凝滞，致有头痛项强之患，不须攻表，俱宜逐饮，饮尽则自安。

杜壬①曰：里未和者，盖痰与燥气壅于中焦，故头痛、干呕、汗出、短气，是痰隔也，非十枣不能除，但不宜轻用，恐损人于倏忽。

大小陷胸汤症脏结症附

〔批〕结胸；痞。

---

① 杜壬：宋代医家，著有《医准》。

病发于阳，而反下之，热入，因作结胸按之硬痛；病发于阴，而反下之，因作痞硬而不痛。所以成结胸者，以下之太早故也。

《集解》：里之正气为邪所损，表邪乘虚入结于心胸之间，故石硬而痛。

周扬俊曰：发阴、发阳，二千年来，未有知其解者。果如成注，无热恶寒则中寒矣，下之有不立毙者乎？如喻以寒伤营血为阴，则仲景痞论中，中风、伤寒每每互言，未尝分属也。不知发于阴者，洵是阴症，亦系阳经传入之邪，非中阴之谓也。阳经传入，原为热症，至于阴经，未有不热深于内者。此所以去"热入"二字，而成千载之疑也。热症由三阴传于胃，已入腑者为可下；若在经而下，则为误下，与三阳在经无异。故曰：阳邪结于阳位，则结在胸；阴邪结于阴位，则在心下，或边旁也。阴经误下，何以只成痞？以所结止在阴位，不若阳邪势盛也。

柯云：此指人身之外为阳，形躯是也；内为阴，胸中心下是也。非指阴经之阴，亦非指阴症之阴。发阳、发阴，俱是发热。结胸与痞，俱是热症。作痞不言热入者，热原发于内也。误下而热不得散，因而痞硬，不可以发阴作无热解也。若作痞谓非热症，泻心汤不得用芩、连、大黄矣。若栀子豉之心中懊恼，瓜蒂散之心中温温欲吐与心下满而烦，黄连汤之胸中有热，皆是病发于阴。〔批〕发阴发阳解，周说比成、喻为长。知发阴亦热深于内，然坐煞①在阴经，未免胶滞。柯以阴阳指内外俱是发热，极为明快，可决千载之疑。

〔批〕水结胸胁。

结胸，无大热表热乘虚入里，但头微汗出者热气上蒸。余处无汗者，水气内结也，此为水结在胸胁也上条言热入是结胸之因，此条言水结是结胸之本，互相发明结胸病源。若不误下则热不入，热不入则水不结。若胸胁无水气，则热必入胃，而不结于胸胁矣。此因误下热入，太阳寒水之邪亦随热而内陷于胸胁间。水邪、热邪结而不散，故名曰结胸。粗工不解此义，另列水结胸一症，由是多歧滋惑

---

① 坐煞：停留，留止，犹云认定。

矣，大陷胸汤主之。

甘遂《集解》：苦寒行水，直达为君。一钱，为末　芒硝咸寒软坚为臣。一升　大黄苦寒荡热为使。六两

表邪入里，结于高位，以致三焦俱实，手不可近，症为危急，非常药所能平，三药至峻，而有起死之功。

柯云：水结于内，则热不得散；热结于内，则水不得行。故用三者攻水下热，又大变乎五苓、十枣等法。

先煮大黄，去滓，纳芒硝，一二沸，纳甘遂末。温服，得快利，止后服。

发阳误下，非结胸即发黄，皆因其先失于发汗，故致湿热之为变也。身无大热，但头汗出，与发黄同。只以小便不利，知水气留于皮肤，尚为在表，仍当汗散。此以小便利，知水气结于胸胁，是为在里，故宜下解。〔批〕结胸、发黄之别。

《六书》云：胸膈满者，胸间气塞满闷也，非心下满；胁满者，胁肋胀满也，非腹中满。盖表邪传里，必先胸以至心腹入胃，是以胸满多带表症，宜微汗；胁满多带半表半里症，宜和解。胸中痰实者，宜涌之，如结胸、燥渴、便秘，宜以此汤下之。〔批〕胸胁心腹满之别。

又，节庵曰：结胸乃下早而成，未曾经下者非结胸也，乃表邪传入胸中。症虽满闷，尚为在表，正属少阳部分，半表半里之间，只须小柴胡加枳、桔以治之。未效，则以小柴胡对小陷胸，一服豁然。〔批〕未下非结胸治法。若因下早而成者，方用陷胸汤丸，分浅深从缓治之，不宜大峻。上焦乃清道至高之分，过下则伤元气也。

刘心山曰：结胸痞满，多由痰饮凝结心胸，故陷胸、泻心用甘遂、半夏、瓜蒌、枳实、旋覆之类，皆为痰饮而设也。〔批〕结胸多由痰饮。

《准绳》曰：邪结胸中，处至高之分，宜若可吐，然邪气与胸中阳气相结，不能分解，壅于心下，为硬为痛，非虚烦膈实者所可同，故须攻下也。低者举之，高者陷之，以平为正，故曰陷胸也。〔批〕结胸非吐可治。

崔行功曰：伤寒结胸欲绝，心膈高起，手不可近，用大陷胸汤不瘥者，此下后虚逆，气已不理，毒复上攻，当用枳实理中丸，先理其气，次调诸疾，用之如神。〔批〕服大陷胸不瘥。

《活人》云：误下未成结胸者，急频与理中汤，自然解了，盖理中治中焦故也。胃中虽和，伤寒未退者，宜候日数足，却以承气再下之，盖前此之下未足也。〔批〕误下未成结胸。其水结胸者，小半夏加茯苓汤、小柴胡去枣加牡蛎主之。〔批〕水结胸方。又有血结胸症，手不可近，漱①水不欲咽，喜忘如狂，犀角地黄、桃仁承气之类。〔批〕血结胸方。

又，《论》曰：太阳病，脉浮而动数，浮则为风，数则为热，动则为痛，数则为虚，头痛，发热，微盗汗出，而反恶寒者，表未解也。医反下之，动数变迟，膈内拒痛，胃中空虚，客气动膈，短气烦躁，心中懊憹，阳气内陷，心下因硬，则为结胸，大陷胸汤主之。朱丹溪曰：太阳病在表而反攻里，可谓虚矣。原文曰：太阳病脉浮而动数，今得误下，动数变迟矣。又曰胃中空虚，又曰短气烦躁，虚之甚矣。借曰阳气内陷，心下因硬，而可迅攻之乎？岂陷胸之力，反缓于承气？一下再下，宁不畏其虚虚乎？《论》曰：结胸脉浮大者，下之死。又曰：结胸症悉具，烦躁者死。今日脉浮，又曰烦躁，大陷胸果可用乎？果如前症，当以栀子豉汤吐去胸中之邪可也。〔批〕原论可疑，柯集不载，丹溪辨之。

〔批〕热实结胸。

伤寒六七日，结胸热实宜详审。结胸有热实，亦有寒实。太阳病误下，成热实结胸，外无大热，内有大热也。太阴病误下，成寒实结胸，胸下结硬，外内俱无热症也，**脉沉**为在里**紧**为寒。此正水结胸胁之脉，**心下痛，按之石硬者**此正水结胸胁之症，**大陷胸汤主之**。

前条言病因与外症，此条言脉与内症。又当于"热实"二字着眼。其脉其症，不异于寒实结胸，故必审其为病发于阳，误下热入所致，乃可用此汤。〔批〕寒实结胸，用枳实理中丸，见太阴附方。

---

① 漱：原作"嗽"，据文义改。

〔批〕烦渴潮热，心下小腹硬满而痛。

太阳病，重发汗而复大下之妄汗妄下，将转属阳明，而尚未离乎太阳也，不大便五六日，舌上燥而渴外内皆亡津液，邪热内陷，日晡小有潮热是阳明病矣，从心下太阳之位至小腹膀胱之室硬满而痛不可近者是下后热入，水结所致，而非胃实，不得名为阳明症，大陷胸汤主之若复用承气下之，水结不散，其变不可胜数矣。

〔批〕项强如柔痉。

结胸者，项亦强胸膈实满，故项强而不能俯。项属太阳部位，如柔痉状有汗为柔痉，下之则和，宜大陷胸丸。

大黄八两　芒硝血分药也　杏仁　葶苈子气分药也。病在表用气分药，在里用血分药，此病在表里之间，故用药亦气血两治。各半升

合研如脂，取弹丸大一枚，别捣甘遂细末一钱，白蜜二合煮，温顿服之小其制，而复以白蜜之甘以缓之，留一宿乃下丸以缓之，是以攻剂为和剂也。如不下，更服，取下为效此表症未除而里症又急。用丸，留一宿乃下，一以待表症之先除，一以保肠胃之无伤也。

〔批〕小结胸。

小结胸结胸有轻重，立方分大小，正在心下未及胁腹，按之则痛非不可近，脉浮滑者水结在胸腹，故脉沉紧；痰结于心下，故脉浮滑，小陷胸汤主之。

黄连《集解》：苦寒以泄热。两　瓜蒌寒润以涤垢。大者一枚　半夏辛温以散结。半升

先煮瓜蒌，去滓，纳二味煎。

痰结可消，与此汤以除膈上热痰。

〔批〕浮大忌下。

结胸症，其脉浮大者，不可下阳明脉浮大，心下反硬，有热属脏者，急下之，以存津液，釜底抽薪法也。结胸虽因热入所致，然尚浮大，仍为表脉，恐热未实则水未结，下之利不止矣则死故必待沉紧，始可下之。此又凭脉不凭症之法也。

〔批〕烦躁者死。

结胸症具是邪气实，烦躁者是正气虚，亦死。

〔批〕脏结白苔滑，难治。

问曰：病有结胸，有脏结，其状何如？答曰：按之痛，寸脉浮，关脉沉结胸之脉沉紧者可下，浮大者不可下，此言其略耳。若按部推之，寸为阳，浮为阳，阳邪结胸而不散，必寸部仍见浮脉；关主中焦，妄下而中气伤，故沉，寒水留结于心胸之间，故紧。不及尺者，所重在关，故举关以统之也，名曰结胸也。如结胸状，饮食如故，时时下利，寸脉浮，关脉小细沉紧结胸，脉沉紧实大，不能食，不下利，舌上燥而渴，按之痛，名曰脏结此则结在脏而不在腑，故见症不同，舌上白苔滑者难治舌为心之外候，白苔而滑，是水来克火，故难治。

夫硬而不通谓之结，此能食而利亦谓之结者，是结在无形之气分，五脏不通。与阴结之不能食而大便硬者，尚为胃病，而无关于脏也。

〔批〕脏结无阳症，不可攻。

脏结无阳症，不往来寒热，其人反静，舌上苔滑者虽有硬满之症，不可攻也。

结胸尚有阳症见于外，故脉虽沉紧，可下。脏结是积渐凝结而为阴，五脏之阳已竭。外无烦躁潮热之阳，舌无黄黑芒刺之苔，慎不可攻。理中、四逆辈温之，尚有可生之义。

〔批〕脏结死症。

病人胁下素有痞与下后痞不同，连在脐立命之原傍天枢之位，气交之际，阳明脉之所合，少阳脉之所出，肝脾肾三脏之阴凝结于此，痛引小腹入阴筋者，此名脏结，死。

此阴常在，绝不见阳。阳气先绝，阴气继绝，故死。少腹者，厥阴之部，两阴交尽之处。阴筋者，宗筋也。今人多有阴筋上冲小腹而痛死者，名曰疝气，即是此类。然痛止便苏者，所谓入脏则死，入腑则愈也。治之以茴香、吴萸等药，亦可明脏结治法矣。

诸泻心汤症

〔批〕心下痞，干呕食臭，雷鸣下利。

伤寒汗解后，胃中不和太阳余邪与阴寒之水气杂处其中，心下痞硬《集解》：客气上逆，伏饮搏膈。柯云：阳邪居胃之上口，干呕中气不和食臭邪热不杀谷，胁下即腹中有水气，腹中雷鸣，下利者土弱不能制水，谓之协热利。柯云：水邪居胃之下口，生姜泻心汤主之。

生姜四两　人参　黄芩　甘草各三两　半夏半升　干姜　黄连各两　大枣十二枚

煎，温服，日三。

此太阳寒水之邪侵于形躯之表者已罢，而入于形躯之里者未散，故病虽在胃而不属阳明，仍属太阳寒水之变耳。按心下痞是太阳之里症，太阳之上，寒气主之，中见少阴。少阴者心也，心为阳中之太阳。〔批〕心为阳中之太阳，本《内经·九针篇》①。必其人平日心火不足，胃中虚冷，故太阳寒水得以内侵。虚阳菀而不舒，寒邪凝而不解，寒热交争于心下，变症蜂起，君主危矣。用热以攻寒，恐不戢而自焚；用寒以胜热，恐召寇而自卫。故用②干姜、芩、连之苦，入心化痞，人参、甘草之甘，泻心和胃，君以生姜，佐以半夏，倍辛甘之发散，兼苦寒之涌泄，水气有不散者乎？名曰泻心，止戈为武之意也。

〔批〕误下痞硬，下利清谷，干呕心烦。

伤寒中风，医反下之，其人下利，日数十行，谷不化，腹中雷鸣，心下痞硬而满上条系汗解后水气下攻，此条是误下后客气上逆。上条腹鸣下利，胃中犹寒热相半，故云不和。此腹鸣而完谷不化，日数十行，则痞为虚痞，硬为虚硬，满为虚满，干呕，心烦上因水气下利，故不烦不满。此虚邪上逆，故心烦而满。医见心下痞，复下之，其痞益甚。此非结热，但以胃中空虚，客气上逆，故使硬也，甘草泻心汤主之。

前方去人参、生姜，加甘草两、干姜二两，煎。

---

①　内经九针篇：考《灵枢·九针十二原》有"阳中之太阳，心也"之文，故此"九针"实为"九针十二原"。

②　用：原作"君"，据《伤寒来苏集·伤寒论注·泻心汤证》改。

当汗不汗，其人心烦，故去人参而加甘草。下利清谷，又不可攻表，故去生姜而加干姜。伤寒中风，是病发于阳。误下热入，而其人下利，故不结胸。若心下痞硬、干呕、心烦，此为病发于阴矣，而复下之，故痞益甚也。〔批〕不结胸而满。

《集解》：下后里虚胃弱，内损阴气，故加甘草以和中益胃，复真阴，退虚热。大要痞满下利者为虚，便秘者为实。按：甘草甘令人满，故中满症忌之；而《别录》、甄权并云甘草能除满，以脾胃健则满除也。观仲景用以消痞，岂非取其散满哉？〔批〕甘草散满。

又，此伤寒之下利肠鸣也。杂病肠鸣亦多属脾胃虚，经云"脾胃虚则肠鸣腹满"，又云"中气不足，肠为之苦鸣"，宜参术补剂加甘草、芩、连、枳壳、干姜等。〔批〕肠鸣。

朱云：腹中水鸣，乃火激动其水也，宜二陈汤加芩、连、栀子。

刘河间曰：泻而水谷变色者为热，不变而澄，有清冷者为寒。若肛门燥涩，小便黄赤，水谷虽不变色，犹为热也。此由火性急速，食下即出，无容克化，所谓邪热不杀谷也。〔批〕泻分寒热。

〔批〕呕而误下。

伤寒五六日，**呕而发热者，**柴胡汤症具呕多，虽有阳明症，不可攻之。若有下症，亦宜大柴胡，**而以他药下之误矣，若心下满而硬痛者，此为结胸也，大陷胸汤主之。但满而不痛者，此为痞，柴胡不中与之**原文曰：他药下之，柴胡症仍在者，复与柴胡汤。此虽已下之，不为逆，必蒸蒸而振，却发热汗出而解。若病满、身寒、饮食不下，非柴胡症，**宜半夏泻心汤。**

前方加半夏半斤、干姜二两，去生姜，余同法。

成氏曰：否而不泰为痞。苦入心，泻心者必以苦，故以黄连为君，黄芩为臣，以降阳而升阴也。辛走气，散痞者必以辛，故以半夏、干姜为佐，以分阴而行阳也。欲通上下、交阴阳者，必和其中，故以人参、甘草、大枣为使，以补脾而和中，则痞热消而大汗以解矣。

柯云：泻心汤，即小柴胡去柴胡加黄连干姜汤也。三方分治三阳。在太阳用生姜泻心汤，以未经误下而心下痞硬，虽汗出表解，水气犹未散，故君生姜以散之，仍不离太阳为开之义。在阳明用甘草泻心汤者，以两番误下，胃中空虚，其痞益甚，故倍甘草以建中，而缓客气之上逆，仍从乎中治之法也。在少阳用半夏泻心汤者，以误下而成痞，邪既不在表，则柴胡不中与之，又未全入里，则黄芩汤亦不中与之矣。半表半里症，未经下而胸胁苦满者，则柴胡汤解之。误下后，心下满而胸胁不满者，则用此汤以和之。此又治少阳半表半里之一法，亦以佐柴胡之所不及也。〔批〕泻心三方，分治三阳。

海藏曰：外症全是下症，而脉反细，不可下者，泻心汤主之。脉有力者，黄连泻心汤。脉无力，半夏泻心汤。〔批〕下症脉细，用泻心汤。

喻云：诸泻心汤原涤饮，此症因呕，故推半夏为君。

程郊倩云：痞虽虚邪，然表气入里，怫菀于心阳之分，寒亦成热矣。寒已成热，则不能外出，而热非实秽，又不能下行。惟用苦寒，从其部而泻之，仍虑下焦之阴邪上入，兼辛热以温之，阴阳两解，不攻痞而痞自散，所以寒热互用。若阴痞不关阳菀，即菀而未热，只是上下部分拒格而成，泻心之法，概不可用也。〔批〕阴痞不关阳菀。

又曰：人皆曰汗多亡阳，不知下多亦亡阳，以亡阴中之阳，故曰亡阴耳。〔批〕下多亦亡阳。下焦之阳骤虚，气必上逆，则上焦之阳反因下而成实，以火气不下行故也，治多泻上补下。心君得苦寒而安，则反能从阳引之入阴，故芩、连、栀子，泻亦成补。若汗下相因，有虚无实，温补犹恐不足，前法一无所用矣。

〔批〕虚烦眩冒，经脉动惕。

伤寒吐下后，复发汗，虚烦，脉甚微，八九日，心下痞硬，胁下痛，气上冲咽喉，眩冒，经脉动惕者皆属于虚。此亦半夏泻心汤症，久而成痿治之失宜也。若用竹叶石膏汤，大谬。

〔批〕面青肤瞤。

太阳病，发汗，仍①发热恶寒。复下之，心下痞。表里俱虚，阴阳气并竭，无阳则阴独。复加烧针，因胸烦，面色青黄，肤瞤者

① 仍：《伤寒论·辨太阳病脉证并治下》作"遂"。

多汗伤血，故经脉动惕。烧针伤肉，故面青肤瞤，**难治**。今色微黄，**手足温者**胃阳渐回，**易愈**此亦前汤症。

前因吐下复汗致烦，此因汗下加烧针致烦。

〔批〕寒格症。

伤寒，本自寒下，医复吐下之，寒格，若食入口即吐，干姜芩连人参汤主之。

干姜　黄连　黄芩　人参各二两

煎。

治之小误，变症亦轻，故制方用泻心之半。上焦寒格，故用参、姜。心下蓄热，故用芩、连。呕家不喜甘，故去甘草。不食则不吐，是心下无水气，故不用姜、夏。要知寒热相阻，则为格症；寒热相结，则为痞症。

伤寒①**，心下痞，按之濡**柯云："濡"当作"硬"，下当有"大便秘，不恶寒，反恶热"句。〔批〕濡，软也，**其脉关上浮者，大黄黄连泻心汤主之。**

大黄二两　黄连两

麻沸汤即百沸汤渍之，须臾，绞去滓，分温再服。

经曰：按之自濡，但气痞耳。周扬俊曰：以非痰饮结聚，故无取姜、夏。

《活人》云：结胸与痞，关脉须皆沉。若关脉浮而结者，三黄以泻肝。

李时珍曰：仲景治心气不足、吐衄血者，用泻心汤，实泻心包、肝、脾、胃四经血中之伏火也。治心下痞满，按之软者，用泻心汤，亦泻脾胃之湿热，非泻心也。大陷胸汤丸，亦泻脾胃血分之邪而散其热也。〔批〕辨方明确。

柯云：泻心汤治痞，是攻补兼施、寒热并驰之剂。此则尽去温补，独任苦寒下泄之品，且用麻沸汤渍②，绞汁而生用之，利于急下

①　伤寒：《伤寒论·辨太阳病脉证并治下》无。

②　渍：原脱，据《伤寒来苏集·伤寒论注·泻心汤证》补。

如此，而不言及热结当攻诸症，误矣。夫按之濡为气痞，是无形也，则不当下。且结胸症脉浮大者，不可下，痞而关上浮者，反可下乎？小结胸按之痛者，尚不用大黄，何此反比陷胸汤更峻？是必有当急下之症，比结胸更甚者，故制此急攻之剂也。学者用古方治今病，如据此条脉症而用此方，下咽即死耳。勿以断简残文尊为圣经，而曲为之说也。

〔批〕心下痞，恶寒汗出。

心下痞柯云：下当有"大便硬，心烦不得眠"句，而复恶寒、汗出者，附子泻心汤主之。

大黄二两　黄芩　黄连各两　附子一枚。别煮取汁

麻沸汤渍，绞汁，纳附子汁，分温再服。

吴鹤皋曰：心下痞，故用三黄以泻痞；恶寒、汗出，用附子以回阳。非三黄不能去痞热，无附子恐三黄益损其阳，寒热并用，斯为有制之兵矣。

《集解》：大抵诸痞皆热，故攻之多寒剂。此加附子，恐三黄重损其阳，非补虚也。或下后复汗，或下后阳虚，故恶寒、汗出。

喻云：此邪热既盛、真阳复虚之症，故于三黄汤内加附子汁，共成倾痞之功。《金匮》有大黄附子汤，亦同此意。

柯云：心下痞而恶寒者，表未解也，当先解表，乃宜桂枝加附子汤，而反用大黄，何也？既加附子，复用芩、连，抑又何也？若汗出是胃实，则不当用附子。若汗出为亡阳，又乌可用芩、连乎？〔批〕方论诸说。

愚按：伤寒大下后，复发汗，心下痞，恶寒者，表未解也，当先解表，乃可攻痞。解表，桂枝汤。攻痞，大黄黄连泻心汤。桂枝汤内既有明文矣。此恶寒当非表症，实系阳虚，故于三黄攻痞药中，即加附子，况生用煮汁亦寓发表之意。柯说未免泥矣。旧说有用寒药而治热痞，大黄、黄连之类也；有阴阳不和而痞，用寒热药者，大黄、黄连加附子之类也；有阴盛阳虚而痞，用辛热多而寒药少者，半夏、干姜、生姜之类也。〔批〕附说。

〔批〕利在下焦。

伤寒服汤药，下利不止是病在胃，心下痞硬。服泻心汤已，复以他药下之，利不止则病在大肠矣。医以理中与之，利益甚。理中者，理中焦，此利在下焦，赤石脂禹余粮汤主之。

赤石脂色赤入丙，助火以生土　禹余粮色黄入戊，实胃而涩肠。各一斤

煮，分温三服利在下焦，水气为患。唯土能制水。石者，土之刚也。二味皆土之精气所结，味甘入脾，能坚固堤防而平水气之亢，助燥金之令。庚金之气收，则戊土之湿化矣。

复利不止者肾主下焦，为胃关，关门不利也，当利其小便分消其湿，所以实大肠也。盖谷道既塞，水道宜通，使有出路。

此理下焦之二法也。李知先①曰：下焦有病人难会，须用禹粮赤石脂。

〔批〕痞硬噫气。

伤寒发汗，若吐，若下，解后心下痞硬，噫气俗谓嗳气不除者《集解》：大邪虽解，胃气弱而不和，虚气上逆，旋覆代赭石汤主之。

旋覆花硬则气坚，咸以软痞硬。三两　代赭石怯则气浮，重以镇虚逆。两　生姜辛以散虚痞。五两　人参二两　甘草三两　大枣十二枚。甘以补胃弱　半夏半升②

煎，温服，日三。

《纲目》曰：病解后，痞硬噫气，不下利者，用此汤。下利者，生姜泻心汤。〔批〕下利不下利。

《活人》云：有代赭旋覆症，或咳逆气虚者，先服四逆汤，胃寒者先进理中汤，后服此汤为良。〔批〕咳逆气虚，胃寒。

柯云：伤寒者，寒伤心也。既发汗，复吐下之，心气大虚，表寒乘虚而结于心下，心气不得降，而上出于声，君主出亡之象也。噫，伤痛声。不言声而言气者，气随声而见于外也。此汤即生姜泻心去芩、连、干姜加旋覆、代赭石汤也。以心虚不可复泻心，故制此剂

---

①　李知先：原作"李先知"，据《本草纲目·石部·禹余粮》引文乙正。李为北宋人，字元象，号双钟处士，著有《活人书括》。
②　半夏半升：原脱，据《伤寒论·辨太阳病脉证并治下》补。

耳。心主夏，旋覆生于夏末，咸能补心，能软硬，能消结气；半夏生于夏初，辛能散邪，能消痞，能行结气；代赭禀南方之火色，入通于心，散痞硬而镇虚逆。参、草、大枣之甘，佐旋覆以泻虚火；生姜之辛，佐半夏以散水结。斯痞硬消，噫气自除矣。若用芩、连泻心，能保微阳之不灭哉？〔批〕解奇而正。

抵当汤症附：代抵当丸

太阳病六七日，表症仍在《集解》：发热、恶寒、头痛、项强未罢也。太阳为经，膀胱为腑，此太阳热邪随经入腑，热与血搏，故为畜血，脉微而沉沉为在里，反不结胸邪气犹浅。愚按：此句当是下后症，其人发狂者经曰：热结膀胱，其人如狂，血并于下，乱而善忘，以热在下焦，少腹当硬满，小便自利者不利为溺涩，必有蓄血，令人善忘。所以然者，以太阳随经瘀热在里故也《准绳》曰：玩"仍在"二字，则邪气为不传里，非犹浅也。膀胱为太阳本经，曰热结下焦，曰少腹硬满，曰小便自利，皆膀胱之症，故总结曰：随经瘀热也。"在里"二字，乃随经膀胱之里，非三阴之里也。按：太阳在阳在表，即有沉紧、沉滑之脉，皆不得以里阴名之，**抵当汤主之。**

水蛭柯云：昆虫之饮血者也，而利于水。熬　虻虫飞虫之吮血者也，而利于陆。去翅、足，熬。各三十个。成氏曰：苦走血，咸渗血，二味苦咸，以除畜血　桃仁苦甘而推陈致新。二十粒　大黄苦寒而荡涤邪热。酒洗，三两。甘缓急，苦泄热，二味苦甘，以下结热

煎，温服。不下再服。

柯云：此亦病发于阳，误下热入之症也。"表症仍在"下，当有"而反下之"句。太阳病六七日不解，脉反沉微，宜四逆汤救之。此因误下，热邪随经入腑，结于膀胱，故少腹硬满而不结胸，小便自利而不发黄也。太阳经少气多血，病六七日而表症仍在，阳气重可知。阳极则扰阴，故血燥而蓄于中耳。血病则知觉昏昧，故发狂。此经病传腑，表病传里，气病传血，上焦病而传下焦也。少腹居下焦，为膀胱之室，厥阴经脉所聚，冲任血海所由，瘀血留结，故硬满。然下其血而气自舒，攻其里而表自解矣。《难经》云：气结而不行者，为气先病；血滞而不濡者，为血后病。深合此症之义。

程郊倩曰：表症仍在，脉沉而微，是有表症而无表脉，热在下焦可知。非桂枝所能散，桃仁所能攻，缘热结膀胱与瘀热在里，邪有浅深，故桃仁承气与抵当汤攻有缓急。〔批〕桃仁承气、抵当汤，攻有缓急。

《类方》云：桃仁承气治瘀血将结之时，抵当汤治瘀血已结之后。〔批〕水结、血结。

太阳病，身黄，脉沉结，少腹硬水结、血结，俱膀胱病，**小便不利者**水结，**为无血也。小便自利**血结，**其人如狂者，**血结症也①，**抵当汤主之。**

太阳病发黄与狂，有气血之分。小便不利而发黄者，病在气分，麻黄连翘赤小豆汤症也。若小便自利而发狂者，病在血分，抵当汤症也。湿热留于皮肤而发黄，卫气不行之故。燥血结于膀胱而发黄②，营气不敷之故也。沉为在里，凡下后热入之症，如结胸、发黄、畜血，其脉必沉。或紧、或微、或结，在乎受病之轻重耳。

〔批〕少腹满，小便利。

伤寒有热即表症仍在，**少腹满**未硬，**应小便不利。今反利者，为有血也**其人未发狂，预知其有蓄血，**当下之，不可余药，宜抵当丸。**

前汤水蛭减十个，虻虫减五个。四味杵，分为四丸。每煮一丸服之，晬时当下血，不下更服。小其制而丸以缓之。

〔批〕喜忘，大便易、色黑。

阳明病，其人喜忘者，必有蓄血经曰：血并于下，乱而善忘。所以然者，本有久瘀血，故令喜忘。**屎虽硬**屎硬为阳明病，大便当难，**大便反易，其色必黑**血久则黑，火极反见水化，**宜抵当汤下之。**

瘀血是病根，喜忘是病情。此阳明未病前症，今因阳明病而究其由也。此以大便反易之机，因究其色之黑，乃得其病之根，因知前此喜忘之病情耳。不用桃仁承气者，以大便易，不须芒硝；无表症，不

---

① 血结症也：《伤寒论·辨太阳病脉证并治中》作"血证谛也"。

② 黄：原作"狂"，据《伤寒来苏集·伤寒论注·抵当汤证》改。

得用桂枝；瘀血久，无庸甘草。非虻虫、水蛭不胜任也。

〔批〕协热便脓血。

病人无表头痛、恶寒里烦躁、呕渴症，发热，七八日下当有"不大便"句，观下后六七日犹然不便可知，虽脉浮数者，可下。假令已下，脉数不解，合热协热，内外热也则消谷善饥数为虚热，不能消谷，至六七日不大便者，有瘀血也，宜抵当汤。若脉数不解，而下利不止，必协热而便脓血也。

前条据症推原，此条凭脉辨症。表里热极，阳盛阴虚，必伤阴络。故仍不大便者，必有蓄血；热利不止，必便脓血矣。宜黄连阿胶汤主之。上条大便反易，知瘀血留久，是验之于已形。此条仍不大便，知瘀血已结，是料之于未形。

六经唯太阳、阳明有蓄血症，以二经多血故也，故脉异而治则同。太阳协热利，有虚有热，阳明则热而不虚。少阴便脓血属虚，阳明则热。

〔批〕热结膀胱，少腹急结。

太阳病不解，热结膀胱，其人如狂阳气太重，标本俱病，血自下血得热则行，故尿血，下者愈下则不结。其外不解者，尚未可攻，当先解外。外解已，但少腹急结者冲任之血会于少腹，热极则血不下，而反急结，乃可攻之，宜桃仁承气汤。

桃仁热极搏血，血聚则肝燥，故以苦甘润燥而缓肝。五十枚，去皮尖，研　桂枝以辛热调营而解外。二两　大黄四两　芒硝二两。荡热去实　甘草二两。和胃缓中

此调胃承气汤加桃仁、桂枝，使直达瘀所而行之也。

煎，纳芒硝，温服五合，当微利。

少腹未硬满但急结易解，只须承气；硬满者不易解，必仗抵当。表症仍在，竟用抵当，全不顾表者，因邪盛于里，急当救里也；外症已解，桃仁承气未忘桂枝者，因邪盛于表，仍当顾表也。〔批〕抵当只攻里，桃仁承气兼顾表。

喻云：用桃仁以达血所，加桂枝以解外邪，亦犹大柴胡汤中用柴胡解外相似，益见太阳随经之邪，非桂枝不解耳。

《准绳》云：桂枝轻扬上行，此当是桂。

汪讱庵曰：伤寒与杂病不同，仲景之书专为伤寒而设，故当用桂枝。

程郊倩曰：五苓与桃仁承气均为太阳犯腑之药，一利前而主气分，一利后而主血分，治各不同。〔批〕五苓主气分，桃仁承气主血分。

节庵加青皮、枳实，以破血必行气也；加当归、芍药，以去瘀而生新也；加柴胡平肝以升清而散表热，加苏木助桃仁以逐瘀血：名为桃仁承气对子。愚按：治血病，何必加破气药？唯加苏木颇佳。

附：代抵当丸

大黄四两，醋制　玄明粉苦寒咸寒，以推荡之　生地　归尾　桃仁各两。润以通之　桂枝三钱。热以动之　穿山甲两。引之以达于瘀所

蜜丸。

水蛭能通肝经聚血，最难死，虽炙为末，得水便活。虻虫即蚊虻。二药险峻，世人罕用，故更制代抵当丸。

吴鹤皋曰：水蛭、虻虫治血积，取其善于吮血耳。若天鼠矢乃食蚊而化者，当亦可以治血积。《本草》称其能下死胎，则其能攻血块也何疑？

附：后贤解表治例及补养兼发散诸方

〔批〕春夏有汗。

春夏发热，有汗，脉微弱，恶风、恶寒者，宜黄芪汤洁古云：春夏汗孔疏，虽有汗，不当服桂枝，制此方以代桂枝汤。

黄芪　白术　防风等分

煎，温服。恶风甚者加桂枝方注见玉屏风散。

〔批〕秋冬无汗。

秋冬发热，无汗，脉浮，恶寒者，宜川芎汤秋冬汗孔闭，虽无汗，不当用麻黄，制此方以代麻黄汤。

川芎　苍术　羌活等分

煎，温服。恶寒甚者加麻黄。

洁古云：秋冬有汗，亦宜用黄芪汤；春夏无汗，亦宜用川芎汤。

汪讱庵曰：仲景治伤寒，用麻黄、桂枝，而全不用羌活、防风，

是古人亦有所未备也。愚按：羌、防汉时尚未入《本草》。

〔批〕内伤外感无汗。

内伤饮冷寒湿停于中。经曰：其寒饮食入胃则肺寒，肺寒则内外合邪。是伤寒亦有由内而得者，**外感寒邪而无汗者**寒能涩血，**宜神术汤**海藏。

苍术甘温辛烈，散寒发汗，辟恶升阳。米泔浸　**防风**辛温升浮，除风胜湿，为太阳主药。各二两　**甘草**两，炙。发中有缓

加生姜、葱白煎。如太阳症发热恶寒，脉浮紧者，加羌活二钱；带洪者，是兼阳明，加黄芩二钱；带弦数，是兼少阳，加柴胡二钱。

〔批〕有汗。

前症有汗者，白术汤海藏。

前方去苍术，易白术三两二方主治略同，第有止汗、发汗之异，**加姜煎，不用葱。**

按：神术、白术二汤，乃海藏所制以代麻黄、桂枝二汤者也。喻云：此海藏得意之方，盖不欲无识者轻以麻黄、桂枝之热伤人也。昌明仲景，不得不表扬海藏之功。

二方妇人俱加当归。

二方六气加减例：太阳寒水司天，加羌活、桂枝非时变寒亦加。下同；阳明燥金司天，加白芷、升麻变凉湿同；少阳相火司天，加黄芩、地黄变湿热同；太阴湿土司天，加白术、藁本变雨湿同；少阴君火司天，加细辛、独活变热同；厥阴风木司天，加川芎、防风变温和同。

已上加减例，春夏秋冬依时令亦加之。至于岁之变气，与月建日时同前应见者，皆当随时依例加减之。

《准绳》曰：按海藏此论，与戴人所云"病如不是当年气，看与何年运气同，便向此中求妙法，方知皆在《至真》中"之歌相表里，实发前人之所未发也。盖海藏此论，所谓某气司天加某药者，治常气之法也。所谓随所应见加减者，治变气之法也。戴人所谓看与何年同气求治法者，亦治变气之法也。能将二公之法扩而充之，则《内经》

运气之本义灿然矣。夫《内经》论运气，有常气，有变气。常气有定纪，如某年属某气司天，当热当寒是也。变气无定纪，如某年属某气司天，当寒反热，当热反寒是也。王氏注释，以经无定纪之变气，作有定纪之常气，使后学执年岁，占运气，应者十无一二，是以人莫之信，而其道湮晦久矣。二公生数千百年之后，复启其端而续之，善矣。今于逐年同气加药之下，将时令非时变气同者依例加之，分注其下。

桂枝症，用桂枝汤，加白术、川芎、羌活、防风、饴糖，名疏邪实表汤节庵**，治同。**

陶氏制此，以白术为君，以代桂枝汤。喻云：坐令外感内伤，混同论治矣。〔批〕内伤外感，混同论治。

汪讱庵曰：节庵之君白术，亦仿洁古之黄芪汤、海藏之白术汤而来。又按：节庵所著《伤寒六书》，尽易仲景原方，参合后贤治法，以代桂枝、麻黄、葛根、青龙等剂，在后人诚为便用。节庵之书行，而仲景之书晦。如节庵者，可谓洁古、海藏辈之功臣，而在长沙，实为操莽①也。〔批〕节庵为仲景操莽，若景岳辈，则比之吴楚僭妄②而已。

愚按：节庵改易仲景原方，尚为明哲唾骂，何后世无识者辄自立方，不亦深可怪哉？

〔批〕伤寒伤风，及感冒不正之气。

伤寒伤风，憎寒壮热，头痛身痛，项强脊强，太阳无汗症解见前，**呕吐**气逆则呕，胃寒则吐，胃热亦吐，**口渴**邪热在表则不渴，入里则渴，**及感冒四时不正之气**时当热而反大凉，时当寒而反大温，非其时而有其气，所谓不正也，**温病**冬伤于寒，至春而发**热病**至夏而发，**通宜九味羌活汤**即羌活冲和汤。洁古。

羌活入足太阳，为拨乱反正之主药，除骨节痛。痛甚无汗者倍之 苍术雄壮。入足太阴，辟恶散寒，除湿升阳，能安太阴，使邪气不致传于脾

---

① 操莽：即曹操、王莽。在正统封建观念看来，此二人皆为奸臣。此指陶节庵有罪于张仲景《伤寒杂病论》。

② 吴楚僭（jiàn）妄：指西汉初期以吴王刘濞、楚王刘戊为首的七个诸侯王叛乱之事。此谓张景岳更是曲解张仲景学说，连陶节庵也不如。

防风为治风药卒徒，随所引而无不至，治一身尽痛。有汗倍用。各钱半　白芷入足阳明，治头痛在额。钱　川芎入足厥阴，治两边头痛。钱　细辛入足少阴，治头痛在脑。皆能祛风散寒，行气活血。五分　黄芩入手太阴，以泄气中之热　生地入手少阴，以泄血中之热　甘草协和诸药。各钱

药备六经，治通四时，用者当随症加减，不可执一。

加生姜、葱白煎药之辛者属金，于人为义，故能匡正黜邪。羌、防、苍、细、芎、芷，皆辛药也。如风症自汗，去苍术发汗，加白术、黄芪发汗而即实表，譬驱寇者随关门也。胸满去地黄泥滞，加枳壳、桔梗宽胸行气。喘加杏仁消痰行气。夏加石膏、知母解热。汗下兼行，加大黄。

张元素曰：此方不犯三阳禁忌，为解表神方。〔批〕解表神方。冬可治寒，夏可治热，春可治温，秋可治湿，是诸路之应兵，以代桂、麻、青龙、各半等汤，诚为稳当。但阴虚气弱之人，在所禁耳。〔批〕阴虚气弱之人禁用。

〔批〕鼻塞咳嗽。

感冒风寒，鼻塞咳嗽，三拗汤《局方》。

麻黄留节，发中有收　杏仁留尖，取其发；连皮，取其涩　甘草生用，补中有发

〔批〕伤风挟寒。

伤风，头痛，无汗伤风应有汗，无汗是挟寒，鼻塞声重，及风寒咳嗽，时行泄泻飧泄下利，木邪克土，清阳不升，风兼湿也，神术散《局方》。

苍术太阴。二两　川芎厥阴　白芷阳明　羌活　藁本太阳　细辛少阴。六味各走一经，祛风发汗而胜湿，散三阳之邪而升清。各两　甘草缓中。五钱

为散。每四钱，姜、葱煎。

〔批〕身热脉洪。

伤寒，初觉头痛，身热，脉洪，便宜服葱豉汤《肘后》。

葱白通阳而发汗，中空为肺菜，散手太阴、阳明之邪。一握　豉升散而发汗。一升

煎服，取汗。如无汗，加葛根三两邪初在表，服此以解散之，免用麻黄汤之多所顾忌，用代麻黄者之多所纷更也。去豉加生姜，名连须葱白汤《活人》，治同。

〔批〕伤寒、时气、湿毒等症。

伤寒，头痛，憎寒壮热，项强，睛暗风寒在表，鼻塞声重，风痰咳嗽风寒在肺，及时气疫疠，岚障鬼疟，或声如蛙鸣俗名虾蟆瘟。邪气实也，赤眼口疮风寒湿热之气上干，湿毒流注，脚肿湿热下注，腮肿伤于阳明，喉痹结于少阴，毒痢壅于肠胃，诸疮斑疹注于皮肤等症，宜人参败毒散《活人》。

羌活入太阳而理游风　独活入少阴而理伏风，兼能去湿除痛　柴胡散热升清　前胡　枳壳降气行痰　川芎和血散风，以治头痛目昏　桔梗　茯苓以泄肺热而除湿消肿　人参辅正以匡邪。各等分　甘草和里而发表。减半

每一两，加姜三片、薄荷少许，煎疏导经络，表散邪滞，故曰败毒。口干舌燥加黄芩，脚气加大黄、苍术，肤痒加蝉蜕。

喻云：暑湿热三气门中，推此方为第一。三气合邪，岂易当哉！其气互传则为疫矣。方中所用皆辛平，更有人参大力者，荷正以祛邪，病者日服三四剂，使疫邪不复留，讵不快哉？奈何俗医减去人参，曾与他方有别耶？又曰：伤寒宜用人参，其辨不可不明。盖人受外感之邪，必先汗以驱之。惟元气旺者，外邪始乘药势以出。若素弱之人，药虽外行，气从中馁，轻者半出不出，重者反随元气缩入，发热无休矣。所以虚弱之人，必加人参三五七分入表药中，少助元气，以为驱邪之主，使邪气得药，一涌而出，全非补养虚弱之意也。即和解药中，有人参之大力者居间，外邪遇正，自不争而退舍。否则，邪气之纵悍者安肯听命和解耶？不知者，谓伤寒无补法，而虚人之遇重病，可生之机悉置不理矣。古方发汗、和解等方，皆用人参，领内邪外出，乃得速愈，奈何不察耶？〔批〕伤寒宜用人参。东垣治内伤外感，用补中益气加表药一二味，热服而散，有功千古。盖不当用参而杀人者，是与芪、术、姜、附等药同行温补之误，不谓与羌、独、柴、前、芎、半、枳、桔、芩、膏等药同行汗、和之法所致也，安得视等砒鸩耶？

有风热及肠风下血清鲜者，荆防败毒散。

本方加荆芥、防风。

时气瘟疫，头痛发热，恶寒无汗邪在表，咳嗽，鼻塞，声重风寒两感，表实而气为之不利，宜十神汤。

麻黄　葛根　升麻　川芎　白芷　紫苏　陈皮　香附皆辛香利气之品，故可以解感冒气塞之症　赤芍和阴气于发汗之中　甘草和阳气于疏利之队。等分

加姜、葱白，煎。

〔批〕吴绶①云：此方用升、葛，能解阳明瘟疫，非正伤寒药。若太阳症用之，则引邪入阳明矣。

吴鹤皋曰：古人治风寒，必分六经见证用药，然亦有发热、头痛等症。而六经之症不甚显者，亦总以疏表利气之药主之。

〔批〕表里未解，热、狂、便秘。

表里未解，头痛发热，心胸郁闷，唇口干焦，狂言见鬼，小便秘塞，辰砂五苓散。

五苓散见前加辰砂甘凉。泄心热，能发汗，祛风辟邪。研细，水飞，白汤调服。

〔批〕痞热吐衄。

伤寒，心下痞热，心气不足，吐血衄血外感移热，三黄泻心汤方见衄血。

〔批〕无阳症。

阳虚不能作汗陶节庵曰：治头痛项强，发热恶寒，无汗，服发汗药一二剂，汗不出者，为阳虚不能作汗，名曰无阳症。庸医不识，不论时令，遂以麻黄劫取其汗，误人死者多矣，宜再造散。

人参　黄芪　桂枝　附子　甘草　细辛　羌活　防风　川芎煨姜　大枣

加炒芍药一撮，煎服。夏加黄芩、石膏。

---

① 吴绶：原作吴缓，据《医方集解》改。吴绶乃元末明初人，著《伤寒蕴要全书》（一名《伤寒蕴要图说玄微》）。

经曰：阳之汗，以天地之雨名之。太阳病汗之，无汗是邪盛而真阳虚也，故以参、芪、甘草、姜、桂、附子大补其阳，而以羌、防、芎、细发其表邪。加芍药者，于阳中敛阴，散中有收也。

陶节庵曰：人第知参、芪能止汗，而不知其能发汗，以在表药队中，则助表药而解散也。东垣、丹溪治虚人感冒，多用补中益气加表药，即同此意。

汪切庵曰：汗即血也，血和而后能汗，故加芍药，亦以调营。

〔批〕尺中迟弱。

发热，头痛，脉浮数，而尺中迟弱者，黄芪建中加当归汤《本事》。

黄芪　当归各两半　白芍　桂枝　甘草各两

每五钱，姜枣煎宜先服此，却与麻黄、桂枝辈。脉沉迟者再服。

〔批〕自汗。

自汗不止，气虚表弱，易感风寒阳也者，卫外而为固也。阳虚不能卫外，故津液不固而易泄，且畏风也。此与伤风自汗不同，彼责之邪实，此责之表虚，故补散各异，玉屏风散。

即前黄芪汤倍白术。详见自汗。

〔批〕亡阳失血。

伤寒汗下太过，亡阳失血，恶人蜷卧，时战如疟，及产后血虚，羊肉汤。

韩祗和曰：若止救逆，效必迟矣。与羊肉汤，为效甚速。病人色虽见阳，是热客上焦，中下二焦阴气已盛。若调得下焦有阳，则上焦阳气下降丹田，知所归宿矣。

当归　白芍以补其阴　牡蛎煅。各两　龙骨煅，五钱。以收其脱
生姜两　附子炮，二两　桂枝七钱半。以复其阳

每服一两，用羊肉四两大补，以生其气血，加葱白煮服。

补中益气汤见内伤，东垣、丹溪治虚人感冒，每用此方加表药。

卷　五

阳明脉症

〔批〕胃家实。

阳明之为病，胃家实也。

阳明为传化之腑，当更实更虚。食入，胃实而肠虚。食下，肠实而胃虚。若但实不虚，斯为阳明之病根矣，故以胃家实为阳明一经之总纲也。然致实之由，最宜详审。有实于未病之先者，有实于得病之后者，有风寒外来、热不得越而实者，有妄汗吐下、重亡津液而实者，有从本经热盛而实、有从他经转属而实者。此只举其病根在实，而勿得以胃实即为可下之症。胃实不是竟指燥屎坚硬，只对下利言，下利是胃家不实矣。如胃中虚而不下利者，便属阳明，即初硬后溏者，总不失为胃家实也。

阳明外症，身热，汗自出，不恶寒，反恶热也。

胃实之外见者，蒸蒸然里热炽而达于外，与太阳表邪发热者不同；其汗则濈濈然，从内溢而无止息，与太阳风邪为汗者不同。表邪已散，故不恶寒；里热秘结，故反恶热。非即下症，宜轻剂和之。必谵语、潮热、烦躁、胀满诸症兼见，才为可下。

四症是阳明外症之提纲。故胃中虚冷，亦得称阳明病者，因其外症如此也。

阳明病，脉浮而紧者，必潮热，发作有时。但浮者，必盗汗出。

太阳脉浮紧者，必身疼痛、无汗、恶寒、发热不休，此则潮热有时，是恶寒将自罢、将发潮热时之脉也。此紧反入里之谓，不可拘紧则为寒之说。〔批〕紧反入里。太阳脉但浮者，必无汗，今盗汗出，是因于内热，且与本经初病但浮、无汗而喘者不同，又不可拘浮为在表之法矣。若执脉症，麻、桂下咽，阳盛则毙耳。

伤寒三日，阳明脉大。

脉大者，两阳合明，内外皆阳之象也。阳明受病之初，病为在表，脉但浮而未大，与太阳同，故亦有麻黄、桂枝症。至二日，恶寒自止，而反发热。三日来，热势大盛，故脉亦应其象而洪大者，此为胃家实之正脉。〔批〕胃实正脉。若小而不大，便属少阳矣。

脉浮而大，心下反硬，有热属脏者，攻之，不令发汗；属腑者，不令溲数。溲数则大便硬，汗多则愈热，汗少则便难，脉迟尚未可攻。

此治阳明之大法也。阳明主津液所生病，津液干则胃家实矣。〔批〕津液干则胃家实。津液致干之道有二：汗多则伤上焦之液，溺多则伤下焦之液。一有所伤，则大便硬而难出，故禁汗与溲。夫脉之浮紧、浮缓、浮数、浮迟者，皆不可攻而可汗。此浮而大，反可攻者，以此为三日之脉，当知大为病进，不可拘浮为在表也。〔批〕大为病进。心下者，胃口也。心下硬，已见胃实之一班①。有热属脏，指心肺之热，不是竟指胃实。攻之是攻其热，非攻其实，即与黄芩汤彻其热之义。〔批〕攻其热，非攻其实。属腑指膀胱，亦不指胃。膀胱热，故溲数，见当滋阴。汗为心液，汗出是有热，属脏之征也。〔批〕汗出是有热，属脏之征。汗出多，津液亡，则愈热而大便难。汗出少，亦未免难而硬，故利急于攻热。假令脉迟，便非脏实，是浮大皆为虚脉矣。此正发明心下硬一症有无热、属脏者，为妄攻其热者禁也，其慎密如此。

阳明病，心下硬满者，不可攻之。攻之，利遂不止者死，利止者愈。

阳明症具而心下硬满，有可攻之理矣。然热邪散漫，胃中未干，妄攻其热，热去寒起，移寒于脾，实反成虚，故利遂不止也。若利能自止，是胃不虚而脾家实，腐秽去尽而邪不留，故愈。上条热既属脏，利于急攻，所以存津液也。此条热邪初炽，禁其妄攻，所以保中气也。此仲景大有分寸处。〔批〕热邪初炽，不可妄攻。

---

① 班：通"斑"。《广雅·释诂一》："斑，分也。"清·王念孙《疏证》："班与斑通。"

伤寒呕多，虽有阳明症，不可攻之。

呕多是水气在上焦，虽有胃实症，只宜小柴胡以通液，攻之恐有利遂不止之祸。盖腹满、呕吐是太阴阳明相关症。胃家实，虽变症百出，不失为生阳。下利不止，参附不能挽回，便是死阴矣。〔批〕生阳、死阴。

阳明病，本自汗出，医更重发汗，病已瘥，尚微烦不了了者，此必大便硬故也。以亡津液，胃中干燥，故令大便硬。当问其小便日几行，若本小便日三四行，今日再行，故知大便不久出。今为小便数少，以津液当还入胃中，故知不久当大便也。〔批〕津液当还，大便自出。

汗与溲皆本于津液。汗出、小便利，其人胃家之津液本多。瘥指身热汗出言，烦即恶热之谓，微知恶热将罢，数少即再行之谓，大便硬、小便少皆因胃亡津液所致，不是阳盛于里也。因胃中干燥，则饮入于胃，不能上输于肺，通调水道，下输膀胱，故小便反少，而游溢之气尚能输精于脾，津液相成，还归于胃，胃气因和，则大便自出矣。以此见津液素盛者虽亡而终自还，正以见胃实者勿妄下、妄汗也。历举治法，脉迟不可攻，心满不可攻，呕多不可攻，小便利与数少不可攻，见胃实不是可攻症。

阳明病，自汗出，若发汗，小便自利，此为津液内竭。大便虽硬，不可攻之。当须自欲大便，宜蜜煎导通之。若土瓜根及与大猪胆汁，皆可为导。

病本自汗出，更发汗，则上焦之液已外竭；小便自利，则下焦之液又内竭。胃中津液两竭，大便之硬可知。虽硬而小便自利，是内实而非内热矣。阳明之实，不患在燥，而患在热。此内既无热，只须外润其燥耳。于欲大便时，因其势而利导之。不欲便者，宜静俟之。禁攻者，虑其虚耳。〔批〕内实非内热，只须外润其燥。

蜜煎导法

蜂蜜滑能润肠，热能行气　皂角通窍

用铜铫微火熬，频搅，勿令焦，候凝如饴，捻作挺子，令头锐，参皂角末少许，大如指，长二寸许，乘热纳谷道中，便出自去。

猪胆导法

猪胆寒胜热，滑润燥一枚取①汁，入醋酸善入少许，用竹管灌谷道中，顷出宿食恶物甚效。

津液枯者宜蜜煎导，热邪甚者宜胆导。如冷秘者，削酱姜亦能导之。〔批〕导法各宜。

〔批〕一日不发热。

问曰：病有得之一日，不发热而恶寒者，何也？答曰：虽得之一日，恶寒将自罢，即自汗出而恶热也。

阳明受病，当在二三日发。初受风寒之日，尚在阳明之表，与太阳同，故亦有麻黄、桂枝症。二日来，表邪自罢，故寒止热炽。阳明病多从他经转属，此本经自受寒邪，胃阳中发，寒邪即退，反从热化故耳。若因亡津液而转属，必在六七日，不在一二日间。本经受病之初，其恶寒虽与太阳同，而无头项强痛为可辨。即发热汗出，亦同桂枝症，但不恶寒反恶热之病情，是阳明一经之枢纽。

本经受邪，有中面、中膺之别。中面则有目疼鼻干，邪气居高，寒未能遽止。此中于膺，部位近胃，故退寒最捷。〔批〕经曰：邪气中面、中膺，皆下阳明。

〔批〕胃实无所复传。

问曰：恶寒何故自罢？答曰：阳明居中土也，万物所归，无所复传，始虽恶寒，二日自止，此为阳明病也。

太阳病八九日，尚有恶寒症。若少阳寒热往来，三阴恶寒转甚，非发汗温中，何能自罢？惟阳明未经表散，即能自止。胃为戊土，位处中州，表里寒热之邪无所不归，无所不化，皆从燥化而为实，实则无所复传，此胃家实所以为阳明之病根也。

方云：胃为水谷之海，五脏六腑、四体百骸皆滋养于胃，最宜通畅，实则秘固。

---

① 取：疑为"去"之声误，如此则与《伤寒论·辨阳明病脉证并治》作"泻"字异而义同。

以上论胃实症。

问曰：太阳缘何而得阳明病？答曰：太阳病，若发汗，若下，若利小便，亡津液，胃中干燥，因转属阳明。胃实大便难，此名阳明也。〔批〕阳明主津液所生病，故仲景谆谆以亡津液为治阳明者告也。

治法不合，徒伤津液，故转属阳明。

阳脉微而汗出少者，为自和也；汗出多者，为太过。阳脉实，因发其汗，出多者亦为太过。太过为阳实于里，亡津液，大便因硬也。

桂枝症本自汗，自汗多则亡津。麻黄症本无汗，发汗多亦亡津。此虽指太阳转属，然阳明表症亦有之，汗亡津液致胃实。

方云：脉微以中风之缓言，脉实以伤寒之紧言。

〔批〕汗出多。

伤寒转属阳明者，其人濈然汗出也。

此汗出不止之互辞。既言伤寒，不是专指太阳。

〔批〕汗不止。

本太阳病，初得时发其汗，汗先出不彻，因转属阳明也。

彻，止也。即汗出多之互辞。

〔批〕发热无汗，呕不能食，汗出濈然。

伤寒发热无汗，呕不能食，而反汗出濈濈然者，是转属阳明也。

初因寒邪外束，故无汗。继而胃阳遽发，故反汗出。即呕不能食时，可知其人胃家素实，与干呕不同。而反汗出，则非太阳之中风，而为阳明之病实矣。

〔批〕发热汗出，不恶寒而渴。

太阳病，发热汗出，不恶寒而渴者，此转属阳明也，宜五苓散。

全条详见五苓散。

〔批〕太阴转属阳明。

伤寒脉浮缓，手足自温者，系在太阴。太阴者，身当发黄。

若小便自利者，不能发黄。至七八日大便硬者，为阳明病也。

太阴受病转属阳明者，以阳明为燥土，故非经络表里相关所致，总因亡津液而致也。此病机在小便，小便不利，是津液不行，故湿土自病，病在肌肉；小便自利，是津液越出，故燥土受病，病在胃也。

病在太阴，同是小便自利，至七八日，暴烦下利者，仍为太阴病。大便硬者，转为阳明病。始同终异，何也？曰：阴阳异位，阳道实，阴道虚。故脾家实，则腐秽自去，而从太阴之开；胃家实，则地道不通，而成阳明之阖。此其别也。〔批〕脾实胃实。

上论他经转属阳明症。

〔批〕阴结阳结。

问曰：脉有阳结、阴结，何以别之？答曰：其脉浮而数，能食，不大便者，此为实，名曰阳结也。期十七日当剧。其脉沉而迟，不能食，身体重，大便反硬，名曰阴结也。期十四日当剧。

能食者为阳，为内热。不能食者为阴，为中寒。身轻者为阳，重者为阴。不大便者为阳，自下利者为阴。此阳道实、阴道虚之定局也。然阳症亦有自下利者，故阴症亦有大便硬者。实中有虚，虚中有实，又阴阳更盛更衰之义。〔批〕阳道实，阴道虚，阴阳更实更虚。胃实因于阳邪者，为阳结；因于阴邪者，名阴结。阳结则阴病，故不大便；阴结则阳病，故不能食。能食不大便者，是但纳不输，为太过。十七日剧者，阳主进，又合阳数之奇也。不能食而便硬仍去者，是但输不纳，为不足。十四日剧者，阴主退，亦合阴数之偶也。脉法曰：计其余命生死之期，期以月节克之。经曰：能食者过期，不能食者不及期也。

阳结即是胃实，阴结无表症，当属之少阴。不可以身重、不能食为阳明应有之症，沉迟为阳明当见之脉，大便硬为胃家实，而不敢用温补之剂也。急须用参附以回阳，勿淹留，期至而不救。〔批〕阴结无表症，急宜温补。

上阴阳结症。

阳明病，脉迟，汗出多，微恶寒者，表未解也，可发汗，宜桂枝汤。

阳明病，脉浮，无汗而喘者，发汗则愈，宜麻黄汤。

此阳明之表症、表脉也。二症全同太阳，而属之阳明者，不头项强痛故也。要知二方专为表邪而设。见麻黄症，即用麻黄汤。见桂枝症，即用桂枝汤。若恶寒一罢，则二方所必禁矣。此条脉症与太阳相同，前阳明病脉浮而紧、必潮热一条与太阳相殊，为阳明半表里症，麻桂下咽则毙。故善诊者，必据症辨脉，勿据脉谈症。〔批〕脉症同异。

〔批〕面热赤而战惕，必身痒。

脉浮而迟，面热赤而战惕者，六七日当汗出而解。迟为无阳，不能作汗，其身必痒也。

此阳明之虚症、虚脉也。邪中于面，阳明之阳上奉之，故面热而色赤。阳并于上，而不足于外卫，寒邪切肤，故战惕。必六七日胃阳来复，始得汗出溱溱而解，盖汗为阳气，迟为阴脉，无阳不能作汗，更可以身痒验之，又当助阳发汗者也。

〔批〕身如虫行。

阳明病，法多汗，反无汗，其身如虫行皮肤中，此久虚故也。

阳明气血俱多，故多汗。其人久虚，故反无汗。此又当益津液，和营卫，使阴阳自和而汗出也。

〔批〕无汗呕咳，手足厥，苦头痛。

阳明病，反无汗而小便利，二三日呕而咳，手足厥者，必苦头痛。若不咳不呕，手足不厥者，头不痛。

小便利，则里无瘀热可知。二三日无身热、汗出、恶寒之表，即见呕咳之里，似乎病发于阴。更手足厥冷，又似病在三阴矣。若头痛，又似太阳之表症。然头痛必因呕、咳、厥逆，则头痛不属太阳；不呕、咳、厥冷，则不苦头痛，是厥逆，不属三阴。断乎为阳明半表半里之虚症也。〔批〕阳明半表半里虚症。此胃阳不敷布于四肢，故厥；不上升于额颅，故痛。缘邪中于膺，结在胸中，致呕、咳而伤阳也。当用瓜蒂散吐之，呕、咳止，厥痛自除矣。两"者"字作"时"字看。

〔批〕头眩而咳，咽痛。

阳明病，但头眩，不恶寒，故能食而咳，其人必咽痛。若不咳者，咽不痛。

不恶寒，头痛，但眩，是阳明之表已罢。能食，不呕、厥，但咳，是咳为病本。咽痛因于咳，头眩亦因于咳。此邪结胸中，而胃未实，当从小柴胡加减法。

〔批〕漱水不欲咽，口干、鼻燥、能食。

阳明病，口燥，但欲漱水，不欲咽者，此必衄。脉浮发热，口干鼻燥，能食者，则衄。

此邪中于面而病在经络。阳明主津液所生病，亦主血所生病。阳明经起于鼻，萦于口齿。阳明病则津液不足，故口鼻干燥。阳盛则阳络伤，故血上溢而为衄。口鼻之津液枯涸，故欲漱水不欲咽，热在口鼻，未入乎内也。能食者，胃气强也。知病不在气分，而在血分矣。太阳、阳明皆多血之经，故皆有血症。太阳脉当上行，营气逆，不循其道，反循巅而下，至目内眦，假道于阳明，自鼻额而出鼻孔，故先目瞑、头痛。阳明脉当下行，营气逆而不下，反循齿环唇而上，循鼻外、鼻额而入鼻，故先口燥鼻干，治宜桃仁承气、犀角地黄辈。〔批〕太阳、阳明皆有血症。

上阳明在表脉症。

〔批〕喘满脉沉，发汗谵语。

伤寒四五日，脉沉而喘满，沉为在里，而反发其汗，津液越出，大便为难，表虚里实，久则谵语。

喘而胸满为麻黄症，然必脉浮者可发汗。今脉沉，则喘满在里矣。反攻其表，则津液大泄。喘而满者，满而实矣，因转属阳明，此谵语所由来也。宜少与调胃承气汤。

〔批〕谵语脉短者死。

发汗多，若重发汗者，亡其阳。谵语脉短者死，脉自和者不死。

上条论谵语之由，此条论谵语之脉。亡阳，即津液越出之互辞。心之液为阳之汗，脉者血之府也，汗多则津液脱，营血虚故脉短，是营卫不行，脏腑不通矣。脉自和者，津液不甚脱，脉有胃气，故不死。此下历言谵语不因于胃者。

〔批〕谵语死症。

谵语，直视喘满者死，下利者亦死。

上条言死脉，此条言死症。盖谵语本胃实，而不是死症。若一见虚脉虚症，则是死症，而非胃实矣。脏腑之精气皆上注于目。目不转睛，不识人，脏腑之气绝矣。喘满见于未汗之前，为表实；见于谵语之时，是肺气已败。呼吸不利，故喘而不休。脾家大虚，不能为胃行其津液，故满而不运。下利是仓廪不藏，门户不要，与大便难而谵语者天渊矣。

夫实则谵语，虚则郑声。郑声，重语也。〔批〕郑声者，一语频言也。

邪气盛则实，言虽妄诞，与发狂不同，有庄严状，名曰谵语。正气夺则虚，必目见鬼神，有求生求死之状，名曰郑声。释以重语，见郑重之谓，非郑重之音。此即从谵语中分出，以明谵语有不因胃实而发者。〔批〕谵语虚实之分。

〔批〕热入血室。

阳明病下血，谵语者，此为热入血室。但头汗出者，刺期门，随其实而泻之，濈然汗出则愈。

血室者肝也，肝为藏血之脏，故称血室。女以血用事，故下血之病最多。若男子，非损伤，则无下血之病。惟阳明多血多气，行身之前，邻于冲任。阳明热盛，侵及血室，溢出前阴，故有是症。血病则魂无所归，心神无主，谵语必发。此非胃实，因热入血室而肝实也。热伤心气，不能作汗，但头有汗。必刺肝之募，引血上归经络，使热有所泄，则自然汗出周身，血不妄行，谵语自止矣。〔批〕男子阳明热盛，血溢前阴。

〔批〕热入血室血结。

妇人中风，发热恶寒，经水适来。得之七八日，热除而脉迟身凉，胸下满，如结胸状，谵语者，此为热入血室也。当刺期门，随其实而泻之。

妇人适于经水来时中于风邪，此时未虑及月事，病从外来，先解其外可知，至七八日脉迟、热除、身凉为愈。乃反胸满谵语，而非胃实，脉迟故也。迟为在脏，必其经水适来时风寒外束，内热乘肝，月事未尽之余，其血必结。当刺其募以泻其结热，满自消而谵语自止，此通因塞用法也。

〔批〕经水未断，经尽自愈。

妇人伤寒发热，经水适来，昼则明了，暮则谵语，如见鬼状，此为热入血室，无犯胃气及上下焦，必自愈。

前言中风，此言伤寒，见妇人伤寒、中风皆有热入血室症也。发热、不恶寒，是阳明病。申酉谵语，疑为胃实。若是经水适来，固知热入血室矣。此经水未断，与上血结不同，是肝虚魂不安而妄见。不得妄下，以伤胃气；亦不得刺之，伤上焦之阳，下焦之阴。俟经尽自愈，当以不治治之。

热入血室，寒热如疟，而不谵语者，入柴胡症。

上论阳明谵语脉症。

〔批〕阳明中风。

阳明中风，口苦咽干，腹满微喘，发热恶寒，脉浮而紧者，下之则腹满，小便难也。

无目疼鼻干之经病，又无尺寸俱长之表脉。微喘恶寒，脉浮而紧，与太阳麻黄症同。口苦咽干，又似太阳少阳合病。更兼腹满，又似太阳太阴两感。何以名为阳明中风？以无头项强痛，则不属太阳；不耳聋目赤，则不属少阳；不腹痛自利，则不关太阴。是知口为胃窍，咽为胃门，腹为胃室，喘为胃病矣。虽恶寒二日，必止。脉之浮紧，亦潮热有时之候也。此为阳明在里之表症。〔批〕阳明在里之表症。若以腹满为胃实而下之，津液复竭，腹更满而小便难，必大便反易矣。伤寒、中风，但见有柴胡一症便是，则口苦咽干当从少阳症治。脉浮而紧者，当曰弦矣。

〔批〕阳明兼太阳、少阳中风脉症。

阳明中风，脉弦浮大而短气，腹部满，胁下及心痛，久按之气不通，鼻干，不得汗，嗜卧，一身及面目悉黄，小便难，有潮热，时时哕，耳前后肿。刺之小瘥，外不解。病过十日，脉弦浮者，与小柴胡汤；脉但浮，无余症者，与麻黄汤。若不尿，腹满，加哕者，不治。

喻云：此症为阳明第一重症。太阳之症未罢，而少阳症兼见，是阳明所主之位前后皆邪，而本经更弥漫流连也。腹满，鼻干，嗜卧，一身面目悉黄，潮热，阳明之症即尽见。兼以少阳之胁痛、耳前后肿，太阳之膀胱不利，乃至时时哕，则阳明之诸症正未易除也。

柯云：弦为少阳脉，耳前后、胁下为少阳部。阳明中风，而脉症兼少阳者，以胆为风腑故也。若不兼太少脉症，只是阳明病，而不名中风矣。刺之是刺足阳明，随其实而泻之，非刺耳前后。其肿少瘥也，小瘥言内俱能减，但外症未解耳。脉弦浮者，向之浮大减小，而弦尚存，是阳明之脉症已罢，唯少阳之表邪尚存，故与小柴胡以解外。若但浮而不弦大，则非阳明少阳脉。无余症，是无阳明少阳症。惟太阳表邪未散，故与麻黄汤以解外。盖阳明居中，其风非是太阳转属，即是少阳转属。两阳相熏灼，故病过十日，而表热不退也。无余症可凭，只表热不解，法当凭脉。故弦浮者，可知少阳遗风；但浮者，太阳遗风也。〔批〕本条不言发热，中风二字便藏表热在内，外不解即指表热言。若不尿，腹满，加哕，是接耳前后肿来，此是内不解。故小便难者，竟至不尿；腹满者，竟不减；时时哕者，更加哕矣。非刺后所致，亦非柴胡、麻黄后变症也。

上阳明中风症。

〔批〕能食、不能食。

阳明病，若能食，名中风。不能食，名中寒。

阳明主里，症虽在表，病情仍以里辨。此不特以能食、不能食别风寒，更以能食、不能食审胃家虚实也。要知风寒本一体，随人胃气而别。此本为阳明初受表邪，先辨胃家虚实，为诊家提纲也。

〔批〕中寒欲作固瘕。

阳明病，若中寒不能食，小便不利，手足濈然汗出，此欲作固瘕，必大便初硬后溏。所以然者，以胃中冷，水谷不别故也。

胃虚则中寒，故不能食。但手足汗出，则津液之泄于外者尚少。小便不利，则津液不泄于下。阳明所虑，在亡津液，此更虑其不能化液矣。固瘕，即初硬后溏之谓，肛门虽固结，而肠中不全干也。溏，即水谷不别之象。按：大小肠俱属于胃，欲知胃之虚实，必于二便验之。小便利，屎定硬；小便不利，必大便先硬后溏。

周云：胃中阳气向衰，不能腐熟水谷而时急，以理中温胃。仲景惧人于阳明症中但知有下法，全不知有不可下反用温之法，故特揭此。〔批〕阳明症有不可下反用温之症。

〔批〕胃中虚冷。

阳明病，不能食，攻其热必哕。所以然者，胃中虚冷故也。以其人本虚，故攻其热必哕。

初受病便不能食，知其人本来胃虚，与中有燥屎而反不能食者有别。用寒药必哕，哕为胃病，胃病深者，其声哕矣。〔批〕哕为胃病。

若胃中虚冷，不能食者，饮水则哕。

喻云：此症比前一条虚寒更甚，不但攻其热必哕，即饮以水而亦哕矣。

柯云：阳明病，不能食者，便是胃中虚冷。虽身热恶热，而不可攻其热，用寒以彻表热便是攻，非指用承气也。仲景治阳明，全在胃家虚实。〔批〕仲景治阳明，全在胃家虚实。

〔批〕欲作谷疸。

阳明病，脉迟，腹满，食难用饱，饱则微烦，头眩，必小便难，此欲作谷疸。虽下之，腹满如故，所以然者，脉迟故也。

阳明脉迟为中寒，为无阳矣。食难用饱因于腹满，腹满因于小便难，烦眩又因于食饱耳。食入于胃，浊气归心，故烦。虚阳不能化液，则清中清者不上升，故食谷则头眩；浊中清者不下输，故腹满而小便难。胃脘之阳，不达于寸口，故脉迟也。《金匮》曰：谷气不消，胃中苦浊，浊气下流，小便不通，身体尽黄，名曰谷疸。当用五苓散调胃利水，而反用茵陈汤下之，腹满不减，而除中发哕所由来矣。所以然者，盖迟为在脏，食难用饱者，脾不磨也，下之则脾愈虚，不化不出，故腹满如故。

〔批〕除中。

伤寒脉迟，六七日，而反与黄芩汤撤其热。脉迟为寒，今与

黄芩汤复除其热，腹中应冷，当不能食。今反能食，此名除中，必死。

　　凡首揭阳明病者，必身热、汗出、不恶寒、反恶热也。此言伤寒，则恶寒可知；言彻其热，则发热可知。脉迟为无阳，不能作汗，必服桂枝汤，啜粥，令汗生于谷耳。今不知脉迟为里寒，但知清表之余热。热去寒起，则不能食者为中寒，反能食者为除中矣。除中者，胃阳不支，假谷气以自救，凡人将死而反强食者是也。

　　阳明病，初欲食，小便反不利，大便自调，其人骨节疼，翕然如有热状，奄然发狂，濈然汗出而解者，此水不胜谷气，与汗共并，脉紧则愈。

　　初欲食，则胃不虚冷。小便不利，是水气不宣矣。大便反调，胃不实可知。骨节疼者，湿流关节也。翕然如有热而不甚热者，燥化不行，而湿在皮肤也。〔批〕湿流关节，兼在皮肤。其人胃本不虚，因水气怫菀，菀极而发，故发狂。汗生于谷，濈然汗出者，水气与谷气并出而为汗也。脉紧者，对迟而言，非紧则为寒之谓。〔批〕水气与谷气并出为汗。

　　〔批〕晚发。

　　若脉迟，至六七日不欲食，此为晚发，水停故也，为未解；食自可者，为欲解。

　　初能食，至六七日，阳气来复之时，反不欲食，是胃中寒冷，因水停而然，名曰晚发，因痼瘕、谷疸等为未除也。食自可，则胃阳已复，故欲解。

　　伤寒，大吐大下之，极虚复极汗者，以其人外气怫菀。复与之水，以发其汗，因得哕。所以然者，胃中虚冷故也。

　　阳明居中，或亡其津而为实，或亡其津而为虚，皆得转属阳明。其传为实者可下，其传为虚者当温矣。〔批〕虚者当温。

　　上论阳明中寒症。

　　〔批〕表欲解时。

　　阳明病欲解时，从申至戌上。

　　申酉为阳明主时，即日晡也。凡称欲解者，俱指表而言，如太阳头痛自止、恶寒自罢，阳明则身不热、不恶热也。

上论阳明病解时。

〔批〕热渴饮水，小便不利。

阳明病，若脉浮发热，渴欲饮水，小便不利者，猪苓汤方见少阴主之。

脉症全同五苓，以太阳寒水利于发汗，汗出则膀胱气化而小便行，故利水之中，仍兼发汗之味；阳明燥土最忌发汗，汗之则胃亡津液，而小便更不利，所以利水之中，仍用滋阴之品。二方同为利水散饮之剂，太阳用五苓者，因寒水在心下，故有水逆之症，桂枝以散寒、白术以培土也；阳明用猪苓者，因热邪在胃中，故有自汗症，滑石以滋土、阿胶以生津也。散以散寒，汤以润燥，用意微矣。〔批〕太阳、阳明用五苓、猪苓之别。

又，太阳转属阳明者，其渴尚在上焦，故仍用五苓入心而生津；阳明自病而渴者，本于中焦，故又借猪苓入胃而通津液。

成氏曰：阳明病脉浮发热，上焦热也；渴欲饮水，中焦热也；小便不利，热结下焦也，猪苓汤主之。

〔批〕汗多而渴，不可用猪苓汤。

阳明病，汗多而渴者，不可与猪苓汤。以汗多胃中燥，猪苓汤复利其小便故也。

阳明病，重在亡津液。饮水多而汗不多，小便不利者，可与猪苓汤利之。若汗出多，以〔批〕以字疑是必字。大便燥，饮水多即无小便，不可利之。不知猪苓汤本为阳明饮多而设，不为阳明利水而用也。不可与猪苓汤，即属腑者不令溲数之义，以此见仲景之用猪苓，亦不得已之意矣。汗多而渴当白虎汤，胃中燥当承气汤，具见言外。

食谷欲呕者，属阳明也，吴茱萸汤方见少阴主之。得汤反剧者，属上焦也。〔批〕呕属胃寒。

喻云：此明呕有太阳，亦有阳明。若食谷而呕，则属胃寒，与太阳之恶寒呕逆、原无热症者不同，恐误以寒药治寒呕也。若服吴茱萸汤反剧者，则仍属太阳热邪，而非胃寒明矣。

柯云：胃热则消谷善饥，胃寒则水谷不纳。食谷欲呕，因是胃寒。服汤反剧者，以痰饮在上焦为患，呕尽自愈，非谓不宜服也。〔批〕剧因痰饮。

愚按：既明说属阳明，岂因得汤反剧，而始知仍属太阳，且与上焦句不合。喻解以葛根加半夏、小柴胡等汤宜审。

〔批〕阳明有三。

问曰：病有太阳阳明，有正阳阳明，有少阳阳明，何谓也？答曰：太阳阳明者，脾约是也。正阳阳明者，胃气实是也。少阳阳明者，发汗利小便已，胃中烦燥，实大便难是也。

旧注阳明腑实总归便难，然三经从入之途不同，则所下之药亦异。故由太阳归者，因其人大肠之液素枯，胃家之津本少，邪在太阳，即入阳明之腑；其邪在阳明经即便入胃者，为正阳阳明；至少阳阳明者，因汗利之药服非一次，则凡为汗为小便者，皆胃津也，其能免于烦、燥、实乎？故经邪悉罢，而大便因难，此则为少阳而趋胃矣。

栀子豉汤症

阳明病，脉浮而紧，咽燥口苦，腹满而喘，发热汗出脉症与阳明中风同，不恶寒彼以恶寒，故名中风，反恶热此以反恶热，故名阳明症，身重阳明主肌肉，无津液以和之，则肉不和，若发汗此阳明半表里症。邪已入腹，不在营卫之间，脉虽浮，不可为①在表而发汗则躁妄汗则肾液虚，心愦愦心液亡而谵语胃无津液。若加烧针脉虽紧，不可以身重而加温针，心怵惕谬针是以火济火，故恐惧，烦躁不得眠土水皆因火侮。若下之阳明中风，病在气分，不可妄下。此既见胃实之症，虽下之②亦不为过，则胃中空虚以下之故，客气动膈喘满、汗出、恶热、身重等症或罢，而邪之客上焦者，必不因下除，心中懊憹懊恼、憹闷与怵惕，皆心病所致，舌上胎者舌为心之外候，心热之微甚，与苔之厚薄、色之浅深，为可征也。《类方》云：舌有白胎，则胸中有物，可用吐法。否则，邪尚未结，恐无物可吐也，栀子豉汤

---

① 为：以为。
② 虽下之：原作"下之虽"，据文义乙转。

主之。〔批〕汗吐下后，正气不足，邪气乘虚结于胸中，烦热懊忱。

栀子苦寒。色赤入心，故除心烦。十四枚　淡豉豆形象肾，制为豉，轻浮上行。四合，绵裹〔批〕肾气为腐，心气为焦。豉蒸窨而成，故为腐。腐能胜焦。

先煎栀子，后纳豉，分二服，温进一服。得吐止后服。

二阳之病发心脾，已上诸症是心脾之热，而非胃家热。即本论所云，有热属脏者攻之，不令发汗之谓也。本汤是胃家初受、双解表里之方，不止为误下后立法。盖初病不全在表，不全在里，诸症皆在里之半表间，汗下温针，皆在所禁。惟有吐之一法，为阳明表邪之出路耳。然病在胸中，宜瓜蒂散。此已在腹中，则瓜蒂散不中与也。〔批〕病在胸宜瓜蒂，在腹宜栀豉。又，栀豉吐无形之虚烦，若膈有实邪，当用瓜蒂散。

又，阳明之有栀豉汤，犹太阳之有桂枝汤，既可以驱邪，亦可以救误，上焦得通，津液得下，胃气因和耳。

海藏曰：烦，气也；躁，血也。烦出于肺，躁出于肾，故用栀子治肺烦，香豉治肾躁。亦用作吐药，以邪在上焦，吐之则邪散，所谓在上者因而越之也。或谓：烦躁皆心为之，何谓出于肺肾？曰：热则烦，热甚则躁。烦为阳，躁为阴。大抵皆心火为病，火旺则金烁而水亏，惟火独存，故肺肾合而为烦躁。

栀豉汤本为治烦躁而设，又可以治虚烦。《集解》：大便软者为吐症，大便硬者为下症，若宿食而烦躁者，栀子大黄汤主之。

若渴欲饮水，口干舌燥者上条阳邪自表入里，尚未入胃，此热已入胃，**白虎加人参汤主之**泻胃火而扶元气，全不涉汗吐下三法矣。**若脉浮发热，渴欲饮水，小便不利者，猪苓汤主之。**〔批〕热已入胃，尚未燥硬。

上条根首条诸症，此条又根上文饮水来。连用五"若"字，见仲景设法御病之详。栀豉汤所不及者，白虎汤继之，白虎汤所不及者，猪苓汤继之，此阳明起手之三法。〔批〕阳明起手三法。

发汗吐下后阳明病多误在早下，**虚烦**是阳明坏病，便从栀子汤随症治之，犹太阳坏病多以桂枝汤加减用也**不得眠**《集解》：昼动为阳，夜卧主阴，阳热未散，阴气未复，**若剧者，必反复颠倒**柯云：四字切肖不得眠之状，为虚烦二字传神，此火性摇动，心无依着也，**心下懊憹**心居胃上，即阳明之表，心病皆阳明表邪，**栀子豉汤主之**太阳之表，当汗而不当吐。阳明之表，当吐而不当汗。汗为解表，吐亦为解表。〔批〕阳明坏病，虚烦懊憹。**若少气者**烦必伤气，**栀子甘草豉汤主之**本方加甘草二两（甘以益气）。〔批〕少气。**若呕者**虚热相搏，**栀子生姜豉汤主之**本方加生姜五两，辛以散邪。〔批〕呕。

《类方》云：无物为呕，有物为吐，欲止呕，反令吐，真匪夷所思。

柯云：栀豉汤本治烦躁，又可以治虚烦，以此知阳明之虚与太阳之虚不同，阳明之烦与太阳之烦有别矣。

〔批〕烦热胸窒。

发汗，若下之，而发烦虚烦**热**虚热，**胸中窒**痞塞之谓，亦虚窒者此热伤君主，心气不足而然，**栀子豉汤主之。**

是益心之阳，寒亦通行之谓。与下后痞不在心下而在胸中，故仍用栀豉，与用桂枝同法。盖病不变，则方不可易耳。

〔批〕下后心下濡、虚烦。

下后更烦既解复烦，**按之心下濡者**对胸中窒而言，与心下反硬者悬殊。《类方》云：濡者，濡滞之象，非窒非痛也，**为虚烦也**阳明虚烦，对胃家实热而言，是空虚之虚，不是虚弱之虚，**宜栀子豉汤。**

〔批〕懊憹，不能食，头汗出。

阳明病下之，其外有热身热未除，**手足温**尚未溅然汗出，**不结胸**是心下无水气，**心中懊憹**上焦之热不除，**饥不能食**邪热不杀谷，**但头汗出者**而不发黄，由心火上炎，而皮肤无水气也，**栀子豉汤主之。**

病属阳明，本有可下之理。然外症未除，下之太早，胃虽不伤，而上焦火菀不达，仍与栀豉吐之，心清而内外自和矣。

〔批〕心中结痛。

伤寒五六日，大下后病发于阳而反下之，**身热不去**外热未除，**心中结痛者**虽轻于结胸，而甚于懊憹，未欲解也，**栀子豉汤主之。**

水结胸胁，用陷胸汤，水菀折之也。此乃热结心中，用栀豉汤，火菀则发之也。

〔批〕身热微烦。

伤寒，医以丸药大下之寒气留中，身热不去，微烦者而不懊恼，则非吐剂所宜，栀子干姜汤主之。

栀子十四枚。以除烦　干姜二两。以逐内寒，而散表热

寒因热用，热因寒用，二味成方，而三法备矣。

〔批〕心烦腹满，起卧不安。

伤寒下后，心烦则难卧，腹满则难起，起卧不安者是心移热于胃，与反复颠倒之虚烦不同，栀子厚朴汤主之。

栀子十四枚。以除烦　厚朴四两　枳实二两，以泄满

此两解心腹之妙剂也。热已入胃，则不当吐；便未燥硬，则不可下。此为小承气之先着。栀子之性，能屈曲下行，不是上涌之剂。惟豉之腐气，上熏心肺，能令人吐。观瓜蒂散必用豉汁和服，是吐在豉而不在栀也。此栀子干姜汤去豉用姜，是取其横散；栀子厚朴汤以枳、朴易豉，是取其下泄，皆不欲上越之义。

〔批〕身热发黄。

伤寒身热发黄者身热汗出为阳明症。若寒邪太重，阳气怫菀在表，亦有汗不得出、热不得越而发黄者。黄为土色，胃火内炽，津液枯涸，故黄见于肌肉之间。与太阳误下，寒水留在皮肤者迥别，栀子柏皮汤主之。

栀子十五枚。以治内烦　柏皮二两。以治外热。本草：柏皮能散脏腑结热黄疸　甘草两。以和中气

栀、柏、甘草，皆色黄而质润。形色之病，仍假形色以通之。神乎神矣！

《集解》：发黄，胃有瘀热，宜下之。身热，为热未作实，盖寒湿之症难于得热，热则势外出而不内入矣。故不必发汗、利小便，用栀子柏皮汤以和解之。按：伤寒发黄，有在太阳膀胱者，与阳明瘀热在胃者不同，故仲景亦有不可下、当于寒湿中求之之说。〔批〕太阳、阳明发黄不同。

〔批〕懊憹发黄。

阳明病法多汗无汗反无汗，则热不得越，小便不利则热不得降，是发黄之原，心中懊憹者是发黄之兆。心液不支，故虽未经汗下，而心中懊憹也，身必发黄。

口不渴，腹不满，非茵陈所宜，与栀子柏皮汤，黄自解矣。

〔批〕火劫发黄。

阳明病被火阳明无表症，不可发汗，况以火劫乎，额为心部上微汗出心液竭矣，而小便不利者心虚肾亦虚，必发黄。

非栀子柏皮汤，何以挽津液于涸竭之余耶？不利小便，重在存津液也。

〔批〕误下发黄。

阳明病，面合赤色阳气怫菀在表，当以汗解，不可下之而反下之，必发热色黄热不得越，而赤转为黄矣，小便不利也。

上条因于火逆，此条因于妄下。前条小便不利而发黄，此先黄而小便不利，总因津液枯涸，不能通调水道而然。未发宜栀子豉汤，已黄宜栀子柏皮汤。

仲景治太阳发黄有二法：但头汗出，小便不利者，麻黄连翘汤汗之；少腹硬，小便自利者，抵当汤下之。治阳明发黄二法：但头汗、小便不利、腹满者，茵陈、大黄以下之；身热发黄与误治而致者，栀子柏皮汤以滋化源而致津液。总不用渗泄、利小便之剂，惟恐胃中燥耳，所谓治病必求其本。〔批〕治太阳、阳明发黄各二法。

凡用栀子汤，病人旧微溏者，不可与服之。〔批〕栀豉汤禁。

旧注以里虚寒在下，虽烦非蕴热也。柯云：向来胃气不实，即栀子亦禁用，用承气者可不慎之欤？

瓜蒂散症

病如桂枝症是见发热汗出、恶风鼻鸣等症。邪中于面，则入阳明，在表之表，头不痛，项不强则非太阳中风寸脉微浮，胸中阳明之表痞硬未经汗下，气上冲咽喉，不得息者便非桂枝症。诸症是邪中于膺，亦入阳明在里之表，此为胸有寒也寒邪结而不散，胃阳抑而不升，故成痞象。当吐之胃者土也，土生万物，不吐者死，宜瓜蒂散。〔批〕如桂枝症，胸中痞硬，气上冲咽喉，不得息。必用酸苦涌泄之味，因而越之，胃阳得升，胸寒自散，里之表和，表之表亦解矣。此瓜蒂散为阳明之表剂。

瓜蒂瓜为甘果，而熟于长夏，清胃热者也。其蒂，瓜之生气所系也，色青味苦，象东方甲木之化，得春升生发之机。故能提胃中之气，除胸中实邪，为吐剂中第一品药，故必用谷气以和之　赤小豆甘酸下行而止吐，取为反佐，制其太过也。等分

〔批〕张子和去赤豆加藜芦、防风，一方去赤豆加郁金、韭汁，俱名三圣散。

二味，各别捣为散，合治之。取一钱，以香豉一合本性沉重，糜熟而复轻浮。苦甘相济，引阳气以上升，驱阴邪而外出，热汤煮作稀糜，取汁和散，温顿服。不吐，少少加，得快吐乃止虽快吐而不伤神。仲景制方之精义，赤豆为心谷而主降，香豉为肾谷而反升，既济之理也。〔批〕快吐而不伤神。一说为末，熟水或酸齑水调下，量人虚实服之。吐时须令闭目，紧束肚皮。吐不止者，葱白汤解之。良久不出，含砂糖一块即吐。诸亡血、虚家、老人产妇、血虚脉微者，不可与之。〔批〕瓜蒂散禁。

《集解》：非尺脉绝者，不宜便服此，恐损胃气。若只胸中窒塞闷乱，以物探之，得吐即止。如探不出，方以此汤吐之。《十剂》曰：燥可去湿。桑白皮、赤小豆之属是也。赤豆、瓜蒂，并能行水湿痰涎。头痛、胸满、寒热、脉紧不大者，并宜此散吐之。或问：何谓木菀？曰：厥阴少阳属木，于令为春，乃人身生发之气也。食者，阴物也。脾胃者，坤土也。饮食填塞太阴，则土盛而反侮木，生气不得上升，而木菀矣。吐去上焦有形之物，则木得舒畅，天地交而万物通矣。〔批〕木菀。

瓜蒂、栀豉皆吐剂，要知瓜蒂吐宿食寒痰，栀豉吐虚烦客热。如未经汗下，邪菀胸膈而痞满者，谓之实，宜瓜蒂散，此重剂也。已经汗吐下，邪乘虚客胸中而懊侬者，为虚烦，宜栀豉汤，此轻剂也。〔批〕瓜蒂、栀豉主治不同。

屡吐不透，加附子尖，和浆水与之。

病人手足诸阳之本厥冷胃阳不达于四肢，脉乍紧者不厥时不紧，紧与厥相应，紧则为寒，邪寒邪结在胸中，心下胃口满胃气逆而烦胃火盛，饥火能消物不能食者寒结胸中，病在胸中此阴并于上，阳并于下，故寒伤形，热伤气也。当吐之，宜瓜蒂散。〔批〕手足厥冷，邪结胸中，心下满烦，饥不能食。

上条是阳明中风脉症，是小结胸。此条是阳明伤寒脉症，是大结胸。太阳结胸，因热入硬满而痛，为有形，故制大陷胸汤下之。阳明结胸，因寒窒硬满不痛，为无形，故制瓜蒂散吐之。〔批〕阳明结胸。

太阳病头项强痛，当恶寒发热，今自汗出，不恶寒发热疑似桂枝症，关上阳明脉位脉细数者而不洪大。虽自汗而不恶热，则不是与阳明并病。不口干、烦满而自汗出，是不与少阴两感，以医吐之过也吐后，恶寒发热之表虽除，而头项强痛仍在，则自汗为表虚，脉细数为里热也，此为小逆其人胃气未伤，犹未至不能食，误吐而伤及胃气者，更当计日以辨之。若一二日热正在表，当汗解吐之者，腹中饥，口不能食寒邪乘虚入胃。三四日热发于里，当清解吐之者，不喜糜粥胃阳已亡，欲食冷物反喜瓜果，是除中也，朝食暮吐邪热不化物，生意尽矣，以医吐之所致也。〔批〕妄吐亡阳。

三阳皆受气于胸中，阳明以胸为表，吐之阳气得宣，故吐中便寓发散之意。太阳以胸为里，故有干呕、呕逆而不可吐，吐之为逆。少阳得胸中之表，故亦有喜呕症，吐之则悸而惊矣。

〔批〕误吐伤阴。

太阳病吐之，但太阳病当恶寒，今反不恶寒，不欲近衣，此为吐之内烦也。

上条因吐而亡胃脘之阳，此因吐而伤膻中之阴。前条见其胃实，此见其阳盛。前条寒入太阴而伤脾精，此热入阳明而成胃实。

白虎汤症

〔批〕三阳合病，肺胃实热。

三阳合病此本阳明病，而略兼太少，腹满胃气不通，身重阳明主肉，无气以动，难以转侧少阳行身之侧，口胃之门户不仁胃气病则津液不能上行**而面垢**阳气不荣于面，阳明则颜黑，少阳病面有微尘，**遗尿**太阳本病，膀胱不约。**发汗**虽三阳合病，而阳明症多无表症，则不宜汗**则谵语**津竭，下之胃未实则不宜下**则头上汗出**，手足冷亡阳。**若自汗出者**为内热甚者言，接遗尿句来。若自汗而无大烦大渴症，无洪大浮滑脉，当从虚治，不得妄用白虎，**白虎汤主之。**

石膏大寒，寒能胜热。味甘归脾，质刚而主降，备中土生金之体。色白通肺，质重而含脂，具金能生水之用。故以为君。一斤，碎，绵裹　知母气寒主降，苦以泄肺火，辛以润肺燥。内肥白而外皮毛，肺金之象，生水之源也，故以为臣。六两　甘草皮赤中黄，能土中泻火，为中宫舟楫，寒药得之则缓其寒。用此为佐，沉降之性，亦得留连于脾胃之间矣。二两　粳米稼穑作甘，气味温和，禀容平之德，为后天养命之资。得此为使，阴寒之物则无伤损脾胃之虑也。六合

先煮石膏数十沸味淡难出，再投药、米，米熟汤成。温服，日三煮汤入胃，输精归肺，水精四布，大烦大渴可除矣。额汗，手足冷，见烦渴、谵语等症，与洪滑之脉，亦可用。

《类方》云亡阳之症有二：下焦之阳虚，飞越于外，而欲上脱，则用参附等药以回之；上焦之阳盛，逼阴于外，而欲上泄，则用石膏以收之。〔批〕亡阳之症有二。

李东垣曰：邪在阳明，肺受火克，故用辛凉清肺，所以有白虎之名。白虎，西方金神也。

吴鹤皋曰：如秋金之令行，则夏火之炎退。

《集解》：石膏清肺而泻胃火，知母清肺而泻肾火，甘草和平，而泻心脾之火。或泻其子，或泻其母，不专治阳明气分热也。又，石膏、甘草不但清里，兼能发表，然必实热方可用。或有血虚身热，脾虚发热，及类白虎症，误投之不可救。按：白虎症，脉洪大有力；类白虎症，脉大而虚，以此为辨。〔批〕血虚脾虚，误投不救，类白虎脉辨。

成氏曰：立秋后不可服，为大寒之剂。

易老曰：有是病即投是药，苟拘于时，何以措手？若以白虎为大寒，承气又何以行于冬令乎？太阳发热，无汗而渴，忌白虎，表未解

也。阳明汗多而渴，忌五苓、猪苓，津液大耗也。

三阳合病，脉浮大为阳在关上阳所治也，是为重阳，**但欲睡眠**阳入于阴，与少阴脉微细而但欲寐不同，**合目**卫气行阴则汗热淫于内，与上自汗同。

上条言病状及治方，此详病脉，探病情，究病机，必两条合参，而合病之大要始得。〔批〕白虎病脉、病情、病机。

伤寒脉浮滑为阳，阳主热。经云：脉缓而滑曰热中。是浮为在表，滑为在里，**此表有热、里有邪**柯云：旧本作"里有寒"者，误。此虽表里并言，而重在里热，所谓热结在里，表里俱热也。《类方》云：二字倒误，乃"表有寒、里有热"，**白虎汤主之。**〔批〕脉浮滑，表里俱热，不得谓里有寒。下条脉滑而厥，里有热可症。

此论脉而不及症，因有白虎症，而推及其脉，勿只据脉而不审其症。

伤寒脉滑而厥者，里有热也，白虎汤主之。

脉微而厥为寒厥，脉滑而厥为热厥。阳极似阴之症，全凭脉以辨之。然必烦渴引饮，能食而大便难，乃为里有热也。

伤寒脉浮，发热无汗，其表不解者麻黄症尚在，不可与白虎汤。〔批〕白虎汤禁。表不解，更兼渴欲饮水，是热入里，此谓有表里症。当用五苓，多服暖水发汗。**渴欲饮水**但有此，是邪热内攻，**无表症者**外热已解，急当救里，**白虎加人参汤主之。**

经曰：火生苦。又曰：以苦燥之。又曰：味过于苦，脾气不濡，胃气乃厚。以是知苦从火化，火能生土，则土燥火炎，非苦寒之味所能治之。经曰：甘先入脾。又曰：以甘泻之。又曰：饮入于胃，输精于脾，上归于肺。以是知甘寒之品乃泻胃火、生津液之上品也。

本方加人参三两以补中益气而生津，协和甘草、粳米之补，承制石膏、知母之寒。泻火而土不伤，乃操万全之术。

白虎汤治热结在里之剂，先示所禁，后明所用，见白虎为重剂，不可轻用也。若表不解而妄用之，热去寒起，亡可立待矣。〔批〕白虎为重剂，不可轻用。

〔批〕汗后烦渴。

服桂枝汤，大汗出后，大烦渴不解是阳邪内陷，不是汗多亡阳。《类方》云：因汗多而胃液涸，邪虽去而阳明之火独炽也。汗后诸变不同，总宜随症用药，脉洪大者前条详症，此条详脉，白虎加人参汤主之详桂枝篇。

〔批〕无大热渴烦，微恶寒。

伤寒无大热微热犹在，口燥渴，心烦无大热，其人燥烦，为阳去入阴。此虽不躁，而口渴心烦，为阳邪入里，背微恶寒者恶寒将罢，白虎加人参汤主之。

此虽有表里症，而表邪已轻，里热已甚，急与此汤，里和而表自解矣。

〔批〕吐下后表里俱热。

伤寒若吐若下后吐亡津液于上，下亡津液于下。前条汗后，此吐下后，七八日不解表不解，当汗不汗，反行吐下，此治之逆也，热结在里表虽不解，热已内结，表里俱热太阳主表，阳明主里，两阳并病，时时恶风为太阳表症。然时恶风，则有时不恶，表将解矣，与背微恶寒同，大渴，舌上干燥而烦为阳明症，欲饮水数升者里热结而不散，白虎加人参汤主之急当救里，以滋津液，里和表亦解，故不须两解之法。

阳明病，若渴欲饮水，口干舌燥者，白虎加人参汤主之。

〔批〕白虎为阳明主方。

白虎所治，皆阳明燥症。

茵陈汤症

〔批〕发黄。

阳明病，发热汗出，此为热越，不得发黄也《集解》：黄者，脾胃之色也。热甚者身如橘色，汗如柏汁。但头汗出头为诸阳之会，热蒸于头，故但头汗，身无汗，剂颈而还，腹满里实，小便不利热甚则津液内竭，渴饮水浆内有实热，引水自救，此瘀热在里热外越则里不菀，下渗则内不存，身必发黄，茵陈蒿汤主之。

茵陈蒿柯云：禀北方之色，经冬不凋，受霜承雪，故能除热邪留结。

《集解》：发汗利水，以泄太阴阳明之湿热，故为治黄主药。六两　栀子以通水源。十四枚　大黄以调胃实。两

先煮茵陈，纳二味，分温三服。小便当利，尿如皂角汁，一宿腹减，黄从小便去。

柯云：令一身内外之瘀热悉从小便去，腹满自减，而津液无伤，此茵陈蒿汤为阳明利水之妙剂也。阳明多汗，为里实表虚。反无汗，是表里俱实矣。表实则发黄，里实故腹满。但头汗出，小便不利，与麻黄连翘症同。然彼属太阳，因误下而表邪未散，热虽入里而未深，故口不渴，腹不满，仍当汗解。此属阳明，未经汗下，而津液已亡，故腹满，小便不利，渴欲饮水，此瘀热在里，非汗吐所宜矣。〔批〕太阳阳明发黄之别。身无汗，小便不利，不得用白虎；瘀热发黄，内无津液，不得用五苓。故与茵陈汤以佐栀子、承气之所不及也。

但头汗，则身黄而面目不黄；若中风不得汗，则一身及面目悉黄。《集解》：凡瘀热在里，热入血室，及水结胸，皆有头汗之症，乃伤寒传变，与杂症不同。〔批〕头汗之症。

湿热相搏则发黄。干黄热胜，色明而便燥；湿黄湿胜，色晦而便溏。黄病与湿病相似，但湿病在表，一身尽痛；黄病在里，一身不痛。〔批〕黄病湿病分身痛不痛。

小便黄赤不利为里实，宜利小便，或下之。无汗为表实，宜汗之。

〔批〕小便不利，腹微满。

伤寒七八日不解，阳气重也，身黄如橘子色黄色鲜明，汗在肌肉而不达也，小便不利内无津液也，腹微满者胃家实也，茵陈蒿汤主之调和二便，此茵陈之职。

〔批〕身目黄而面不黄为寒湿。

伤寒发汗已，身目为黄非热不得越，乃发汗不如法，热解而寒湿不解。所以然者，以寒湿在里不解故也。不可下，于寒湿中求之。

发黄有因瘀热者，亦有因寒邪者；有因燥令者，亦有因湿化者。则寒湿在里，与瘀热在里不同。太阴之上，湿气主之，身目黄而面不

黄，知系在太阴，而非阳明病矣。当温中散寒而燥湿，于真武、五苓辈求之。

三承气汤症

〔批〕经实宜下。

伤寒，不大便胃家实也六七日，不恶寒，反恶热，头痛身热者足见阳气之重。太阳阳明合病，已合阳数之期而不愈，当知不大便为在里，不必拘头痛身热之表为未解也。所谓阳盛阴虚，汗之即死，下之即愈，与承气汤。

〔批〕脉实宜下。

病人烦热，汗出似桂枝症则解，又如疟状似柴胡症，日晡所发热者，属阳明也。脉实者宜下之，与承气汤。

是承气主症主脉，当与不大便六七日互相发明。

凡下不拘日数，要在脉症上讲求。

〔批〕发汗不解，恶热发热。

太阳病三日正太阳发汗之期，发汗阳气得泄则热势当解不解内热反炽。必其人胃家素实，因发汗亡津液，而转属阳明，头不痛，项不强太阳症已罢，不恶寒，反恶热热已入胃，蒸蒸发热者与中风翕翕发热不同，属胃也便和其胃，调胃承气汤主之东垣曰：正阳阳明药。

大黄《集解》：苦寒，除热荡实。三两，酒浸　芒硝咸寒，润燥软坚。半升，一方各两　甘草硝黄下行甚速，故用甘草以缓之，不致伤胃，故曰调胃。炙，二两，一方五钱

煮，去滓，纳芒硝，更上火微煮，令沸，少少温服。

柯云：亢则害，承乃制，承气所由名也。不用枳、朴而任甘草，是调胃之义。胃调则诸气皆顺，故亦以承气名之。此方专为燥屎而设，故芒硝分两多于大承气。〔批〕调胃承气为燥屎设。前辈见条中无燥屎字，便云未燥坚者用之，是未审之耳。

《准绳》曰：阳明一症，分为太阳、正阳、少阳三等。按本草，大黄酒浸入太阳阳明，酒洗入正阳阳明，浸久于洗，故能引入至高之分。仲景以调胃承气收入太阳门，而大黄注曰酒浸，汤后曰少少温

服，曰当和胃气。是太阳阳明去表未远，其病在上，不当攻下，故宜缓剂调和之也。至正阳阳明，则曰急下之，而大承气汤大黄注曰酒洗，洗轻于浸，是微升其走下之性，以治其中也。至少阳阳明，则去正阳而逼太阴，其分为下，故小承气大黄不用酒制，少阳不宜下，故去芒硝，又曰少与，曰微泻之，勿令大泄下。此仲景之妙法也。〔批〕阳明有三。

〔批〕汗后胃实。

发汗后恶寒者，虚故也。不恶寒反恶热者，实也虚实皆指胃言。**当和胃气，与调胃承气汤。**

汗后，正气夺则胃虚，故用附子、芍药；邪气盛则胃实，故用硝、黄、甘草。是和胃之意，此见调胃承气是和剂，非下剂也。

〔批〕谵语。

若胃气不和而谵语者，少与调胃承气汤。

承者，顺也，顺之则和。少与者，即调之之法。

〔批〕吐后胀满。

伤寒吐后妄吐而亡津液，腹胀满者以致胃实，**与调胃承气汤。**

吐后上焦虚可知，腹虽胀满，病在胃而不在胸，当和胃气，而枳、朴非其任矣。

枳、朴犯上焦气分。

〔批〕心烦。

阳明病，不吐不下心烦者，可与调胃承气汤。

吐下后而烦为虚烦，宜栀豉汤。未经吐下而烦，是胃火乘心，从前来者为实邪①，调其胃而心自和，此实则泻子之法。

〔批〕太阳坏症。

太阳病，过经不解十余日病不在太阳矣。**仍曰太阳病者，此为太阳之坏病也，心下**口**温温**欲吐胃口有余热，**而胸中痛腹中**不痛，是上焦因极吐而伤，**大便当硬反溏**是下焦因极下而伤，**腹微**

---

① 从前来者为实邪：语出《难经·五十难》。按照五行生克理论，"前"指我生之脏，"从前来者"即子病及母之义。

满，菀菀微烦胃尚未虚，中有燥屎，先其时极吐下者，与调胃承气汤。

欲吐不得吐，当利而不利，总由胃气不和。大便溏而胃家仍实，与调胃承气微和之，三焦得和矣。

〔批〕过经，过其常度，非经脉之经也。

伤寒十三日不解身热未除，足见其阳有余，过经经者常也，是过其常度，非经络之经也。七日不愈，是不合阴阳之数，便为过经，不必十三日也，谵语者足征其胃家实，以有热故也内外有热，阳盛阴虚，当以汤下之承气。若小便利者，大便当硬，而反下利下利者，小便当不利，脉调和者是热非协热，语非郑声也，知医以丸药下之因其病久，不敢速下，非其治也。若自下利者，脉当微诸微亡阳。今反和者，此为内实也脉有胃气，内实是丸药之沉迟，利在下焦，故胃实而肠虚。调胃承气汤主之。

上条大便反溏，此条反下利，从假不足处得其真实，调胃而利自止。

太阳病，若吐若下若发汗太阳坏病，转属阳明，微烦，小便数，大便因硬者因妄治亡津液，小承气汤少阳阳明药和之愈。〔批〕太阳坏病，转属阳明。

大黄四两　厚朴二两，去皮，姜制　枳实三枚，麸炒

煎，分温三服。得大便，止后服。

大黄倍厚朴，是气药为臣。味少性缓，制小其服，欲微和胃气，润其燥也。但求地道之通，而不用芒硝之峻，且远于大黄之锐，故称微和之剂，而非下剂。

〔批〕胃燥谵语。

阳明病，其人多汗汗多是胃燥之因，以津液外出阳明主津液所生病，胃中燥，大便必硬便硬是谵语之根，硬则谵语中有燥屎，小承气汤主之。若一服谵语止，更莫复服。

一服谵语止，大便虽未利，而胃濡可知矣。

〔批〕下利谵语。

下利是大肠虚，谵语者是胃气实，有燥屎也，宜小承气汤。

胃实肠虚，宜大黄以濡胃，无庸芒硝以润肠。

得病二三日尚在三阳之界，脉弱恐为无阳之征，无太阳桂枝症、柴胡少阳症症则病不在表，烦躁，心下硬是阳邪入阴，病在阳明之里矣，至四五日，虽能食胃中无寒，便硬可知，以小承气汤少少与微和之，令烦躁小安不竟除之者，以其人脉弱，恐大便之易动故也。〔批〕脉弱烦躁。至六日，与承气汤一升。若不大便胃实六七日，小便少者恐津液还入胃中，虽不能食是有燥屎，但初头硬，后必溏，未定成硬，攻之必溏。须小便利胃必实，屎定硬，乃可攻之以脉弱是太阳中风，能食是阳明中风，非七日不敢下者，以此为风也，须过经乃可攻之。下之若早，语言必乱，正此谓也。〔批〕过经乃可下。宜大承气汤东垣曰：太阳阳明药。

大黄《集解》：苦寒，泻热去瘀，治大实。四两，酒洗。海藏曰：邪气居高，非酒不到。大黄若用生者，则遗高分之邪，热病愈后变生目赤、喉痹、头肿、膈上热疾也。　芒硝咸寒，润燥软坚，二味治有形血药。三合　厚朴苦降，治大满。八两　枳实治痞。二味治无形气药。五枚，炒

先煮枳、朴，去滓，纳大黄，煮去滓，再纳芒硝，上火微一二沸，分温再服。得下，余勿服。

柯云：诸病皆因于气，秽物之不去，由气之不顺也。故攻积之剂，必用气分之药。厚朴倍大黄，是气药为君，味多性猛，制大其服，欲令大泄下也。煎法更有妙义：先后作三次煮者，盖生者气锐而先行，熟者气纯而和缓，欲使芒硝先化燥屎，大黄继通地道，而后枳、朴除其痞满也。〔批〕煎法妙义。

陶节庵曰：去实热用大黄，无枳实不通；温经用附子，无干姜不热；发表用麻黄，无葱白不发；吐痰用瓜蒂，无淡豉不涌；竹沥无姜汁，不能行经络；蜜导无皂角，不能通秘结。〔批〕用药须配。

喻云：阳明以胃实为正，则皆下症也。阳明之邪，其来路由太阳，凡阳明症见八九而太阳有一二症未罢，仍从太阳而不从阳明，可汗而不可下；其去路则趋少阳，凡阳明症虽见八九而少阳一二症略见，即从少阳而不从阳明，汗下两不可用也。惟风寒之邪已离太阳，未接少阳，恰在阳明界内，亟为攻下，则津液元气两无亏损矣。若不

辨经而但计日，则轻者重，而重者死矣。〔批〕阳明治从太阳、少阳。按：大承气通治三焦，小承气不犯下焦，调胃承气不犯上焦。

《集解》：攻下之剂须适事为宜。如邪盛而剂轻，则邪不服；邪轻而剂重，则元气伤，不可不审也。〔批〕攻下适宜。

成无己曰：自太阳传入者，众所共知。自三阴转入者，鲜或能识。三阴有急下之症多矣，岂非仲景之微旨欤？《论》曰：伤寒脉浮缓，手足温者，系在太阴。至七八日，大便硬者，阳明病也。

程郊倩曰：此症谓之太阴阳明。阳明为病，不特三阳能转属，三阴亦能转属。推之，少阴三大承气，厥阴一小承气，何非转属阳明之病哉？〔批〕三阴转属。

〔批〕脉迟汗出，日晡潮热，手足汗出。

阳明病，脉迟，微汗出，不恶寒者，其身必重，短气腹满而喘。有潮热者日晡潮热为阳明主时，此外欲解，里可攻也脉迟未可攻者，恐为无阳，恐为在脏。手足濈然而汗出者四肢为诸阳之本，胃实诸症，以手足汗出为可据，而潮热尤为亲切，此大便已硬也，大承气汤主之。若汗出，微发热，恶寒者此本于中风，外未解也。其热不潮，未可与承气汤表症仍在。若腹大满不通者，可与小承气汤微和胃气，勿令大泄下。

〔批〕潮热，大便不硬，试燥屎法。

阳明病，潮热，大便硬者，可与大承气汤。不硬者，不可与之此必因脉之迟弱，即潮热尚不足据。若不大便六七日，恐有燥屎，欲知之法，少与小承气汤，汤入腹中转失气者出屁，此有燥屎，乃可攻。若不转失气者，此但初头硬，后必溏，不可攻之，攻之必胀满不能食也胃家虚胀。欲饮水者亦不可与，况攻下乎，饮水则哕。其后发热者复潮热，必大便硬而少也攻后不能食故也，以小承气汤和之以小承气为和，即以之为试。仍以之为和，总是慎用大承气耳。不转失气者，慎不可攻也。

阳明病，谵语，发潮热下症具矣，脉滑而疾者有宿食也，小承气汤主之。因与一升，腹中转失气者，更服一升。若不转失气者宜为易动，勿更与之。明日不大便胃家似实，脉反微无阳涩少血者，里虚也故阳症反见阴脉，为难治胃家未实，阴脉尚多，故脉迟脉弱者始可和，而久可下。阳脉变阴脉者，不惟不可下，并不可和。脉滑者生，脉涩者死也，不可更与承气汤也。

滑有不同，又当详明。夫脉弱而滑，是有胃气。此脉来滑疾，是失其常度。重阳必阴，仲景早有成见，故少与小承气试之。〔批〕滑有不同，重阳必阴。若据谵语潮热，而与大承气，阴盛已亡矣。此脉症之假有余，试之而即见真不足。凭脉辨症，可不慎哉！〔批〕假有余见真不足。

宜蜜煎导之，虚甚者与四逆汤，阴得阳则解矣。

伤寒若吐若下后不解，不大便五六日，上至十余日，日晡发潮热，不恶寒，而独语与郑声、谵语不同，如见鬼状此为坏病，然有微剧之分。若剧者，发日晡潮热时则不识人，循衣摸床，惕而不安，微喘直视是死症。然微喘不满是气之不承，非气之不治，且不发时日安，故勿竟断为死症。〔批〕坏病微剧，微喘直视，脉弦长也。长则气治，是邪气实，不失为下症者生，涩短也。短则气病，正气虚，不可更下者死。微者对剧而言但发热谵语是邪气实，当下而解，大承气汤主之。若一服利，止后服。〔批〕脉弦者生，涩者死。

汗出必亡津谵语因胃实者，以有燥屎在胃中宜大承气。然有二义：有阳明本病，多汗亡津而谵语者；有中风汗出，早下而谵语者，此为风也脉滑曰风，能食曰风，须下之与小承气微和之，令小安。〔批〕汗出谵语有二义，过经七日来，行经已尽，阳邪入阴乃可下之非七日后，屎定硬，不敢遽下者，以此为风也。下之若早，语言必乱，表虚里实故也表以下早，而虚热不解。里以早下，而胃家反实。下之则愈，宜大承气汤。

〔批〕能食不能食，屎分燥硬。

阳明病，谵语，有潮热，反不能食者胃实，胃中必有燥屎五六枚，宜大承气汤下之。若能食者，但硬耳是肠实而胃未实，恐本于中风，未可下也。

谵语潮热，屎有燥硬之辨。

〔批〕绕脐痛，烦躁时发。

病人不大便五六日，绕脐痛二肠附脐，故绕痛，痛则不通矣，烦躁，发作有时者日晡潮热之时，此有燥屎，故令不大便也。

〔批〕微热，喘冒不得卧。

病人小便不利，大便乍难乍易小便不利，故大便有乍易，时有微热即是潮热，喘冒不得卧者津液不得还入胃中，有燥屎也，宜大承气汤。

〔批〕大满可攻，微满不可攻。

阳明病下之，心中懊憹而烦栀子豉症，胃中有燥屎者腹大满不通，可攻之，宜大承气汤。腹微满犹是栀子厚朴症，初头硬，后必溏，不可攻之。

〔批〕满痛本有宿食。

大下后，六七日不大便，烦不解，腹满痛者，此有燥屎也。所以然者，以本有宿食故也未病时有宿食，故虽大下之后，仍然大实，痛随利减，宜大承气汤。

〔批〕脉滑数，有宿食。

脉滑而数者，有宿食也，当下之，宜大承气汤。

数为在腑，故滑为有宿食。数以至数言，是本来面目。疾以体状言，在谵语潮热时见，故为失度。〔批〕脉滑数、滑疾辨。

〔批〕腹满不减。

腹满不减，减不足言略减，当下之，宜大承气汤。

下后无变症，则非妄下。腹满如故者，下之未尽也，故当更下之。

《类方》云：数条举当下一二症，即用下法，然必须参观他症。

〔批〕发热，手足汗出。

二阳并病，太阳症罢二阳并病，未罢时便有可下之症，今罢则全属阳明矣，但发热，手足漐漐汗出，大便难而谵语者种种悉是下症，下之则愈，宜大承气汤。

〔批〕发汗不解，腹满痛。

发汗不解，腹满痛者胸闷不食为痞，胸腹膨胀为满，大便枯少为燥，腹满痛、不大便为实，按之鞕硬为坚，急下之邪甚于里，表虽不解，急当救里，**宜大承气汤**里和而表自解。

喻云：伤寒腹满可下，胸满不可下，谓热邪尚在表也。若阳明刚痉，胸满口噤，入里之热极深极重。阳热之极，阴血立至消亡，小小下之尚不能胜，必大下之，以承领其一线之阴。阴气不尽，为阳所劫，因而得生者多矣。故既有下多亡阴之大戒，又有急下救阴之活法也。

〔批〕发热汗多。

阳明病，发热汗多者《类方》云：内热甚而逼阳于外，**急下之，宜大承气汤。**

柯云：前条若汗多，微发热恶寒者，外未解也，未可与承气，总为脉迟者言耳。若脉大而不恶寒，蒸蒸发热，汗多，为亡阳，宜急下以存津液，而勿以潮热为拘也。

〔批〕大便难，故目中不了了，睛不和。

伤寒六七日不愈，阳邪入阴矣，**目中不了了，睛不和，无表里症**身微热，是表症已罢。**不烦躁**，是里症未见，**大便难**内实。浊邪上升，阳气闭塞，身微热者，此为实也。**急下之，宜大承气汤**下之而浊阴出下窍，清阳走上窍矣。

少阴三大承气症见少阴。

麻仁丸症

〔批〕脾约。

趺阳脉胃脉。见后脉法**浮而涩**阴气弱，**浮则胃气强，涩则小便数**旧注：下焦虚寒，浮涩相搏必至气有余而血不足，**大便则难**更兼外邪，则强者强，虚者益虚，不俟归腑，大便已硬，**其脾为约，麻仁丸主之。**

麻子仁柯云：甘平入脾，润而多脂。二升，蒸晒去壳　**杏仁**降气利窍，去皮尖　**大黄**走而不守　**厚朴**姜制。各斤　**枳实**二味消导除积　**白芍**滋阴敛液。各八两

蜜丸，桐子大，每服十九，日三服，渐加，以和为度。

土为万物之母，以其得和平之气也。湿土不能生草木，然稻、藕、菱、茨等物，皆生于水中者，若燥土坚硬，无水以润之，即不毛之地矣。凡胃家之实，多因于阳明之热结，而亦有因太阴之不开者，

是脾不能为胃行其津液，故名为脾约也。无胃实等症，饮食小便如常，而大便常自坚硬，或数日不行，或出之不利，是谓之孤阳独行。此太阴之病不开，而秽污之不去，乃平素之蓄积使然也。慢而不治，则饮食不能为肌肤，必至消瘦而死。然腑病为客，脏病为主，治客须急，治主须缓。〔批〕无胃实、恶热、自汗、烦躁、胀满、谵语、潮热等症。病在太阴，不可荡涤以取效，必久服而始和，故丸以缓之。此调脾承气、推陈致新之和剂，使脾胃更虚更实，而受盛传导之官各得其职，津液相成，精血相生，神气以清，内外安和，形体不敝矣。

《集解》：经曰饮食入胃，游溢精气，上输于脾，脾气散精，上归于肺，是脾主为胃行其津液者也。今胃火乘脾，约束精液，但输膀胱，致小便数而大便难，与此以润燥通肠。按：此乃太阳传入阳明之症，故仲景曰太阳阳明，脾约是也。成氏释此，谓脾弱胃强，然本文但云脾约，未尝云脾弱也。〔批〕脾约非脾弱。

喻云：脾弱即当补矣，何为反用大黄、枳、朴乎？此脾土过燥，使肠胃津液枯槁，致中消便难。使脾果弱，非溏则泻，焉能反约少胃中之谷食乎？阳明症中，凡宜攻下者，惟恐邪未入胃，大便弗硬。又恐初硬后溏，未可妄攻，皆是虑夫脾气之弱也。若脾约症，在太阳即当下矣，何待阳明耶？

丹溪曰：此由久病大汗大下之后，阴血枯槁，内火燔灼，热伤元气，又伤于脾而成。肺金受火，气无所摄，肺为脾子，肺耗则液亏，金耗则木寡于畏，土欲不伤，其可得乎？肺失传送，脾失转输，故大便秘而小便数也。理宜滋养阴血，使火不炽而金化行，木有制而脾土运，津液乃能入肠胃，润而通矣。此方施之热盛而气实者则安，若热盛而气血不实者，勿胶柱而鼓瑟也。〔批〕热盛气实者宜之。

附：后贤表里清利诸方

〔批〕外感内伤。

外感内伤，发热头痛外感，呕逆咳嗽，痰塞中焦，眩运嘈烦，伤食泄泻内伤，及伤寒已汗，发热不止阴虚，参苏饮《元戎》。

紫苏叶　干葛　前胡风寒宜解表　人参　茯苓各七钱半　甘草劳伤宜补中　陈皮去白　枳壳麸炒　桔梗利膈　木香行气破滞。各二钱

半夏除痰止呕，使内外俱和，则邪散矣。姜制，七钱半

每五钱，加姜、枣煎。外感多者，去枣加葱白。肺中有火，去人参，加杏仁、桑白皮泻肺。泄泻加扁豆炒、莲肉、白术燥湿健脾。

刘宗厚曰：此出少阳柴胡例药，治感冒异气，挟痰饮之病。本方云：前胡、葛根自能解肌，枳、桔、橘、半辈自能宽中快膈，毋以性凉为疑。

汪讱庵曰：药性虽凉，亦辛平之剂。《元戎》谓参苏饮治一切发热皆效，谓有风药解表，有气药和中，则外感风寒，内积痰饮，并可用也。

〔批〕感冒内伤。

四时感冒经曰：卑下之地，春气常在。故东南卑湿之区，风气柔弱，易伤风寒，俗称感冒，受邪肤浅之名也。轻为感冒，重者为伤，又重者为中，头痛发热由鼻而入，在于上部，客于皮肤，故无六经形症，或兼内伤，胸膈满闷，嗳气恶食，香苏饮《局方》。

紫苏叶疏表气而散外寒　香附行里气而消内壅。炒。各二钱　陈皮能兼行表里，以佐之利气，兼能发表散寒。盖气行则寒散而食亦消。去白，一钱　甘草和中，亦能解表。七分

加姜、葱煎。伤食加消导药。咳嗽加杏仁、桑白皮。有痰加半夏。痰涎壅盛加白附子、天南星。头痛加川芎、白芷。偏正头风加细辛、石膏、薄荷。伤风自汗加桂枝。伤寒无汗加麻黄、干姜。伤风鼻塞声重、咽痛不利，加桔梗、旋覆花。头昏加羌活、荆芥。头昏眼花、支持不住，加熟附子。恶寒加苍术。伤风腰痛，不能屈伸，加肉桂、桃仁。心中卒痛，加延胡索酒一杯。发热不退，加柴胡、黄芩。虚热不退，加人参。饮食不化，加缩砂仁、青皮。脾寒加良姜、青皮、草果。

〔批〕风寒外内两伤。

伤风寒，外有发热，头痛恶寒，内有咳嗽，吐痰气涌，十味芎苏散见伤风。

〔批〕头痛自汗、咳嗽吐利。

四时伤寒，头痛，烦，自汗，咳嗽吐利，和解散《局方》。

平胃散加藁本、桔梗、枳壳。

〔批〕外感内伤、夹食停痰。

外感风寒，内伤生冷，夹食停痰，岚瘴瘟疫，人参养胃汤。《局方》。

平胃散加藿香、半夏名不换金正气散，再加人参、茯苓、草果。

每四钱，生姜七片、乌梅一个煎。

〔批〕外感内伤，寒湿诸症。

阴经伤寒，及外感风寒、内伤生冷，身热，恶寒，无汗，头痛，身痛，项背拘急，胸满恶食，呕吐，腹痛，寒热往来，脚气肿痛，冷秘，寒疝，寒疟，妇人经水不调上症皆寒湿为病，五积散《局方》。

麻黄四分　桂枝三分。解表散寒　白芍八分　甘草三分。和里止痛　苍术七分　厚朴六分。平胃土而散满　陈皮六分　半夏四分。行逆气而除痰　当归　川芎各八分　干姜四分　白芷六分。入血分而祛寒湿　桔梗八分　枳壳七分。利胸膈而清寒热　茯苓八分。泻热利水，宁心益脾。所以为解表温中除湿之剂，去痰消痞调经之方也。一方统治多病，惟活法者变而通之。〔批〕解表温中，除湿去痰，消痞调经之方，惟活法变通之。

加姜、葱，煎。又法，除桂、芷、陈皮、枳壳，余药慢火炒，摊冷，入四味同煎，名熟料五积散炒者助其温散。有汗去苍术、麻黄。气虚去枳、桔，加人参、白术。腹痛挟气加吴茱萸。胃寒加煨姜。阴症伤寒，肢冷虚汗，加熟附子。妇人调经加醋艾。

本方能散食积、寒积、气积、血积、痰积，故名五积。

海藏曰：桂枝、麻黄、芍药、甘草，即各半汤也；苍、朴、橘、草，即平胃也；枳、桔、陈、茯、半，即二陈、枳桔等汤也；加归、芎治血，又加干姜，为厚朴散。此数药相合为方，虽为内伤外感表里之分所制，实非仲景桂、麻、姜、附表里之的方也，惟在活法变通之。

陶节庵曰：夫病不身热头痛，初起怕寒，腹痛吐泻，蜷卧沉默，不渴，脉沉迟无力，人皆知为阴症矣。至于发热面赤，烦躁，揭去衣被，脉大，人皆不识，认作阳症，误投寒药，死者多矣。不知阴症不分热与不热，不论脉之浮沉大小，但指下无力，重按同无，便是浮阴。急与五积散一服，通解表里之寒。〔批〕浮阴。若内有沉寒，必须姜、附温之，若作热治而用凉药，则渴愈甚，躁愈急，岂得生乎？此取脉不取症也。舍症取脉，舍脉取症，法见总例。

〔批〕寒湿两伤。

寒湿两伤，身体重痛，腰脚酸疼，五积交加散。

本方合人参败毒散。

〔批〕阳明伤寒中风，发斑时疫。

阳明伤寒中风，头疼三阳皆有头痛，故属表，身痛六经皆有身痛，在阳经则烦痛拘急，发热恶寒风寒在表，无汗寒外束，口渴热入里，目痛鼻干阳明脉络鼻挟目，不得眠阳明属胃，胃不和则卧不安，及阳明发斑阳邪入里，里实表虚，轻如蚊点为疹，重若锦纹为斑，欲出不出，寒暄不时，人多病疫，升麻葛根汤仲阳①。

升麻三钱　葛根阳明多气多血，寒邪伤人，则血气为之壅滞。辛能达表，轻可去实，故以辛轻之品发散阳明表邪　赤芍阳邪盛则阴气虚，故用此以敛阴和血。各二钱　甘草调其营卫。炙，钱

加姜煎。头痛加川芎、白芷川芎为通阴阳血气之使，白芷专治阳明头痛。身痛背强加羌活、防风此兼太阳，故加二药。热不退，春加柴胡、黄芩、防风少阳司令，柴、芩少阳经药，夏加黄芩、石膏清降火热。头面肿加防风、荆芥、连翘、白芷、川芎、牛蒡子、石膏升散解毒。咽痛加桔梗清肺利咽。斑出不透加紫草茸凉血润肠用茸者，取其初得阳气，触类升发。脉弱加人参。胃虚食少加白术。腹痛倍白芍和之。

斑疹已出者勿服，恐重虚其表也。伤寒未入阳明者勿服，恐反引邪入阳明也。阳明为表之里，升麻，阳明正药。凡斑疹欲出未出之际，宜服此汤以透其毒，不可便服寒剂以攻其热，又不可发汗攻下，虚其表里之气。如内热甚，加芩、连、犀角、青黛、大青、知母、石膏、黄柏、元参之类。若斑势稍退，潮热谵语，不大便，可用大柴胡

---

① 仲阳：即钱乙，字仲阳，宋代医家。

加芒硝、调胃承气下之。〔批〕治斑大要。

太阳阳明合病，头目眼眶痛风邪上干两经脉络，鼻干不眠阳明，恶寒无汗太阳，脉微洪将为热也，柴葛解肌汤节庵。〔批〕两阳合病。此阳明在经之邪，若正腑病，另有治法。

羌活散太阳之邪　葛根　白芷散阳明之邪　柴胡散少阳之邪　黄芩桔梗　石膏寒将为热，故以三药并泄肺热而清之　白芍酸寒敛阴，散中有收　甘草和之

加姜、枣，煎。无汗恶寒甚者，去黄芩，冬加麻黄，春月少加，夏加苏叶。

〔批〕少阳阳明合病。

少阳阳明合病，伤风，壮热恶风、头痛体痛、鼻塞咽干、痰盛咳嗽、唾涕稠黏，及阳气菀遏，元气下陷，时行瘟疫阳明而兼少阳，则表里俱不可攻，只宜和解，柴胡升麻汤《局方》。

柴胡平少阳之热。六钱　升麻五钱　葛根四钱。散阳明之邪　前胡消痰下气而解风寒。六钱　桑白皮泻肺利湿而止痰嗽。四钱　荆芥疏风热而清头目。七钱　赤芍药调营血而散肝邪。两　黄芩清火于上中二焦。六钱　石膏泻热于肺胃之部。两

加姜三片、豉廿粒取其辛散而升发也，煎。

刘宗厚曰：伤风一症，仲景与伤寒同论，虽有麻黄、桂枝之分，至于传变之后，亦未尝悉分之也。诸家与感冒四气并中风条混治，惟陈无择别立伤风一症在四淫之首，且依伤寒以太阳为始，分注六经，可谓详密。但风本外邪，诸方例用解表发散，然受病之源亦有不同。若表虚受风，专用发表之药，必至汗多亡阳之症。〔批〕表虚受风。若内挟痰热而受风，亦宜内外交治，不可专于解表也。〔批〕痰热受风。或曰：此云表虚，与伤寒中风表虚同欤？予曰：不同也。彼以太阳中风，而于有汗无汗分虚实。实者加麻黄，虚者加葛根，皆解表也。此云表虚者，当固守卫气而散风者也。

〔批〕表里三焦俱实。

一切风寒暑湿、饥饱劳役、内外诸邪所伤，气血怫菀，表里三焦俱实，憎寒壮热邪在表，头目昏运，目赤睛痛风热上攻，耳鸣

鼻塞，口苦舌干邪在少阳，咽喉不利，唾涕稠黏，咳嗽上气邪在太阴，大便秘结热结大肠，小便赤涩热蓄膀胱，疮疡肿毒气血怫菀，折跌伤损，瘀血便血，肠风痔漏，手足瘛疭，惊狂谵妄肝风胃火，丹斑瘾疹风热在胃，防风通圣散主之河间。

防风　荆芥　薄荷　麻黄轻浮升散，解表散寒，使风邪从汗出而散之于上　大黄　芒硝破结通幽　山栀炒黑。各五钱① 滑石降火利水，使风热从便出而泄之于下。三两　桔梗　石膏风淫于内，肺胃受邪。二药清肺泻胃。各两　川芎　当归酒洗　白芍炒。风之为患，肝木受之，三者和血补肝。各五钱　黄芩清中上之火。两　连翘散气聚血凝。五钱　甘草缓峻和中。二两。重用甘草、滑石，亦犹六一利水泻火之意　白术健脾而燥湿，上下分消，表里交治，而于散消之中犹寓温养之意，所以汗不伤表，下不伤里也。一分②

加姜、葱白，煎。自利去硝、黄。自汗去麻黄，加桂枝。涎嗽加半夏姜制。本方除硝黄，名双解散荆、防、芎、麻、薄荷解表，栀、翘、芩、滑、石膏解里，归、芍和血，草、术、桔梗调气，故名曰双解。〔批〕双解表里。

大便不通，小便赤涩，身面俱肿，色黄，麻木，身重如山，喘促无力，吐痰唾沫，发热时躁，躁已振寒，项额如冰，目中溜火，鼻不闻香，脐有动气，少腹急痛东垣曰：此宿有湿热，伏于营血之中，木火乘于阳道为上盛，短气喘促为阴火伤气，四肢痿弱为肾水不足。冬时寒水得令，乘其肝木，克火凌木，大胜必有大复，故见诸症，麻黄白术汤东垣。〔批〕表里寒热虚实诸症。

麻黄不去节，六分　桂枝三分。解表祛风　升麻二分　柴胡三分。升阳散火　黄连酒炒　黄柏酒炒，各二分。燥湿清热，而黄柏又能补肾滋阴　白豆蔻五分　厚朴三分　青皮　陈皮各二分。利气散满。而青、柴又能平肝，蔻、朴又能温胃　杏仁利肺下气。四粒，研　神曲化滞调中。炒，五分　吴茱萸暖肾温肝。四分　人参　黄芪　苍术泔浸　白术土

---

① 五钱：《黄帝素问宣明论方》栀子用量为一分。

② 一分：原脱，据《黄帝素问宣明论方》补。

炒。各三分　甘草炙，二分。补脾益气　猪苓三分　茯苓　泽泻各四分。通利小便，使湿去而热亦行。方内未尝有通大便之药，盖清阳升则浊阴自降矣

　　煎，分二服。

　　汪𬌗庵曰：此方盖合四君、五苓、补中、平胃、麻黄、吴萸、解毒诸方而为一方者也。治症既多，故所用表里寒热补泻之药俱备，但皆气药而无血药，与五积不同。然乃东垣之方，录之以见治疗之中，又有此一种也。

　　〔批〕表里俱热。

　　伤寒表里俱热，烦躁口渴阳邪在上，小便不通阳邪在下，六一散河间。一名天水散，方见伤暑。

　　〔批〕无汗而喘，烦渴，小便不利。

　　无汗而喘，小便不利而烦渴，升麻汤。

　　升麻　苍术　麦门冬　麻黄各钱　黄芩　大青各七分　石膏两　淡竹叶十片

　　煎。

　　〔批〕自汗大渴，脉微洪。

　　阳明病，自汗大渴，脉微洪者，如神白虎汤节庵。

　　人参白虎汤加麦门冬、五味子、山栀仁、淡竹叶、姜、枣。

　　心烦加竹茹。背寒去山栀，加花粉。

　　〔批〕火盛作渴。

　　胃实火盛而作渴，竹叶石膏汤。

　　竹叶　石膏　木通　薄荷　桔梗　甘草

　　李士材曰：阳明外实，则用升葛以解肌；阳明内实，则用承气以攻里。此云胃实，非有停滞，但阳焰胜耳。火旺则金困，故以竹叶泻火，以桔梗救金，薄荷升火于上，木通泄火于下，甘草、石膏直入戊土而清其中，三焦火平，则炎蒸退而津液生矣。〔批〕外实，经也；内实，戊土胃也。

　　〔批〕热毒风寒。

　　热毒壅积，风寒邪实，硝黄败毒散。

　　即人参败毒散去人参，加大黄、芒硝。

一切火热，表里俱热火邪为毒，狂邪入于阳躁烦心心为热所扰则烦，躁则烦之甚也，口躁咽干火盛津枯，大热干呕热毒上逆，错语热昏其神不眠阴未得复，吐血衄血伤寒当汗不汗，蕴热迫血上行，热甚发斑热毒入胃，黄连解毒汤主之。〔批〕三焦实火。

崔尚书曰：胃有燥粪，令人错语。邪①热甚，亦令人错语。若秘而错语者，宜承气汤；通而错语者，宜黄连解毒汤。〔批〕错语有别。相传此方为太仓公火剂，而崔氏治刘护军，又云其自制者②。

黄芩泻肺火于上焦　黄连泻脾火于中焦。海藏曰：黄连泻心，实泻脾也。子能令母实，实则泻其子　黄柏泻肾火于下焦　栀子通泻三焦之火从膀胱出

等分。

三焦积热，邪火妄行，阳盛则阴衰，火盛则水衰，故用大苦大寒之药折阳而扶阴，泻其亢盛之火，而救其欲绝之水也，然非实热不可轻投。刘河间曰：伤寒表热极甚，身痛头痛不可忍，或眩或呕，里有微热，不可发汗吐下。拟以小柴胡、天水、凉膈之类和解，恐不能退其热势之盛。或大下后，再三下后，热势尚盛，本气虚损，而脉不能实。拟更下之，恐脱而立死。不下，亦热极而死。或湿热内余，小便赤涩，大便溏泄频并③，少腹急痛者，必欲作利也，并宜黄连解毒汤。〔批〕热势甚，本气虚损或湿热欲作利。

〔批〕三焦实热。

三焦实热，柏皮汤。

本方去栀子。

〔批〕嗌燥喉干。

三焦有火，嗌燥喉干，二便闭结，及湿痰夜热，三补丸。

即柏皮汤，用粥丸。

经曰：壮火食气，少火生气。故少火宜升，壮火宜降。今以黄芩

---

① 邪：原作"正"，据《医方集解》改。

② 相传……自制者：语出《医方集解》。西汉名医淳于意曾任齐国太仓令，故称太仓公。黄连解毒汤为仓公火剂汤之说，本于明代医家刘宗厚。

③ 频并：犹频繁。

泻上，黄连泻中，黄柏泻下，则壮火降而少火升，气得生而血得养，三焦皆受益矣。

〔批〕积热便秘、消渴弱瘦。

三焦积热，头项肿痛，目赤，口疮，心腹烦躁，大便秘结，小便赤涩，及消渴羸瘦火炎水干。三黄丸。

本方去黄柏、栀子，加大黄酒蒸，晒九次，等分蜜丸。

〔批〕中外诸热。

中外诸热，寝汗，咬牙，梦语，惊悸，吐衄，淋秘，劳嗽，骨蒸，三黄金花丸。本方水丸。本方加大黄，名栀子金花丸。去栀子加大黄，名大金花丸，治略同。

〔批〕中焦燥实，心火上盛。

中焦燥实，心火上盛，烦躁口渴，目赤头眩，口疮唇裂，吐血衄血，大小便秘皆上中二焦之火为患，凉膈散《局方》。

连翘四两　黄芩酒炒，两　竹叶七片　薄荷两。俱升散于上　大黄酒浸　芒硝二两。推荡其中，使上升下行，而膈自清矣　甘草二两

加生蜜，煎。

病在膈，甘以缓之。经曰：热淫于内，治以咸寒，佐以苦甘是已。李东垣曰：易老法，减大黄、芒硝，加桔梗、竹叶，治胸膈与六经之热。以手足少阳俱下胸膈，同相火浮行一身之表，乃至高之分，故用舟楫之剂，浮而上之，以去胸膈、六经之热也。重症用前方，轻者用此方。〔批〕易老加减法。

潘思敬①曰：仲景调胃承气汤，后人一变，加连翘、黄芩、栀子、薄荷，谓之凉膈散。至河间又变，加芎、归、白芍、白术、防风、荆芥、麻黄、桔梗、石膏、滑石，谓之防风通圣散，古之复方也。

〔批〕三承气症。

大承气症腹满实痛，调胃症谵语下利，小承气症内热不便。

〔批〕蓄热内甚。

一切伤寒杂病，蓄热内甚，燥坚实胀，三一承气汤。

---

① 潘思敬：生平不详，然《医方集解》已引其说，故至迟为清以前医家。

大承气汤加甘草谓合三承气为一方也。

成氏曰：若大承气症，反用小承气，则邪不服。若小承气症，反用大承气，则过伤元气，而腹满不能食。仲景所以分而治之。后人以三方合而为一，云通治三症及伤寒杂病，内外一切所伤，与仲景之方甚相违戾，失轩岐缓急之旨，使病人暗受其弊，将谁咎哉？

〔批〕阳明腑病。

潮热自汗，发渴，谵语，狂妄，斑黄，腹满便实，正阳明腑病，六一顺气汤节庵。

前方加柴胡、黄芩谓合三承气、三一承气、大柴胡、大陷胸六方而为一方也，入铁锈水三匙坠热开结。

〔批〕协热利虚者。

热邪传里，胃有燥屎，心下硬痛，身热口渴，谵语，下利纯清水胃有燥屎，何以又下清水？节庵曰：此非内寒而利，乃日饮汤药而下渗也，名协热利。庸医妄谓漏底伤寒，以热药止之，杀人多矣，黄龙汤。

大承气汤加人参、甘草、当归、桔梗，入姜、枣煎。年老气血虚者，去芒硝。脉弱者，加麦门冬、五味。

〔批〕里热血虚。

里热火菀，或皮肤枯燥，或咽燥鼻干，或二便秘结，或瘀血发狂，当归承气汤。

调胃承气加当归入血分，以润燥调营，与桃仁承气同意，姜、枣以引入胃煎。

〔批〕阳结之症。

多汗大渴，便秘谵语，阳结之症，及诸疮肿热，破棺丹。

即调胃承气大黄用二两半，芒硝、甘草各二两，煎如法。

〔批〕壮热便血。

伤寒热毒不解，晚即壮热，腹痛，便脓血，地榆散。

地榆　犀角　黄连　茜根气温味酸，行血止血　黄芩　栀子等分　韭白散瘀。五茎

煎。

〔批〕下利热症。

伤寒下利如烂肉汁，赤白滞下，伏气腹痛，诸热症，豉薤汤。栀子豉汤加薤白。

栀、豉苦寒，能升能散；薤白辛温，能开胸痹及大肠气滞。

少阳脉症

〔批〕少阳提纲。

少阳之为病，口苦、咽干、目眩也。

少阳居半表半里之位，仲景特揭三症为提纲，奇而至当也。盖口、咽、目三者，不可谓之表，又不可谓之里，是表之入里、里之出表处，所谓半表半里也。三者能开能阖，开之可见，阖之不见，恰合枢机之象。少阳相火上走空窍而为病，自内之外，人所不知，惟病人独知，所以不可无问法。

三症为少阳一经病机，兼风寒杂病言，但见一症即是，不必悉具。

伤寒脉弦细，头痛发热者，属少阳。〔批〕脉弦细属少阳。少阳不可发汗，发汗则谵语。此属胃，胃和则愈，胃不和则烦而躁。

少阳初受寒邪，病全在表，故头痛发热与太阳同，与五六日而往来寒热之半表里不同也。弦为春脉，细则少阳初出之象也。但见头痛发热，而不见太阳脉症，则弦细之脉，断属少阳，而不可作太阳治之矣。少阳少血，虽有表症，不可发汗。发汗则津液越出，相火燥，必胃实而谵语，当与柴胡以和之。上焦得通，津液得下，胃气因和。若加烦躁，则为承气症矣。

〔批〕少阳中风。

少阳中风，两耳无所闻，目赤，胸中满而烦者，不可吐下，吐下则悸而惊。

两耳为少阳经络出入之地。少阳经络萦于头目，循于胸中，为风木之脏，主相火。风中其经，则风动火炎。耳目为表之里，胸中为里之表，当用小柴胡双解法。少阳主胆，胆无出入，妄行吐下，津液重亡。胆虚则心亦虚，所生者受病，故悸也。胆虚则肝亦虚，腑病及脏，故惊也。〔批〕胆虚心肝亦虚，故悸而惊。

上条汗后而烦，因于胃实；此未汗而烦，虚风所为。上条烦而躁，病从胃来；此悸而惊，病迫心肝。上条不可发汗，此言不可吐下，互相发明，非谓中风可汗，而伤寒可吐下也。此虽不言脉，可知其弦而浮。不明少阳脉症，则不识少阳中风；不辨少阳脉状，则不识少阳伤寒也。

〔批〕脉小欲已。

伤寒三日，少阳脉小者，欲已也。

阳明受病，当二三日发。少阳受病，当三四日发。若三日脉大，则属阳明。三日弦细，则属少阳。小即细也。若脉小而无头痛发热等症，是少阳不受邪。此则伤寒三日，少阳症不见，为不传也。

〔批〕少阳病解时。

少阳病欲解时，从寅至辰上。

寅卯主木，少阳始生，即少阳主时也。主气旺，则邪自解矣。辰上者，卯之尽，辰之始也。

〔批〕并病成结胸。

太阳少阳并病，而反下之，成结胸，心下硬，下利不止，水浆不入，其人心烦。

并病无结胸症，下之成结胸，法当下。今下利，水浆不入，是阳明病于下，太阳病于上，少阳枢机无主。心烦是结胸症具，烦躁者死。

柴胡汤症

〔批〕寒热往来有三义。

伤寒五六日，中风，往来寒热其义有三：少阳自受寒邪，阳气衰少，既不能退寒，又不能发热，至五六日，菀热内发，始得与寒气相争，而往来寒热，一也；若太阳受寒，过五六日，阳气始衰，余邪未尽，转属少阳，而往来寒热，二也；风为阳邪，少阳为风脏，一中于风，便往来寒热，不必五六日而始见，三也。《集解》：寒为阴，热为阳；里为阴，表为阳。邪客于半表半里，阴出与阳争，阴胜则寒；阳入与阴争，阳胜则热。阳不足则先寒，阴不足则先热。往来者，无定时也，有定时者为疟。〔批〕阴阳相争。**胸胁**少阳脉循胸胁**苦满**邪入其经，伏饮搏聚，**默默不欲饮食**胆气不舒，木邪犯土。邪在表则能食，入里则不能食。今在表里之间，故但不欲饮食，**心烦**相火内炽**喜呕**邪正相争，**或胸中烦而不呕**在表则不烦不呕，在里则烦呕，**或渴，或腹中痛，或胁下痞硬**里虚协热，**或心下悸**，小便不利里有停饮，**或不渴，身有微热，或咳者**或为诸症。方云：邪之出入不常。喻云：各随人之体气，不尽同也。柯云：寒热往来，病情见于外；苦喜不欲，病情见于内。寒热往来，胸胁苦满，是无形之半表；心烦喜呕，默默不欲饮食，是无形之半里。或然七症皆偏于里，惟微热为在表；皆属无形，惟心下悸为有形；皆风寒通症，惟胁下痞硬属少阳。总是气分为病，非有实可据，**小柴胡汤主之**症皆在表里之间，仲景本意重半里，而柴胡所主，又在半表，故少阳症必见半表，正宜柴胡加减。如悉入里，则柴胡非其任矣，故称和解表里主方。

柴胡感一阳之气而生，故能直入少阳，引清气上升，而行春令，为治寒热往来之主药。少阳表邪不解，必需之。八两　半夏感一阴之气而生，故能开结气、降逆气、除痰饮，为呕家主药。半升　黄芩外坚内空，故能内除烦热，利胸膈逆气　人参　甘草补中气，固太阴，使木邪不致克土。正胜则邪却，内邪不留，外邪不复入也　生姜各三两　大枣十二枚。以和营卫

水一斗二升，煮取六升，去渣再煎，取三升，温分三服《类方》云：此方除大枣，共二十八两，较今秤亦五两六钱零。虽分三服，已为重剂。盖少阳介于两阳之间，须兼顾三经，故药不宜轻。去渣再煎者，此又一法。此方乃和解之剂，再煎则药性浓和，能使经气相融，不复往来出入。古圣不但用药之妙，其煎法俱有精义。〔批〕煎法精义。

若胸中烦热聚而闷**而不呕**无伏饮以为逆，去人参不宜固气，恐其助烦、半夏辛散，加瓜蒌实一枚苦寒，泄热散满。若渴者，去半夏燥津液，加人参生津止渴，合煎成四两半，加瓜蒌根四两撤热益津。若腹中痛少阳相火为害，去黄芩苦从火化，加白芍三两酸以收之。若胁下痞硬，去大枣甘能聚气，令人中满，加牡蛎四两咸能软坚，而上除寒热。若心下悸水停心下，小便不利者水畜不行，去

黄芩苦能坚肾，肾坚则水愈畜，加茯苓四两淡以渗之。若不渴津液无亏，外有微热者表邪未解，去人参不可补，加桂枝三两解肌，温覆取微汗，愈。若咳者逆气有余，去人参、大枣、生姜甘能益气，生姜辛散，加五味半升敛肺、干姜二两散寒。有半夏，能燥水。《类方》云：古方治嗽，五味、干姜必同用，从无单用五味治嗽之法。况伤热劳怯火呛，与寒饮犯肺之症不同，乃独用五味收敛，风火痰涎深入肺脏，永难救疗矣。〔批〕治嗽五味干姜必同用。戴元礼曰：少阳有嗽无喘，有喘非少阳也；阳明有喘无嗽，有嗽非阳明也。〔批〕少阳有嗽无喘，阳明有喘无嗽。续增：虚烦，加竹叶凉心、粳米和胃。齿燥无津，加石膏齿燥属阳明火，石膏清胃止渴。痰多加瓜蒌、贝母能去热痰，去半夏燥痰。胁下痛加青皮、赤芍胁为肝胆之部，痛属肝火，二药平肝。本经头痛加川芎入肝，活血散郁除风。发黄加茵陈利湿。

柯云：柴胡为枢机之剂，凡寒气不全在表，入里者，皆服之。症不必悉具，故方亦无定品。〔批〕柴胡为枢机之剂。

方云：太阳风寒分治，阳明风寒之辨尚严，少阳营卫无相关，肌肉之内，脏腑之外，故为表里之半。风、寒无异治，故仲景以伤寒五六日、中风交互为文。〔批〕少阳风寒无异治。

柯云：言非伤寒五六日，而更中风也。

李时珍曰：少阳之胸膈痞满，实兼心肺上焦之邪。心烦喜呕，默默不欲食，又兼脾土中焦之症，故用黄芩以治手足少阳相火。黄芩亦少阳药也。

汪讱庵曰：半夏止呕和胃健脾，亦通治烦呕不欲食。寒热间作，脾亦有之，不独少阳也。小柴胡之用半夏，以邪在半表半里则阴阳争，用半夏和胃而通阴阳也。《灵枢经》用治不眠，亦同此意。而仲景治喉痹、咽痛及大小便秘，皆用半夏，取其辛能润燥，又能散也。丹溪谓半夏能使大便润而小便长，今人专以半夏为除痰之药，稍涉燥症辄不敢用，而半夏之功用，不复见知于世矣。〔批〕半夏能润能散。

徐忠可①曰：小柴胡能引清气而行阳道，能引胃气上行而行春令，能散诸经血凝气聚。故凡邪之表里混杂者，俱借之以提出少阳，俾随经而散。以柴、甘、姜为定药，余则加减随症耳。

陶节庵曰：本经症心下饱闷，未经下者，非结胸也。乃表邪传至胸中，未入于腑，尚为在表，只须小柴胡加枳、桔。不效，就以本方对小陷胸加枳、桔。一服豁然，其效如神。〔批〕饱闷非结胸。

喻云：伤寒分表、里、中三治。表里之邪俱盛，则从中而和之，故有小柴胡之和法，用人参、半夏、甘草、生姜、大枣助脾之中，但带柴胡一味透表，黄芩一味透里。饮入胃中，听胃气之升者，带柴胡出表；胃气之降者，带黄芩入里。一和而表里之邪尽服，未尽者加工②治之，不相扞格③矣。又曰：虚劳发寒热者，乃卫虚则恶寒，营虚则发热耳。缓调营卫，俾不亢战，寒热自止。若误用小柴胡，俾汗多而卫伤于外，便溏而营伤于内，虚热转加，病益甚矣。

吴绶④曰：小柴胡，太阳之表热，阳明之标热，皆不能解。若面赤发热、脉沉足冷者，服之立见危殆。及内有虚寒、大便不实、妇人新产发热，皆不可用。〔批〕虚劳发寒热及面赤发热、脉沉足冷、血虚者俱禁用。

李士材曰：今人治伤寒，不分阴阳表里，概用此方去参投之，以为平稳，杀人多矣，不独峻剂也。

《集解》：当和解之症，汗之不得汗，和解之力到，汗自出而解。
〔批〕先气后血。

东垣曰：若血受病，亦先调气。如妇人经病，先柴胡以行经之表，后四物以行经之里，亦先气而后血也。

本方以前胡易柴胡，名小前胡汤胡洽云：亦仲景方，治同。

愚按：柴胡性升，前胡性降，用自不同。

〔批〕见喜呕一症便可用。

---

① 徐忠可：清代医家，著有《金匮要略论注》。
② 工：原作"功"，据《医方集解·和解之剂》改。
③ 扞格（hàngé 汗格）：互相抵触，格格不入。
④ 吴绶：元末明初人，著《伤寒蕴要全书》。

呕伤寒则呕逆，中风则干呕而发热者无桂枝症，但喜呕则发热者，小柴胡汤主之不必寒热往来而始用也。

发热而呕，当去人参。其目赤耳聋、胸满而烦者，用柴胡去参、夏，加瓜蒌实之法。脉弦细而头痛发热者，从柴胡去参，加桂枝、川芎之法。

伤寒五六日，头痛汗出，微恶寒，手足冷，心下满，口不欲食，大便硬大便硬谓之结。脉浮数能食，曰阳结；沉迟不能食，曰阴结，脉沉细者，此为阳微结邪在阳明，阳盛故能食，此谓纯阳结。邪在少阳，阳微故不欲食，此谓阳微结，必有表，复有里也。脉沉亦在里也。汗出为阳微结。〔批〕阳微结。假令纯阴结，不得复有外症，悉入在里矣。此为半在里，半在表也。脉虽沉细，不得为少阴病。所以然者，阴不得有汗。今头汗出，故知非少阴也。可与小柴胡汤。设不了了者，得屎而解。

此条俱是少阴脉，谓五六日，又是少阴发病之期。若谓阴不得有汗，则少阴亡阳，脉紧汗出者有矣。然亡阳与阴结有别：亡阳咽痛吐利，阴结不能食而大便硬也。亡阳与阳结亦有别：三阴脉不至头，其汗在身；三阳脉盛于头，阳结则汗在头也。故微恶寒，亦可属少阴。但头汗，始可属之少阳。〔批〕亡阳与阴结、阳结有别。可与小柴胡而勿疑也。此为少阴、少阳之疑似症。〔批〕少阴、少阳。

程郊倩曰：凡脉细、脉沉、脉紧，皆阳热菀结之症，无关少阴也。可见阳气一结，不但阳症似阴，即阳脉亦似阴矣。〔批〕阳脉似阴。

〔批〕太阳少阳并病。

伤寒四五日，身热恶风，头项强桂枝症未罢，胁下满已见柴胡一症，便当用小柴胡去参、夏，加桂枝、瓜蒌以两解之，手足温而渴者邪凑半表半里，渴则里症见也，小柴胡汤主之宜去半夏、加瓜蒌根之法。

〔批〕阳明少阳合病。

阳明病，发潮热已属阳明，大便溏，小便自可未为胃实，胸胁满者，小柴胡汤主之便用此汤和之，热邪从少阳而解，不复入阳明矣。

上条经四五日，是太阳少阳并病，此是阳明少阳合病。若谓阳明传入少阳，则谬矣。

〔批〕阳明少阳合病。

阳明病，胁下硬满少阳，不大便阳明而呕少阳，舌上白胎者痰饮溢于上焦，可以小柴胡汤。上焦得通，津液得下痰饮化为津液，胃气燥土因和，身濈然而汗出解也。

〔批〕呕多不可攻。

伤寒呕多，虽有阳明症，不可攻之。

呕者，水气在上焦。上焦得通，津液得下，胃气因和矣。

〔批〕服汤反渴。

服柴胡汤已参、芩、甘、枣皆生津之品，渴者胃家已实，津液不足以和胃也属阳明也，以法治之。

当行白虎、承气等法，柴胡加减，非其治矣。此少阳将转属阳明之症。

〔批〕表里症微未解。

伤寒六七日正寒热当退之时，发热，微恶寒恶寒微则发热亦微，肢节烦疼一身骨节不烦疼可知，微呕皆表症，心下支结支如木之支，即微结之谓也，此里症，外症未去者表里未解，柴胡桂枝汤主之。

本方合桂枝汤，各半剂，煎，温服。

表症微，故取桂、芍、甘草，得桂枝之半。内症微，故取柴、参、芩、夏，得柴胡之半。姜、枣得二方之半。此因内外俱虚，故以此轻剂和之也。

本太阳病不解，转入少阳者少阳为枢，风寒从枢而入，胁下硬满，干呕不能食，往来寒热但见一症，便是柴胡症未罢，尚未吐下，脉弦细者，与小柴胡汤即误于吐下、发汗、温针，柴胡症仍在者，尚可用柴胡治之。若已吐下、发汗、温针，谵语将转属阳明，柴胡症罢不见半表里症，是不转属少阳，此为坏病此太阳坏病，而非少阳坏病。柴胡不中与之，亦不得以谵语即为胃实也。知犯何逆，以法治之治病必求其本，与桂枝不中同义，可参看。〔批〕坏病。

〔批〕误下，柴胡症不罢，复与之。

凡柴胡汤病而反下之，若柴胡症不罢者，复与柴胡汤，必蒸蒸而振，却发热汗出而解。

此与下后复用桂枝同局。因其人不虚，故不为坏病。

〔批〕误下成结胸痞满。

伤寒五六日，呕而发热者，柴胡汤症具，而以他药下之。若心下满而硬痛者，此为结胸也，大陷胸汤主之。但满而不痛者，为痞，柴胡不中与之，宜半夏泻心汤注详泻心汤。此为柴胡坏症，故不中与之。

得病六七日，脉迟浮弱桂枝脉，恶风寒桂枝症，手足温身不热。脉迟为寒，为无阳，为在脏，是表里虚寒，法当温中散寒，医二三下之，不能食胃阳丧亡，而胁下满痛枢机无主，面目及身黄虚阳外走，头项强营血不足，小便难者肺气不化，与柴胡汤，必下重下重，下利也。虽有参、甘，不禁柴、芩、瓜蒌之寒。本渴，而饮水呕、食谷哕者此太阳中风误下之坏病，非柴胡症矣，柴胡不中与之也。〔批〕太阳中风误下坏症。

柴胡症不欲食，非不能食；小便不利，非小便难；胁下痞硬，不是满痛；或渴，不是不能饮水；喜呕，不是饮水而呕。此条亦是柴胡疑似症，而非柴胡坏病。前条似少阴而实少阳，此条似少阳而实太阳坏病，得一症相似处，大宜着眼。〔批〕柴胡疑似症，得一症相似，大宜着眼。

〔批〕汗下胸胁微结。

伤寒五六日，已发汗而复下之，胸胁满，微结与阳微结不同。阳微结，对纯阴结而言，是指大便硬，病在胃。此对大结胸而言，是指心下痞，其病在胸胁，与心下痞硬、心下支结同义，小便不利，渴而不呕，但头汗出，往来寒热，心烦者，此为未解也，柴胡桂枝干姜汤主之汗下后，柴胡症仍在者，仍用柴胡汤加减。此因增微结一症，故变其方名。

柴胡八两 黄芩 桂枝各三两 瓜蒌根四两 干姜 牡蛎 甘草各二两

煎服此方全是柴胡加减法。心烦，不呕而渴，故去参、夏，加瓜蒌根。胸胁满而微结，故去枣，加蛎。小便虽不利，而心下不悸，故不去黄芩，不加茯苓。虽渴而表未解，故不用参而加桂，以干姜易生姜，散胸胁之满结也。**初服微烦**烦即微者，黄芩、瓜蒌之效，**复服汗出便愈**姜、桂之功也。

〔批〕柴胡加减虽无定法，实有定局。

小柴胡加减之妙，若无定法，而实有定局矣。

〔批〕下早胸满烦惊谵语。

伤寒八九日，下之《集解》：过经然后下之，可谓慎矣，**胸满烦惊**外邪入里。烦满者，阳邪入胸也。惊者，心恶热而神不守也。烦惊虽系乎心，亦因胆虚，为将军之官失营而多畏也，**小便不利**津液不行，**谵语**胃热神乱，**一身尽重，不可转侧者**阳气不荣于表，柯云：少阳之枢机不利也。此下多亡阴，与火逆亡阳不同，**柴胡加龙骨牡蛎汤主之。**

柴胡四两　黄芩　人参　生姜　茯苓　铅丹　桂枝　龙骨　牡蛎各两半　大黄二两，后入　半夏一合　大枣六枚

煎，温服。

与柴胡汤以除烦满，加龙骨、牡蛎、铅丹、茯苓收敛神气而镇惊，而茯苓、牡蛎又能行津液、利小便，加大黄以逐胃热、止谵语，加桂枝以行阳气，合柴胡以逐表邪而解身重。因满，故去甘草。〔批〕柯云：身无热，无表症，不得用桂枝。愚按：此症原因表邪未尽，乘虚入里，恐尚有余邪也，故用之。

按：伤寒传足不传手，其实原无界限。此症邪热干心，神明内乱，致烦惊谵语，仲景加入心药数种，不专以足经之治治之也。

伤寒十三日再传经尽之时，**下之，胸膈满而呕，日晡所发潮热**已属阳明，**已而微利**利即因下而微，**此本柴胡症。下之**潮热呕逆，**又不**因利而除**而不得利，今反利者，知医以丸药下之**丸药发作既迟，又不能荡涤肠胃。〔批〕丸药下之之误，非其治也。**潮热者，实也**胃实。**先宜小柴胡以解外**此少阳阳明并病，先服此以解少阳之表，**后以柴胡加芒硝汤主之。**

本方加芒硝六两以除阳明之里。不加大黄者，以地道原通。不

用大柴胡者，以中气已虚也。后人有加大黄、桑螵蛸者，大背仲景法矣。

太阴病过经十余日不解，不转属阳明，则转少阳矣，心下温温欲吐为柴胡症。然其症或胸中烦，大便微结，或腹痛，而胸中痛，大便反溏，腹微满皆不是柴胡症，菀菀微烦，先其时极吐下者胸中痛，必极吐可知。腹微满，便反溏，必误下可知，与调胃承气汤和之。胃气虽伤，余邪未尽。不用枳、朴者，以胸中痛。上焦伤即呕多，虽有阳明症，不可攻之谓也。若不尔者，不可与未经吐下，是气分病，而不在胃，则呕不止。菀菀微烦者，当属之大柴胡汤矣。但欲呕，胸中痛，微溏者，此非柴胡症。以呕，故知极吐下也。

深究欲呕之故，必前吐下两误之坏病也，是太阳转属阳明，而不属少阳，此阳明、少阳疑似症。前条得坏病之虚，此得坏病之实。〔批〕太阳少阳疑似症误吐下坏病。

〔批〕先和后下。

太阳病过经十余日，反二三下之，后四五日，柴胡症仍在者因其人不虚，故枢机有主，而不为坏病，先与小柴胡汤病从外来者，当先治外，而后治其内。呕不止属有形。若欲呕，属无形，心下急满也。但满而不痛，即痞也，菀菀微烦者，为未解也内尚不解，以前此妄下之药，但去肠胃有形之物，而未泄胸膈气分之结热也。大柴胡汤下之则愈。

本方去人参、甘草，加生姜二两、白芍三两、枳实四枚。一方有大黄二两酒浸。注云：若不加大黄，恐不为大柴胡汤也。

柯云：大柴胡为半表半里气分之药，并不言大便。其心下急，与心下痞硬，是胃口之病，而不在胃中。结热在里，非结实在胃。且下利，则地道已通。仲景不用大黄之意晓然。若以"下之"二字，妄加大黄，则十枣汤"攻之"二字，加何味乎？〔批〕大柴胡原本无大黄。姜、夏以除呕，柴、芩以去烦，大枣和里，枳、芍舒急，而曰下之则愈者，见大柴胡为下剂，而非和剂也。若与他药下之，必有变症，意在言外。

周扬俊曰：仲景于太阳入膀胱腑症，则有五苓散；少阳兼阳明腑症，则有大柴胡汤，皆表里两解之法也。

汪讱庵曰：此乃少阳阳明，故加减小柴胡、小承气而为一方。少阳固不可下，然兼阳明腑症，则当下，宜小承气汤，轻则大柴胡汤。

陶节庵曰：伤寒邪热入里，须看热气浅深用药。三焦俱伤，则痞、满、燥、实、坚全见，宜大承气汤。邪在中焦，则有燥、实、坚三症，宜调胃承气汤加甘草和中，去枳、朴者，恐伤上焦氤氲之气也。邪在上焦，则痞、满、实，宜小承气汤，去芒硝者，恐伤下焦真阴也。若表症未除，里症又急，不得不下者，则用大柴胡汤，通表里而缓治之。大承气最紧，小承气次之，调胃又次之，大柴胡又次之。盖恐硝性燥急，故不轻用。〔批〕少阳阳明看热浅深用药。

〔批〕热结气分。

伤寒十余日，热结在里对表而言，不是指胃，**复往来寒热者**此热结气分，不属有形。若热结在胃，则蒸蒸发热，不复知有寒矣。**与大柴胡汤。**

往来寒热，故倍生姜，佐柴胡以解表。结热在里，故去参、甘之温补，加枳、芍以破结。

〔批〕发热汗出不解，痞硬呕吐下利。

伤寒发热，汗出不解是调胃承气症，**心下痞硬**汗解后，痞硬下利者，是生姜泻心症，**呕吐而下利者**痞硬，协热而利，表里不解，似桂枝人参症。然彼在妄下后而不呕，此未经下而呕，则呕而发热者，小柴胡汤主之矣，**大柴胡汤主之。**

痞硬在心下，而不在胁下，斯虚实补泻之所由分也。故去参、甘之甘温益气，而加枳、芍之酸苦涌泄耳。或问：大柴胡汤泻也，桂枝人参汤补也，何为皆治下利、心下痞硬？张兼善曰：下之早，因作痞者，里虚协热而利也，以表里不解，故用桂枝人参解表和里。若伤寒发热汗出、痞硬呕利，此为实，故当下之。又曰：里虚者，便虽难而勿攻；里实者，虽吐利而可下。心烦喜呕，热已结于胃者，可下之而愈。〔批〕桂枝人参与大柴胡主治之别。

〔批〕热入血室，其血必结。

妇人中风七八日寒热已过，**续得寒热，发作有时**与往来寒热无定期者不侔，经水适断者不当止而止，**此为热入血室**。其血必结月事下而血室虚，热气乘虚而入，其余血之未下者，干结于内，故使如疟状，发作有时，小柴胡汤主之使血结散，则寒热自除矣。余义详阳明热入血室条。

小建中汤症

〔批〕心悸而烦。

伤寒二三日无阳明症，是少阳发病之期，**心中悸而烦者**不见少阳表里症，是中枢受寒，木邪挟相火为患，相火旺则君火虚。离中真火不藏，故悸；离中真火不足，故烦，**小建中汤主之**非辛甘以助阳，酸苦以维阴，则中气亡矣。

《类方》云：心悸而烦，其为虚烦可知，故用建中汤以补心脾之气。盖栀、豉治有热之虚烦，此治无热之虚烦。

桂枝汤倍白芍，加胶饴一升。煮去渣，纳饴糖，更上微火消解，温分三服。

心烦心悸，原属柴胡症，而不用柴胡者，首揭伤寒，不言发热，则无热而恶寒可知。心悸而烦，是寒伤神、热伤气矣。二三日间，热已发里，寒犹在表，原是半表半里症。然不往来寒热，则柴胡不中与也。心悸，当去黄芩。心烦不呕，当去参、夏。故君桂枝通心而散寒，佐甘草、枣、饴助脾安悸，倍芍药泻火除烦，倍生姜佐金平木。此虽桂枝加饴，而倍芍药，不外柴胡加减之法。名建中，寓发汗于不发之中。曰小者，以半为解表，不全固中也。少阳妄汗后，胃不和，因烦而致燥，宜小柴胡汤清之。未发汗，心已虚，因悸而致烦，宜小建中汤和之，以理少阳，佐小柴胡之不及。

《集解》：悸者，阳气虚也。烦者，阴血虚也。气血内虚，与此汤先建其里。倍芍药者，酸以敛阴，阴收则阳归附也。加饴糖者，甘以润土，土润则万物生也。不去姜、桂，以散邪也。〔批〕气血两虚，先建其里。

《准绳》曰：脾居四脏之中，生育营卫，通行津液，一有不调则失所育所行矣。胃者，卫之源；脾者，营之本。《针经》曰：营出中焦，卫出上焦是已。卫为阳，益之必以辛；营为阴，补之必以甘。辛甘相合，脾胃健而营卫通矣。或谓：桂枝解表，而芍药少；建中温里，而芍药多。何也？皮肤为近，则制小其服；心腹为远，则制大其服，所以不同。

汪讱庵曰：此即表欲其散、里欲其收之义。又曰：此方以饴糖为君，今人绝不用饴糖，失仲景遗意矣。〔批〕表欲其散，里欲其收。

吴鹤皋曰：桂枝当是桂。

云岐子①曰：建中能补中焦之虚，不能补上下焦之虚。调胃能泻中焦之实，而不能泻上下焦之实。〔批〕中焦虚实。

〔批〕木邪挟相火。

伤寒阳脉涩寸为阳，阳主表。涩者，阳气不舒，表寒不解也，**阴脉弦**尺为阴，阴主里。弦为木邪，必挟相火，相火不能御寒，必还入厥阴而为患。尺寸俱弦，少阳受病也。今阳脉涩而阴脉弦，是寒伤厥阴，而不在少阳也，**法当腹中急痛**厥阴抵少腹，挟胃，属肝络胆，则腹中皆厥阴部也，**先用小建中汤**肝苦急，以甘缓之，以酸泻之，以辛散之，为厥阴驱寒发表、平肝逐邪之先着②。**不瘥者**邪在厥阴，腹中必痛，原为险症，一剂建中，未必成功，**小柴胡汤主之**令邪走少阳，使有出路，所谓阴出之阳则愈，又以小柴胡佐小建中之不及也。

前条辨症，此条辨脉。前条是少阳相火犯心而烦，其症显。此条是厥阴相火攻腹而痛，其症隐。若腹痛非挟相火，不得用芍药之寒。《内经》：暴注胀大，皆属于热。此腹痛用芍药之义。或问：腹痛，前温之，后凉之，仲景岂姑试之？曰：非也。不瘥者，但未愈，非更甚也。先以建中解肌而发表，止痛在芍药。继以柴胡补中而达邪，止痛在人参。

按：柴胡加减法，腹中痛者去黄芩加芍药，其功倍于建中，岂有温凉之异？阳脉仍涩，故用人参以助桂枝。阴脉仍弦，故用柴胡以助芍药。若一服瘥，又何必更用人参之温补、柴胡之升降乎？仲景有一症用两方者，如用麻黄汗解后，半日许复烦者，用桂枝更汗同法。然

①　云岐子：即金代医家张璧，号云岐子，易州（今河北省易县）人，易水学派创始人张元素之子。著有《脉谈》《云岐子脉法》《伤寒保命集》诸书。

②　先着（zhāo 招）：先务，首务。

皆设法御病，非必然也。〔批〕一症用两方。

东垣曰：腹中急痛，芍药之酸，土中泻木为君；饴糖、炙甘草甘温，补脾养胃为臣；水挟木势，亦来侮土，肉桂大辛热，佐芍药以退寒水；姜、枣辛甘而温，发散阳气，行于经络皮毛为使。

《类方》云：治太阴不愈，变而治少阳，所以疏土中之木也。以脉弦，故用此法。

《集解》：小建中治腹痛者，以木来克土，取芍药为君，土中泻木也。理中汤治腹痛者，以水来侮土，取干姜为君，土中泻水也。平胃散治腹痛下利者，取苍术为君，泻土除湿也。〔批〕治腹痛诸方。

太阳在表，无腹痛。少阳在半表半里，有胸胁痛而无腹痛。阳明腹满急痛者，里实也，宜下之，大柴胡汤、小承气汤主之。三阴下利而腹痛者，里寒也，宜温之，四逆汤、附子理中汤。肠鸣泄泻而痛者，里虚有邪也，宜小建中汤温中散寒。〔批〕愚按：少阳亦或腹痛而无腹满。

〔批〕建中汤禁与桂枝同。

呕家不可用建中汤，以甘故也。

烦、呕、发热，柴胡症。胸中热，腹痛欲呕，黄连汤症。太少合病，自利而呕，黄芩汤症。

黄连汤症

伤寒胸中有热不发于表而在胸中，是未伤寒前所畜之热也，胃中有邪气即寒气。阳受气于胸中，胸中有热，上形头面，故寒邪从肠入胃，《内经》所谓中于胁则下少阳者是也。〔批〕愚按：从肠字恐误，当是胁字①，腹中痛胃阳不外散，欲呕吐者胃中寒邪阻隔，胸中之热不得降，故上炎，黄连汤主之。〔批〕腹痛呕吐。

黄连泻胸中积热　干姜驱胃中寒邪　桂枝《类方》云：表邪尚有一分未尽，胃中寒邪尚当外达。各三两　甘草炙，二两　大枣十二枚。以缓腹痛　半夏和胃止呕。半升　人参助正补虚。二两

---

① 愚按……胁字：《伤寒来苏集·伤寒论注·黄连汤证》马中骅本正作"胁"字，蔡氏所疑甚是。

煎，日三服。

柯云：此亦柴胡加减法也。表无热，腹中痛，故不用柴、芩。虽无寒热往来于外，而有寒热交持于中，仍不离少阳之治法耳。热不在表，故不发热。寒不在表，故不恶寒。胸中为里之表，腹中为里之里，此病在焦腑之半表里，非形躯之半表里也。〔批〕焦腑半表里。往来寒热者，此邪由颊入经，病在形身之半表里。如五六日胸胁苦满，心烦喜呕，此伤于寒而传为热，非素有之热。或腹中痛者，是寒邪自胸入腹，与此由胁入胸胃不同。故君以黄连，亦以佐柴胡之不及也。〔批〕柯云：不名泻心者，以胸中素有之热，非寒热相结于心下也。

成氏曰：此伤寒邪气入里，而为下寒上热也。胃中有邪气，使阴不得升，而独治于下，为下寒。腹中痛，阳不得降，而独治于上，为肺中热，欲呕吐，与此汤以升降阴阳。

喻云：湿家下之，舌上如胎者，丹田有热，胸中有寒也，仲景亦用此汤，何耶？盖伤寒分表、里、中三治，表里之邪俱盛，则从中而治之，故有小柴胡之法。至于丹田、胸中之邪，在上下而不在表里，即变柴胡为黄连汤，以桂枝代柴胡，以黄连代黄芩，以干姜代生姜。饮入胃中，听胃气之上下敷布，故不问下寒上热、上寒下热，皆可治之也。〔批〕上寒下热、下寒上热，皆可治之。夫表里之邪，则用柴、芩，用生姜之辛以散之。上下之邪，则用连、桂，用干姜之辣以开之。仲景圣法灼然矣。

汪讱庵曰：上下未有不分表里者，大概上焦属表，中下属里。胸中与太阳为近，故用桂枝。

此即半夏泻心汤去黄芩加桂枝，以和表里，大有分寸。

黄芩汤症

〔批〕太阳少阳合病。

太阳与少阳合病两阳合病，阳盛阴虚，自下利者阳气下陷入阴中，与黄芩汤。

黄芩三两　白芍成氏曰：虚而不实者，苦以坚之，酸以收之。二药之苦酸，以坚肠胃之气　甘草各二两　大枣十二枚。弱而不足者，甘以补之。

二者之甘，以补肠胃之弱

煎，温服，日再夜一。

柯云：此亦小柴胡加减方也。热不在半表，已入半里，故以黄芩主之。虽非胃实，亦非胃虚，故不须人参也。太阳与阳明合病，下利为表邪初入阳明之里，与葛根汤以汗之，辛甘发散以从阳也，又下者举之之法。少阳与阳明合病，下利者，是邪已入阳明之里，与承气汤以下之，又在下者因而竭之之法也。太阳与少阳合病，下利是邪已入少阳之里，与黄芩汤以和解之，皆酸苦涌泄以从阴也，亦通因通用之法。〔批〕三阳合病，下利治法不同。合病者谓有太阳症之身热、头痛、脊强，又有少阳症之耳聋、胁痛、呕而口苦、寒热往来也。

《集解》：自利者，不因攻下而泄泻也。自利固多可温，然肠胃有积结，与下焦客热，又非温剂所能止。或分利之，或攻泻之，可也。

汪讱庵曰：仲景之书，一字不苟。此症单言下利，故此方亦单治下利。《机要》用之治热痢腹痛，更名黄芩芍药汤。洁古因之，加木香、槟榔、大黄、黄连、归尾、官桂，更名芍药汤，治下痢。仲景此方，遂为万世治痢之祖矣。

若呕者，黄芩加半夏生姜汤主之同葛根法。

本方加半夏半升、生姜三两。

呕，胃气逆也。加半夏、生姜以散逆气。

〔批〕合病脉不负为顺，少阳负亦顺。

阳明少阳合病，必自下利。其脉不负者，顺也。负者，失也。互相克贼，名为负。

少阳负趺阳者为顺也。

两阳合病，必见两阳之脉。阳明脉大，少阳脉弦，此为顺脉。若大而不弦，负在少阳；弦而不大，负在阳明。是互相克贼，皆不顺之候矣。然木克土，是少阳为贼邪。若少阳负，而阳明不负，亦负中之顺脉。

附：后贤和解诸方

小柴胡症用小柴胡加陈皮、芍药两解表里，名柴胡双解汤节庵，治同。

往来寒热而渴，小柴胡去半夏加瓜蒌根润燥生津汤《金匮》，又名黄龙汤。

太阳小便不利而渴，宜五苓散。阳明大便不利而渴，宜调胃承气。大柴胡已利而渴，宜白虎汤。少阳往来寒热而渴，宜此汤。

已见前加减法中。

肌热表，蒸热里，积热壅结，汗后余热，脉洪实弦数，柴胡饮子子和。

小柴胡汤除半夏，加当归、白芍养血、大黄荡热。

喻云：子和法中，略施攻补，深中肯綮。

小便难，微热，腹满，柴苓汤。

小柴胡汤加茯苓，或合五苓散，名同。

胆虚痰热不眠，虚烦惊悸，口苦呕涎半似少阳，伤寒病后多有此症，温胆汤方见不眠。

往来寒热，口干便涩，妇人有月经不调，逍遥散方见虚劳骨蒸。

外感风寒，内伤饮食，憎寒壮热，头痛呕逆，藿香正气散方见霍乱。

夏月饮食不调，内伤生冷，外感暑气，寒热交作，口渴便赤，六和汤方见伤暑。

卷 六

太阴脉症

〔批〕寒湿为病。

太阴之为病，腹满而吐，食不下，自利益甚，时腹自痛。若下之，必胸下结硬。

阳明三阳之里，故提纲属里之阳症；太阴三阴之里，故提纲皆里之阴症。太阴之上，湿气主之，腹痛吐利，从湿化也。脾为湿土，故伤于湿，脾先受之。然寒湿伤人，入于阴经，不能动脏，则还于腑。腑者胃也，太阴脉布胃中，又发于胃。胃中寒湿，故食不纳而吐利交作也。太阴脉从足入腹，寒气时上，故腹时自痛，法宜温中散寒。若以腹满为实，而误下之，胃口受寒，故胸下结硬。

〔批〕自利不渴。

自利不渴者属太阴，以其脏有寒故也，当温之，宜四逆辈 方见少阴。

此明自利之因。

〔批〕欲自利。

伤寒四五日太阴发病之期，腹中痛，若转气下趋少腹者，此欲自利也。

此言自利之兆。

〔批〕若小便利，下利自止。

伤寒脉浮而缓，手足自温者，系在太阴。太阴当发身黄，若小便自利者，不能发黄。至七八日，虽暴烦下利，日十余行，必自止，以脾家实，腐秽当去故也。

前是太阴寒湿，脉当沉细；此是太阴湿热，故脉浮缓。首揭伤寒，知有恶寒症。浮缓是桂枝脉，然不发热而手足温，是太阴伤寒，非太阳中风矣。然亦对不发热言耳，非太阴伤寒必手足温也。夫病在三阳，尚有手足冷者，何况太阴？陶氏分太阴手足温、少阴寒、厥阴厥冷，是大背太阴四肢烦疼、少阴一身手足尽热之义。第可言手足为诸阳之本，尚自温，不可谓脾主四肢，故当温也。〔批〕辨陶说是。凡伤寒则病热，太阴为阴中之阴，阴寒相合，故不发热。〔批〕阴寒相合，故不发热。太阴主肌肉，寒湿伤于肌肉而不得越于皮肤，故身当发黄。若水道通调，则湿气下输膀胱，便不发黄矣。然寒湿之伤于表者，因小便而出；湿热之畜于内者，必从大便而出也。发于阴者六日愈，至七八日阳气来复，因而暴烦下利。虽日十余行，不须治之，以脾家积秽尽自止耳。手足自温，是表阳犹在。暴烦是里阳陡发。此阴中有阳，与前脏寒不同。能使小便利，则利自止。不须温，亦不须下也。〔批〕表阳犹在，里阳来复。

〔批〕太阴下利，脉实者死。

伤寒下利，日十余行，脉反实者，死。

脾气虚而邪气盛，故脉反实也。

〔批〕脉弱便利，胃气亦弱。

太阴病脉弱，其人续自便利，设当行大黄、芍药者，宜减之，以其胃气弱，易动故也。

太阴脉本弱，胃弱则脾病，此内因也。若因于外感，其脉或但浮，或浮缓，是阴病见阳脉矣。下利为太阴本症。自利因脾实者，腐秽尽则愈；因脏寒者，四逆辈温之。若因太阳误下者，则腹满时痛，桂枝加芍药汤。大实痛，当加大黄矣。此下后脉弱，胃气亦弱，小其制而与之，动其易动，合乎通因通用之法。大黄泻胃，是阳明血分下药；芍药泻脾，是太阴血分下药。下利腹痛，热邪为患，宜芍药下之。阴寒者，非芍药所宜矣。仲景于此芍药与大黄并提，勿草草看过。〔批〕动其易动。

伤寒脉微而复利，亡血也，四逆加人参汤主之见少阴四逆汤注中。

以上论太阴伤寒脉症。

〔批〕太阴病可发汗。

太阴病脉浮者，可发汗，宜桂枝汤。

太阴主里，故提纲皆属里症。然太阴主开，不全主里也。脉浮者病在表，可发汗，太阴亦然也。尺寸俱浮者，太阴受病也。沉为在里，当见腹痛、吐利等症。此浮为在表，当见四肢烦疼等症。里有寒邪，当温之，宜四逆辈；表有风热，可发汗，宜桂枝汤。太阳脉沉者，因于寒；太阴有脉浮者，因乎风。谓脉在三阴则俱沉，阴经不当发汗者，非也。但浮脉是麻黄脉，而反用桂枝汤者，以太阴是里之表症，桂枝是表之里药也。

发汗后，腹胀满者，厚朴生姜甘草半夏人参汤方见麻黄汤后。

病在太阴，寒湿在肠胃，而不在营卫，故阴不得有汗。妄发其汗，则胃脘之微阳随而达于表，肠胃之寒湿入经络而留于腹中，下利或止，而清谷不消，所以汗出必胀满也。太阳汗后胀满，是阳实于里，将转属阳明；太阴汗后而腹满，是寒实于里，而阳虚于内也。此太阴调胃承气之方，亦理中之剂欤？若用之于太阳汗后，是抱薪救火。如妄作太阳治之，如水益深矣。〔批〕太阳、太阴，汗后胀满不同，然此系妄汗，太阳非妄汗而胀者亦用之。

〔批〕中风欲愈。

太阴中风，四肢烦疼，阳微阴涩而长者，为欲愈。

风为阳邪，四肢为诸阳之本。脾主四肢，阴气衰少，则两阳相搏，故烦疼。脉涩与长，不是并见。涩本病脉，涩而转长，病始愈耳。风脉本浮，今而微，知风邪当去。涩则少气少血，今而长则气治，故愈。

四肢烦疼，是中风未愈前症；微涩而长，是中风将愈时脉。太阳以恶风、恶寒别风、寒。阳明以能食、不能食别风、寒，太阴以四肢烦、温别风、寒，是最宜着眼。少阳为半表半里，又属风脏，故伤寒、中风互称。少阴、厥阴则但有欲愈脉，无未愈症。

以上论太阴中风脉症。

〔批〕太阴病解。

太阴病欲解时，从亥至丑上。

经曰：夜半后而阴隆为重阴。又曰：合夜至鸡鸣，天之阴，阴中之阴也。脾为阴中之至阴，故主亥、子、丑时。

理中汤症

此太阴主方。叔和载于痉病后，治喜呕一症，真坐井观天。致诸论注俱不载,即柯《集》① 仅载《论翼》中,今特补于此。

〔批〕太阴病脉沉无力。

伤寒太阴病腹满而吐,食不下,自利腹痛,自利不渴渴者为热,不渴者为寒,寒多而呕,腹痛便溏皆虚寒所致,脉沉无力,或厥冷拘急寒彻于外,或结胸吐蛔寒凝于中,理中汤主之。

白术培脾土之虚。陈壁土炒,二两　人参益中宫之气　干姜散胃中之寒。炮　甘草缓三焦之急。炙。各两。白术得干姜,能除满而止吐。人参得甘草,能疗痛而止利

每五钱,煎服。自利腹痛者加木香疏肝和脾。不痛利多者倍白术。渴者倍白术益气燥湿,故能生津。蜷卧沉重、利不止加附子此兼少阴症。腹满去甘草甘令人满。呕吐去白术,加半夏、姜汁白术甘壅,姜、夏散逆。脐下动气,去白术,加肉桂白术补气,桂泄奔豚。悸加茯苓饮停则悸,茯苓利水宁心。阴黄加茵陈。寒结胸加枳实。

柯云:太阴病以吐利、腹满痛为提纲,是遍及三焦矣。然吐虽属上,而由于腹满;利虽属下,而由于腹痛。皆因中焦不治以致之也。其来由有三:有因表虚而风邪自外入者,有因下虚而寒湿自下上者,有因饮食生冷而寒邪由中发者。总不出于虚寒,法当温补,以扶胃脘之阳。一理中而满痛、吐利诸症悉平矣,且加减法又详,或汤或丸,随机应变,此理中确为之主剂软?太阴伤寒,手足自温者,非病由太阳,必病关阳明,此阴中有阳,必无吐利交作之患。或暴烦下利,或发黄便硬,则腹满腹痛是脾家实,而非虚热,而非寒矣,又当于茵陈、调胃辈求之。

《集解》:阳邪入阴经而下利者,为协热利;阴寒入阴经而下利者,为寒利。外邪入里而腹痛者,其痛不常;阴寒在内而腹痛者,痛无休止,时欲作利。三阳下利身热,太阴下利手足温,少阴、厥阴下利身冷,其大较也。下利虽有表症,不可发汗,以下利为邪气内攻,走津液而胃虚也。〔批〕温冷大概,下利之别,下利不可发汗。

---

① 集:指《伤寒来苏集》。

王海藏曰：上吐下泻不止，当渴而反不渴，脉微细而弱者，理中汤主之。

〔批〕利在下焦。

伤寒服汤药，下利不止，心下痞硬，服泻心汤已，复以他药下之，利不止，医以理中与之，利益甚。理中者，理中焦，此利在下焦主分别清浊，赤石脂禹余粮汤主之方论详见太阳。复利不止者，当利其小便利小水，所以实大肠也。

三物白散症

〔批〕寒结胸无热症。

寒实结胸太阳表热未除，而反下之，热邪与寒水相结，成热实结胸。太阴腹满时痛，而反下之，寒邪与寒药相结，成寒实结胸，无热症者不四肢烦疼，与三白小陷胸汤。

贝母主疗心胸菀结　桔梗开提血气，利膈宽胸。各二钱　巴豆辛热斩关而入，非此何以胜硝、黄之苦寒，使阴气流行而成阳也？一分，去皮，熬黑，研如脂

二味为散散其结寒，比汤以荡之更精，纳巴豆于臼中杵之，以白饮和服甘以缓之，取其留恋于中，不使速下也。强人半钱，羸者减之名曰三白者，三物皆白，别于黄连小陷胸也。旧本误作三物，以黄连、瓜蒌投之，阴盛则亡矣。又误作白散，是二方矣。黄连、巴豆，寒热天渊，云亦可服，岂不误人？且妄编于太阳篇中。今移太阴胸下结硬之后，其症其方，若合符节。病在膈上者，必吐；在膈下者，必利本症原是吐利，因胸下结硬，故不能通。因其势而利导之，则结硬自除矣。不利，进热粥一杯。利过不止，进冷粥一杯东垣云：淡粥为阴中之阳，可以利小便。今人服大黄后，用粥止利，即此遗意耳。〔批〕不利止利法。

附：后贤理中汤加减诸方

〔批〕寒实结胸。

寒实结胸欲绝，胸膈高起，手不可近，用大陷胸不瘥者，枳实理中丸。

理中汤加枳实、茯苓，蜜丸。

崔行功曰：此是下后虚逆，气已不理而毒复上攻，气毒相搏，结于胸膈，用此先理其气，次疗诸疾，用之如神。渴者加瓜蒌根，自汗者加牡蛎。〔批〕气毒相搏。

〔批〕吐蛔。

胃寒吐蛔，理中安蛔丸陶仲文①。

理中汤去甘草，加茯苓、川椒、乌梅。

蛔得甘则动，故去甘草。得酸则止，得辛则伏，故加椒、梅。

甚者乌梅丸。见厥阴。

〔批〕痞闷食积。

腹满痞闷，兼食积者，治中汤。

理中汤加青皮、陈皮。

〔批〕中寒腹痛身痛。

中寒腹痛大腹属太阴，少腹属少阴，脐下属厥阴，身痛，四肢拘急，附子理中汤。

理中汤三两，加附子一枚炮，丸亦可。

《集解》：中寒微者，不换金正气加附子、附子五积散，重者此汤、姜附汤。入肝加木瓜，入肺加桑白皮，入脾加白术，入心加茯苓。

少阴脉症

〔批〕少阴提纲。

少阴之为病，脉微细，但欲寐也。

三阳以少阳为枢，三阴以少阴为枢。弦为木象，浮而弦细者，阳之少也；微为水象，沉而微细者，阴之少也。卫气行阳则寤，行阴则寐。今少阴病，则入阴分多，故欲寐。是病人意中，非实能寐也。与少阳提纲，各臻其妙。

---

① 陶仲文：（1475－1560），原名典真。明代著名道士，精于方术，深获嘉靖皇帝宠信。

〔批〕下焦虚寒。

少阴病，欲吐不吐，心烦，但欲寐，五六日自利而渴者，属少阴也。虚，故引水自救。若小便色白者，以下焦虚有寒，不能制水故也。

欲吐不吐者，枢病而开合不利也，与喜呕同。少阳胸烦，病在表之里；少阴心烦，病在里之里。欲吐不得吐，欲寐不得寐，少阴枢机之象也。五六日，正少阴发病之期。太阴从湿化，故自利不渴。少阴从火化，故自利而渴。少阴主下焦，输津液，司闭藏者也。下焦虚，则坎中之阳引水上交于离而未能，故烦渴。关门不闭，故自利。少阴主水，热则小便黄赤，寒则清白。不详察之，则但治上焦烦渴之实热，而不顾下焦之虚寒，则热病未除，下利不止矣。

〔批〕病在里，不可发汗。

少阴病，脉沉细数，病为在里，不可发汗。

前条详症，后条详脉。脉浮为在表，然亦有里症。如脉浮而大，心下反硬，有热属脏者是矣。沉为在里，然亦有表症，如少阴病反发热者是矣。〔批〕脉浮沉俱有表里症。少阴脉沉者当温，然数则为热，又不可温。而数今在脏，是为在里，更不可汗。可不审之精而辨之确乎？

〔批〕汗下两禁，然有微汗急下。

少阴病脉微，不可发汗，亡阳故也。阳已虚，尺中弱涩者，复不可下之。

少阴之不可汗下，与少阳同。因反发热，故用麻黄微汗。因里热甚，故用承气急下。此微为无阳，涩为少血，汗之亡阳，下之亡阴。阳虚不可汗，即不可下。尺脉弱涩，复不可下，亦不可汗。若谓无阳是阴邪，下之误矣。

〔批〕亡阳咽痛吐利。

病人脉阴阳俱紧，反汗出者，亡阳也。此属少阴，法当咽痛而复吐利。

太少阴阳各异，或脉同症殊，或脉症相同。从脉症，大宜详审。脉沉发热，为太阳、少阴相似症；阴阳俱紧，为太阳、少阴相似脉。

脉紧为寒，当属少阴。然发于阴，不当有汗，反汗出者，阴极似阳也。盖太阳主外，阳虚不能作汗，故发热而反无汗。少阴主里，阴虚生内热，故身无热而汗反出。亡阳者，虚阳不归其部，皆由少阴不藏所致。故上焦从火化而咽痛，下焦从阴虚而下利不止也，宜八味肾气丸主之。〔批〕太少相似脉症。

〔批〕少阴脉症，寒热相持。

脉阴阳俱紧者，口中气出，唇口燥干，鼻中涕出，蜷卧足冷，舌上胎滑，勿妄治也。到七日以来，其人微发热，手足温者，此为欲解。或到八日以上，反大发热者，此为难治。设使恶寒者，必欲呕也；腹内痛者，必欲利也。

少阴脉络肺，肺主鼻，故涕出；又络舌本，故舌苔滑；大络注诸络以温足胫，故足冷。口中气出，唇口燥干，鼻中涕出，此为内热；阴阳脉紧，舌上胎滑，蜷卧足冷，又是内寒。此少阴为枢，故见寒热相持。病虽发于阴，而口、舌、唇、鼻之半表里，恰与少阳口、咽、目之半表里相应也。治之者，汗、吐、下、温、清、补之法，勿妄用也。用之不当，宁静以待之。若至七日，一阳来复，微发热，手足温，是阴得阳则解也，阴阳自和，紧脉自去矣。若八日以上，反大热，此为晚发。恐蓄热有余，或发痈脓，或便肠血，为难治。〔批〕晚发热有余。若七日来，设使不能发热，以阴阳俱紧之脉，反加恶寒，是寒甚于表，上焦应之，必欲呕。如反加腹痛，是寒甚于里，中焦受之，必欲利矣。〔批〕寒甚吐利。

〔批〕紧去人安。

脉阴阳俱紧，至于吐利，其脉独不解，紧去人安，此为欲解。

阴阳俱紧，至于吐利，紧脉不去，此亡阳也。紧去则吐利自止，其人可安。此据脉辨症法。

〔批〕紧去欲解，阳回自愈。

少阴病脉紧，至七八日，自下利，脉暴微，手足反温，脉紧反去者，为欲解也。虽烦下利，必自愈。

前条是亡阳脉症，此条是回阳脉症。前条是反叛之反，此条是反正之反。玩反温，前此已冷可知。微本少阴脉，烦利本少阴症。至七八日，阴尽阳复之时，紧去微见，所谓谷气之来也徐而和矣。烦则阳已发于中宫，温则阳已敷于四末，阴平阳秘，故虽烦、利必自愈也。

〔批〕中风欲愈脉。

少阴中风，脉阳微阴浮者，为欲愈。

阳微者，复少阴之本体；阴浮者，知坎中之阳回。微则不紧，浮则不沉，即暴微而紧，反去之谓也。邪从外来者，仍自内而出，故愈。

〔批〕病解时。

少阴病欲解时，从子至寅上。

天以一生水而开于子，故少阴主于子。

〔批〕纯阴不治。

少阴病，若利自止，恶寒而蜷卧，手足温者可治；恶寒，身蜷而利，手足逆冷者不治。

伤寒以阳为主，不特阴症见阳脉者生，又阴病见阳症者可治。背为阳，腹为阴，阳盛则作痉，阴盛则蜷卧。若利而手足仍温，是阳回，故可治。若利不止，而手足逆冷，是纯阴无阳。所谓六腑气绝于外者，手足寒；五脏气绝于内者，下利不禁矣。

〔批〕烦是阳回，躁是气亡。

少阴病，恶寒而蜷，时自烦，欲去衣被者可治；四肢恶寒而蜷，脉不至，不烦而躁者死。

阳盛则烦，阴极则躁。烦属气，躁属形。烦发于内，躁见于外。时自烦，是阳渐回；不烦而躁，是气已先亡，惟形独存耳。

〔批〕反发热。

少阴病吐利，手足不逆冷，反发热者，不死；脉不至者，灸少阴七壮穴见下。

〔批〕烦躁四逆。

少阴病吐利，烦躁四逆者死。

上吐下利，胃脘之阳将脱；手足不逆冷，诸阳之本犹在；反发热，卫外之阳尚存。急灸少阴，则脉可复而吐利可止也。若吐利而兼烦躁，四肢俱冷，纯阴无阳，不可复生矣。

少阴动脉在太溪，取川流不息之义也，其穴在足内踝从跟骨上动脉陷中，主手足厥冷寒至节，是少阴之原，此脉绝则死。伏留在内踝骨上二寸动脉陷中，灸之能还大脉，是少阴之经。

〔批〕呕而汗出，大便数少。

少阴病，脉微涩，呕而汗出，大便数而少者，宜温其上，灸之急灸百会穴，则阳犹可复。

〔批〕汗出欲吐，自利烦躁。

少阴病，脉沉微细，但欲卧，汗出，不烦，自欲吐。至五六日，自利复烦躁，不得卧寐者，死。

脉微而涩，呕而汗出，阳已亡矣。大便数少而不下利，是下焦之阳尚存，急灸其上以温之。脉沉微细，是少阴本脉；欲卧欲吐，是少阴本症。当心烦而反不烦，汗出欲吐，亡阳已兆于始得之日矣。五六日，自利而反烦躁，不得卧，是微阳将绝，无生理矣。

少阴病，下利止而头眩，时时自冒者死。〔批〕庞安常云：此合①是少阳冒昧，汗渍然出，脉匀小浮者生。少阴无眩冒之症。

冒家自汗则愈，以表邪蒙昧于外也。今头眩而时时自冒，清阳之气已脱。此非阳回而利止，是水谷已无物熏行也。

少阴病，六七日，息高者死。

气息者乃肾间动气，脏腑之本，经脉之根，呼吸之蒂，三焦生气之原也。息高但出心与肺，不能入肝与肾，生气已绝于内也。六经中独少阴历言死症，他经无死症，甚者但日难治耳，知少阴病是生死关。

喻云：息高则真阳上逆于胸中，不能复归于气海。六七日三字辨症最细，见寒中少阴之息高，与二三日太阳作喘之表症迥殊也。

〔批〕大烦口噤，躁扰，脉和，目内际黄。

病六七日，手足三部脉皆至，大烦而口噤不能言，其人躁扰者，必欲解也。若脉和，其人大烦，目重睑内际黄者，此欲解也。

脉者，资始于肾，朝会于肺，肾气绝则脉不至。三部手足皆至，

① 合：当。

是脉道已通，有根有本，非暴出可知。大烦躁扰者，是阴出之阳，非阴极而发也。口噤不能言，因脉气初复，营血未调，脾涩不运故耳。若所至之脉和调，虽大烦不解，亦不足虑。再视其人之目，重睑内际，此属于脾，若色黄而不杂他脏之色，是至阴未虚，虽口噤亦不足虑矣。此以脾为五脏之母，又水位之下，土气承之也。

少阴病，得之二三日，不大便，口燥咽干者，急下之，宜大承气汤。

热淫于内，肾水枯涸，因转属阳明，胃火上炎，故口燥咽干。急下之，火归于坎，津液自升矣。此必有不大便症，若非本有宿食，何得二三日，便当急下。

少阴病，自利清水，色纯青，心下必痛，口干舌燥者，急下之，宜大承气汤。

自利而渴者，属少阴。今自利清水，疑其为寒矣。而利时必心下痛，口干舌燥，是土燥火炎。脾气不濡，胃气反厚，水去而谷不去，故纯青也。〔批〕水去谷不去，故自利清水。一云，青为肝色，肝邪乘肾，故下利；阳邪上攻，故口燥。

〔批〕腹胀不大便，入腑者可下。

少阴病六七日，腹胀，不大便者，急下之，宜大承气汤。

当解不解，转属阳明，是脏气实而不能入，还之于腑也。急下之，所谓已入于腑者可下也。

三阳唯少阳无承气症，三阴唯少阴有承气症。盖少阳为阳枢，阳精虚，邪便入于阴，故不可妄下，以虚其阳；少阴为阴枢，阳有余，邪便伤其阴，故宜急下以存其阴。且少阳属木，邪在少阳，惟畏其克土，故无下症；少阴主水，邪在少阴，更畏有土制，故当急下。盖真阴不可虚，强阳不可纵也。〔批〕妄下虚其阳，急下存其阴。

麻黄附子细辛汤症

〔批〕发热脉沉。

少阴病脉沉细，但欲寐是也始得之，反发热脉沉者《集解》：太阳与少阴相为表里，肾虚，故寒由太阳直入而脉沉。余邪未尽，入里而表热。此谓之表里传云，麻黄附子细辛汤主之。

麻黄　细辛各二两　附子一枚，炮

先煮麻黄，去沫，纳二味煎，温服，日三。

太阳症发热，脉当浮，今反沉；少阴病脉沉，当无热，今发热，故曰反也。热为邪在表，当汗；脉沉属阴，又当温。故以附子温少阴之经，以麻黄散太阳之寒，而以细辛为肾经表药，联属其间，是汗剂之重者。〔批〕汗剂之重。

洁古曰：麻黄汤谓之急，麻黄附子细辛汤谓之缓。经曰：有渍形以为汗，谓汗之缓，里之表也。〔批〕汗之缓，里之表也。

柯云：少阴主里，病发于阴，只当内热。今始得寒邪，即便发热似乎太阳，而属之少阴者何？经曰：逆冬气则少阴不藏，肾气独沉。故反热而脉则沉也。肾为坎象，二阴不藏，则一阳无蔽，阴邪始得而内侵，孤阳因得以外散耳。〔批〕二阴不藏，一阳无蔽。沉为在里，而反发其汗，津液越出，亡阳则阴独矣。故用麻黄开腠理，细辛散浮热。而无附子固元阳，则热去寒起，亡可立待也。人能不扰乎阳，无泄皮肤，去寒就温，讵有此患哉？本条当有无汗恶寒症。

《类方》云：附子、细辛为少阴温经之药，用麻黄者，以其发热，邪犹连太阳，未尽入阴，犹可引之外达。桂枝表里通用，欲散少阴初入之邪，非麻黄不可，故不用桂枝。

赵嗣真曰：仲景太阳篇云，病发热头痛，脉反沉，身体疼痛，当救其里，宜四逆汤。少阴篇云，如得之反发热，脉沉者，麻黄附子细辛汤。均是发热脉沉，以其头痛，故属太阳。阳症脉当浮，而反不能浮者，以里久虚寒，正气衰微。又身体疼痛，故宜救里，使正气内强，逼邪外出。而干姜、附子亦能出汗而散寒。假令里不虚寒而脉浮，则正属太阳麻黄症矣。均是脉沉发热，以无头痛，故属少阴。阴病当无热，今反热，寒邪在表，未全在里，但皮肤菀闭为热，故用麻黄附子细辛汤。假令寒邪入里，外必无热，当见吐利、厥逆等症，而正属少阴四逆汤症矣。又可见熟附配麻黄，发中有补；生附配干姜，补中有发。仲景之旨微矣。〔批〕均是发热脉沉，太阳、少阴温散各别。

按：伤寒三阴，俱有在经表症。如太阴有桂枝加芍药汤，少阴有麻黄附子细辛汤，厥阴有当归四逆汤之类，皆阴经表药也。又按：少阴虽有发热，而无头痛；厥阴虽有头痛，而无身热，且痛不如阳经之甚。若身热头痛全者，则属阳经。〔批〕三阴表药。

《医贯》曰：有头痛连脑者，此系少阴伤寒，宜麻黄附子细辛汤，不可不知。

喻云：仲景太阳经但有桂枝加附子法，并无麻黄加附子法。太阳无脉微恶寒之症，不当用附子。若见脉微恶寒、吐利烦躁等症，则亡阳已在顷刻，又不当用麻黄矣。又曰：三阴表症与三阳迥异，三阴必以温经为表，而少阴尤为紧关①。故麻黄与附子合用，俾太阳之外邪出，而少阴之真阳不散，方合正法。〔批〕三阴必以温经为表。

〔批〕无里症，微发汗。

少阴病，始得之二三日，无里症则有表症可知，**麻黄附子甘草汤微发汗。**

是微发热、微恶寒，故微发汗也。

前方去细辛，加甘草二两，煎同前法。

《集解》：少阴症见，当用附子；太阳症见，可用麻黄，已为定法。但易细辛以甘草者，只因得之二三日，津液渐耗，比始得之者不同，故去辛散，益以甘和。相机施治，分毫不爽耳。

柯云：《皮部论》云，少阴之阴，其入于经也，从阳部注于经；其出者，从阴内注于骨。〔批〕从阳注经，从阴注骨。此与附子汤症，皆少阴表症。发热脉沉，无里症，从阳部注于经也；身体骨节痛，手足寒，背恶寒，脉沉者，从阴内注于骨也。从阳注经，故用麻黄、细辛；从阴注骨，故用参、苓、术、芍。口中和，枢无热，皆可用附子。

少阴病八九日发于阴者六日愈，**到七日其人微发热，手足温者**此阴出之阳则愈也，一身太阳主一身之表，为诸阳主气手足诸阳之本**尽热者八日以上，以热在膀胱**肾移热于膀胱，膀胱热则太阳经皆热，**必便血也。**〔批〕一身手足尽热，热在膀胱必便血。

---

① 紧关：最关紧要者。

此脏病传腑，阴乘阳也；气病而伤血，阳乘阴也，亦见中枢之象。太阳经多血，血得热则行，阳病者上行极而下，故尿血也。此里传表症，是自阴转阳，则易解，故身热虽甚不死。轻则猪苓汤，重则黄连阿胶汤可治。与太阳热结膀胱血自下者，症同而因异。〔批〕里传表症，自阴转阳。

少阴传阳经者有二：六七日，腹胀，不大便者，是传阳明；八九日，一身手足尽热者，是传太阳。下利便脓血，指大便言；热在膀胱而便血，指小便言。

〔批〕火劫，咳而下利，谵语。

少阴病，咳而下利津液丧亡，谵语者非转属阳明，被火气劫故也。小便必难，以强责少阴汗也。

肾主五液，入心为汗。少阴受病，液不上升，所以阴不得有汗也。少阴发热，不得已用麻黄发汗，即用附子以固阳，岂可以火气劫之而强发汗也？少阴脉入肺络心，肺主声，心主言，火气迫心肺，故咳而谵语也。肾主二便，治下焦，济泌别汁，渗入膀胱。今少阴受邪，复受火侮，枢机无主，大肠清浊不分，膀胱水道不利，故下利而小便难也。小便利者可治。此阴虚，故小便难，勉强用猪苓汤。

〔批〕妄汗动血。

少阴病，但厥阳气不达于四肢无汗厥为无阳，不能作汗，而强发之，必动其血血与汗，异名同类，未知从何道出，或从口鼻，或从目出，是名上厥下竭，为难治。

上条火劫为汗，上伤心肺，下竭膀胱，犹在气分，其害尚轻。峻剂强汗，伤经动血。若阴络伤而下行，犹或可救；阳络伤而上溢，不可复生矣。妄汗之害如此。

附子汤症

〔批〕身体痛，手足寒，骨节痛。

少阴病少阴主水象坎，一阳居其中，故多热症，是水中有火，阴中有阳也，身体痛纯阴无阳，阴寒切肤，手足寒四肢不得禀阳气，骨节痛肾主骨，寒淫则痛。邪自经入脏，脏气实而不能入，则从阴内注于骨，脉沉者少阴不藏，肾气独沉，附子汤主之。

附子二枚，炮　白术四两　人参二两　白芍　茯苓各三两

煎，温服，日三。

此身疼骨痛，虽与麻黄症同，而阴阳寒热彼此判然。此伤寒温补第一方也，与真武汤似同而实异，真武汤还是温散而利肾①水也。

《集解》：此阴盛生内寒，若以外感治之，则杀人矣。故用参、附助阳而胜肾寒，茯苓、白术补土利水而伐肾邪，加芍药敛阴，以为阳之附也。

少阴病，得之一二日，口中兼咽与舌言，少阴脉循喉咙，挟舌本和少阴有口干、舌燥、咽痛等症，此和者，不燥干而渴，火化几乎息矣，其背恶寒者人之生也，负阴而抱阳，故五脏之俞皆系于背。背恶寒者，俞气化薄，阴寒得以乘之也，当灸之此阳气凝聚而成阴，必灸其背俞，使阴气流行而为阳，附子汤主之壮火之阳，而阴自和矣。〔批〕口中和，背恶寒。

《集解》：背为胸中之府，诸阳受气于胸中，转行于背，背为阳，腹为阴，阳气不足，阴寒内盛，则背为之恶寒。若风寒在表而恶寒，则一身尽寒矣。

汪讱庵曰：背为太阳部分，然少阴肾脉亦贯脊，与太阳相表里。又背属北方，与肾同位，故寒伤少阴而背恶寒，亦其义也。又有阴气不足，阳气乘虚内陷阴中，表阳新虚，背微恶寒者，所谓伤寒无大热、口渴心烦、背微恶寒者是也。〔批〕阳气内陷。阴寒为病，内无燥热则口中和，阳气内陷则消铄津液、口干舌燥而渴也，白虎加人参汤主之。欲辨阴阳寒热之不同，当以口中燥润详之。一法，看小便之清赤，清者为寒，赤者为热也。

真武汤症

〔批〕水气为患。

少阴病，二三日不已，至四五日《集解》：利而渴者，为少阴症，小便不利柯云：是病根自坎中无阳，火用不宣，故肾家水体失职，是下焦虚寒，不能制水故也，腹痛寒湿内甚，四肢沉重疼痛寒

---

① 肾：原作胃，据《伤寒来苏集·伤寒论注·附子汤证》改。

湿外甚，自下利者湿胜，水谷不别，**此为有水气**水饮停为水气。上症皆水气为患，由小便不利所致，**其人或咳，或小便利，或下利、呕者**皆停饮也。是加减法，不是主症，**真武汤主之。**

附子一枚，炮　生姜三两。《集解》：回阳益卫，能壮真火而逐虚寒白术二两，炒　茯苓补土利水，能伐肾邪而疗水气　白芍酸收，能敛阴和营而止腹痛。各三两

煎，温服，日三。

真武，北方之神，一龟一蛇，司水火者也，肾命象之。此方济火而利水，故以名焉。

咳者柯云：水寒射肺，加五味子半升。酸温，佐芍药以收肾中水气、细辛辛温、干姜辛热，佐生姜以散肺中水气。各两，**小便利者，去茯苓**渗水。**下利**胃中无阳，则腹痛不属相火，四肢困于脾湿，**去白芍**酸寒，加干姜辛热。即茯苓之甘平，亦去之。此为温中之剂，而非利水之剂矣。**呕者**水气在中，故中焦不治。四肢不利者，不涉少阴，由于太阴湿化不宣也。与水气射肺不同法，**去附子**不须温肾，**加生姜**倍以散邪。

此和中之剂，而非下焦之药矣。为有水气，是立真武本意。坎为水，而一阳居其中，柔中之刚，故名真武，是阳根于阴，静为动本之义。盖水体本静，动而不息者，火之用也。火失其位，则水逆行。君附子之辛温，以奠阴中之阳；佐芍药之酸寒，以收炎上之用；茯苓淡渗，以正润下之体；白术甘苦，以制水邪之溢。阴平阳秘，少阴之枢机有主；开阖得宜，诸症自止矣。生姜者，用以散四肢之水气与皮肤之浮热也。

程郊倩曰：水气唯太阳与少阴有之，以二经同司夫水也。然太阳从表得之，肤腠不宣，水气为元府所遏，故以小青龙发之；少阴由下焦有寒，不能制服本水，客邪得深入，而动其本气，缘胃阳衰而堤防不及也。故用真武汤温中镇水，收摄其阴气。〔批〕水气唯太阳与少阴有之。

按：青龙主太阳表水，十枣主太阳里水，真武主少阴里水。〔批〕主水各方。

喻云：阳明、少阳绝无用附子法，惟太阳经有不得不用之症。盖太阳膀胱为肾之腑，肾中阳虚阴盛，热必传出于腑，以故才见脉微、恶寒、漏汗、恶风、心悸、头眩、筋惕、肉瞤、躁扰等症。纵有传经热邪，不得不用姜、附以消阴而回阳也。汪讱庵曰：观嘉言此论，亦谓传经热邪，难以执泥，原仲景书中本无此说也。〔批〕传经，仲景本无其说。

〔批〕汗出发热，心悸头眩。

太阳病发汗肾液入心而为汗，**汗出不解不能遍身，其人仍发热**坎阳外亡，**心下悸**肾水凌心。《集解》：汗出过多，汗为心液，汗去心虚，如鱼失水则跃也。水停心下亦心悸，火畏水故也，**头眩**虚阳内动，**身瞤动**液少不能荣养筋肉。柯云：因心下悸所致，**振振欲擗地者**亡阳无奈。柯云：形容瞤动之状，**真武汤主之。**

凡水从火发，肾火上炎，水邪因得上侵。若肾火归原，水气自然下降，外热因之亦解。此用真武者，全在降火利水，重在发热而心下悸。如伤寒厥而心下悸，宜先治水，亦重在悸。但彼本于太阳寒水内侵，故用桂枝；此则少阴邪水泛溢，故用附子。仲景此方，为少阴治水而设。误服大青龙而厥逆，筋惕肉瞤，是胃阳外亡，轻则甘草干姜汤，重则建中、理中辈，无暇治肾。即欲治肾，尚有附子汤之大温补，而乃用真武耶？〔批〕误服大青龙用真武汤救之辨。要知小便自利，心下不悸，便非真武汤症。〔批〕小便自利，心下不悸，非真武症。

程郊倩曰：汗多亡阳，夫人知之。然有卫外之阳，为周身营卫之主，此阳虚遂有汗漏不止、恶寒身痛之症；有膻中之阳，为上焦心肺之主，此阳虚遂有叉手冒心及奔豚之症；有肾中之阳，为下焦真元之主，此阳虚遂有发热眩悸、瞤动擗地之症；有胃中之阳，为中焦水谷生化之主，此阳虚遂有腹胀满、胃不和而成心下痞之症。救误者须观脉症，知犯何逆，以法治之。

《集解》：肾之真阳盛则水内附，与肾气同其收藏。肾之阳虚，不能制水，则泛溢为病，故上凌心而为眩悸，中侮土而致呕泻。方名真武，盖取固肾为义。

桃花汤症

〔批〕下利，便脓血，腹痛。

少阴病，二三日至四五日，腹痛，小便不利，下利不止，便脓血者成氏曰：阳明下利，便脓血者，协热也；少阴下利，腹痛便脓血者，下焦不约而里寒也，桃花汤主之。

赤石脂一斤，一半全用，一半筛用。柯云：石脂性涩以固脱，色赤以和血。味甘而酸，甘以补元气，酸以收逆气，辛以散邪气，故以为君　干姜苦温，以从火化，火菀发之也。两　粳米味甘，使火有所生，遂成有用之火。土中火用得宜，则水中火体得位，下陷者上达，妄行者归原，火自升而水自降矣。一升

煎，纳末方寸匕服。

本症与真武大同。彼以四肢沉重疼痛，是为有水气；此便脓血，是为有火气矣。盍不清火，反用温补？盖治下焦水气，与心下水气不同。治下焦便脓血，与心下痛、心中烦，亦异治也。心为离火，而真水居其中，法当随其势之润下，故用苦寒以泄之；坎为水，而真火居其中，法当从其性之炎上，故用苦温以发之。火菀于下，则克庚金；火炎于上，则生戊土；土得其令，则火退位。水归其职，腹痛自除，脓血自清，小便自利矣。故制此方，不清火，不利水，一惟培土。用石脂半为块而半为散，使浊中清者归心而入营，浊中浊者入肠而止利，可以遂其炎上之性。又全赖干姜转旋，而石脂、粳米得收平成之绩也。名桃花者，取春和之义，非徒以色言耳。〔批〕石脂半块、半散妙义。

少阴病，腹痛下利，是坎中阳虚，故真武有附子，桃花用干姜，不可以小便不利作热治。〔批〕小便不利不可作热治。李时珍曰：赤石脂重涩，入下焦血分而固脱；干姜辛温，暖上焦气分而补虚；粳米甘温，佐石脂、干姜而润肠胃也。

朱丹溪曰：桃花汤主下焦血虚且寒，非干姜之温、石脂之重涩不能止血，用粳米之甘以引入脾胃。

程郊倩曰：此症终是火衰不能生土，未可指为传经之热邪也。知此而漫云渗泄，肾防一彻，前后泄利，而阳神陷矣。〔批〕不可渗泄。

汪切庵曰：成氏生于千载之后，而能昌明仲景之书，使后学有所循入，其功非小。奈何后起之士，动辄非之。如此症，成氏以为寒，而王肯堂、吴鹤皋皆以为热。窃谓便脓血固多属热，然岂无下焦虚寒，肠胃不固而亦便脓血者乎？若以此为传经热邪，仲景当用寒剂以彻其热，而反用石脂固涩之药，使热闭于内而不得泄，岂非关门养盗，自贻伊戚耶？观仲景之协热利，如甘草泻心、白头翁等汤，皆用芩、连、黄柏，而治下焦虚寒下利者，用赤石脂禹余粮汤。比类以观，斯可见矣。此症乃因虚以见寒，非大寒者，故不用热药，惟用甘辛温之剂以镇固之耳。〔批〕成氏不可妄非。若《准绳》则执凡传经者皆属热邪一语，遂以为热。程郊倩每以直中为寒邪、传经为热邪，古今相传二语，却未尽然，不为无见。〔批〕直中为寒邪、传经为热邪二语，却未尽然。

四逆汤症

〔批〕脉浮迟，表热里寒，下利清谷。

脉浮在表而迟在脏。浮中见迟，是浮为表虚，迟为脏寒，**表热里寒，下利清谷者**未经妄下者，是表为虚热，里有真寒矣，**四逆汤主之。**

附子一枚，去皮，破作八片。生用亦能发表　**干姜**两半。《集解》：寒淫治以甘热，故以大热之剂伸发阳气，表散寒邪　**甘草**炙，二两。补中散寒之品，又以缓姜、附之上僭也

冷服寒盛于中，热饮则格拒不纳。经所谓热因寒用。又曰：治寒以热，凉而行之是也。**干姜用三两，强人四两，即通脉四逆汤**柯云：仲景凡治虚症，以里为重，协热下利，脉微弱者，便用人参；汗后身疼，脉沉迟者，便加人参。此脉迟而利清谷，且不烦不咳，中气大虚，元气已脱，但温不补，何以救逆乎？观茯苓四逆之烦躁，且以人参，况通脉四逆，岂得无参？是必因本方之脱落耳。〔批〕方内宜有人参。**面赤者**格阳于上，**加葱九茎**（以通阳）喻云：阳虚之人虽有表症，其汗仍出，其手足必厥。才用表药，立致亡阳。不用表药，外邪不服，故用前汤加葱为治。愚按：葱能率领姜、附入阳明而止利，入少阴而生脉，详白通汤。**腹痛者**真阴不足，**加芍药**二两敛阴。咽

痛阴气上结，加桔梗两利咽。利止脉不出者，去桔梗，加人参二两以助阳补气血。呕吐，加生姜二两以散逆气。以上皆通脉四逆汤加减法。

柯云：此是伤寒症。然脉浮表热，亦是病发于阳，世所谓漏底伤寒也。必其人胃气本虚，寒邪得以直入脾胃，不犯太少二阳，故无口苦、咽干、头眩、项强痛之表症。然全赖此表热，尚可救其里寒。〔批〕赖有表热，可救里寒。

《集解》：此奇制之大剂也。肝肾位远，非大剂不能达。仲景云：伤寒，医下之，续得下利清谷，腹痛身痛者，急当救里，宜四逆汤。身痛尚属表症，急则先救里，而后解表也。

〔批〕下利清谷，不可攻表。

下利清谷，不可攻表，汗出必胀满。

里气大虚，不能藏精而为阳之守，幸表阳之尚存，得以卫外而为固，攻之更虚其表。汗生于谷，汗出阳亡，脏寒而生满病也。

〔批〕先温其里。

下利里寒，**腹胀满**脏寒，**身体疼痛**表寒。里寒宜温补，表寒宜温散，先温其里治其本也。伤寒下之后，续得下利，清谷不止，身疼痛者，急当救里，宜四逆汤。

〔批〕发热头疼脉沉，当救其里。

病发热头疼此麻黄汤症，**脉反沉**病为在表，脉当浮而反沉，此为逆也，**若汗之不瘥，身体疼痛，当救其里**当凭其脉之沉而为在里矣，**宜四逆汤**。

阳症见阴脉，是阳消阴长之兆也。热虽发于表，为虚阳；寒反据于里，是真阴矣，必有里症伏而未见。借其表阳之尚存，乘其阴症之未发，迎而夺之，庶无吐利厥逆之患，里和而表自解矣。又，邪之所凑，其气必虚。故脉有余而症不足，则从症；症有余而脉不足，则从脉。有余可假，而不足为真，此仲景心法。〔批〕脉症有余不足。

《集解》：脉沉者，寒气伏藏也。按：少阴脉有沉有紧有数，而仲景统以微细言之。盖沉必重按始得，紧数亦从沉细中见，不似阳症浮大而紧数也。薛慎斋曰：人知数为热，不知沉细中见数为寒甚。真阴寒症，脉常有七八至者，但按之无力而数耳。〔批〕沉细见数，脉为真寒。

大汗亡阳，若大下亡阴，利非清谷而厥冷者阴阳俱虚，急温之，四逆汤主之阳回而生可望也。

〔批〕表寒里实。

大汗出，热不去治之失宜，表仍未除，内拘急里寒已发，四肢疼表寒又见，又下利里寒，厥逆表寒而恶寒内寒者，四逆汤主之。

表热里寒者，即表寒亡阳者矣。《集解》：三阴自利居多，身凉脉静者顺，身热脉大者逆。

呕而脉弱呕而发热者，小柴胡症。此脉弱而微热，非相火明矣，小便复利内无热，身有微热，见厥者表寒而虚难治是膈上有痰饮，故呕。伤寒以阳为主，阳消阴长，故难治，四逆汤主之。〔批〕呕而脉弱，微热见厥。

〔批〕吐利汗出，脉微欲绝。

既吐且利中气大虚，小便复利门户不要，而大汗出元府不闭，下利清谷，内寒外热，脉微欲绝者气血丧亡矣。所幸身热未去，手足不厥，则卫外之阳，诸阳之本犹在。脉尚未绝，一线之生机，四逆汤主之。

〔批〕恶寒脉微，利止，亡血。

恶寒，脉微而复利《集解》：阳虚阴胜，利止而恶寒未罢，亡血也脉微为无血，津液内竭也，四逆温经复阳加人参汤生津益血主之。

柯云：脉微无血，当仍加人参以通其血脉。

本方加人参两。

〔批〕吐利汗出，发热恶寒。

吐利非清谷，汗出不大，脉不微弱，发热恶寒，四肢拘急，手足厥冷者，四逆汤主之。

赖此发热之表阳，助以四逆而温里，尚有可生之望。

少阴症欲吐不吐为虚症，饮食入口则吐非胃寒，心中温温欲吐温即欲吐，温止则不欲吐，复不能吐寒气在胸中，此病升而不降，宜下之则愈，始得病手足寒，脉弦迟以此不敢下，疑其为寒，今以心温症之为实热。〔批〕心温不可下，此胸中实实不在胃，不可下也，当吐之不出高者越之之义。若膈上有寒饮与心下温者不同，干呕者与饮食即吐者不同，不可吐也瓜蒂散不中与。〔批〕膈寒不可吐，当温之，宜四逆汤。

手足寒，脉弦迟，有心温、膈寒二症，须着眼。少阴呕吐，多属虚寒，最宜细究。〔批〕手足寒，脉弦迟，有心温膈寒二症须着眼。

少阴病，下利清谷寒盛于里，里寒外热，手足厥逆寒盛于外，脉微欲绝，身反不恶寒，其人面色赤阳郁在表，或腹痛，或干呕寒热交争，或咽痛，或利止阳回于内脉不出者，通脉四逆汤主之。〔批〕寒热相半。

此寒热相半症。温里通脉，乃扶阳之法。脉为司命，脉出则从阳而生，厥逆则从阴而死。

下利清谷，里寒阴不守外热，汗出阳不固而厥者，通脉四逆汤主之救表里，通血气，复阴阳。下利，脉沉而迟，其人面少赤微阳在上，身有微热，下利清谷者下虚，必菀冒汗出而解脉症皆轻，故能自汗，病人必微厥热微厥亦微，所以然者，其面戴阳面赤为戴阳。因其戴阳，故菀冒而汗出，下虚因其下虚，故下利而厥逆故也此阴阳相等，寒热自和，故易愈。〔批〕阴阳相等。

〔批〕阴阳两虚。

吐已下断旧注：断，止也。阴阳两亡，虽不利而攸存者无几，汗出而厥阳虚极，不护外，四肢拘急阴虚极，不养筋，不解，脉微欲绝者阴阳两虚，不能领其脉于外，鼓其脉于中，通脉四逆加猪胆汁汤主之里惟纯阴，用纯阳之法以回阳，恐格拒而不入，故加胆汁引药深入，亦热因寒用之法。柯云：此必有阴盛格阳之症，故加胆汁为反佐，阅白通可知。〔批〕脉平小烦。吐利止，而脉平小烦者，以新虚不胜谷气故也。

〔批〕汗下烦躁。

发汗亡阳，若下之亡阴，病仍不解外热不除，烦躁者未经汗下而烦躁为阳盛，汗下后而烦躁是阳虚矣，茯苓四逆汤主之。

本方加茯苓四两、人参两。

参、苓滋阴，入心除烦。姜、附回阳，入肾除躁。此又阴阳双补法。

〔批〕虚阳据外，阴气独治。

下后当发汗而下之复发汗下后不解，复发其汗，昼日烦躁汗出而里阳将脱，外见假热，不得眠虚阳扰乱，独据于阳分，夜而安静知阴气独治，内见真寒，不呕不渴无里症，无表症不恶寒头痛，脉沉微纯阴无阳，身无大热者表阳将去，干姜附子汤主之。

四逆汤除甘草。

幸微热未除，烦躁不宁之际，独任干姜、生附，以急回真阳，此四逆之变剂也。

《类方》云：阳虚有二症，阴虚者畏阳，阴不虚者喜阳。此因下后阴亦虚，故反畏阳。

〔批〕内外俱虚。

下之后，复发汗，必振寒外阳虚，脉微细内阳虚，所以然者，内外俱虚故也即干姜附子汤症。

《类方》云：四逆、理中皆温热之剂，而四逆一类总不离干姜以通阳也，治宜下焦。理中一类总不离白术，以守中也，治宜中焦。

李梴曰：下后恶寒者，里虚也，四逆汤。汗后恶寒者，表虚也，芍药附子甘草汤。其有表邪未尽者，必兼发热，柴胡加桂汤。又有里实，热伏于内，阳微于外，而恶寒便坚者，犹须下之。《伤寒百问》曰：汗后恶寒，人必虚；下后发热，人必实。是也。〔批〕汗下后恶寒。

吴茱萸汤症

〔批〕吐利厥冷，烦躁欲死。

少阴病吐耗阳利损阴，手足厥冷阴寒外盛，烦躁阳气内争欲死者少阴吐利，烦躁四逆者死。是四肢厥冷，兼臂胫而言。此云手足，是指指掌而言，四肢之阳犹在，吴茱萸汤主之。〔批〕四逆与手足有别。

吴茱萸温中散寒，则吐利可除。一升，汤泡七次 人参安神定志，则

烦躁可止。三两　生姜六两　大枣十二枚。调和营卫，则手足自温

煎，温服。

白通汤症

〔批〕下利脉微。

少阴病，下利脉微者下焦虚寒，不能制水故也，与白通汤。

干姜附子汤加葱白四茎，煎以通其阳，补虚却寒而利水。

〔批〕利不止，厥逆，无脉，干呕而烦。

利不止，厥逆无脉阴盛格阳，干呕烦者阳欲通而不得通也，白通加猪胆汁汤主之。

本方加人尿五合、猪胆汁一合猪者水畜，属少阴也。胆者甲木，从少阳也。法当取胆汁之苦寒为反佐。苦入心而通脉，寒补肝而和阴，加入白通汤内，从阴引阳，则阴盛格阳者，当成水火既济矣。服汤后脉暴出者死孤阳独行，微续者生少阳初生。〔批〕脉暴出者死。无猪胆汁亦可服。

葱辛温而茎白，通肺以行营卫阴阳，故能散寒邪而通阳气，率领姜、附入阳明而止利，入少阴而生脉也。附子生用，亦取其勇气耳。论中不及人尿，而方后反云无猪胆汁亦可服者，以人尿咸寒，直达下焦，亦能止烦除呕也。

《集解》：肾者，胃之关也。前阴利水，后阴利谷，寒邪客之则不能禁固，故下利也，与白通汤。服而不应者，乃阴盛格阳，药不能达于少阴也。故加人尿、猪胆汁为引，取其与阴同类。经曰：逆而从之，从而逆之，正者正治，反者反治。此之谓也。又按：厥有阴阳二症。阴厥者，四肢厥冷，身凉不渴，脉沉迟微细，按之无力；阳厥者，阳热极而反厥，虽厥而烦渴谵妄，身复时温，脉沉数，按之有力也。若阳厥极深，至于身冷，脉微欲绝，为热极而将死矣，急以大承气汤下之，则厥愈。所谓寒药反能生脉而令身暖也。若以热药助其阳，则阴气暴绝，阳亦绝而死矣。若阴已先绝，而阳亦将绝，于此时而后下，则亦死。阴厥用白通四逆，亦须急投，缓则无及，更须速灸之。〔批〕厥有阴阳二症。

下利后，脉绝，手足厥逆，晬时脉还，手足温者生，脉不还

者死。无脉者灸之，不温，若脉不还，反微喘者死。

此不呕不烦，不须反佐。内服白通，外灸气海、丹田、关元各二三十壮，或可救于万一。〔批〕内服外灸。脐下一寸五分名气海，二寸名丹田，三寸名关元。

附葱熨法 服白通、四逆后，用葱一大握，以绳缠束，切去两头，留白寸许，以火灸热，安脐上。先将麝香半分填脐中，次放葱饼，用熨斗盛火熨之，令热气从脐入腹。痛甚者，连熨二三饼，身温有汗即差。或用酽醋拌麸皮，炒热袋盛蒸熨，比前法尤捷。

黄连阿胶汤症

〔批〕心烦不得卧。

少阴病，得之二三日《集解》：寒变热之时，心中烦，不得卧阴气为阳热所灼，黄连阿胶汤主之。

黄连四两　黄芩二两。苦以除热　阿胶三两　鸡子黄三枚。甘以益血　白芍二两。酸以敛阴气

先煮三物，去滓，纳阿胶烊尽，少冷纳鸡子黄，搅令相得。温服，日三。

用苦寒甘润酸敛之剂，收摄其欲亡之微阴，较之四逆一火一水为不侔矣。

柯云：鸡感巽化，得心之母气者也，内黄禀南方火色，率芍药之酸入心而敛神明，引芩、连之苦入心而清壮火。驴皮被北方水色，入通于肾济水，性急趋下，内合于心，溶而成胶，是火位之下，阴精承之。凡内为阴，外为阳，黑为阴，赤为阳。鸡黄赤而居内，驴皮黑而居外，法坎宫阳内阴外之象，因以制壮火之食气耳。此病发于阴，热为在里，与二三日无里症而热在表者不同。按：少阴受病，当五六日发，然发于二三日居多。二三日背恶寒者，肾火衰败也，必温补以益阳。反发热者，肾火不藏也，宜微汗以固阳。口燥咽干者，肾火上走空窍，急下之以存津液。此心中烦，不得卧者，肾火上攻于心也，当滋阴以凉心肾。〔批〕妙解。

猪苓汤症

〔批〕下利呕渴，心烦不眠。

少阴病，下利六七日，咳而呕渴肾水不升，心烦不得眠者心火不降，猪苓汤主之。

猪苓　阿胶色黑通肾，理少阴之本也　茯苓　滑石色白通肺，滋少阴之源也　泽泻咸先入肾，同阿胶壮少阴之体。苓、滑淡渗膀胱，利少阴之用。故能升水降火，有治阴和阳，通利三焦之妙。各两

先煮四味，纳阿胶烊尽，温服。

五味皆润下之品，为少阴枢机之剂。少阴病，但欲寐，心烦不得卧，是黄连阿胶症。然二三日心烦是实热，六七日心烦是虚烦。且下利而热渴，是下焦不能制水之故。非苓、连、芍药所宜，故用猪苓汤以滋阴利水而升津液。

《集解》：下利不渴者，里寒也。渴者，阳邪入里。心烦不眠，知挟热也。咳而渴呕，有停饮也。渴而下利，小便必不利，是热邪已入膀胱，宜利小便，则热降便实矣。猪苓泻热胜，五苓泻湿胜。〔批〕猪苓用滑石泻热，五苓用桂、术泻湿。

猪肤汤症

少阴病，下利下焦虚，咽痛少阴脉循喉咙，胸满支者注胸中。心络心烦者肾火不藏，循经而上走于阳分也。阳并于上，阴并于下，火不下交于肾，水不上承于心，此未济之象，猪肤汤主之。

猪肤捋猪时刮下黑肤。一斤

水煮，去滓，加白蜜一升，白粉五合熬香，和合相得，温分六服。

猪，水畜而津液在肤，君其肤以除上浮之虚火。佐白蜜、白粉之甘，泻心润肺而和脾，滋化源，培母气，水升火降，上热自除而下利止矣。〔批〕水升火降。

附：咽痛诸方

〔批〕咽痛。

少阴病，二三日，咽痛者无下利、胸满、心烦等症，可与甘

草汤。

甘草二两。甘以缓之足矣

煎，温服。

不瘥者，与桔梗汤。

桔梗辛以散之　甘草各二两

煎。

其热微，故用以轻剂耳。《集解》：手少阴心脉挟咽，足少阴肾脉循喉咙，火炎则痛。甘草甘平，解毒而泻火。桔梗苦辛，清肺而利膈，又能开提气血，表散寒邪也。

〔批〕咽中痛。

少阴病，咽中痛，半夏散及汤与之。

半夏桂枝　甘草等分

各研筛，合治之，白饮和服方寸匕。若不能散服，水煮七沸，纳散方寸匕，更煮三沸，令冷，少少咽之。

此必有恶寒欲呕症，故加桂枝以散寒，半夏以除呕。若挟相火，则辛温非所宜矣。

〔批〕咽中呕伤生疮。

少阴病，呕而咽中伤，生疮，不能语言少阴脉入肺络心，心窍在舌，心热则舌不掉也，声不出者肺主声，金清则鸣，热则塞，苦酒汤主之。

半夏止呕，开痰结。十四枚，洗，破如枣核大　鸡子去黄存白留壳中。甘寒除伏热

纳半夏、苦酒米醋鸡子内，以鸡子置刀环中，安火上，令三沸略见火气，去滓，少少含咽之。不瘥，更作三剂。

苦酒散肿敛疮，鸡子发声。兼半夏者，因呕而咽伤，胸中之痰饮尚在，故用之；且以散鸡子苦酒之酸寒，但令滋润其咽，不令凝痰于胸膈也。鸡子黄走血分，心烦不卧者宜之；白走气分，声不出者宜之。〔批〕鸡子黄白，各有所宜。

四逆散症

〔批〕四逆泄利下重。

少阴病，四逆四肢为诸阳之本，阳气不达于四肢，泄利下重四逆多属于阴，此是阳邪下陷入阴中，阳内而阴反外也，其人或咳《集解》：气逆挟痰，或悸气虚挟饮，或小便不利，或腹中痛者阳邪入里，热结于里，四逆散主之。

柴胡散阳邪　白芍敛元阴。炒　枳实泄结热。麸炒　甘草调逆气。炙

等分为末，白饮和服方寸匕，日三用辛苦酸寒之药以和解之，则阳气敷布于四末矣。咳者加五味子敛逆气、干姜散肺寒，并主下利肺与大肠相表里，上咳下利，治法颇同。悸加桂枝引导阳气。小便不利加茯苓甘淡渗泄。腹痛加附子炮令坼，以补虚散寒。泄利下重加薤白能通大肠。

柯云：少阳悸者加茯苓，此加桂枝。少阳腹痛加芍药，此加附子。其法虽有阴阳之别，恐非泄利下重者所宜也。薤白能泄下焦阴阳气滞，然辛温太甚，荤气逼人，顿用三升，而入散三方寸匕，只闻薤气而不知药味矣。且加味俱用五分，而附子一枚，薤白三升，何多寡不同？若是，不能不致疑于叔和编集之误耳。〔批〕加味俱五分，而附子、薤白太多，不能无疑，且桂、附恐非泄利下重所宜。或咳，或利，或腹中痛，或小便不利，同真武症；或咳，或利，或小便不利，又同小青龙症；厥而心悸，同茯苓甘草症。种种是水气为患，不发汗利水者，泄利下重故也。泄利下重，又不用白头翁汤者，四逆故也。此少阴枢无主，故多或然之症。因取四味以散四逆之寒热，随症加味以治或然症。此少阴气分之下剂也，仿大柴胡下法，去黄芩之大寒，姜、夏之辛散，加甘草以易大枣，良有深意。

陶节庵谓：寒药治少阴，乃传经热症；热药治少阴，乃直中寒症。

汪讱庵曰：《伤寒论》阳明热药，仅一茱萸汤。少阳药主和解，亦有加干姜者。其余四经用姜、附、茱、桂者，不可胜数，岂必一一皆直中之邪乎？况仲景书中并无直中字面，何所据而以寒热分之？故程郊倩以二语为甚谬也。

伤寒六七日，大下后，寸脉沉而迟气口脉危，手足厥冷六腑气

绝于外，下部脉不至根本已绝，咽喉不利水谷道绝，吐脓血汁液不化，泄利不止者五脏气绝于内，为难治此下厥上竭，阴阳离决之候，生气将绝于内也。旧本有麻黄升麻汤。

麻黄二两半，去节　升麻两一钱　当归两一分　黄芩　葳蕤各八铢白芍　知母各十八铢　天冬去心　桂枝去皮　甘草炙　茯苓　石膏碎，绵裹　白术　干姜各六钱〔批〕一两一钱又一两一分。

先煮麻黄，去沫，纳诸药，煎分三服，汗出愈从未见此分两法。

柯云：其方味数多而分两乘，重汗散而畏温补，乃后世粗工之伎，必非仲景方也。此症此脉，急用参、附以回阳，尚恐不救。以治阳实之品治亡阳之症，是操戈下石矣。敢望其汗出而愈，必绝汗出而死耳。附其方以俟识者。

喻云：此表里错杂之邪，升举药中兼调肝肺，乃克有济。

愚按：此亦随方强释耳，有何表症表脉而用桂、麻？有何热症热脉而用知、芩、石膏？断非仲景之方，柯诚为独见也。

附：《金匮》方

〔批〕中寒发厥，心痛身疼。

中寒发厥，心痛，及风湿相搏，身体烦疼，术附汤。

四逆汤加白术、大枣。

附：后贤温里诸方

〔批〕风虚头眩。

风虚肾气空虚，外风入之，头重眩苦极风挟肾中阴浊之气厥逆上攻，食不知味脾虚，白术附子汤《近效方》。

白术二两　甘草两　附子一枚，炮。暖肌补中，益精气

为粗末，每五钱，入姜五片、枣一枚，煎。

喻云：此脾肾两虚，风已入脏。全不用风药，但用附子暖水脏，白术暖土脏，水土暖则浊阴尽趋于下，而二症自止。制方之义精矣。

〔批〕戴阳症大躁，欲于泥水中坐，但饮水不入口是也。

面赤身热，不烦而躁烦谓心中菀烦，为有根之火；躁谓身体手

足动扰，欲裸衣入井，为无根之火，**饮水不入口阴盛格阳，名戴阳症阳气欲脱，宜益元汤**《活人》。

附子炮　干姜　艾叶回阳之药　人参　甘草协姜、附以补阳虚，退阴火，所谓甘温能除大热也　黄连以折泛上之火　知母以滋在下之阴，以静其躁。盖阳无阴，则孤阳无所附丽，故扶阳亦兼和阴　麦冬去心　五味子补肺清心，合人参以生脉

加姜、枣、葱白，煎，入童便一匙，冷服热因寒用也。

戴氏曰：烦躁，阴阳经皆有之。太阳无汗烦躁，宜大青龙汤；已得汗而烦者，五苓散。阳明经胃有燥屎，故烦，当下之。少阳亦有烦，宜小柴胡汤。〔批〕治烦躁诸法。

按：先贤治烦躁俱作，有属热者，有属寒者。治独烦不躁，多属热。惟悸而烦者，为虚寒。治独躁不烦者，多属寒。惟火邪者为热。阴烦者，少阴为多，由阳气转入阴经，阴得阳而烦。自利而烦渴不眠者，辰砂五苓散主之。若阴气犯阴经，吐利，手足厥冷而烦，经云阳虚阴乘之故烦，又云阴盛发躁，欲坐井中，吴茱萸汤，甚者四逆汤加葱白。外有虚烦一症，乃病愈后阴阳未复，时发烦热，竹叶石膏汤。痰多睡不宁者，温胆汤。呕者，橘皮汤。〔批〕虚烦治法。

〔批〕外热烦躁。

外热烦躁，阴盛格阳，姜附归桂汤。

干姜附子汤加当归、肉桂各两，蜜和服。

喻嘉言曰：服姜附汤后，继服此方。因姜、附专主回阳，而寒邪先伤营血，故加归、桂逐营分之邪，始得病药相当也。

再加人参、甘草，名姜附归桂参甘汤喻云：服前汤后，继当服此，兼补气血，加姜煎。

喻云：脏为阴，可胜纯阳之药；腑为阳，必加阴药制其僭热。经络之浅，又当加和营卫并宣导之药。

阴盛格阳，回阳返本汤。

四逆汤合生脉散加陈皮。

手足厥冷，脉细欲绝，当归四逆汤。

四逆汤加当归寒伤营血、木通能通血脉。又，仲景方见厥阴。

阴盛格阳，身冷脉浮，烦躁欲入水，霹雳散。

附子一枚，炮

冷灰埋之，候冷取出，细研，入真腊茶一钱同研，煎，分二次，入蜜一匙冷服。

〔批〕三阴中寒。

三阴中寒，初病身不热，头不痛是无表症，邪不在阳，恶寒战栗，四肢厥冷寒中于里，阳气不宣，引衣自盖，蜷卧沉重寒中少阴，腹痛吐泻，口中不渴寒中太阴，或指甲青，口吐涎沫寒中厥阴，或无脉，或脉沉迟无力阴寒甚矣，宜回阳救急汤节庵。

附子炮　干姜　肉桂寒中三阴，阴盛则阳微，故以大辛热之药祛其阴寒　人参各五钱　白术　茯苓各钱　半夏　陈皮各七分　甘草三分。以六君温补之药助其阳气　五味子九粒。合人参以生脉

加姜煎，入麝香通窍三厘调服。无脉加猪胆汁苦入心而通脉。泄泻加升麻升提、黄芪补气。呕吐加姜汁散逆。吐涎沫加吴茱萸温肝。盐炒。

战慄有属阴者，阳微阴胜，邪气内争，而正不胜，故心寒足蜷、鼓颔厥冷，而一身战摇也；有属阳者，真阳来复，正气鼓动，身为振摇，遂大汗以解也。又，阳盛格阴，里热表虚，恶寒战栗，有用大承气而愈者。〔批〕战慄有属阴属阳之别，有阳盛格阴宜用大承气者。

阴厥消渴，气上冲，吐下后，身振摇肉惕，赤茯苓汤。

赤茯苓　陈皮去白　人参各钱　白术　川芎　半夏各六分

煎。

此六君用赤苓加川芎，以补土而消饮也。

少阴厥阴腹痛，吴茱萸四逆汤。

四逆汤加吴茱萸。

厥阴脉症

厥阴之为病，消渴，气上撞心，心中疼热，饥而不欲食，食即吐蛔，下之利不止。

太阴、厥阴，皆以里症为提纲。太阴主寒，厥阴主热。太阴为阴

中之至阴，厥阴为阴中之阳也。太阴腹满而吐，食不下；厥阴饥不欲食，食即吐蛔。同是不能食，而太阴则满，厥阴则饥；同是一吐，而太阴吐食，厥阴吐蛔。此又主脾、主肝之别也。太阴病则气下陷，故腹时痛而自利；厥阴病则气上逆，故心疼热而消渴。此湿土、风木之殊也。〔批〕太阴主寒，厥阴主热。

太阴主开，本自利而下之，则开折。胸下结硬者，开折反阖也。厥阴主阖，气上逆而下之则阖折。利不止者，阖折反开也。〔批〕太阴主开，厥阴主阖。按：两阴交尽，名曰厥阴，又名阴之绝阳。则厥阴为病，宜无病热矣。以厥阴脉络于少阳，厥阴热病皆相火化令耳。厥阴经脉上膈贯肝，气旺故上撞心。气有余即是火，故消渴而心中疼热，火能消物故饥。肝脉挟胃，肝气旺，故胃口闭塞而不欲食也。虫为风化，厥阴病则生蛔，蛔闻食臭则上入于膈而从口出也。病发于阴而反下之，则气无止息而利不止矣。乌梅丸主之，可以除蛔，亦可以止利。

喻云：此条形容厥阴经之病情最确。盖子盛则母虚，故肾水消而生渴；母盛则子实，故气撞心而疼热也。

〔批〕肝乘脾名曰纵。

伤寒腹满谵语，寸口脉浮而紧，此肝乘脾也，名曰纵，刺期门。

腹满谵语，得太阴、阳明内症；脉浮而紧，得太阳、阳明表脉。阴阳表里疑似难明，则症当详辨，脉宜类推。《脉法》曰：脉浮而紧者，名曰弦也。弦为肝脉。《内经》曰：诸腹胀大，皆属于热。又曰：肝气盛则多言。是腹满由肝火，而谵语乃肝旺所发也。肝旺则侮其所胜，直犯脾土，故曰纵。刺期门以泻之，庶不犯厥阴汗下禁。

上条是肝乘心，此条是肝乘脾，下条是肝乘肺。肝为相火，有泻无补者，此类是也。

〔批〕肝乘肺名曰横。

伤寒发汗，啬啬恶寒，大渴欲饮水，其腹必满，此肝乘肺也，名曰横，刺期门。自汗出，小便利，其病欲解。

发热恶寒，病为在表；渴欲饮水，热为在里。其腹因饮多而满，非太阴之腹满，亦非厥阴之消渴矣。此肝邪挟火而克金，脾精不上归于肺，故大渴；肺气不能通调水道，故腹满。是侮所不胜，寡于畏也，故名曰横。

〔批〕渴欲饮水。

厥阴病，渴欲饮水者，少少与之，愈。

水能生木，能制火，故厥阴消渴最宜之。

〔批〕中风脉微浮为欲愈。

厥阴中风，脉微浮为欲愈，不浮为未愈。

厥阴受病，则尺寸微缓而不浮。今微浮，是阴出之阳，亦阴病见阳脉也。有厥阴中风欲愈脉，则应有未愈症。以风木之脏，值风木主气时复中于风，则变端必有更甚他经者。不得一焉，能无阙文之憾？

〔批〕厥。

凡厥者，阴阳气不相顺接，便为厥。厥者，手足逆冷是也。

手足六经之脉，皆阴传阳，自阳传阴。阴气胜，则阳不达于四肢，故为寒厥。方中行①曰：阴主寒，阳主热，阳气内陷，不与阴气相顺接，则手足厥逆也。

诸四逆厥者，不可下之，虚家亦然。

热厥者有可下之理，寒厥为虚，则宜温补。〔批〕热厥有可下之理。程郊倩曰：世言传经为热厥，直中为寒厥，斯言甚谬。三阳之厥多得于失下，此为热厥。少阴之厥，悉属于寒。厥阴之热厥，仲景仅有伤寒一二日至四五日而厥者必发热一条，果如传邪之说，则在四五日固得矣。论中何云一二日？不知何经之邪而神速若此？其曰厥应下之者，下其热，非下其厥也。遇发热则可下，遇厥则万不可下矣。推原其故，厥阴与少阳，一腑一脏，少阳在三阳为尽阳，尽则阴生，故有寒热之往来；厥阴在三阴为尽阴，尽则阳接，故有寒热之胜复。凡遇此症，不必论其来自三阳，起自厥阴，只论热与厥之多少。〔批〕辨热厥寒厥分传经、直中之谬。热多厥少，知为阳厥；厥多热少，知

---

① 方中行：中，原作"时"，据《医方集解·祛寒之剂·四逆汤》改。即方有执，明代医家，字中行，号九山山人。

为阴厥。热在后而不退，则阳过胜而阴不能复，遂有喉痹、便血等症；厥在后而不退，则阴过胜而阳不能复，遂有除中、亡阳等症。〔批〕阳厥阴厥辨法。至要。仲景所以调停二治法，须合阴阳进退之机。阳胜宜下，小承气汤已去芒硝之寒而有厚朴之温，在厥阴中破阳以行阴；阴胜宜温，纵有阳邪，一见厥利，便宜乌梅丸，聚辛热之品而加苦寒之佐，在厥阴中破阴以行阳。虽有热如消渴、气上撞心之症，亦不虑其扞格也。扶阳抑阴之旨微矣。

〔批〕脉虚为亡血。

伤寒五六日，不结胸，腹濡，脉虚，复厥者，不可下，此为亡血，下之死脉空虚也。

〔批〕冷结关元。

病者手足厥冷，言我不结胸，小腹满，按之痛者，此冷结在膀胱关元也关元，小肠之募，三阴任脉之会，宜灸之。按：此当知结胸症有热厥者。

〔批〕脉促而厥。

伤寒脉促，手足厥者，可灸之。

促为阳脉，亦有阳虚而促者，亦有阴盛而促者。要知促与结皆代之互文，皆是虚脉。

伤寒六七日，脉微，手足厥冷，烦躁，灸厥阴。厥不还者，死。

厥阴，肝脉也，应春生之气，火气虽微，内攻有力，故灸其五俞，而阳可回也。

〔批〕厥阴病解时。

厥阴病欲解时，从丑至卯上。

木克于丑，旺于寅卯，故主此三时。

当归四逆汤症

〔批〕厥冷，脉细欲绝。

厥阴病，手足厥冷阴气外虚，不温四末，**脉细欲绝者**阴血内弱，脉行不利，**当归四逆汤主之。**

当归　桂枝　白芍　细辛各三两　甘草　通草即木通。各二两

大枣二十五枚，擘。一方十二枚

煎，温服，日三。

成氏曰：脉者，血之府也。诸血皆属于心，通脉者，必先补心益血。苦先入心，当归之苦以助心血。心苦缓，急食酸以收之，芍药之酸以收心气。肝苦急，急食甘以缓之，大枣、甘草、通草以缓阴血。

《集解》：四逆之名多矣，而有因寒因热之不同。此则因风寒中血脉而逆，故以当归辛温，血中之气药为君。通脉散逆，必先去血中之邪，故以桂枝散太阳血分之风，细辛散少阴血分之寒为辅。未有营卫不和而脉能通者，故以芍药、甘草、大枣调和营卫。通草利九窍，通血脉关节，诸药藉之以破阻滞，而厥寒散矣。〔批〕风寒中血脉而逆。

周扬俊曰：四逆汤全从回阳起见，四逆散全从和解表里起见，当归四逆全从养血通脉起见。不欲入辛热之味，恐劫其阴也。盖少阴脏中，重在真阳，阳不回则邪不去；厥阴脏中，职司藏血，不养血则脉不起。

柯云：此脉症虽无外卫之微阳，亦未见内寒诸险症。症为在里，当是四逆本汤加当归，如茯苓四逆之例。若反用桂枝汤攻表，误矣。既名四逆汤，岂得无姜、附？

愚按：此汤用桂枝、细辛，必为厥阴中风而设。柯前云有厥阴中风欲愈脉，而无未愈症，恐本条即有中风症而残缺耳。〔批〕此条恐有中风症。

〔批〕久寒。

若其人内有久寒者，宜当归四逆加吴茱萸生姜汤。

前方加吴茱萸一升、生姜八两，水酒各半煎，分五服。

柯云：吴茱配附子，生姜佐干姜，久寒始去。

周扬俊曰：亦不用姜、附。止用吴萸之走肝者，自上而下；生姜之辛散者，自内达外足矣。

〔批〕干呕吐沫，头痛。

厥阴病，干呕胃虚，吐涎沫胃寒。是二症不是并见，头痛者阳气不足，阴寒得以乘之，吴茱萸汤温中益气，升阳散寒，呕痛尽除矣。方见少阴主之。

《集解》：厥阴之脉挟胃，干呕吐沫，里寒内格也。厥阴之脉上巅，头痛，寒气上逆也。按：太阴、少阴二经之脉不上循头，故无头痛。惟厥阴与督脉会于巅，亦有头痛。然风温在少阴，湿温在太阴，而头反痛，是又不可拘者。

李东垣曰：太阴头痛，必有痰也；少阴头痛，足寒而气逆也。盖太阴、少阴二经虽不上头，然痰与气逆，壅于膈中，头上气不得畅，而为痛也。〔批〕太阴、少阴亦有头痛。

乌梅丸症

伤寒脉微而厥兼烦躁者，在六七日，急灸厥阴以救之，至七八日，肤冷，其人躁，无暂安时者不烦而躁，是纯阴无阳，因脏寒而厥，不治之症矣，**此为脏厥，非蛔厥也。蛔厥者**亦有脉微肤冷，是内热而外寒。勿遽认为脏厥不治，其人当吐蛔症显，今病者静而复时烦细辨在烦躁，脏寒则躁无暂安，内热则静而时烦，**此非脏寒。**〔批〕脏厥、蛔厥症辨。蛔昆虫也，因所食生冷之物与胃中湿热之气相结而成上入膈风木为患，相火上攻，故不下行谷道，而上出咽喉，故烦此是胸中烦而吐蛔，不是胃中寒而吐蛔。〔批〕吐蛔有胸烦、胃寒之别。须臾复止，得食而呕。又烦者，蛔闻食臭出，其人故吐蛔。吐蛔者，乌梅丸主之，又主久利。

乌梅二百粒　细辛六两　干姜十两　黄连一斤　当归四两　附子六两，炮去皮　蜀椒四两，出汗　桂枝六两，去皮　人参六两　黄柏六两

异捣筛，合治之。以苦酒浸乌梅一宿，去核蒸之。五升米下，饭熟取出，捣成泥，和药纳臼中，与蜜杵三千下，丸如梧桐子大。先食饮服十丸，日三服，稍加至二十丸。禁生冷食则蛔动、滑物得则蛔上入膈、臭食等。

蛔从风化，得酸则静，得辛则伏，得苦则下。故用乌梅、苦酒至酸者为君，姜、椒、辛、附、连、柏大辛大苦者为臣，佐参、归以调气血，桂枝以散风邪，藉米之气以和胃，蜜之味以引蛔，少与之而渐加之，则烦渐止而蛔渐化矣。要知连、柏是寒因热用，不特苦以安蛔。看厥阴诸症，与本方相符，下之利不止，与又主久利句合，则乌

梅丸为厥阴主方，非只为蛔厥之剂。

《集解》：吐蛔因胃寒，成蛔厥者，理中汤加炒川椒五粒、槟榔五分，吞乌梅丸。〔批〕胃寒蛔厥治法。

程郊倩曰：乌梅丸于辛酸入肝药中微加苦寒，纳上逆之阳邪而顺之使下也。名曰安蛔，实是安胃，故并主久利。见阴阳不相顺接而下利之症，皆可以此方括之也。

《类方》云：此治久利之圣方也。〔批〕久利圣方。

白头翁汤症

〔批〕热利下重。

热利暴注下迫，皆属于热下重者乃湿热之秽气菀遏广肠，故魄门重滞而难出也。经曰小肠移热于大肠为虙①瘕，即此是也，白头翁汤主之。

白头翁《集解》：苦寒，入阳明血分而凉血止澼。二两　秦皮苦寒性涩，凉肝益肾而固下焦；渍水色青，故能入肝除热　黄连凉心清肝　黄柏泻火补水。各三两。并能燥湿止利而厚肠，取其寒能胜热，苦能坚肾，涩能断下

煎，温分二服。

利与痢不同，利者泻也。阳热之利与阴寒不同，阴利宜理中、四逆温脏。阳利粪色必焦黄，或赤黑，极臭，出作声，脐下必热，得凉药则止。〔批〕利与痢不同。

成氏曰：肾欲坚，急食苦以坚之，利则下焦虚，故以纯苦之剂坚之。

徐忠可曰：此主热利下重，乃热伤气，气下陷而重也。陷下则伤阴，阴伤则血热，虽后②重而不用调气之药，病不在气耳。

周扬俊曰：邪传厥阴，少阳其表也，脏腑相连，于法禁下。故但谋去其热，热除而病自止矣。

---

① 虙：虙，原作"虚"，据《素问·气厥论》改。虙，古同"伏"。《汉书·司马相如传》"青琴虙妃之徒"，颜师古注："虙与伏字同，字本作虙也。"

② 后：原作"厚"，据《医方集解·泻火之剂·白头翁汤》改。

柯云：白头翁临风偏静，长于祛风。盖脏腑之火，静则治，动则病。动则生风，风生热，故取其静以镇之。秦皮木小而高，得清阳之气，佐白头翁升阳，协连、柏清火。此热利下重之宣剂。

〔批〕下利饮水与渴不同。

下利，欲饮水者，以有热故也，白头翁汤主之。

下利属胃寒者多。此欲饮水，其内热可知。

《集解》：饮水与渴不同。渴但津干，欲饮水是阴分为火所灼，欲得凉以解之也。

〔批〕下利身热为逆，此虽发热，不死。

下利，脉沉为在里**弦**弦为少阳者**为少阳者，下重也**胆气不升，火邪下陷**；脉大者**大为阳明，两阳相熏灼，**为未止**大为病进**；脉微弱**为虚、**数者**利后而速，亦为虚，**为欲自止。虽发热**热自里达外，**不死**阴出之阳故也。

前条论症，此条论脉，互相发明。复出"发热"二字，见热利指内热，不是协热也。

〔批〕热渴脉弱。

下利，有微热表当自解**而渴**但津干，**脉弱者**里当自解，**令自愈**可不服白头翁，待其自愈。

〔批〕微热汗出。

下利，脉数，有微热汗出热从汗解，内从外解之兆，**令自愈。设脉复紧**弦之互文，**为未解。**

〔批〕脉数而渴自愈，不瘥必圊脓血。

下利，脉数有虚有实**而渴者**亦有虚有实，**令自愈**自愈，则数为虚热，渴为津液未复也。**设不瘥**则数为实热，渴为邪火并炽矣，**必圊脓血，以有热故也**此未圊脓血，因不瘥而预料之辞。

〔批〕圊脓血，寸浮数尺涩。

下利，寸脉寸为阳，沉数是阳陷阴中，故圊血**反浮数**阴出之阳，利当自愈，**尺中自涩者**少血，**必圊脓血**因便脓血后，涩见于尺中，亦顺脉也。此在脓血已圊后，因寸浮尺涩，知其必便脓血。而揣摩之辞，不得以两"必"字作一例看。

〔批〕发热汗出者死。

伤寒，六七日不利当阴阳自和，复发热而利正气虚可知，其人汗出不止者，死阳亡不能卫外，有阴无阳故也阴阳指内而言。

此为亡阳，与热利之发热不死、汗出自愈者天渊矣。

火逆诸症

太阳症中风不以麻黄、青龙发汗，以火劫发汗当知火邪之利害，邪风被火热，血气流溢血得热则流，气得热则溢，失其常度气血不由常度而变生。〔批〕火劫发汗，血气流溢，两阳风为阳邪，火为阳毒相熏灼，身体则枯燥身无汗，但头汗出，剂颈而还，其身发黄头颈不黄。首为元阳之会，不枯燥是阳未虚，有汗出是阴未竭。此两阳尚熏于形身，而未内灼于脏腑也，犹为轻者。〔批〕身枯燥，但头汗出。阳盛则欲衄因熏灼而伤血，阴虚则小便难因熏灼而伤津，阴阳俱虚竭，腹满而喘，口渴咽烂死者有矣，或不大便，久则谵语胃实，甚者至哕，手足躁扰，捻衣摸床。小便利者是阴不虚，津液未亡，太阳膀胱之气化犹在也，其人可治。

伤寒之病，以阳为主，故最畏亡阳。火逆之症，以阴为主，故最怕阴竭。阳盛则伤血，阴虚则亡津，是《伤寒》一书大纲领。〔批〕阳盛伤血，阴虚伤津。

太阳病二日，烦躁不汗出，为大青龙症，反熨其背，而大汗出〔批〕太阳烦躁，熨背汗出，大热入胃背为太阳部位，被火迫，因转属阳明，胃中水竭火邪入胃，燥烦，必发谵语内有燥屎，调胃承气下之。十余日虽汗出而火热未入胃中，胃家无恙，谵语不发，燥烦已除。二候之后，火气已衰，振栗阳气微，自下利者阴气复，此为欲解也阴阳自和。〔批〕振栗、自下利，为欲解。故其汗究其自解之由从腰以下不得汗腰以下为地为阴，火邪未陷于阴位，二肠、膀胱之液俱未伤也。欲小便不得，反呕，欲失溲非无小便也，其津液在上焦，欲还入胃中故也，足下恶风前大汗出则风已去，故身不恶风。汗出不至足，故足下恶风，大便硬，小便当数而反不数，反多此以明津液自还入胃中而下利之意也。大便已可知下利是通利，非泻利，头诸阳之会卓然而痛阴气复则阳气虚也，**其人足心必热**火气下流，反应足下恶风，谷气下流亦因火气下流，故大便自利也**故也**大便已头疼，可与小便已阴疼者参之。欲小便不得，反失溲。小便当数反不数反多，与上条小便难、小便利，俱是审其阴气之虚不虚，津之竭不竭耳。

〔批〕火邪圊血。

太阳病，以火熏之，不得汗，其人必躁，过经不解，必圊血，名为火邪。

首条以火劫发汗而衄血，是阳邪盛于阳位，故在未过经时。此条以火熏不得汗而圊血，是阳邪下陷入阴分，故在过经不解时。次条大汗出后十余日，振栗下利而解。此条不得汗，过经圊血而不解，可知劫汗而得汗者，其患速；不得汗者，其患迟。但治火邪，而不虑其前此之风寒矣。

〔批〕亡阳惊狂。

伤寒脉浮，以火迫劫之，亡阳，必惊狂，起卧不安。

上文皆阳盛之症，以中风为阳邪也。此后是阳虚之症，以伤寒为阴邪也。阳盛者，轻则发狂谵语，重则衄血圊血，此不战自焚者也。阳虚者，神不守舍，起居如惊，其人如狂，是弃国而逃者也。

以上火逆症。

火逆下之，因烧针烦躁，及针处被寒核起者。

三条方论俱详桂枝篇。

〔批〕温针必惊。

太阳伤寒者，加温针，必惊也。

温针即烧针也。寒在形躯而用温针刺之，寒气内迫于心，故振惊也。

〔批〕重汗温针。

若重发汗不解则不当汗，**复加烧针**以迫其汗者，四逆汤寒气内侵，当救其里主之"烧针"下疑有脱文。

〔批〕血流不行，愚谓指血流至针处而不得也。

其脉沉者，营气微也。营气微者，加烧针则血流"流"疑"留"字**不行，更发热而烦躁也。**

柯云："流行"二字，必有一误，此阴阳俱虚竭之候也。

《三注》：火气劫耗阴血，为衄为圊为脓，全非阴行自然之度。

以上火针症。

〔批〕腰以下重而痹。

脉浮宜以汗解，用火灸之，邪无从出，因火而盛，病从腰以下，必重而痹，名火逆也。

此下皆论灸之而生变也，腰以下重而痹者，因腰以下不得汗也。

脉浮热甚，反灸之。此为实，实以虚治，因火而动，必咽燥吐血阳盛而热，比衄尤重。〔批〕咽燥吐血。微数之脉，慎不可灸。因火为邪，则为烦逆，追虚逐实，血散脉中。火气虽微，内攻有力，焦骨伤筋，血难复也。〔批〕火力焦骨伤筋。

灸法为虚症设，不为风寒设，故叮咛如此。

以上火灸症。

痉湿暑症

〔批〕痉湿暑因伤寒见症。

太阳主表，六气皆因而伤之病，痉、湿、暑三症与伤寒不同，宜应别论，以伤寒所致亦有因于伤寒而见症，与伤寒相似，故此见之。

太阳病，发汗太多发汗不如法，因致痉太阳主筋所生病。阳气者，精则养神，柔则养筋。汗多则无液养筋，筋伤则牵急而反张，故痉。〔批〕汗多致痉。脉太阳脉本浮沉营气微而细阳气少，身热足寒下焦虚，颈项强急头不痛，恶寒，时头热面赤，目脉赤是将转属阳明。诸症皆与伤寒相似，而非痉。独头面摇，卒口噤，背反张者与伤寒不相似，痉病也。〔批〕独头面摇、口噤反张。

此汗多亡液，不转属阳明而成痉，以发汗大骤，形身之津液暴脱，胃家津液未干，故变见者。仍是太阳表症，而治法当滋阴以急和其里，勿得以沉细为可温也，炙甘草汤主之。《金匮》用桂枝瓜蒌根汤，恐不胜其任。

〔批〕刚痉、柔痉。

太阳病，发热无汗，反恶寒者，名曰刚痉。发热汗出，不恶寒者，名曰柔痉。

此以表里虚实分刚柔，原其本而名之也，亦可以知其人初病之轻重，禀气之强弱矣。《金匮》用葛根汤，不若海藏之神术、白术二汤。

上论痉症。

〔批〕风湿。

病者一身尽疼汗出当风寒，则汗不越，久留骨节，发热元府反闭，日晡所阳明主时剧者太阴湿土菀而不伸，此名风湿。此病伤于汗出当风，或久伤寒冷所致也。

此虽伤于湿，而实因于风寒也，《金匮》用麻黄杏仁薏苡仁甘草汤。

风脉浮湿为病，脉阴阳俱浮，自汗出风湿相搏于内，身重湿流骨节，多眠睡湿胜则卫气行阴不行阳，鼻息必鼾风出而湿留之，呼吸不利，语言难出湿留会厌，则难发声。如从室中言，是中气之湿。〔批〕自汗身重，多眠鼻鼾，语言难出。若被下者法当汗解，小便不利因大便利，直视失溲心肺之气化不宣，胃家之关门不利，脾土之承制不行也。若被火者，微受火气轻发黄色湿不得越，因热而发黄，剧者受火气重则如惊痫亡阳，时瘛疭脱液。〔批〕被下被火变症。

问曰：值天阴雨不止，风湿相搏，一身尽疼，法当汗出而解上条备言风湿诸症，未及身疼，要知风湿与伤寒之身疼不同：伤寒身疼无止时，风湿相搏而痛，多在日晡时发。〔批〕风湿身疼与伤寒身疼不同。若更值阴雨，是风湿与天气合，故疼痛更甚，不必在日晡时也。阴雨不止，疼痛亦不止。〔批〕风湿与天气合。医云此可发汗，汗之病不愈者，何也？答曰：发其汗，汗大出者，但风气去风为阳邪，其入浅。又，风伤于上，浅者上者易出，湿气在湿为阴邪，其入深。又，湿伤于下，深者下者难出，是故不愈也。若治风湿者，发其汗，但微微似欲汗出者偏身漐漐乃佳，风湿俱去也发汗宜桂枝汤。〔批〕发汗如法。

〔批〕风湿相搏，表症表脉。

伤寒八九日，风湿相搏，身体烦疼，不能自转侧表症，不呕不渴里无热，脉浮表脉虚为风而涩为湿者，桂枝去芍药加附子汤主之。

本方桂枝四两以治风寒，去芍药酸敛，加附子辛热以除寒湿三枚炮。

若其人大便硬，小便自利者表症未除，病仍在表。不是因于胃家实，而因于脾气虚矣，去桂加白术汤主之。

前方去桂枝加白术四两，余同。

脾家实，腐秽当自去。脾家虚，湿土失职，不能制水，湿气留于皮肤，故大便反见燥化。不呕不渴，是上焦之化源清，故小便自利。濡湿之地，风气常在，故风湿相搏不解也。病本在脾，法当君以白术治脾，培土以胜湿，土旺则风自平矣。〔批〕脾气虚。

前条风胜湿轻，故脉阴阳俱浮。有内热，故汗自出，宜桂枝汤。此湿胜风微，故脉浮虚而涩。内无热而不呕渴，故可加附子、桂枝理上焦。大便硬，小便利，是中焦不治，故去桂枝。大便不硬，小便不利，是下焦不治，故仍须桂枝。初服其人身如痹，半日许复服之，三服都尽，其人如冒状，勿讶，以术、附并走皮肉，逐水气，未得除故耳。法当加桂四两，此本一方二法：以大便硬，小便自利，去桂；以大便不通，小便不利，加桂。附子三枚恐多，虚弱家及产妇宜减之。

〔批〕骨节烦疼，汗出恶风。

风湿相搏，骨节烦疼掣痛，不得屈伸，近之则痛剧湿盛于外，汗出短气，小便不利化源不清，恶风不欲去衣风淫于外，或身微肿者湿盛，甘草附子汤主之。

桂枝四两。为君，以理上焦而散风邪　白术　甘草炙。各二两　附子二枚。三味为佐，以除湿而调气

煎，温服，日三。初服得微汗则解，能食。汗，复烦者，服三合。

〔批〕湿痹。

太阳病，关节疼痛而烦旧注：湿气内壅，阻遏正气，脉沉而细者湿性沉着，阳气遏抑，此名湿痹。湿痹之候，其人小便不利膀胱之气化为湿壅，大便反快经曰：湿胜则濡泄，但当利其小便。

治湿不利小便，非其治也。若小便少而赤，或已而痛，为上焦遏

菀之邪，利之使其湿从膀胱下注。若小便不时淋漓而多汗，利水之药即不可用，无虚虚也。

柯云：经曰风寒湿三气合而为痹。痛者寒气多也，烦者阳遭阴也。脉浮为风，细为湿。今关节烦疼，脉沉细者，是发汗不如法。但风气去，湿留骨节，而为着痹也。湿气留着于身形，脾气不能上输，肺气不能下达，膀胱之液不藏，胃家之关不启，故小便不利。脾土上应湿化，不能制水，故大便反快。但利其小便，安能聚水而为患哉？风湿相搏者，当发汗；风去湿在者，当利小便。此两大法。〔批〕发汗利水是两大法。

〔批〕身黄身疼。

湿家之为病，一身尽疼，发热，身色如熏黄。

凡湿不得泄，热不得越，则身黄。若伤寒发黄时，身疼已解，此湿流关节，故不解也，须五苓以除其湿。

〔批〕头汗背强，下后变症。

湿家，但头汗出，背强，欲得被覆，向火尚是太阳寒湿，法当汗解。若下之，则哕胃气伤，胸满阳气扰于胸中，小便不利下焦虚不能制水，舌上如胎者不是心家热，以上焦之湿不除，胸中之寒不解，以丹田有热，胸中有寒，渴欲得水而不能饮湿犹在中，口燥烦也。

头汗，若小便利，则不发黄。丹田有热，故口燥烦而舌胎。当从五苓桂枝用肉桂之法。

〔批〕下后死症。

湿家，下之额上汗出小便不利，是湿不得泄，则发黄，微喘是水气入肺，当不能通调水道，小便反利者，死是膀胱不藏，水泉不止也。下利不止者是仓廪不藏，门户不要也，亦死。

湿痹本无死症，皆因妄下火逆而致。

〔批〕寒湿在头。

湿家，病身上疼痛，发热，面黄而喘，头痛种种皆是表症，鼻塞不鸣而烦，其脉大不浮，不关风矣；不沉细，非湿痹矣，自能饮食，腹中和不满则非瘀热在里，病在头中重在头痛，是头中寒湿可

知，**寒湿故鼻塞**寒湿从鼻而入。**纳药鼻中**亦当从鼻而出**则愈**塞因塞用法也。

上论湿症。

〔批〕夏伤冷水。

太阳中暑者中暑亦有因于伤寒者。太阳之气，在天为寒，在地为水。冬月之伤寒，伤于天之寒气；夏月之伤寒，伤于地之寒水也，**身热**与**脉微**是暑伤于气，**疼重而恶寒**实由于寒水，脉微亡阳弱为虚，**此以夏月伤冷水**寒水沐浴，水行皮中留于皮肤所致也亦是伤寒。《金匮》用瓜蒂汤非是，宜用五苓散、藿香正气散之类。

太阳中暑，发热恶寒，身重而疼痛，其脉或弦细，或芤迟皆是虚脉。脉浮而紧者名曰弦，弦而细则为虚，弦而大则为芤。芤固为虚，芤而迟更为寒矣。以此脉而见上症，虽当炎夏，而虚寒可知，**小便已**小便者，寒水之气化**洒洒然毛耸**寒水留在皮肤，不得下行，短涩可知，**手足逆冷**寒水留于四肢，**小有劳身即热**阴气素虚，**口开**内热反炽，开口以出之，**前板齿燥**本于中暑。**若发汗**表阳愈虚则恶寒甚。**加温针**阴津愈虚则发热甚，**下之**水行谷道，小便更短涩则淋此东垣清暑益气、补中益气，深合仲景心法也。〔批〕中暑虚寒伤寒所致，仍以中暑名之者，以其人阴气素虚也。

〔批〕中暑夹寒，因乘凉者。

太阴中暑中暑夹寒，有不因乎浴水，而因乎乘凉者，**其人汗出恶寒，身热而渴也**或因露气旷宇，夜气阴寒，先着于皮肤，暑气内伤于心肺故也，清暑益气汤得之矣。

上论暑症。

三症皆本于伤寒，故恶寒、发热、身疼皆与伤寒相似。痉者脉同湿家，中暑则大同小异，三脉迥殊于伤寒。治之者，当以脉辨症，更当从脉施治耳。〔批〕三症之脉迥殊伤寒，以脉辨症、以脉施治。

热厥利症

伤寒一二日三日三阳为尽，**至四五日**三阴受邪**而厥者**恶寒无热可知。手足为诸阳之本，阴盛而阳不达也，**必发热**阴经受邪，无热可发。阴主脏，脏气实而不能入，则还之于腑。必发热者，寒极而生热也。〔批〕厥冷发热。**前热者后必厥**先厥后热，为阳乘阴。阴邪未散，故必复发。此阴中有阳，乃阴阳相搏，而为厥热，与厥阴亡阳者迥别也。**厥深者**欲知其人阳气之多寡，即观其厥之微甚**热亦深**厥久菀热亦久，**厥微者热亦微**厥轻菀热亦轻，故厥与热相应。若阳虚而不能支，即成阴厥而无热矣。〔批〕厥热相应。

厥应下之热发三阳，未入于腑者可汗；热在三阴，已入于腑者可下，**而反发汗者**阴不得有汗，而强发之，此为逆也，**必口伤烂赤**阳虚不能外散而为汗，必上走空窍，口伤烂赤所由致矣。〔批〕应下反汗，口伤烂赤。然此指热伤气而言。若动其血，或从口鼻，或从目出，其害有不可言者。下之谓清之，对汗而言。是胃热而非胃实，非三承气所宜。厥微者，当四逆散，芍药、枳实以攻里，柴胡、甘草以和表也。厥深者，当人参白虎汤，参、甘、粳米以扶阳，石膏、知母以除热也。〔批〕下之谓清之。

〔批〕脉滑里热。

脉滑而厥者，里有热也，白虎汤主之。

上条明热厥之理，此条明热厥之脉，并热厥之方。脉弱以滑，是有胃气；缓而滑，名热中。与寒厥之脉微欲绝者，大相径庭矣。当知有口燥舌干之症，与口伤烂赤者相照焉。

〔批〕先厥后热，五日相应。

伤寒病厥五日阴盛格阳，故先厥，**热亦五日**阴极阳生，故后热，**设六日当复厥，不厥者自愈。**厥终即不厥也，不过五日即六日不复厥之谓，**故知自愈**热与厥相应，是谓阴阳和平，故愈。

伤寒热少身无大热，厥微手足不冷，指头寒此厥微热亦微，**默默不欲食**凡能食不呕，是三阴不受邪。此但不欲食，内寒亦微，**烦躁**是内热反盛，**数日小便利难**者已利，**色白者**赤者仍白，**此热除也**阴阳自和。欲得食不厥可知，**其病为愈。**〔批〕厥微热微。**若厥而呕**厥虽微而不能食，内寒稍深矣，**胸胁逆满者**其热亦深，**其后必便血**热深厥深，不早治之，致热伤阴络也。〔批〕热深厥深。

此少阳半表半里症，微者小柴胡汤和之，深者大柴胡汤下之。

〔批〕厥少热多。

伤寒发热四日，厥反三日，复热四日，厥少热多，其病当愈伤寒以阳为主，热多当愈。**四日至七日，热不除者为太过，其后必便脓血**热深厥微，必伤阴络，当于阳盛时预滋其阴。

〔批〕厥多热少。

伤寒厥四日，热反三日，复厥五日，其病为进。寒多热少，阳气退，故为进也。

凡厥与热不相应，便谓之反。热不及厥之一，厥反进热之二，热微而厥反胜，此时不急扶其阳，阴盛已亡矣。

伤寒始发热，六日厥病虽发于阳，而阴反胜之，**反九日而利**胃阳将乏竭矣。**凡厥利者，当不能食**胃冷。〔批〕厥多热少而利，**今反能食者**胃阳未亡，**恐为除中**见善食之状，如中空无阳。**食以素饼，不发热者**此为阳邪入阴，原是热厥热利，**不为除中，知胃气尚在，必愈。**恐暴热来出而复去也**烦躁见于外，是热深厥深。**后三日脉之，其热续在**与暴出别。**脉和者热当自止，期之是日夜半愈**阳得阴则解。**所以然者，本发热六日，厥反九日，复发热三日，并前六日，亦为九日，与厥相应，故期之是日夜半愈**愈指热言。**后三日，脉之而脉数，其热不罢者，此为热气有余，必发痈脓也**便脓血，阳邪下注于阴窍。发痈脓，阳邪外溢于形躯。〔批〕热厥相应。

〔批〕热厥，七日下利，难治。

发热而厥，七日发于阳者，当七日愈**下利**厥不止而反利，恐为除中，**为难治。**若烦躁而能食，尚为热厥利。

〔批〕先厥后热，见厥复利。

伤寒先厥，后发热而利者寒邪盛而阳气微，阳为阴抑故也，**必自止**其始也无热，恶寒而复厥利，疑为无阳。其继也发热，而厥利必止，是为晚发，此阴阳自和则愈，见厥复利。

若阴气胜而阳仍衰，则虚热外退而真寒内生，见厥利复作矣。厥与利相应，是阳消阴长之机。陈注：厥阴，阴之尽，是以有先厥后发热之症。发热则阳复，利必自止。然阳气之复，有太过者，如痈脓便血之类；有不及者，如见厥复利之类。阳进则为热，稍退又复利矣。

〔批〕厥与利应。

伤寒，先厥后发热，而下利必自止此与上条同为先阴后阳，寒盛生热之症，而阳气虚实不同。上条阳不敌阴，故阳退而阴进。此热虽发汗，而阳能胜阴，故厥利自止而不复发。〔批〕先厥后热，下利自止。然阳气有余者，又有犯上陷下之不同，即可以发热时有汗无汗为区别。而反汗出下利不当有汗，有汗是阳反上升，咽中痛者，其喉为痹阳气上升。〔批〕汗出咽痛喉痹。发热无汗是阳从中发，热与厥应，而利必自止厥利止而寒热自解。若不止厥止而热与利不止，必便脓血阳邪下陷。便脓血者，其喉下而不上不痹。〔批〕利不止，便脓血。

上段似少阴之亡阳，下段似阳明之协热利。汗因于心，无汗则心气平，故火不上炎而咽不痛；利因于胃，利止则津液藏，故火不下陷而为脓血。

〔批〕厥利不止者死。

伤寒发热，下利至甚，厥不止者，死脏腑气绝矣。

〔批〕下利厥逆，躁不得卧者死。

伤寒发热，下利厥逆，躁不得卧者，死精神不治矣。与上条微阳俱不久留，故死。

复脉汤症

〔批〕脉结代，心动悸。

伤寒脉结代心不主脉，失其常度，血气虚衰，不能相续，故脉结代，心动悸者真气内虚，寒伤心主，神明不安，故动悸，炙甘草汤主之。

结代皆阴脉，所谓阳症见阴脉者死。不忍坐视，姑制炙甘草汤。名曰复脉，以见仁人君子之用心，欲挽回于天事已去之后，收拾余烬，背城借一①，犹胜于束手待毙耳。

---

① 收拾余烬背城借一：收聚剩余力量，在城下和敌人决一死战。收拾，收聚，整理。余烬，火烧后的残留物，指残兵。借一，借此一战。

甘草炙，四两　人参二两　麦门冬去心，八两。《集解》：益中气而复脉　生地黄一斤　阿胶二两。助营血而宁心　枣仁旧本作麻仁，谓润滑以缓脾胃。半升。今从柯本　桂枝三两　生姜三两。以散余邪　大枣十二枚

水酒各半煎，去滓，纳阿胶烊化，温服，日三。

按：伤寒脉结代与杂病不同，与此汤补气血而复脉。

喻云：此仲景伤寒门中之圣方也。《千金》用治虚劳，《外台》用治肺痿，究竟本方所治亦何止二病哉？

柯云：一百一十三方，未有用及地黄、麦冬者，此或阳亢阴竭，复出补阴制阳之路，以开后学滋阴一法乎？地黄、麦冬、阿胶滋阴，人参、桂枝、清酒以通脉，甘草、姜、枣以和营卫，酸枣仁以安神，结代可和而悸动可止矣。所谓补心之阳，寒亦通行者欤！〔批〕复开滋阴一法。

〔批〕结促。

脉来缓，时一止阴邪盛，复来者，名曰结有绵绵泻漆之状。脉来数，时一止阳邪盛，复来者，名曰促有急急忽躁之象。阳盛则促阴虚病脉，阴盛则结阳虚病脉，此皆病脉。

持其脉口，五十动而不一止者，五脏皆受气。呼吸闰息，脉以五至为平，太过不及，是阴阳偏胜失其常度矣。偏胜之脉，更为邪阻，则止而不前。

愚按：此曰阴盛则结，下条结阴不名促而名结。

〔批〕阴阳相搏曰动。

阴阳此以二气言，下阳动、阴动以部位言相搏，名曰动。阳动则汗出见于阳部，邪犹在表，卫不外固，阴动则发热见于阴部，邪陷于里，但生外热，此为外因。形冷恶寒者，此三焦伤也阴阳之气内结，此为内因。

〔批〕动脉只见一部。

若数脉见于关上，上下无头尾，如豆大，厥厥动摇者，名曰动也。

旧注见于关上，正是相搏之处。然曰阳动，曰阴动，曰关上，仲

景明明示人止见一部，不是滑脉之属于实者，或兼见于三部也。

〔批〕结阴、代阴。此名结阴，首条结代谓此。

又脉来动而中止，更来小数，中有还者反动，名曰结阴也宛如雀啄之状，不以名促，反从结名者，以其为心家真脏之阴脉也。脉来动而中止，不能自还，因而复动者宛如虾游之状，名曰代阴也不可名结，因得代名者，以乍疏乍数，为脾家将绝之阴脉也。得此脉者难治。

〔批〕阳结阴结。

脉蔼蔼团聚貌如车盖者浮旋于上，名曰阳结也。脉累累联络貌如循长竿者沉直于下，名曰阴结也。

〔批〕阳微阴衰。

脉瞥瞥过目暂见如羹上肥者轻浮，似有若无也，阳气微也。脉萦萦如蜘蛛丝者柔弱，阴气衰也。浮而虚大者，阳已无根。沉而虚细者，阴已无根。

〔批〕脉浮、绝汗、亡血。

其脉浮为阳盛，法当无汗而汗出如流珠者，卫气衰也不能固外，绝汗出矣。脉绵绵如泻漆之绝也前大后细，亡其血也阴虚不能藏精而主血，绵绵其去如泻漆之绝矣。

〔批〕咳逆上气、脉散。

伤寒，咳逆上气升而不降，其脉散者不朝死心肺之气已绝，谓其形损外寒伤形，内热伤气故也。

〔批〕油汗、喘、乍静乍乱。

脉浮而洪不是死脉，汗出如油是心液尽脱，阳反独留之脉也，喘而不休治节不行，水浆不下仓廪不纳，形体不仁，乍静乍乱形神无主，此为命绝也。

〔批〕五脏绝。

又未知何脏先受其灾。若汗出卫外脱发润阳上脱，喘不休者肺主气，此为肺先绝也。阳反独留，形体如烟熏火欲烬而昏昧先形，直视精气尽，摇头头为诸阳之会，阴去阳无所附，此为心绝也。唇吻唇边曰吻反青肝色。肝脉环口内，四肢脾所主染汗出习振战不已者，此为肝先绝也。环口脾候黧黑中州已败，所不胜者乘之，柔汗发黄者，此为脾先绝也。溲便遗失肾司开阖，开阖废则皆无约束，狂言失志，目反直视者肾主骨，骨之精为瞳子，骨精绝，则不上荣，此为肾先绝也。

〔批〕阴阳绝。

又未知何脏阴阳先绝者。阳气前绝，阴气后竭者，其人死，身色必青。阴气前绝，阳气后竭者，其人死，身色必赤，腋下温，心下热也。

五脏相生，一脏受灾，四脏不救。阴阳相须，彼气已绝，此气不存。有司命之责者，可不调于未灾未绝之先乎？

阴阳易症

伤寒阴阳易之为病二气交感，互相换易，阴虚而淫邪凑之，勿得以男女分名。〔批〕阴虚而淫邪凑之，身体重，少气邪之所凑，其气必虚。其真元亏损，故困倦也，少腹里急冲任脉伤，小便不利病由于肾，毒侵水道，阴中拘挛邪中于阴，热上冲胸气虚而少，头重不欲举虚阳上蒸，气少不运，眼中生花精神散乱，膝胫拘急者摇动筋骨，烧裈散主之。

裈裆取妇人近隐处者，剪烧灰。妇病取男。

水和服，方寸匕，日三。小便即利，阴头微肿则愈。

裈裆者，男女阴阳之卫。阴阳之以息相吹，气相聚，精相向者也。卫乎外者，自能清乎内。感于无形者，以之治有形。取其近隐处烧而服之，形气邪感得其隐曲，小便即利，阴头微肿。浊阴走下窍，斯清阳出上窍，欲火平而诸症悉除矣。男服女，女服男，仍合阴阳交易之理，男女媾精之义。格物之情，至秽之品，为至奇之方，有如此者。此症本非伤寒，而冠以伤寒者，原其因也，无表里症。因淫情之不禁，而余邪得以投其隙，移祸于不病之人，顿令一身之精气神形，皆受欲火之为害也。

王海藏云：阴阳易用烧裈散。果得阴脉，当随症用药引之。如脉在厥阴，当归四逆汤送下。脉在少阴，通脉四逆汤送下。脉在太阴，四顺、理中丸送下。

附：二灰散。

手足指甲二十片。男用女，女用男　裈裆一片

并烧灰，温酒下。

男易，猳鼠粪汤。

韭白根一把　猳鼠粪十四枚

煎取十分之一，去滓温服，得汗效。

诸寒热症

〔批〕寒热在皮肤骨髓。

病人身大热，反欲近衣者，热在皮肤，寒在骨髓也。病人身大寒，反不欲近衣者，寒在皮肤，热在骨髓也。

柯云：此属内因，不是外感，亦不关于七情。病在形躯，不涉脏腑，亦不犯于经络，故无六经脉症之可凭，是病在骨髓，不在皮肤。寒热是指天时，不是指病。两"身"字，言身当其时也。

愚按：白文"身大热""身大寒""寒在皮肤""热在皮肤"明系指身，若身无寒热，何见其欲近衣不近衣之异？谓逢天时之寒热亦然则可，谓皮肤不指身则泥矣。

又柯云：此骨髓之寒热，是渐积之伏邪，与病营卫者不同。法当以六味、八味二丸补肾中之真阴、真阳，而骨髓之蓄热、痼寒可得而平。

愚按：此病在骨髓，虽与杂病之外寒内热、外热内寒者不同。然寒在骨髓，固宜补肾中之真阳；而骨髓中热，亦有当用东垣升阳散火汤者。特附鄙见参之。

〔批〕内因恶寒发热于脉审之。

问曰：病有洒淅恶寒而复发热者，何？答曰：阴脉不足，阳往从之；阳脉不足，阴往乘之。曰：何谓阳不足？答曰：假令寸口阳所治也脉微则为无阳，名曰阳不足。阴气下焦阴寒上入阳中，则洒淅恶寒也。曰：何谓阴不足？答曰：尺脉阴所治也弱则为血虚，阳气上焦虚阳下陷入阴中，则发热也。

前条病在骨髓，故着而不移；此病在经络，故寒热反覆，然与外感之往来寒热、疟疾之战栗壮热又不同。病得之外感而恶寒发热者，必见有余之脉；病得之内因而恶寒发热者，全是不足之脉。见脉之不足，则寒固为虚寒，而热亦为虚热矣。人身阴阳之气互为之根，而又以阳为主，故阳脉微则阴脉亦弱。其始也，乘阳而恶寒，阴不平则阳不秘，故继也从阳而发热。夫阳为阴乘，阳脉固见其不足，而阴脉亦不见其有余。阳虽微，尚能发热，不终恶寒，犹不失阳道实、阴道虚之定局耳。亡阳则阴不独存矣，故治之者，当以扶阳为急。此补中益气之方，为功最巨也。

〔批〕汗下后，脉微而涩，其人亡血，恶寒发热。

病人脉微而涩者，此为医所病也。大发其汗，又数大下之，其人亡血，病当恶寒，后乃发热，无休止时。夏月盛热，欲着复衣①；冬月盛寒，欲裸其身。所以然者，阳微则恶寒，阴弱则发热。此医发其汗，使阳气微，又大下之，令阴气弱。五月之时，阳气在表，胃中虚冷，以阳气内微，不能胜冷，故欲着复衣。十一月之时，阳气在里，胃中烦热，以阴气内弱，不能胜热，故欲裸其身。又阴脉迟涩，故知亡血也。

先寒后热，阳微阴弱，症与上同。前条病因在血脉虚，此病因在汗下后，以致亡血而脉微涩也。始而恶寒，虽在盛夏，欲着复衣；继而发热，虽当隆冬，欲裸其身。此是设辞极言之。

此条又可分作四症者：寒热往来，不休如疟者，为一症；或阳气内微，但恶寒，不发热，病在盛暑而欲着复衣者，为一症；或阴气内弱，但发热，不恶寒，病在隆冬而欲裸身者，为一症；或连绵冬夏，夏反恶寒，冬反发热，为一症。各从元气之厚薄，为寒热之浅深耳。

合并病

合并启微②　柯云：病有定体，故立六经而分司之；病有变

---

①　复衣：有衣里，内可装入绵絮的衣服。《释名》："衣服有里曰复。"《急就篇》注："褚之以绵曰复。"

②　微：原作"徽"，形近而误，据《伤寒论翼·卷上·合并启微第三》改。

迁，更求合病、并病而互参之。此仲景立法之尽善也。夫阴阳互根，气虽分而神自合。三阳之里，便是三阴；三阴之表，即是三阳。如太阳病而脉反沉，便合少阴；少阴病而反发热，便合太阳；阳明脉迟，即合太阴；太阴脉缓，即合阳明；少阳脉小，是合厥阴；厥阴脉浮，是合少阳。虽无并合之名，而有并合之实。〔批〕三阳三阴脉之合病。或阳得阴而解，阴得阳而解；或阳入阴而危，阴亡阳而逆。种种脉症不一，学者当于阴阳两症中，察病势之合不合；更于三阳三阴中，审其症之并不并。阴病治阳、阳病治阴、扶阳抑阴、泻阳补阴等法，用之恰当矣。三阳皆有发热症，三阴皆有下利症。如发热为下利，是阴阳合病也。〔批〕发热下利，阴阳合病。阴阳合病，阳盛者属阳经，则下利为实热。如太阳阳明合病，阳明少阳合病，太阳少阳合病，必自下利，用葛根黄芩等汤是也。阴盛者属阴经，则下利为虚寒。如少阴吐利，反发热者不死；少阴病，下利清谷，里寒外热，不恶寒而面色赤，用通脉四逆者是也。若阳与阳合，不合于阴，即是三阳合病，则不下利而自汗者，为白虎症。阴与阴合，不合于阳，即是三阴合病，不发热而吐利厥逆，为四逆症也。并病与合病稍异，合则一时并见，并则以次相乘。如太阳之头项强痛未罢，递见脉弦、眩冒、心下痞硬，是与少阳并病，更见谵语，即三阳并病矣。〔批〕并合之异。若阳明与太少合病，必自下利，何以称阳明而不系太阴？盖太阴、阳明下利之辨，在清谷不清谷，而太阴、少阴之清谷，又在脉之迟与微为辨也。夫阳明主胃实，而有协热利；太阴主下利清谷，又因脉微细而属少阴；少阴脉微，下利，反见阳明之不恶寒而面色赤。若不于合并参之，安知病情之变迁若是，而为施治哉？〔批〕太阴阳明①下利之辨。

〔批〕合病。

太阳阳明合病原三症，附方三症。

胸满而喘者，不可下，麻黄汤。

---

① 明：原作"利"，据文义改。

自下利，葛根汤。

不下利，但呕者，葛根加半夏汤仲景。

脉微洪，头目眼眶痛，鼻干不眠，恶寒无汗，柴葛解肌汤。

不恶寒，反恶热，大便利，白虎汤。

大便闭，谵语，调胃承气汤。

太阳少阳合病原二症，附方二症。

自下利者，黄芩汤。

若呕者，黄芩加半夏汤仲景。

伤风壮热，恶风头痛，咽干，及阳气遏菀，柴胡升麻汤。

脉浮弦，胁下硬满，往来寒热者，小柴胡加桂枝汤。

阳明少阳合病原一症，附方一症。

必下利，脉长者为顺；脉弦者为负，负者克贼也；脉滑而数者，有宿食，大承气汤仲景。

脉弦长，因发汗，因利小便，胃中燥实者，调胃承气汤。

三阳合病二症。

腹满身重，难以转侧，口不仁而面垢，谵语，遗尿，额汗出，不可汗下。若自汗者，白虎汤。

脉浮大见关上，但欲眠，目合则汗。仲景无治法，后人用小柴胡白虎汤。

〔批〕并病。

太阳阳明并病二症。

太阳病汗不彻，转属阳明，续自汗出，不恶寒，大柴胡汤。若太阳症未罢，不可下，可小发汗，桂麻合半汤。设面色赤，阳气怫菀在表，汗出不彻，其人烦躁，短气，不知痛处，宜更汗则愈，葛根汤。

太阳症罢，潮热，手足汗，大便难，谵语，大承气汤。

太阳少阳并病三症。

由误下成结胸，下利不止，水浆不入，心烦。仲景无治法，后人用生姜泻心、小陷胸汤。

余二症用刺。

两感症

〔批〕两感。

伤寒两感　一日太阳与少阴俱病，有头痛项强，而又口干燥渴也。二日阳明与太阴俱病，有身热谵语，而又腹满、不欲食也。三日少阳厥阴俱病，有胁痛耳聋，而又囊缩厥逆也。此阴阳表里俱伤，欲汗之则有里症，欲下之则有表症，故《内经》、仲景皆云必死。

大羌活汤洁古。

吴鹤皋曰：易老制此方，意谓传经者皆为阳邪，一于升阳发散，滋养阴脏，则感之浅者，尚或可平也。

羌活　独活　防风　细辛　苍术各三钱　川芎两。气薄则发泄，故用诸药祛风发表，升散诸经之邪　黄芩　黄连　防己各三钱　生地黄　知母各两。寒能胜热，故用诸药清热利湿，滋培受伤之阴　甘草炙　白术各三钱。以固中州，而和表里之气。升不致峻，寒不致凝，间能回九死于一生也

每五钱，热饮。

仲景书两感无治法，又云两感病俱作，治有先后。如表症急，当先救表；里症急，当先救里。〔批〕两感俱作，治有先后。

李梴曰：表里俱急者，大羌活汤。阳症体痛而不下利者为表急，先以葛根麻黄汤解表，后以调胃承气攻里。阴症身痛而下利不止者，为里急，先用四逆救里，后以桂枝救表。阴阳未分者，陶氏冲和饮探之。古法一日太阳少阴，五苓散主之，头痛加羌活、防风，口渴加黄柏、知母。二日阳明太阴，大柴胡汤。三日少阳厥阴，危甚，大承气加川芎、柴胡救之。

刘宗厚曰：伤有兼风兼湿不同、表里俱实俱虚之异。大抵诸虚为多，脉从阳者可治，从阴者难治。〔批〕脉从阳者可治，从阴者难治。

冲和灵宝饮节庵。

柴胡　羌活　白芷　葛根　生地黄　防风　甘草　石膏黄芩

姜煨、枣、黑豆同煎亦分表里多少先后。

表病多，先用麻黄葛根汤。

麻黄　葛根　干姜　白芍　豉

葱同煎。

里病急，先用六一顺气汤见阳明后。

发热下利，身痛，脉沉细无力，不渴，蜷卧昏沉，回阳救急汤见少阴后。

劳复食复症

重邪初退，正气未复，余热未尽，强力劳动，思虑劳神，梳浴频频则生热，而复病如初，为劳复。又经云：病热少愈，食肉则复。新瘥后肠胃尚弱，若多食则难消化而复病如初也，此是食复。又精髓枯燥，犯房事多死，谓之女劳复，非阴阳易也。

〔批〕劳复。

大病瘥后劳复者，枳实栀子豉汤主之。

枳实三枚，炒　栀子十四枚，擘　豉一升，绵裹

若有宿食者，加大黄，如博棋大①五六枚。〔批〕宿食。清浆水七升空煮，取四升，内枳实、栀子，煮取二升，下豉，更煮五六沸，去滓，温分二服，覆令微似汗。

伤寒之邪自外入，劳复之邪自内起。发汗吐下，当随宜施治。成氏曰：劳复则热气浮越，与此汤以解之，不待虚烦懊憹也。食复则胃有宿食，加大黄以下之，不待腹满谵语也。按：枳实栀豉汤应作吐利，此云覆令微汗，以热聚于上，苦则吐之，热散于表，苦则发之也。柯辨见后。

伤寒瘥已，后更发热者，小柴胡汤主之。脉浮者以汗解之，脉沉实者以下解之。

海藏云：劳者动也，有内外血气之异。若劳乎气，则无力与精

---

　　①　如博棋大：如博棋子大小。《千金要方·卷二十七·服松脂方》："博棋子长二寸，方一寸。"

神，宜微举之。若劳乎血与筋骨者，以四物之类补之。若劳在脾，调中可已。此为有形病也，但见外症，则谓之复病，非为劳也，如再感风寒是已。

许叔微曰：劳伤其神，营卫失度，当补其子。益其脾，解其劳，庶几得愈。《难经》曰：虚则补其母，实则泻其子，此人所共知也。《千金》曰：心劳甚者，补脾气以益之，脾旺则感之于心矣。此劳则当补子，人所未闻也。盖母，生我者也；子，继我而助我者也。方治其虚，则补其生我者，与《青囊》所谓本骸得气，遗体受廕同义。方治其劳，则补其助我者，与《荀子》所言未有子富而父贫者同义。此治虚与劳所以异也。〔批〕治劳当补其子。

劳复气欲绝者，麦门冬汤海藏。

麦门冬去心，两　甘草炙，二两　粳米半合

为细末，先煎粳米令熟去米，约盏半，入末五钱，枣二枚去核、新竹叶十五片煎，温服。

此方用之有效，能起死回生。不用石膏，以三焦无大热也。若加人参大妙。

劳复发热，雄鼠屎汤。

雄鼠屎甘，微寒。二七粒。两头尖者即是　栀子十四枚　枳壳三枚，炒

为末。每四钱，入葱白二寸、香豉三十粒同煎，分二服。勿令病人知鼠屎。

吴绶曰：凡新瘥后，虚烦不得眠者，温胆汤加酸枣仁主之。如无热而下虚有寒者，以黄芪建中汤，虚甚者以大建中汤、人参养荣汤之类主之。若身热、食少无力者，以三白汤或补中益气增损主之。若阴虚火动者，必少加知母、黄柏以救肾水也。胃弱痞闷者，以四君子为主。如表热，加软柴胡。内外有热，少佐黄芩。心下痞闷，心烦，有内热者加枳实、黄连，有痰加橘、半。呕吐，加姜、夏。如伤食不化，加神曲、麦芽、楂肉之类。〔批〕治劳复当以此为正。

〔批〕女劳复。

大病瘥后，早犯女色而为病者，名曰女劳复。其候头重不举，

目中生花，腰背疼痛，或小腹里急绞痛，或憎寒壮热，或时阴火上冲，头面烘热，心胸烦闷有热者，竹皮汤。

青竹皮刮取半升

煎，温服。

《千金方》以赤衣散主之。

室女月经布，近隐处者，烧灰，白汤调下，日三服。

虚弱者，以人参三白汤调下赤衣散为妙。

若小便急痛，脉沉逆冷者，当归四逆加附子吴茱萸汤当归四逆汤加二味下赤衣散救之，仍用吴茱萸，酒拌炒，熨小腹为佳。凡卵入腹，离经脉见者，死。命在须臾，以独参汤调烧裈散方见阴阳易。

〔批〕酒热病增。

饮酒热盛，病增，脉弦大者，小柴胡汤加葛根、黄连、乌梅主之。若脉洪大者，人参白虎汤加葛根、黄连主之。

瘥后病

〔批〕羸弱少气，气逆欲吐。

伤寒解后，虚羸寒伤形，津液不足，故肌肉消瘦，少气热伤气，余热未尽，故气衰耗，气逆欲吐虚热上逆，竹叶石膏汤主之。

竹叶能止喘促、气逆上冲。二把 石膏一斤。二者辛寒以清余热，则胃与小肠之邪俱去矣 半夏豁痰止呕。半升，姜制 麦冬清肺除烦，则上中二焦之邪俱降矣。半升，去心 甘草可生肌肉。炙，二两 粳米可益胃气。半升 人参扶正祛邪，故去热而不损其真，导逆而能益其气也。三两

加姜煎。先煮粳米、石膏，后纳药，米熟药成。

〔批〕日暮微烦。

病人脉已解，而日暮阳明旺时微烦，以病新瘥，人强与谷，脾胃气尚弱，不能消谷，故令微烦，损谷则愈。

凡瘥后，只宜先进白稀粥汤，次进浓者，又次进糜粥，亦须少少频服。此调理要法也。〔批〕调理要法。

〔批〕腰下水气。

大病瘥后，从腰以下有水气者脾胃气虚，不能制约肾水，归于隧道，故水溢下焦。《金匮》曰：腰以下肿，当利小便，牡蛎泽泻汤主之。

牡蛎煅 泽泻 海藻洗去盐。咸能走肾，皆泄邪而不泄正者也 葶苈炒 商陆根炒。苦能利水，水祛而肿自除也 瓜蒌根苦以彻热 蜀漆辛而能散，不使少有迟滞，使新虚之人复至水势泛溢也

各研为散，白汤和服方寸匕。小便利，止后服。

喻云：大病后，脾土告困，不能摄水，以致水气泛溢，用牡蛎、泽泻峻攻，何反不顾其虚耶？正因水势未犯身半以上，急祛其水，所全甚大，可见活人之事，迂疏①辈必不能动中机宜。遇大病后，悉行温补，自以为善，孰知其为鲁莽灭裂哉？

柯云：叔和独以伤寒立论，故称伤寒为大病，则瘥后当用调补法矣。即有宿食，当消食利气，何以加大黄？如云劳复，当补中益气，何得用蜀漆？若腰以下有水气，当温肾利水，何得用商陆、葶苈等峻攻之剂？岂仲景法乎？且此等症，仲景方中原有治法。如劳复可用桂枝人参新加汤，宿食可用栀子厚朴汤，腰以下水气，可用猪苓、五苓与桂枝去桂加茯苓白术汤，虚弱少气阳虚，用桂枝人参汤，阴虚，炙甘草汤。〔批〕仲景方中自有治法。由此观之，仲景未尝无方，何须补续？后人不知此等方法是叔和插入，故曰：仲景只知治外感，不知治内伤。又曰：但取仲景法，不取仲景方。夫仲景之方不足取，则仲景之法亦非法矣。仲景每用参、苓、术、甘以治外感，而反谓其不能治内伤，岂非以其治劳复、食复反用吐下法耶？其自序曰：若能寻余所集，思过半矣。叔和不能集仲景之法于所集之中，而搜采于所集之外，故各承家伎②者，仍得混杂于其间。夫仲景因粗工之妄治而设此种活方活法，只于所集中取之无尽，用之不竭。若更外取他方，此仲景所云崇饰其末，忽其本也。

愚按：喻、柯二说，各抒所见，然宜补宜泻，即一方中，或增或

---

① 迂疏：犹言迂远疏阔，谓人迂腐，行事不周密，不切合实际。
② 伎：能"技"，技术，技艺。《尚书·秦誓》："无他伎。"

损，在临病详审，固不容执也。

〔批〕瘥后喜唾。

大病瘥后，喜唾，久不了了身中津液因胃中寒气凝结，而成浊唾，胃上有寒，当以丸药温之不用汤药荡涤，宜理中丸乃区别阴阳，温补脾胃之善药。

东垣曰：多唾或唾白沫，胃口上停寒也，药中加益智仁。

附：后贤瘥后病诸方

〔批〕呕哕不食。

伤寒病后，呕哕，不下食此由初病时热盛，多服凉药、饮冷水，热势既退，冷气便发，故脾胃虚寒而不和，腹中雷鸣而泻利也，芦根汤《千金》。

芦根甘寒，降火利小水。一升　竹茹甘寒，除胃热，清燥金。一斤生姜辛温，祛寒饮，散逆气。二两。三者皆能和胃，胃和则呕止

加粳米一合亦借以调中州煎，热服。

〔批〕渴。

病瘥后渴者，春泽汤。

五苓散加人参，或合四君子汤。

〔批〕虚弱惊悸。

伤寒后虚羸，心气乏弱，惊悸多忘，茯神散。

茯神　黄芪　人参　石菖蒲　白芍五钱　远志去骨，七钱半

每五钱，加枣三枚煎。惊甚加龙齿。伏热加生地黄、麦门冬，甚者加黄连、铁粉、马牙硝之类。蜜丸亦可。

〔批〕心胆虚怯。

瘥后心胆虚怯，梦寐不安，气菀生涎。涎与气搏，变生诸症，或短气困乏，或自汗肢肿，饮食无味，加味温胆汤见后不眠。

本方加人参、麦冬、桔梗、香附。

〔批〕五心烦热。

伤寒后夹劳，五心烦热，背膊疼痛，手足无力，不能饮食，柴胡汤。

柴胡　赤茯苓　鳖甲醋炙　黄芪各两　秦艽　地骨皮　黄芩去黑心　枳壳麸炒　葛根各五钱　甘草炙　人参各七钱半

每四钱，煎。盗汗加熟地、肉苁蓉、牡蛎粉。腰膝无力加牛膝、杜仲。向晚憎寒加附子。汗多加龙骨、麻黄根，或同牡蛎为末扑身。

〔批〕喘嗽肺痿。

伤寒后，喘嗽肺痿，吐脓血，渐将羸瘦，紫菀散。

紫菀洗去苗土　贝母去心，炒微黄　天门冬　生干地　桔梗各两半　百合　知母各七钱半

每四钱，煎。

〔批〕心悸梦泄。

伤寒后，心悸梦泄，牡蛎散。

牡蛎煅粉　桂心　鹿茸酥　白芍药　龙骨各两　甘草炙，五钱

每五钱，入姜、枣煎。如身体枯燥，加羚羊角、犀角屑。

〔批〕呕哕气逆。

伤寒后，虚弱少力，呕哕气逆，六君加黄芪、麦门冬各两，每五钱，入姜、枣煎。

〔批〕失音不语。

伤寒后，失音不语，二沥汤。

竹沥　荆沥　梨汁各三合

温服。

〔批〕下利脓血。

伤寒后，下利脓血，下部疼痛，诃黎勒丸。

诃黎勒去核，煨　人参各两　白茯苓　当归炒　木香　白芷各七钱半　牡丹皮五钱

蜜丸。自利腹痛，寒者加草豆蔻，甚者加附子、吴茱萸。

热毒，黄连丸。

黄连两　乌梅肉炒，二两

蜜杵丸。

〔批〕冷气腰痛。

伤寒汗吐下后，体虚脏冷，气刺腰痛，转动艰难，原蚕蛾半升、糯米半升同炒，米焦为末。每五钱，米醋调如稀糊，煎搅令稠，摊纸或布上，贴痛处，缠缚，冷即易之。

愚按：蚕蛾气热，主固精强阳，与上症不合，恐系蚕砂。此病后或伤风湿，蚕性燥，能去风胜湿，蚕砂辛甘而温，治腰脚冷痛，肢节皮肤顽痹。

〔批〕发颐。

伤寒汗出不彻，邪热遗毒，结耳后或耳下，俱肿硬者，名曰发颐，宜速消散，缓则成脓。

连翘败毒散见太阳后去人参、前胡、枳壳，加连翘、荆芥、防风、牛蒡子、升麻、归尾、红花、苏木、花粉，酒煎。

肿至面者，倍白芷，加漏芦。大便燥实，加大黄酒煨。内有热者，寒热交作，倍柴胡，加黄芩酒洗、黄连酒洗。

〔批〕发颐有脓。

发颐有脓不可消者，已破未破，俱宜内托消毒散。

人参　黄芪　防风　白芷　川芎　当归　桔梗　连翘　升麻　柴胡　金银花　甘草节

水酒同煎。四围赤肿不退者，仍以上药涂之，兼服蜡矾丸最妙。

〔批〕汗出后渐昏。

伤寒汗出愈后，渐觉昏昏不醒，如鬼祟之状，或错语呻吟此因汗出未尽，邪热伏于心胞所致，脉弱人虚者，十味温胆汤主之。

温胆汤加人参、远志、枣仁、熟地黄，再加黄连。

若寒热、潮热、日晡发热，大小柴胡加减主之。

〔批〕虚热盗汗。

伤寒新瘥，虚热，盗汗不止，当归六黄汤见盗汗。

〔批〕阳虚。

阳虚，无热恶寒者，加味黄芪建中汤见虚劳。

〔批〕虚热盗汗阳虚。

本方用桂加人参、当归、白术、麻黄根、牡蛎粉。

〔批〕阴虚。

阴虚，精不足，宜滋阴补肾丸。

熟地黄　生地黄　白术各二两　白芍药　川芎　人参　麦门冬去心　当归酒洗　黄芪盐水炒　蛤粉另研极细　砂仁　茯神去皮木　五味子各两　知母炒，两半　黄柏炒，二两

蜜丸，空心淡盐汤下。腰痛加牛膝、杜仲，腰膝无力加虎胫骨，阴阳俱虚加败龟板、锁阳，或加鹿茸。

〔批〕胃弱食少。

病后胃弱食少，加味枳术丸见饮食。

本方加人参、陈皮、麦芽、神曲，糊丸。

天寒加砂仁，夏热加黄连，气菀加香附，痰多加半夏。

〔批〕助脾进食。

助脾进食，六君子汤。

四君加黄芪、山药。恶寒加炮干姜。

附：狐惑症

狐惑之为病，其状默默欲眠，目牵不得闭，卧起不安。虫蚀于咽喉为惑，蚀阴肛为狐。不欲食，恶闻食臭，其面目乍赤乍黑乍白，蚀于上部则声嗄，蚀于下部则咽干。

《活人》云：狐惑、伤寒与湿蜃皆虫症，初得状如伤寒，或因伤寒失汗变成此疾。大抵伤寒腹内热，食少，肠胃空虚，三虫行作求食，蚀人五脏及下部，为蜃虫病。其候齿无色，舌上尽白胎，甚者唇黑有疮，四肢沉重，忽忽喜眠，虫蚀其肛，烂见五脏则死。当数看其上下唇，上唇有疮，虫蚀其脏；下唇有疮，蚀其肛。杀人甚急，多因下利而得。

〔批〕狐惑症。

伤寒狐惑，蚀于上部则声哑，甘草泻心汤主之见太阳。蚀于下部则咽干，苦参汤洗之一味煎汤熏洗。蚀于肛者，雄黄散熏之一味为末，取二瓦合定，烧烟向肛熏之。

〔批〕失汗变成。

伤寒失汗，变成狐惑，唇口生疮，声哑不出，治蜃桃仁汤《活人》。

生艾　桃仁去皮尖，炒，双仁不用　槐花子碎。各两　大枣十五枚，去核

煎，分三服节庵加入后黄连犀角汤内合服。

〔批〕虫蚀下部。

虫蚀下部，黄连犀角汤《活人》。

黄连五钱　犀角两，到　乌梅七个　没药二钱半

煎，服。

〔批〕咽干声嘎。

伤寒狐惑，微烦，默默欲卧，毒气上攻，咽干声嘎，或便脓血，雄黄丸。

雄黄研　当归炒。各七钱半　芦荟研　麝香研。各二钱半　槟榔五钱

面糊丸，温粥饮下。

〔批〕下部蜃蚀。

下部蜃疮，雄黄锐散。

雄黄　苦参　青葙子治虫　黄连等分　桃仁去皮尖，研泥。减半

为末，以生艾捣汁为丸，如枣核大，绵裹纳肛中。冬月无艾，只用散裹纳亦得。

百合症

百合病者，谓无经络，百脉一宗，悉致病也。人常默默然，意欲食不能食，欲卧不能卧，欲行不能行，或有时闻食臭，或时如寒无寒，如热无热，口苦，小便赤，诸药不能治，得药则剧吐利，如有神灵者，身形虽似和，其脉微数，每溺时头辄痛者，六十日乃愈。若头不痛，淅淅然者，四十日愈。溺时快然，但头眩，二十日愈。体症或未发而预见，或病四五日、二十日、一月微见者，各随症治之。

《活人》云：此名百合伤寒，多因伤寒虚劳，病后不平复，变成奇疾也。

〔批〕百合症汗后。

百合病发汗后，百合知母汤主之《金匮》。

百合七枚，擘。苏颂曰：病名百合而用百合治之，不识其义。李士材曰：亦清心安神之效耳。《类方》云：百脉一宗悉病，盖肺朝百脉，故以百合治肺，为主药　知母上清肺金，下润肾燥，汗后宜滋阴也。三两

先将百合水浸一宿，去白沫水，更以井水二升煎，去渣，另以泉水二升煎知母，去渣后，合煎至一升，分温，再服。

百合病见于阴者，以阳法救之。见于阳者，以阴法救之。见阳攻阴，复发其汗，此为逆。见阴攻阳，乃复下之，此亦为逆。

〔批〕下后。

百合病下后者，宜滑石代赭汤《金匮》。

百合七枚，擘。煎如前　滑石甘，补脾胃；寒，泄余热。三两，搥碎，绵裹　代赭石养阴血，平血热。弹子大，搥碎，裹

水煎二石，取一升，去渣，和百合汁再煎，温服。

〔批〕吐后。

百合病吐后，宜百合鸡子汤《金匮》。

百合七枚，擘。煎如前　鸡子黄甘平，益血补气。一枚

搅匀，再煎。

〔批〕不经吐汗下。

百合病，不经吐下发汗，病形如初者，宜百合地黄汤《金匮》。

百合七枚，擘。煎如前　生地黄汁一升。宁心补肾

煎，温再服。中病勿更服，大便当如漆黑。

〔批〕一月不解变成渴。

百合病，一月不解，变成渴者，百合洗方主之《金匮》。

百合一升，以水一斗，渍之一宿，以洗身。洗已，食煮饼，勿以盐豉也。

渴不瘥者，瓜蒌牡蛎散主之《金匮》。

瓜蒌根　牡蛎煅。等分

为细末，白饮服方寸匕，日三服。

〔批〕渴。

百合症同上，变如渴疾，百合散《金匮》。

百合　瓜蒌根各两　牡蛎煅　麦门冬去心，焙　栀仁炒。各七钱半　甘草炙，五钱

为散。每五钱，入姜一大片、竹叶十四片煎，温服。

〔批〕发热。

百合病变发热一作发寒热，宜百合滑石散《金匮》。

百合两，炙　滑石三两

为末，白饮服方寸匕。

〔批〕腹满痛。

百合病，腹中满痛，用百合两，炒黄为细末，每二钱，米饮调服。

越经症

邪入手少阴经。

〔批〕越经症。

伤寒后，心下不硬，腹中不满，二便如常病不在腑，身无寒热，渐变神昏不语，不思食，形如醉人此邪热入手少阴，心火上逼肺也，或独语，目赤舌干邪热入里，不饮水邪热在阴，故不渴，导赤各半汤节庵。

黄连　犀角　山栀仁热入心经，以此凉之　滑石水飞　甘草心移热于小肠，以此泄之　黄芩　麦门冬心热上逼于肺，以此清之　人参　白茯神邪越经而传于心，以心神本不足也，以此补之

加灯心、姜、枣，煎。

汪讱庵曰：伤寒传邪，手足原无界限，故仲景亦有泻心数汤，而麻黄、桂枝，先正①以为皆肺药也，此汤泻心肺之邪从小肠、膀胱而出，故亦名曰导赤。其与诸泻心汤异者，以心下无痞硬之症也。

撮空症

〔批〕撮空症。

---

① 先正：先贤，前贤。

伤寒，叉手冒心阳虚，循衣摸床，谵语昏沉，不省人事热昏其神，小便利则肺气犹降，而膀胱犹能化气，肾水未枯，故可治。节庵曰：俗医不识，误认风症，不知此乃肝热乘肺，元气虚衰，不能主持，升阳散火汤节庵。

人参　白茯神　白术　陈皮　麦门冬去心　当归　白芍药　柴胡　黄芩

入姜、枣，煎汪认庵曰：此病非升散之症，方中仅柴胡一味，难尽升散之名，而节庵以此名方，何欤？有痰加半夏。大便燥实、谵语、发渴加大黄。泄泻加白术、升麻。

《准绳》曰：循衣摸床，危恶之候也，有二病：其一，由太阳中风，以火劫汗，因成坏病，捻衣摸床，小便利者生，不利者死；其二，由阳明里热之极，循衣摸床，脉弦者生，涩者死。详大承气汤条内。许学士尝治一人病伤寒，大便不利，日晡发潮热，循衣撮空，直视喘急，与小承气汤。一服而大便利，诸疾渐退，脉且微弦，半月愈。或问曰：下之而脉弦者生，何也？予曰：《金匮玉函》云循衣妄撮，怵惕不安，微喘直视，脉弦者生，涩者死。微者但发热谵语，承气汤主之。予尝观钱氏仲阳《小儿直诀》云，手循衣领及捻物者，肝热也。盖肝有热邪，淫于胃经，故以承气泻之。海藏云，许学士作循衣撮空是肝热风淫末疾，此论诚当。然莫若以为肺热之邪，其人必妄言乱语。《难经》云肺邪入心，为谵语是也。余方论详循衣摸床条。

〔批〕循衣摸床有宜补者，详本症中。

〔批〕如狂症。

伤寒初起无热不在表，狂言烦躁此热结于膀胱也，名如狂症，桂苓饮节庵。

五苓散合六一散加栀仁、知母、黄柏。

胞与堂复加紫苏叶取微汗之意。

卷 七

脉 法

分见六经及总论，复脉汤外余详此。

注皆本成氏，有兼采者，则书姓名或书名。

问曰：脉有三部，阴阳相乘。营卫血气，在人体躯。呼吸出入，上下于中。因息游布，津液流通。随时动作，效象形容。春弦秋浮，冬沉夏洪。察色观脉，大小不同。一时之间，变无经常。尺寸参差，或短或长。上下乖错，或存或亡。病辄改易，进退低昂。心迷意惑，动失纪纲。愿为具陈，令得分明。师曰：子之所问，道之根源。脉有三部，尺寸及关。营行脉中卫行脉外流行，不失衡铨称也，可以称量轻重。经曰：春应中规，夏应中矩，秋应中衡，冬应中权。肾沉心洪，肺浮肝弦。此自经常，不失铢分。出入升降，漏刻周旋。水下二刻，一周循环一呼一吸为一息，漏水下二刻，人二百七十息，一周于身。详《内经》脉要篇。当复寸口，虚实见焉脉始从中焦，注手太阴寸口，五十度一周，复至寸口。经曰：虚实死生之要，皆见于寸口之中。变化相乘，阴阳相干。风阳邪伤阳则浮虚，寒阴邪伤阴则牢坚。沉潜水畜滀积于内，支饮支散于外急弦。动阴阳相搏则为痛，数阳邪气胜则热烦阳胜。设有不应脉与病不相应，知变所缘必缘邪变传之所致。三部以候五脏之气不同，病各异端随部察其虚实。太过可怪，不及亦然太过不及皆有邪气干于正气。邪不空见，中必有奸。审查表里在表在里，三焦入腑入脏别焉。知其所舍，消息诊看。料度脏腑，独见若神。为子条说，传与贤人。

《准绳》曰：按此后人以为出叔和，今按《脉经》载张仲景论脉，止此一条，则知非叔和自撰也。

师曰：呼吸者，脉之头也脉随呼吸而行，故言脉之头。〔批〕呼吸，脉之头。初持脉，来为阳疾有余去为阴迟不足，此出以候外，外为阳疾入以侯内，内为阴迟，名曰内虚外实也来疾去迟，阳有余而阴不足。〔批〕内外虚实。初持脉，来迟去疾，此出迟入疾，名曰内实外虚也来迟去疾，外阳不足而内阴有余。

刘氏曰：来去出入者，脉之大关键也。内外虚实者，脉之大纲领也。知内外之阴阳，而明其孰为虚，孰为实者，诊家之切要，下手之急务也。

问曰：上工望而知之观其形色，中工问而知之察其病症，下工脉而知之别其表里，愿闻其说。师曰：病人家请云，病人苦发热，身体疼邪在表，当卧不安而脉浮数，病人自卧。师到，诊其脉，沉而迟者表邪已缓，知其差也。何以知之？表有病者，脉当浮大，今脉反沉迟，故知愈也旧注云：沉迟是反静也，然二字须理会，使病或见阴症，又见卧，安知非属少阴乎？不知自卧与嗜卧大别，嗜卧者，极欲卧而究竟不能安寝，此沉迟不过与浮大对言，而正虚邪退之象，意在言外。

假令病人云腹内卒痛里寒痛甚，则不能起，病人自坐。师到，脉之，浮而大者里寒已散，知其差也。何以知之？若里有病，脉当沉而细，今脉浮大，故知愈也是望形问病切脉，三者相参而得之，可为十全之医。《针经》曰：知一为上，知二为神，知三神且明矣。〔批〕望闻问切，四者相参。

师曰：病人家来请，云病人发热烦极。明日师到，病人向壁卧上症不能静卧，此热已去也。设令脉自和，处言已愈。设令向壁卧，闻师到，不惊起而眄视①，若三言三止，脉之，咽唾者，此诈病也。〔批〕诈病。设令脉自和，处言汝病太重，常②须服吐下药，针灸数十百处乃愈彼以诈病，此以诈治，以言恐之，使其畏惧则起。

师持脉，病人欠者，无病也阳引而上，阴引而下，故欠。阴阳相引则和，是无病也。脉之呻者，病也呻吟，身有所苦也。言迟者，

---

① 眄视：原作"盼视"，考"盼视"意谓以怨恨的目光看，文义不属。段玉裁《说文解字注》云："盼、眄、盼三字形近，多互讹。"故改为"眄视"，即斜着眼看。

② 常：通"当"。《韩非子·十过》："愿闻古之明主得国失国何常以。"

风也风客于中，则经络急，舌强难运。摇头言者，里病也里有病，欲言则头为之战摇。行迟者，表强也经络引急，行步不利。坐而伏者，短气也里不和，故坐而喜伏。坐而下一足者，腰痛也大关节不利，故不能正坐，下一足，以缓其痛也。里实护腹，如怀卵物者，心痛也不能伸仰。〔批〕欠呻言迟，行迟坐伏。

问曰：人病恐怖者经曰：气血者，人之神。恐怖者，血气不足，而神气弱也，其脉何状？〔批〕恐怖。师曰：脉形如循丝，累累然，其面白脱色也《针经》曰：血夺者，色夭然不泽，其脉空虚。

问曰：人不饮，其脉何类？其脉自涩涩为阴，主亡津液，唇口干燥也阴主内，故不饮。疑有脱文①。〔批〕不饮。

问曰：人愧者，其脉何类？师曰：脉浮愧则神气怯弱，而面色乍白乍赤改变不常。〔批〕愧。

问曰：经说脉有三菽六菽重者，何谓也？师曰：人以指按之，如三菽之重者《难经》曰：与皮毛相得，肺气也；如六菽之重者与血脉相得，心气也；如九菽之重者与肌肉相得，脾气也；如十二菽之重者，肝气也与筋平；按之至骨者，肾气也。〔批〕三菽六菽。

假令下利，寸口关上尺中悉不见脉经曰：冷气在胃中，故令脉不通，然尺中时一小见脾虚为肾气所乘，脉再举头者，肾气也。若尺中见损脉为肾气亦衰，脾复胜之鬼贼相刑来至，为难治是脾胜不应时也。〔批〕下利无脉。

问曰：脉有相乘，有纵有横，有顺有逆，何也？师曰：水行乘火，金行乘木，名曰纵纵任其气，乘其所胜；火行乘水，木行乘金，名曰横其气横逆，反乘所不胜；水行乘金，火行乘木，名曰逆子行乘母；金行乘水，木行乘火，名曰顺也母行乘子。〔批〕纵横顺逆。

问曰：脉有残贼，何谓也？师曰：脉有弦伤风、紧伤寒、浮伤阳、沉伤阴、滑伤暑、涩伤湿，此六者名曰残贼为人病者，名曰八

---

① 疑有脱文：据《注解伤寒论》，"其脉自涩"前有"师曰"二字，故蔡氏此疑甚是。

邪，风寒暑湿伤于外也，饥饱劳役伤于内也，**能为诸脉作病也**经脉者，卫脉也；营卫者，阴阳也。其为诸经脉作病者，必由风寒暑湿伤于荣卫，客于阴阳之中，伤害正气也。〔批〕残贼。

问曰：脉有灾怪，何谓也？师曰：假令人病，脉得太阳，与形症相应，因为作汤，比还送汤，服药如食顷，病人乃大吐，若下利，腹中痛。师曰：我前来不见此症，今乃变异，是名灾怪脉症与药相对，而反变异。又问曰：何缘作此吐利？答曰：或有旧时服药，今乃发作，故名灾怪耳《三注》云：视病者，当临时谛问曾服何药，庶不为人分谤。〔批〕灾怪。

问曰：东方肝脉，其形何似？师曰：肝名厥阴，其脉微弦，濡弱而长，肝病自得濡弱者愈也。〔批〕肝脉。心名少阴，其脉洪大而长，心病自得洪大者愈。〔批〕心脉。假令脉来以候表微为正气去以候里大为邪气，故名反与本脉相异，**病在里也**经曰：心脉来不盛，去反盛，此为不及，病在中。脉来头小本大者，即初小后大也，**故名覆小为正气，大为邪气。初小则正虚，续大则邪气先入里，今复还于表，病在表也。**上微浮之而微头小者初来复小，则汗出表中气虚；下微沉之而微本大者后来自大，则为关格不通里虚邪实，**不得尿气化不下行。头无汗者虽作关格，阳犹未衰，可治；有汗者，死阳气不得下通而上脱也。肺名太阴，其脉毛浮也轻虚，肺病自得此脉。若得缓迟者脾脉，子母相生，皆愈；若得数者为火克金，法当痈脓疮疡，难治。〔批〕肺脉。详《内经》脉要篇，此故节录。

问曰：二月得毛浮脉，何以处言至秋当死？师曰：二月之时，脉当濡弱，反得毛浮者，故知秋死。二月肝用事，肝脉属木，应濡弱，反得毛浮者，是肺脉也。肺属金，金来克木木气不能发荣，无资生之意，故知至秋死金旺木绝。他皆仿此。〔批〕脉不应时。

立夏得洪大脉，是其本位春弦夏洪，秋毛冬石，当其时得之，则为平脉。其人病身体苦疼重者此为邪客之故，或风或湿，伤其体也，须发其汗辛凉小汗，应药而愈。若明日不疼不重者，不须发汗。若汗濈濈自出者，明日便解矣。何以言之？立夏得洪大脉，是其时脉，故使然也。四时仿此。〔批〕应时。

脉肥人责浮肌肤厚，其脉沉，瘦人责沉肌肤薄，其脉浮。〔批〕责浮责沉。肥人当沉，今反浮，瘦人当浮，今反沉必有邪气相干，使脉反常，故责之。

阳脉浮大而濡，阴脉浮大而濡，阴脉与阳脉同等者，名曰缓也。〔批〕缓。

缓有迟缓、有和缓二意。独阴独阳，缓无自而见，阴阳合而成体，缓脉自此而生。戴氏曰：每居中部或沉部间，柔软而慢，但小于沉脉，按之缓软，此有邪之诊，为不及之缓。阴阳气和，阳寸阴尺，上下同等，无有偏胜，此无邪之诊，为和缓之缓。缓与迟，二脉相类，迟脉一息三至，缓脉一息四至。〔批〕迟缓、和缓。

脉浮而紧者，名曰弦也。弦者，状若弓弦，按之不移也。脉紧者，转索无常也左右旋转而不可拘也。此明弦紧之辨。又，仲景曰：脉至如转索者，其曰死，为其紧急不软，无胃气也。转索一也，有死生之分，宜详辨之。〔批〕浮紧。

脉弦而大，弦则为减，大则为芤，减则为寒阳气减损而不足，芤则为虚阴血衰竭而空虚，寒虚相搏，此名曰革革易常度。妇人则半产漏下阴血不足，男子则亡血失精阳精不足，人道大坏，故曰革。〔批〕革。

《准绳》曰：《易》曰革，去故也，改故从新之意。虚寒停留，经久不去，昔之充溢者，今且改易，而为劳伤枯瘁矣。然亦有暴而变此脉者，虽名曰革，但病未成，有不药而愈之道焉。故经曰：三部脉革，长病得之死，卒病得之生也。经言：有似沉伏者，革脉所居之位也，实而长微弦者，革脉之形也。要之，大似实而弦似长，总不离乎弦之与大而已，惟其杂伏于沉大实长，故又有牢之意。孙真人以革为牢，诸脉书有牢则无革，有革则无牢者，皆为是欤？

愚按：有以浮沉分牢革者，大抵总是一脉，浮沉皆有弦大，因分二名耳。〔批〕革脉辨。

寸口诸微卫气微亡阳卫阳也，诸濡①营气弱亡血营血也，诸弱

---

① 濡：原作"涩"，据《注解伤寒论·平脉法》改。

阴虚发热，诸紧阴胜为寒。〔批〕微濡①弱紧。诸乘寒者正气大虚，阴阳俱为寒邪乘之，则为厥抑伏阳气，不得宣发。菀冒不仁昏冒不能知人，肢体强直不用，以胃无谷气，脾涩不通，口急不能言脾脏血少，战而栗也胃阳不布。战者，寒在表；栗者，寒在里也。乘寒之患，不亦危乎？微濡②弱紧皆曰诸者，谓兼他脉而言也。

寸口脉弱而缓，弱者阳气不足阳能消谷，不足则不能消化谷食，缓者胃气有余胃中有未消谷食，噫而吞酸，食卒不下，气填于膈上也弱而缓，知有积畜痰饮，留滞于中，故噫酸而气填也。《金匮要略》曰：中焦未和，不能消谷，故令噫。弱缓与迟缓亦不同。〔批〕弱缓。

寸口脉微而涩〔批〕微涩，微者卫气不行，涩者营气不足，营卫不能相将，三焦无所仰三焦者血也，护三焦者气也，营卫俱损，三焦无所仰赖矣。〔批〕营卫三焦，身体痹不仁经曰：营气虚则不仁。《针经》曰：卫气不行则不仁。营气不足则头痛营为血，血不足，口难言营属心，营弱心虚；卫气虚则恶寒阳不外护，数欠气不内聚，三焦不归其部三焦有气无形，无形之气不归，则有形之物不化，则营卫终无所生。上焦不归者，噫而酢吞《金匮》云：上焦竭，善噫。以上焦在膈上，物未能传化，故噫而酢吞；中焦不归者，不能消谷引食中焦在胃之中，主腐熟水谷，水谷不化，故不能消谷引食；下焦不归者，则遗溺《金匮》曰：下焦竭，即遗溺失便。下焦在膀胱上口，主分别清浊，不能约制溲便，故遗溲。其始也，因营卫不足，无以仰于三焦。其既也，三焦不归，复无以养夫营卫。明此，可知标本之治矣。

寸口脉浮而大〔批〕浮大，浮为虚正气虚，大为实邪气实。在尺为关邪气关闭下焦，在寸为格邪气格拒上焦。关则不得小便里气不得下通，格则吐逆食不得入。〔批〕关格。关，闭也，故内者不得出；格，拒也，故外者不得入。丹溪曰：谨按《难经》云，吸入肝与肾。夫盈天地之间者，一元之气也。气之升者为阳，气之降者为阴。

---

① 濡：原作"涩"，据文义改。
② 濡：原作"涩"，据文义改。

肾，足少阴，肝，足厥阴也，位居下，主吸与入。其所吸之气不能达肾，至肝而还者，此阴之弱也。浮大之脉属阳，见于寸者，阳气偏胜，阴不得而配之也，为格，主吐逆，此主阴则呕之谓。见于尺者，阴血不足，阳往乘之也，为关，主不得小便，此东垣滋肾丸之意。何成注不之及，而以邪气关格闭拒为言欤？

寸口脉浮大邪在表，当发汗，而医反下之攻其正气，邪气得以深入，此为大逆。〔批〕浮大妄下。浮则无血下后为无血，大则为寒寒邪犹在，寒气相搏寒邪因里虚而入，则为肠鸣。医乃不知以脉大为热，而反饮冷水，令汗大出，水得寒气，冷必相搏使中焦之气滞，其人即饷《准绳》云：饷与噎通。因妄下之后，胸中虚，气逆而作，只为水寒相搏，以小青龙汤去麻黄加附子，散其水寒而可矣。

寸口脉弱而迟，弱者卫气微阳气不足，迟者营中寒经中容邪。营为血，血寒则发热营客寒邪，搏而发热；卫为气，气微者，心内饥，饥而虚满，不能食也阳气虚衰，不能消谷。〔批〕弱迟。《准绳》曰：缓迟与弱迟，虽止一字之差，而有千里之谬。成氏不合注而分解，无怪其上下不相同也。《三注》以寒为虚，谓血虚则发热，亦通。

寸口脉微而涩，微者卫气衰，涩者荣气不足。卫气衰，面色黄子能令母虚，肺气虚则脾色见于面，肺主气也；荣气不足，面色青血虚则肝色见于面，心主血也。荣为根血荣于内，卫为叶气卫于外。荣卫俱微，则根叶枯槁，而寒栗荣虚、咳逆卫虚、唾腥肺臭腥、吐涎沫也脾液。〔批〕微涩。

寸口脉微而缓，微者为亡阳卫气疏卫温分肉，肥腠理，疏则其肤空皮肤不得温肥，则空虚也；缓者胃气实，实则谷消而水化也。谷入于胃，脉道乃行经曰：缓者胃气有余。又曰：食入于胃，淫精于脉，而入于经，其血乃成《针经》曰：饮而液渗于络，合和于血。是水入于经，其血乃成也。《准绳》曰：按而字，乃承上文之谷字，水亦在其中矣。成注引《针经》，改为水入于经，是血为水化，岂理也哉？玩"合和于"三字，则成说为未莹①。荣盛则其肤必疏卫气弱，外不能固密②皮肤，三焦气之道路绝经经，常也。卫气疏则气不循常度，名曰血崩内则不能护卫其血。〔批〕微缓。

寸口脉微亡阳，尺紧阴胜，其人虚损阳微阴胜，多汗愈损阳气，知阴常在，绝不见阳也。〔批〕寸微尺紧。

寸口脉古人所谓寸口，多兼关尺而言阴阳浮为阳，沉为阴，又关前为阳，关后为阴俱紧者〔批〕阴阳俱紧，法当清邪天之湿，雾露雨是也。《三注》以清指风中于上焦天本乎气，故中上、中表、中经络，浊邪地之湿，水泥是也。《三注》以浊指寒中于下焦地本乎形，故中下、中里、中筋骨。经曰：风者，上先受之。若浊邪是寒邪，则足太阳当先受之，不应独中下焦。〔批〕清邪浊邪。清邪中上，名曰洁也；浊邪中下，名曰浑也浑浊。〔批〕洁浑。阴中于邪，必内栗也身不战，但心惕惕然。表气微虚，里气不守，故使邪中于阴也阴即下焦。阳中于邪，必发热头痛，项强颈挛，腰痛胫酸，所谓阳阳即上焦中雾露之气既言清邪为雾露之气，则浊邪非地之湿气如何，故曰清邪中上，浊邪中下。阴气为逆，足胫逆冷《难经》论五邪，以中湿为肾邪，其病足胫寒而逆，则此为肾中湿邪明矣，便溺妄出邪客于肾，不能收禁，表气微虚，里气微急，三焦相溷，内外不通三焦者，元气之别使，主通行三气，经历于五脏六腑也。纪氏所谓下焦禀真元之气，即元气也。上达至于中焦，中焦受水谷精悍之气，化为营卫。荣卫之气与真元之气，通行达于上焦也。三焦通，则上下内外左右皆通也。上焦怫菀，脏气相熏，口烂蚀龈也菀热内发。中焦不治，胃气上冲，脾气不转，胃中为浊脾不能化胃之所纳，荣卫不通无水谷之精气以为营，无水谷之悍气以为卫，营卫何由得通，血凝不流。若卫气前通者荣行脉中，卫行脉外，不能一时而通，必有先后，小便赤黄小便不独从膀胱之气化，亦从上中二焦之气化也，与热相搏，因热作使，游于经络，出入脏腑，热气所过，则为痈脓卫气温

---

① 莹：明白。
② 密：原作"蜜"，据《注解伤寒论·平脉法》改。

分肉，充皮肤，肥腠理，故通以溃脓。〔批〕卫气前通。若阴气前通者，阳气厥微，阴无所使，客气内入，嚏而出之《内经》论嚏，或因寒气下临，心气上从，或因热气下临，肺气上从，声嗢咽塞李明之云阳气不得出者曰塞，阴气不得下降者曰噎，则噎塞皆阴阳寒热相搏耳，寒厥相逐，为热所拥，血凝自下，状如豚肝营气者，其津液注之于脉，化以为血，以营四末，注五脏六腑，故其通也，以下血。阴阳俱厥营卫毕竟不谐，脾气孤弱不能散精，上归于肺，通调水道，五液注下，下焦不阖，清便下重，令便数难无气以出之故。脐筑如筑湫①水脏痛肾间动气将绝，命将难全。〔批〕阴气前通。此节注本《准绳》。

脉浮而滑，浮为阳邪气并于卫而卫气胜，滑为实邪气并于营而营气实，阳实相搏，其脉数疾平人脉一息四至，卫气行六寸，数则一息六至，卫气行九寸，计过平人之半，失常度矣。卫气失度，浮滑之脉数疾，发热，汗出不解者精气脱，此为不治论曰：脉阴阳俱盛，大汗出，不解者死。〔批〕浮滑。

脉人之根本病根本内绝人不病，名曰行尸形虽尚强，以无王气，卒眩仆气脱不识人者，短命则死。〔批〕脉病人病。人病脉不病根本内固，名曰内虚形虽弱，只为虚，以有谷神谷气，虽困无苦。

问曰：翕奄沉脉来大而盛，聚而沉，谓之翕奄沉，正如转珠之状也，名曰滑，何谓也？〔批〕翕奄沉为滑。沉为纯阴沉为脏气，翕为正阳翕为腑气，阴阳和合不为偏胜，故令脉滑。关尺自平，阳明脉微沉阳部见阴脉，则阴偏胜，而阳不足，食饮自可。阳明胃脉，胃中阴多。少阴脉微滑阴部见阳脉，则阳偏胜而阴不足，滑者紧之浮名也，此为阴实阳凑阴分，其人必股内汗出，阴下湿也股与阴，少阴之部也。今阳热凑阴，必熏发津液，泄达于外也。

《准绳》曰：按"翕奄沉"三字，状得滑字最好。夫翕者合也，奄者忽也，当脉气合聚而盛之时，奄忽之间，即已沉去，是名滑也。仲景恐人误认滑脉为沉，故下文又曰：滑者，紧之浮名也。曰沉曰

---

① 湫（qiū 秋）：寒凉。

浮，若异而同。上文紧者如转索无常也，则知浮为转索无常之浮，非轻手便得，有常之名也。沉为翕奄之沉，非重取乃得，一定之说也。仲景下字具有史笔，赵嗣真曰：今人不解，作秦汉文字观。可谓善读仲景之书矣。许学士云：古人论滑脉，虽云往来前却，流利宛转，替替然与数相似，仲景只"沉为纯阴"三语而足也。

问曰：曾为人所难，紧脉从何而来？〔批〕紧脉何来？师曰：假令亡汗、若吐，以肺里寒，故令脉紧也。假令咳者，坐饮冷水，故令脉紧也。假令下利，以胃中虚冷，故令脉紧也阳舒缓，阴缩急，阴化为寒，掣然①收敛，气血以坚，其脉宁得不急？伤寒必浮紧，在里为内伤之紧，虽有不同，而紧则总因于寒也。

寸口通关尺而言卫气胜，名曰高脉来浮而有力。卫气主表，浮以候之。今浮中有力，是气盛也，以其在上，故谓之高。有升而不降之义焉。荣气盛，名曰章明也，条也，往来分明，有条理也。今滑脉为血实之诊，殆近是欤？高章相搏，名曰纲总也。荣卫俱盛也。〔批〕高章纲。卫气弱，名曰慄举之沉弱恍惚，故谓之慄。荣气弱，名曰卑荣主血为阴，按以候之。其脉沉而无力，故谓之卑。慄卑相搏，名曰损阴阳俱虚，举按俱无力，总谓之损。〔批〕慄卑损。卫气和，名曰缓缓为胃脉，胃合卫气，卫气和，故见缓脉。荣气和，名曰迟迟为脾脉，脾合荣气，荣气和，故见迟脉。迟缓相搏，名曰强荣卫俱和，故迟缓相搏，不亦强乎？〔批〕缓迟强。寸口脉缓而迟，缓则阳气长，其色鲜，其颜光，其声商，毛发长，迟则阴气盛，骨髓生，血满，肌肉紧薄鲜硬，阴阳相抱，荣卫俱行，刚柔相搏，名曰强也此释上"强"字之义，见为平脉，非病脉也。

趺阳脉一名会元，一名冲阳，在足背上，去陷谷三寸脉动处，乃足阳明胃经之动脉也浮，浮则为虚胃气虚寒，浮虚相搏，故令气噎，言胃气虚气虚竭津竭也。〔批〕趺阳脉浮。脉滑则为哕寒饮上逆，噎与哕皆因妄下之后，复与之水，以发其汗，胸中虚，气逆而作。轻则为噎，重则为哕。此为医咎，责虚取实此症之变为虚寒者也，守空

---

① 掣（jiū究）然：收敛貌。

迫血。**脉浮，鼻中燥者**邪未入里，因津液耗而益炽于经，**必衄也**此症之仍属于阳者也。《准绳》曰：餶即东垣书所载咽喉噎塞、口开目瞪之症，哕则气从脐下直冲，上出于口，而吃吃然作声。频频相续为实，可治。半时哕一声为虚，难治也。热病至哕，则病已极。

趺阳脉寸口为脉之大会，五脏六腑之所终始。趺阳主脾胃，生死吉凶之枢机系焉，脉道之切要也**微**卫气衰**而紧**中气馁，**紧则为寒，微则为虚，微紧相搏**中虚且寒，**则为短气。**〔批〕微紧。

趺阳脉紧而浮，浮为气胃气，**紧为寒**脾寒，**浮为腹满**胃虚，**紧为绞痛**脾寒，**浮紧相搏，肠鸣而转，转即气动**中虚不能健运，**膈气乃下**膈中之气因而下泄。〔批〕紧浮。**少阴脉不出**虚寒之气，至于下焦，结于少阴，**而聚于阴气**①。〔批〕气，疑器字，**其阴肿大而虚也**《三注》：少阴之脉内伏，明是真阳绝少，无以生土而制水。虚言火虚也。

趺阳脉浮而涩脾胃之气不足，**少阴脉如经也**少阴亦主下利，其病在脾转输失职，法当下利。何以知之？若脉浮大者轻取有余，重取不足，气实血虚也。今趺阳脉浮而涩，故知脾气不足，胃气虚也。〔批〕浮涩。以少阴下利为少阴弦而浮才见浮取即见，则弦为本脉，浮为肺脉。一为子，一为母，兼见无伤也，**此为调脉，故称如经也。若应浮弦反滑数者，故知当屎**②脓也此桃花汤症也。《三注》：如经者，虽失本来面目，而非克贼难复之道。若外邪内乘，必便脓血，其利又为少阴实利，而非脾胃虚利矣。

趺阳脉迟而缓胃本脉，胃脉如经也。**趺阳脉浮而数，浮则**数，**浮则伤**胃胃为阳，属气，故阳虚者脉浮，**数则动**脾脾为阴，主血，故阴虚者脉数。〔批〕迟缓浮数。此非本病，医特下之所为也。营卫之邪内陷脾胃，**其数先微**脾先微，**脉反但浮**胃仍浮，**下多亡阴，脾气大衰，不为胃行其津液，其人必大便硬，气噫而除**邪在胃，正

---

① 阴气：《注解伤寒论·平脉法》作"阴器"，"气""器"可通假为用，蔡氏不明通假，故批云："气，疑器字。"

② 屎：原作"尿"，据《注解伤寒论·辨脉法》改。

又衰。何以言之？本以数脉动脾，其数先微脾虽躁动，不能持久，故知脾气不治，大便硬津液少，胃中干燥，气噫脾病而除得后与气乃除。今脉反浮，其数改微，邪气独留独留于脾，无与于胃，心中则饥胃中空虚，邪热不杀谷脾中真火乃能杀谷。胃能纳，脾不能化，则食而不消，潮热发渴胃中增热，调胃承气下之。数脉当迟缓下之仍归迟缓，脉因前后，度数如法一息四至，病者则饥饥而能食，食而能化。数脉不时有时数，有时不数，则邪热凝血不散，则生恶疮也。

跌阳脉伏而涩，伏则吐逆，水谷不化胃气伏而不宣，中焦关格，正气壅塞故也，涩则食不得入脾气涩而不布，邪气拒于上焦故也，名曰关格此关格之独见于跌阳，以病专在脾胃故也。〔批〕伏涩。

跌阳脉浮而芤，浮者卫气衰，芤者荣气伤浮为气虚，芤为失血，其身体瘦卫衰形损，肌肉甲错荣伤枯槁，浮芤相搏，宗气三焦隧气之一也。经曰：宗气积于胸中，出于喉咙，以贯心肺，而行呼吸是也衰微卫衰荣伤，四属皮肉脂髓断绝失所滋养。〔批〕浮芤。

跌阳脉不出脾胃为荣卫之根，脾能上下，则水谷消磨，荣卫之气得以行，脾不上下脾气虚衰，则荣卫之气不得通行于外，故脉不出，身冷卫气不温肤硬营血不濡。〔批〕脉不出。

跌阳脉沉而数，沉为实主里，数消谷为热，紧者紧为肝脉，见于脾部，木来克土，为鬼贼相刑难治。〔批〕沉数紧。《三注》：沉数为热实于内，尚能消谷，脾虽病而气犹强，故一去其热，则数退而沉自起矣。若沉而兼紧，则里气虚寒，不能化谷，岂易治耶？《准绳》曰：紧与弦当有分别，恐未可便以紧为弦也。《论》①曰：弦则为减。《金匮》曰：脉紧如转索无常者，有宿食也。以义求之，则弦为虚，紧为实矣。

跌阳脉大为虚而紧为寒者，当即下利胃中虚寒，为难治，下利，脉当微小，反紧者，邪胜也，故云难治。经曰：下利脉大者为未止。《准绳》曰：大为实，大为虚，上下纷纭，更易不定者，只要识

---

① 论：《伤寒论》的简称。

得虚者正气虚，实者邪气实之义。〔批〕大紧。

问曰：何以知乘腑？何以知乘脏？师曰：诸阳浮数阳也，阳部见阳脉为乘腑，诸阴迟涩阴也，阴部见阴脉为乘脏也。〔批〕乘腑乘脏。

伤寒，脉阴阳俱紧，恶寒发热，则脉欲厥。厥者，脉初来大浮取则紧而大，渐渐小按之紧渐小，更来渐渐大久之，紧仍渐大，是其候也正气大虚，内外皆邪，脉厥之候。如此者恶寒，甚者翕翕汗出，喉中痛风甚于热。热多者热多于寒，目赤脉多，睛不慧经热。医复发之，咽中则伤大耗其液。若复下之，则两目闭阳邪下陷。寒多者内寒，便清谷；热多者热甚，便脓血。若熏之熏其外，则身发黄两热合。若熨之熨其体，则咽燥火复劫。若小便利者，可救津液未竭。小便难者，为危殆汗既不可，下又不能，火劫益非其治，岂竟无法乎？圣人言此，明示以治外不可遗内，治内不可遗外。未误以前，有不可妄治之戒。既误以后，有随症各见之情。是正虚邪实，阴阳错杂，不可拘于伤寒正法也。〔批〕脉厥。

伤寒发热，口中勃勃气处，头痛目黄，衄不可制。贪水者，必呕；恶水者，厥。若下之，咽中生疮。假令手足温者，必下重，便脓血。头痛目黄者，若下之，则两目闭。贪水者，若下之，其脉必厥，其声嚘，咽喉塞；若发汗，则战栗，阴阳俱虚。恶水者，若下之，则里冷，不嗜食，大便完谷出；若发汗，则口中伤，舌上白苔，烦躁，脉数实，不大便六气日后，必便血；〔批〕数实。若发汗，则小便自利也原注云：此条仲景不先言脉者，正因其症各分，脉非一概，独于后补出脉见数实。症不大便六七日之久，热甚于里，必至便血者，若不察其脉，而复汗之，则津液愈出，血为凝泣，必至小便利，而为畜血矣。

脉浮而大，〔批〕浮大。浮为气实，大为血虚，血虚为无阴，孤阳独下阴部者卫为阳，营为阴，今卫气强实，阴血虚弱，阴乘阳虚，下至阴部，阳为热，热甚则必消烁津液也，小便当赤而难，胞中当虚。今反小便利而大汗出阴气内弱，卫家当微。今反更实，津液四射，营竭血尽，干烦而不得眠，血薄肉消，而成暴液津液四射。医复以毒药攻其胃又虚其里，此为重虚。客阳去有期，必下如污泥而死。

温　病

风温　温毒　湿温　温疟　温疫　热病　阳毒　阴毒　发斑

总论　喻云：仲景书详于治伤寒，略于治温，以法度俱错出于治伤寒中耳。后人深解义例者鲜，故春温一症，漫无成法可师。经曰：冬伤于寒，春必病温。邪藏肌肤，肌肤者，阳明胃经之所主也，即邪中三阳之谓也。又曰：冬不藏精，春必病温。邪入阴脏，即邪中三阴之谓也。〔批〕邪中三阳三阴。阳分之邪，浅而易疗。阴分之邪，深而难愈。所以病温之人，有发表三五次而外症不除者，有攻里三五次而内症不除者，源远流长，少减复剧。以为在表也，而又在里，以为在里也，又似在表，用温热则阴立亡，用寒凉则阳垂绝。凡伤寒之种种危症，温症皆得有之，亦以正虚邪胜，不能胜其任耳。若冬既伤于寒，又不藏精，至春月两邪同发，则冬伤于寒者，阳分受邪，太阳膀胱主之，冬不藏精者，阴分受邪，少阴肾经主之。〔批〕少阴之表，名曰太阳。与两感伤寒，太阳与少阴俱病，头痛口干，烦满而渴之例，丝毫不爽。余治金鉴一则，先以麻黄附子细辛汤汗之，次以附子泻心汤下之，二剂而愈。可见仲景法度森森具列，在后人之善用也。

〔批〕温病。

太阳病，发热而渴，不恶寒者，为温病。

不恶寒，则非伤寒。发热而渴，症似阳明，而与太阳之头项痛、腰脊强，与其脉浮之类并见，则非伤寒之症明矣，故决其为温病。

柯韵伯曰：凡病伤寒而成温者，病虽由于冬时之伤寒，而根实种于其人之欲火。经曰冬不藏精，此是冬伤于寒，春必病温之源。〔批〕温病之源。先夏至为病温，后夏至为病暑，申明冬不藏精，夏亦病温之故。夫人伤于寒，则为病热，其常耳。此至春夏而病者，以其人肾阳有余，好行淫欲，不避寒冷，尔时虽外伤于寒，而阳气足御冬时收藏之令。阳不遽发，寒愈久而阳愈匮，阳日盛而阴愈虚。若寒日少而蓄热浅，则阳火应春气而病温，寒日多而菀热深，则阳火应夏气而病暑。此阴消阳炽，从内而达于外也。仲景独挈发热而渴、不恶寒为提纲，洞悉温病之底蕴。太阳病当恶寒，此发热而不恶寒，而即见少阴之渴，太阳之根本悉露矣。症治散见六经。而伤寒发热不渴，服汤已渴者，是伤寒、温病之关。寒去而热罢，是伤寒欲解症。寒去而热不罢，是温病发现矣。如服桂枝汤，大汗出后，大烦渴，脉洪大者，即是温势猖獗，用白虎加人参汤，是凡病伤寒而成温者之正法。如服柴胡汤已，渴者属阳明也，以法治之，柴胡微寒之剂，不足以解温邪，是当用白虎加人参法，柴胡非其治矣。温邪有浅深，治法有轻重。如阳明症，脉浮发热，渴欲饮水，小便不利者，猪苓汤。若瘀热在里不得越，身体发黄，渴欲饮水，小便不利者，茵陈蒿汤。少阴病，得之二三日，口燥咽干者，大承气汤急下之。厥阴病，下利，欲饮水者，白头翁汤主之。此仲景治温病之大略也。〔批〕仲景治温病大略法。

发汗已，身灼热者，名风温。

其症脉阴阳俱浮，自汗出，身重多眠，鼻息必鼾，语言难出。

楼全善云：其病不独见于春间。

喻云：凡外感之邪，发汗已则身热自退，乃风温之症。发汗已，身始灼热者，明先热在骨髓，发汗已，然后透出肌表也。至于风温二字，取义更微，与《内经》劳风之义颇同。劳风者，劳其肾而生风也，然则冬不藏精，非劳其肾而风先内炽欤？故一发汗，即带出肾经诸多之症。设不发汗，诸症尚隐伏，不尽透出也。又曰：凡病温者，皆为风温之病也。夫风无定体，在八方则从八方，在四时则从四时。春之风温，夏之风热，秋之风凉，冬之风冷。仲景特揭风温为纲，斯义精矣。后人将风与温分为二，兹特辨之，以见治法切近平易，非有奇特耳。

阳脉浮滑，阴脉濡弱者，更遇于风前热未歇，又感于风，变为风温风来乘热。

《活人》云：风温者，脉尺寸俱浮，头疼身热，常自汗出，体重，其息必喘，四肢不收，嘿嘿但欲眠，治在厥阴。厥阴不可发汗，发即谵语独语，内烦，躁不得卧，若惊痫，目乱无精。如此死者，医杀之耳。

喻云：仲景治温症，凡用表法，皆行桂枝汤，以示微发于不发之意。凡用下法，皆行大承气汤，以示急下无所疑之意。又云：桂枝一汤，温法尤详，如加附子、参、术、干姜、茯苓等类，诸多温经之法隶于桂枝项下，一方而两擅其用，与麻黄附子细辛汤同意。凡遇冬不藏精之症，表里之邪交炽，阴阳之气素亏者，按法用之裕如也。仲景立方于四达之衢，会心者毋自窒灵悟，斯可矣。〔批〕熟仲景书解肌、吐、下、温、清诸法，凡涉温病者，皆自按成法治之，无不裕如。

〔批〕风温冬温，及春月中风伤寒。

风温、冬温，及春月中风、伤寒，发热头眩，腰疼背强属太阳，咽喉干，舌强属少阴。柯韵伯曰：少阴者，封蛰之本，精之处也。少阴之表，名曰太阳，太阳根起于至阴，名曰阴中之阳。逆冬气，则少阴不藏，肾气独沉，孤阳无附，发为温病也，忌发汗，宜葳蕤汤《活人》。

葳蕤甘平，补中益气，除烦渴，治风淫温毒，中风暴热，头痛腰痛，用以代参。七钱半　白芷　葛根　麻黄沸汤泡过。既云忌发汗，何以复用麻黄　杏仁去皮尖　甘草炙。各五钱　石膏杵碎　羌活各两　川芎三钱青木香钱。泄肺疏肝和脾

每五钱，煎。一方羌活用独活，白芷用白薇。

葳蕤汤，海藏云以有麻黄不敢用，宜白术汤见太阳后。若头眩汗出，筋惕肉瞤者，加牡蛎；腰背强硬者，加羌活；舌干发渴者，加人参；灼热甚者，加知母；身体重，多汗者，加黄芪，若内伤冷者，不必加。

〔批〕身灼热甚。

风温，身体灼热甚者，知母干葛汤《活人》。

知母　葳蕤各三钱　天南星生用　麻黄去根节　防风　杏仁　羌活各二钱　甘草　黄芩　木香　升麻　人参　川芎各钱　石膏六钱葛根八钱

每五钱，煎。大渴者，除南星、麻黄，加瓜蒌根。

〔批〕身重汗出。

风温脉浮，身重汗出，防己汤《活人》。

即防己黄芪汤见水肿，防己、白术各增三倍，人参两一方无，生姜二两，每五钱，煎，被覆取微汗风温脉浮弱，忌发汗，误汗者，以此汤救之。

〔批〕不恶风寒而渴。

伤寒温病，不恶风寒而渴，通宜败毒加黄芩汤。

人参败毒散去人参，加黄芩。

〔批〕头项痛，壮热无汗。

伤寒温病，头痛项痛，壮热无汗者，升麻汤见阳明后。兼恶寒者，葛根解肌汤。

葛根汤见太阳加黄芩五钱，每五钱，煎。脉浮者，重覆取微汗。

〔批〕微热不渴无汗。

外有微热，不渴无汗者，柴胡加桂枝汤。

小柴胡汤加桂枝。

热多者，小柴胡汤。

〔批〕口渴鼻干。

口渴鼻干，斑疹欲出不出者，升麻葛根汤见太阳后。

〔批〕壮热头痛，咽干咳嗽。

壮热恶风，头痛体疼，鼻塞咽干，咳嗽，涕唾稠黏，柴胡石膏汤。

柴胡去苗　干葛　荆芥去梗　赤芍药　石膏各钱半　前胡去苗　升麻　桑白皮　黄芩各钱　姜三片　豆豉二十粒

煎。

烦渴发热，不恶寒者，竹叶石膏汤见阳明后。

按《活人》所云，温病有二，其用升麻解肌等汤者，正伤寒太阳症，恶寒而不渴者，特以其发于温暖之时，故谓之温病耳；其用竹叶石膏汤者，乃仲景所谓渴不恶寒之温病也。须要细别，勿令误也。然不恶寒而渴之温病，四时皆有之，不独春时而已。〔批〕温病有二。

仲景竹叶石膏汤，见痓后病。

〔批〕脉沉发热。

温病属冬不藏精者，始发二三日间，脉沉，发热，麻黄附子细辛汤。无里症，麻黄附子甘草汤俱见少阴。〔批〕愚按：无里症，谓里无大寒症也。

喻云：邪虽在表，其根源实在里，非专经之药不可，故取附子、细辛以匡麻黄，为温经散邪千古不易之正法。无里症，非是并脉沉、嗜卧等症俱无也，但无吐利、烦躁口渴之症耳，故不用细辛以助之，而反用甘草以和之也。凡治冬不藏精之温症，始发二三日间，请抉择于斯二方焉。后人明见脉症，知风温为不藏精，漫用三阳表药，屡表不应，十不能活一矣。

余解肌、温、清及汗、下后变症，俱于《伤寒论》中对症施治。

不因冬伤于寒，至春而病温者，此特感春温之气，可名曰春温。病温有三种不同，有冬伤于寒，至春发为温病者，有温病未已，更遇温气，与重感温气相杂而为病者，有不因冬寒，不因更遇温气，只于春时感春温之气而病者。此三者，皆可名为温病，不必各立名色，只要知其病源之不同耳。

〔批〕温毒。

温毒　《活人》云：初春发斑、咳嗽为温毒。吴绶曰：冬有非节之暖，名曰冬温，此即时行之气也。若发斑者，名曰温毒，为病最重。

〔批〕三焦大热。

阳脉主表洪数表热，阴脉主里实大里热者，更遇温热前热未已，又感温热，变为温毒两热相合。

伤寒温毒，表里俱热，狂叫欲走，烦热大渴，面赤鼻干，两目如火，身形拘急而不得汗，或已经汗下，过经不解，三焦大热，谵妄鼻衄，身目俱黄，六脉洪数，及阳毒发斑陶节庵曰：此因热在三焦，闭塞经络，津液荣卫不通，遂成此症，三黄石膏汤。

黄芩泻上焦之火　黄连泻中焦之火　黄柏泻下焦之火。各七钱　栀子通泻三焦之火。卅枚　麻黄五钱　淡豉二合。发散表邪　石膏两半。体

重泻火，气轻解肌，表里之邪俱盛，故用表里分清之药

每两，姜、枣、细茶煎，热服。

〔批〕温毒自汗。

温毒自汗者，人参白虎汤主之见阳明。

〔批〕错语不眠。

错语不得眠者，白虎合黄连解毒汤主之见阳明后。表热甚者，加柴胡。

〔批〕内实便秘。

内实大便不通，宜三黄泻心汤下之见太阳后，或大柴胡加硝、黄下之见少阳。

斑出如锦纹者，难治详后发斑。

〔批〕温疟。

温疟 经曰：温疟得之冬中于风寒，气藏于骨髓之中，至春则阳气大发，邪气不能自出，因遇大暑，脑髓烁，肌肉消，腠理发泄，或有所用力，邪气与汗俱出，此病藏于肾，其气先从内出于外也。故如是者，阴虚而阳盛，则热矣，衰则气复返入，入则阳虚，阳虚则寒矣，故名曰温疟。

温疟，脉尺寸俱盛，先热后寒，宜小柴胡汤见少阳。〔批〕先热后寒；先寒后热，宜小柴胡加桂枝汤，热多倍柴胡〔批〕先寒后热；但寒不热，宜柴胡加桂姜汤小柴胡汤去黄芩加桂枝、干姜。〔批〕但寒不热；但热不寒，骨节疼痛，时呕，宜白虎加桂枝汤，热甚者小柴胡合白虎汤〔批〕但热不寒；痰多而热者，小柴胡合二陈汤，脉虚者倍人参。〔批〕痰多而热。

汗多烦渴，小便赤涩，素有瘴气，及不服水土，呕吐甚者，胃苓汤平胃合五苓散。〔批〕汗多烦渴呕吐。

邪热蕴结于里，大便秘实，脉滑大有力者，大柴胡汤下之见少阳。〔批〕热结便秘。

〔批〕湿温。

湿温 先伤于湿，又中于暑，名曰湿温，盖湿病缓而暑病速也。其症两胫逆冷，胸满，头目痛，妄言多汗。夫湿得暑邪，遏

抑阳气，故胫冷而腹满；暑挟湿邪，菀蒸为热，故头痛，妄言，多汗。其脉阳濡而弱，阴小而急。浮为阳，沉为阴。许学士以关前为阳，关后为阴。罗谦甫云：濡弱见于阳部，湿搏暑也；小急见于阴部，暑搏湿也。然湿伤血则必小急，暑伤气则必濡弱，于此知此指浮为阳，沉为阴者，当矣。〔批〕脉阴阳二说俱通，但各有所指耳。不可发汗，汗出必不能言，耳聋，不知痛所在，身青，面变色，名曰重暍，死。

凡阴病胫冷，两臂亦冷，湿温胫冷，臂不冷，非下厥上行，阳微寒厥也。〔批〕湿温胫冷辨。

〔批〕身凉自汗，四肢沉重。

湿温立夏之后至立秋处暑之间，伤寒者，身多微凉，自汗，四肢沉重，即系湿温及重暍，白虎加苍术汤主之。

有寒热外邪，加辛凉表药一二味。若湿气胜，一身尽痛，小便不利，大便反快者，加茵陈、香薷。

若寒物凝滞，及中寒者，宜温，必小便清白。如赤涩而少通，宜十味香薷饮、清暑益气汤，合天水散俱见伤暑。

〔批〕热渴无汗。

身热脉洪，无汗多渴者，热在上焦，积于胸中此非湿温，乃热病也，宜桔梗散。

薄荷　黄芩　甘草　栀子各钱　连翘二钱　桔梗钱

每五钱，煎加竹叶，大便秘加大黄。

〔批〕胫冷臂亦冷。

暑湿相搏，多汗妄言，双胫逆冷，臂亦冷者，宜术附汤见少阴后再加人参、香薷、扁豆主之庞氏云：愚医昧于冷热之脉，见足胫冷，多行四逆辈。如此者，医杀之耳。赵氏曰：若湿气胜，脏腑虚，大便滑，术附其可废乎？若脉大有力，自汗烦渴者，人参白虎汤加白术主之。轻者烦渴不甚，或十味香薷饮、清暑益气汤增损之方见伤暑。但在除湿热、益元气、清暑气而已。

〔批〕温疫。

温疫　喻云：本温病，重感时行不正之气。其症阳脉濡弱，正虚也；阴脉弦紧，邪实也。正虚邪实，则一团外邪内炽，菀而为热，莫能解散，病因缠身为累。而目前近侍，不藏精之人，触其气者，染之犹易，所以初起用败毒散，及发表药中宜用人参，以领出其邪。

温疫主治　人参败毒散见太阳后，柴胡羌活汤。

小柴胡汤加羌活、防风。

〔批〕热病。

热病　喻云：冬伤于寒，夏必病热，则是热病与春温对峙，而非夏时所感之热也。《活人》云：夏月发热恶寒，头疼，身体肢节重痛，其脉洪盛者，热病也。冬伤于寒，因暑气而发为热病，治与伤寒同。然夏月药须带凉，不可太温。桂枝、麻黄、大青龙，须加知母、石膏。桂、麻性热，东南暖处非西北之比，夏月服之，必有发黄出斑之失。〔批〕桂、麻妄服，必有发黄出斑之失。

服凉散药，脉势仍数，邪气犹在经络，未入脏腑者，桂枝石膏汤主之《活人》。

桂枝去粗皮　黄芩各五钱　栀子三钱　升麻　干葛　白芍药　生姜各七钱半　石膏碎　甘草炙。各两

每五钱，煎，食顷再服，得汗停后服。

此方夏至后代桂枝症用，若加麻黄一两，代麻黄、大青龙症用也。有汗脉浮为桂枝症，无汗脉紧为麻黄、青龙症。

〔批〕晚发症。

头疼，身痛甚，恶寒壮热，无汗口渴，烦乱脉洪者，名晚发症非暴中暑热新病之可比，六神通解散节庵。

石膏　黄芩　滑石　麻黄去节，酒洗。各二两　苍术泔浸去皮，四两　甘草两半

每五钱，姜三片煎，热服取汗。服后头疼恶寒症罢，反恶热，大渴，谵语，大便秘，去麻黄、苍术，加柴胡、枳实、大黄煎，槟榔磨水调服。

〔批〕晚发轻者。

伤寒晚发三月至夏为晚发症，轻者栀子升麻汤。

生地黄八两　栀子十枚　升麻两半　柴胡　石膏各二两半

每五钱，煎。病不解，更作服。

吴绶曰：自夏至以后，时令炎暑，有人壮热烦渴而不恶寒者，乃热病也。凡脉浮洪者，发于太阳也；洪而长者，阳明也；弦而数者，少阳也。此发在三阳，为可治。若脉沉细微小，足冷者，发在三阴，难治。

人虚脉弱者，宜以人参汤与之扶其元气，不可攻其热。

脉洪身疼，壮热无汗者，宜通解散见上，发汗则愈，或人参败毒散加葛根、淡豉、生姜以汗之。轻者，只用十味芎苏散见伤风汗之，如夹暑，加香薷、扁豆双解之。

〔批〕兼内伤生冷饮食。

热病兼内伤生冷，饮食停滞，或呕吐恶心，中脘痞闷，或恶风憎寒拘急者，宜藿香正气见霍乱加香薷、扁豆、葛根以发汗，名二香汤。

寒热不解者，在太阳，宜人参败毒散加黄芩；阳明，宜升麻葛根汤见阳明后加黄芩，热甚燥渴，脉大者，人参白虎汤；少阳，小柴胡，夹暑，加黄连、香薷。

〔批〕大便自利，小便不利。

热而大便自利，小便不利，烦渴者，五苓散去桂加葛根、黄连、香薷、滑石之类。

表里俱热而自利，脉浮数，而小便不利者，小柴胡合四苓散主之。

若不解，或转属他经，或里实可下，或阴寒可温，或瘀热发黄等症，皆从正伤寒条内治之。有发斑者，详后发斑条。

〔批〕脉浮紧。

凡热病之脉，本洪大，若见浮紧，是又感夏时暴寒轻举则紧，重按则仍洪甚，以内伏已发也，宜通解散见上去麻黄、苍术，加香豉、葱白，或先用连须葱白汤见太阳后撤其外邪，取微似汗，不汗加苏叶，后用白虎加人参汤。

〔批〕客邪所感。

热病，凡客邪所感，不论脉浮脉紧，恶风恶寒，宜解不宜下者，用双解散见阳明后去硝黄，减白术、芍药、桔梗二三味，加知母、香豉最妥。兼衄者，加生地、丹皮。喘者，加瓜蒌根、厚朴、杏仁。若兼风痰者，用双解散煎一大碗，先饮半，作探吐法，以引痰出外，再尽剂，以被覆令汗出解。〔批〕风痰宜吐。盖用凉药热饮发汗，百无一损也河间制双解散，张子和演为吐法，甚妙。

〔批〕误温坏症。

若误用辛温药，致发斑妄谵，喘满而昏乱者，宜黄连解毒汤见阳明后加减。

〔批〕胃实。

恶热烦渴，腹满，舌黄燥或黑干，不大便，宜凉膈散或承气汤。兼暑热者，凉膈合天水散。若小便不利者，竹叶石膏汤倍石膏。

〔批〕屡下热盛。

屡下后，热势犹盛，不便再下，或诸湿内盛，小便黄赤，大便溏，小腹痛者，欲作利也，并宜黄连解毒汤。

〔批〕温热死脉死症。

温病热病死脉死症 《内经》云：太阳之脉，色属赤，初起时，其色止荣颧骨一处，不交他处，纯是赤色。曰今且得汗者，谓邪势渐从外解，即余症未靖，少待自解，言无害也。至与厥阴争见者，死不外三日，是为交已。热病大热，烦渴汗出，反见厥阴肝经之脉色，争见赤紫晦滞，已为主死，况争见青黑之色耶？何者？少阳色青，少阴色黑也。又，经曰：有病温者，汗出辄复热，而脉燥疾不为汗衰，狂言不能食，病名阴阳交，交者死。谓人所以汗出者，生于精气也。精气者，谷气也。汗出脉燥盛不与汗应，不能食，精无裨，狂言是失志，是见三死，虽愈必死也。此段论温，独创谷气之旨。谷气为精，精气为汗，故藏精者不病温。其病温咸不藏精之人也，而有生有死者，不藏之甚与不甚也。

二阳搏，病温者死不治，虽未入阴，不过十日死。二阳者，手足阳明也。

温病大热，脉反细小，手足逆冷者死。

温病初起，大热，目昏，谵语，脉小足冷。五六日，脉躁疾，呕吐，瘛瘲，失血，舌焦黑，脉结促代沉小者，皆死。

热病七八日，脉微，溲血，口干，日半死。脉代者，一日死。

热病七八日，脉不躁，或躁不散数，后三日中有汗，三日不汗，四日死。热病已得汗，脉尚躁，喘且复热，喘甚者，死。

热病，不知痛处，耳聋，四肢不收，口干，阳热甚，阴颇有寒者，热在髓，死不治。

热病汗不出，两颧发赤，哕者，死。

热病泻利，腹愈满者，死。

热病目不明，热不已者，死。

汗不出，呕血下血者，死。

舌本烂，热不止者，死。

热而痉，搐搦，昏乱者，死。腰折，瘛瘲，齿噤齘也。

热病，咳而衄，汗出不至足者，死。

〔批〕阳毒诸症。

阳毒 阳邪亢极，遂成阳毒。初受病时，邪毒所加深重，加以当汗失汗，当下失下，或吐下后，邪热乘虚而入，误服热药，使毒热散漫。至于六脉沉实，舌卷焦黑，鼻中如烟煤，身面锦斑，狂言直走，逾垣上屋，登高而歌，弃衣而走，皆其症也。五日可治，六七日不可治。

天行一二日，头痛壮热，水解散《肘后》。

麻黄开腠发汗。四两　桂心引血化汗　甘草炙　白芍调胃和中。各二两　黄芩清上中之热　大黄泻中下之热。各三两

煎，温服。汗出便利，即止后服。

天行瘟疫，菀热自内达外，与伤寒由表入里者不同，故虽一二日之后，可以汗下兼行表里两解，不必同于伤寒之治法也。

〔批〕热毒垂死。

天行热毒垂死，破棺千金汤。

苦参两

酒煮，取吐。

〔批〕阳毒及吐下后变症。

伤寒一二日，便成阳毒，或吐下后，变成阳毒，腰背痛，烦闷不安，面赤，狂言奔走，或见鬼，或下利，脉浮大数，及发斑，咽喉痛，下脓血者，升麻汤《活人》。

升麻　犀角镑　射干　黄芩　人参　甘草等分

煎。温覆取汗，不汗，食顷再服。

〔批〕发热疼痛。

伤寒，阳毒发热，百节疼痛，栀子汤《活人》。

升麻　黄芩　杏仁　石膏各二钱　栀子　赤芍　知母　大青各钱　甘草五分　柴胡钱半

每五钱，姜五片、豉百粒煎。

〔批〕内热如狂。

阳毒，伤寒未解，热在内，恍惚如狂，大黄散《活人》。

大黄两半　桂心七钱半　甘草炙　芒硝五钱　大腹皮三钱　木通三钱　桃仁二十一粒

煎服，以利为度。

〔批〕身热燥渴，咽干喉痛。

阳毒，身热如火，头痛燥渴，咽喉干痛，葛根汤海藏。

葛根七钱半　黄芩　甘草　大黄醋炒。取其散瘀解毒下气　栀子朴硝各五钱

煎。

〔批〕热毒坏症。

时行病六七日，未得汗，脉洪大或数，面赤目痛，大热大渴，狂言欲走。又五六日以上不解，热在胸中，口噤不能言，为坏症，及阳毒发斑，黑奴丸《活人》。

麻黄去节，三两　大黄二两　釜底煤研　黄芩　芒硝　灶突墨研　梁上尘　小麦奴小麦未熟时，丛中不成麦，捻之成黑勃者是也。燥渴倍常者用之，不渴者，服之反为祸。俱各两

蜜丸，弹子大。新汲水，研下一丸。渴者，与冷水饮之，须

臾当寒，寒竟汗出便瘥。若无汗，再服一丸，须微利效，或精魄已竭，心下尚暖，拨口灌之，下咽即活。

〔批〕水渍布法。

脉洪大，内外结热，舌卷焦黑，鼻如烟煤，以水渍布薄①之。

叠布数重，新汲水渍之，稍挼②去水，搭于胸上，须臾蒸热，又渍冷水，如前薄之，仍换新水，数十易。热甚者，置病人于水中，势才退则已，亦一良法也。

〔批〕阴毒。

阴毒 王履曰：考仲景书，虽有阴毒之名，然其所叙之症，不过面目青，身痛如被杖，咽喉痛而已，并不言阴寒极甚之症。其立方用解毒之品，并不用大辛大热之药。是仲景所谓毒者，乃感天地恶毒异气，入于阳经为阳毒，入于阴经为阴毒耳。后人所叙阴毒，只是内伤生冷，或不正暴寒所中，或过服寒凉药所变，或内外俱伤于寒而成耳。然阴寒极甚，固亦可名为阴毒，与仲景所叙阴毒，自是两般。

〔批〕阴毒诸症。

伤寒时气，初得病一二日，便结成阴毒，或服药后，六七日以上，至十日，变成阴毒，身重背强，腹中绞痛，咽喉不利或痛，毒气攻心，心下坚痛，短气不得息，呕逆，唇青面黑，四肢厥冷，身如被杖，脉沉细而疾者五日可治，七八日不可治，甘草汤《活人》。

升麻 当归 甘草炙 桂枝去粗皮 蜀椒去闭口者，炒去汗。各五钱 雄黄二钱半，研 鳖甲酥炙，两半

煎，食顷再服，覆取汗，毒从汗出而愈，未汗再服此即仲景升麻鳖甲汤加桂枝。方见发斑。

赵以德曰：阳毒治以寒凉，阴毒治以温热，何仲景以一方治之？

---

① 薄：通"敷"。《诗经·小雅·蓼萧序》"泽及四海也。"郑玄笺："外薄四海也。"陆德明《释文》："诸本作'外敷'。"

② 挼（ruó 若阳平）：揉搓。

且治阴毒去雄、椒，岂非一皆热毒伤于阴阳二经乎？其曰七日不可治者，阴阳之津气血液皆消减矣。伤寒七日，经气已尽，此加之以毒，不惟消阴，火亦自灭矣。

愚按：仲景治阴毒去雄椒，而于阳毒反用之，以椒、雄辛热解毒之品，故从其类而治之。阴毒反不用者，以归、鳖治阴，不须阳药也。

〔批〕阴毒脉。

始得阴毒，脉沉细疾。

许叔微曰：阴毒本因肾气虚冷，因欲事或食冷物后伤风，内既伏阴，外又感寒，内外皆阴，则阳气不守，遂发头痛，腰重，腹痛，睛疼，身体倦怠，而不甚热，四肢逆冷，额上及手背冷汗不止，或多烦渴，精神恍惚，或可起行，不甚觉重，六脉俱沉细而疾，尺部短小，寸口或无。若脉俱浮大，或沉取之大，而不甚疾者，非阴症也。若服寒凉过多，渴转甚，躁愈急者，急服还阳退阴之药。

〔批〕阴毒初起。

伤寒，如觉风寒吹着四肢头目，骨节疼痛，急宜正元散。

麻黄去节　陈皮　大黄生用　甘草　干姜　肉桂　附子　白芍　吴茱萸　半夏等分。麻黄加倍，吴萸减半

每一钱，姜、枣煎，三服，覆取汗立瘥，或入退阴散五分同煎。

〔批〕逆冷脉沉。

阴毒伤寒，手足逆冷，及前症，脉沉细，退阴散。

川乌　干姜等分

为粗末，炒令转色，放冷再研。每一钱，入盐一捻煎。伤冷微者，每一字，入正元散同煎。咳逆，细细热呷，或伤冷伤食，头昏气满，及心腹诸疾皆效。

〔批〕壮热诸痛，昏倦咳嗽。

伤寒阴毒，头痛壮热，骨节痛，昏倦，咳嗽，鼻塞，不思饮食，或夹冷气，五胜散。

白术两半　甘草　五味子　石膏各两　干姜三两半

每五钱，入盐少许煎。夹冷气，入姜、枣煎，或入艾叶少许煎服。

〔批〕烦躁冷厥。

阴毒伤寒，心闷烦躁，四肢冷厥，白术散海藏。

川乌炮，去皮脐　桔梗　附子炮，去皮脐　白术　细辛各两　干姜炮，五钱

为细末，白汤调下一钱，或煎服。

〔批〕面青肢冷，心燥腹痛。

阴毒，面色青，四肢逆冷，心燥腹痛，还阳汤《本事》。

石硫黄研末

新汲水调下一二钱。良久，或寒一起，或热一起，更看紧慢，再服一二钱，汗出瘥。

〔批〕面青肢冷。

阴毒，面青肢冷，正阳散。

干姜五分　附子炮，钱　甘草五分　麝一分　皂荚一分

煎服。

〔批〕厥逆，指甲青，脉沉细。

手足厥冷，指甲青色，脉沉细而微，正阳丹。

慭葱①四五枝　陈蜂房四五个，烧存性，为末

捣葱为丸，弹子大，手心内握，用手帕紧扎，须臾汗出，被覆。如手足热甚，休教解开，先用升麻汤见上五钱、连须葱三枝、生姜五片，煎，温覆取汗。

〔批〕面青四逆，腹痛身冷。

面青四逆，及脐腹疞痛，身体如冰，并一切卒暴冷气，附子回阳散《良方》。

附子二枚，炮裂，去皮脐

为细末，每三钱，生姜自然汁、冷酒和服，更以冷清酒一盏送下，相次更进一服。良久脐下如火，遍身和暖为度。

---

①　慭葱：即藜芦。

〔批〕烦躁逆冷。

心神烦躁，四肢逆冷，返阴丹《活人》。

硫黄五两，另研　附子炮　干姜炮　桂心各五钱　硝石另研　太阴玄精石另研。各二两

用铁铫，先铺玄精末一半，次铺硝石末一半，中间下硫黄末，又着硝石末一半，盖硫黄，却以玄精末盖上，用小盒合着，炭三斤，烧令得所①，勿令烟出，细研前药，同研令匀，软饭为丸，桐子大，每服十五丸至廿丸，艾汤下，汗出为度，重者卅丸，甚验。喘促吐逆，入口便住。服此三五服不退者，灸关元、气海，不论壮数，艾炷勿令小，小则不得力。仍与当归四逆并此丹，频服，内外通透方得解，若迟慢则死矣。若加以小便不通，及阴囊缩入，少腹绞痛欲死，更于脐下二寸石门穴急灸之，仍与前药，勿利小便。

〔批〕阴毒沉困。

阴毒沉困，脉附骨取之方有，按之即无，一息八至以上，或不可数至此则药饵难为功，急灸脐下，不论壮数，或用葱饼熨法，或炒麸皮熨蒸之二法见白通后。手足不和暖者，不可治也。倘复和暖，以前硫黄诸热药助之，更服四逆汤，以攻其内。若阴气散，阳气来，热药渐减，而和治之。

〔批〕阴中伏阳，烦躁脉伏。

阴中伏阳，烦躁，六脉沉伏，破阴丹《本事》。

硫黄　水银各两　陈皮　青皮各五钱

先将硫黄入铫溶开，次下水银，铁杖搅匀，令无星，倾入盏内，细研，面糊丸，梧子大，每服三十丸。烦躁，冷盐汤下。阴症，艾汤下。

〔批〕代灸膏。

代灸涂脐膏

附子　马兰子　蛇床子　吴茱萸　肉桂等分

---

① 得所：适当，适宜。

为细末，用白面一匙、末一匙，生姜自然汁和，煨成膏，摊纸上，圆三寸许，贴脐下关元、气海，自晚至晓，其力可代灸百壮，腰痛亦可贴之。

〔批〕回生神膏。

阴毒伤寒，外接回生神膏《良方》。

牡蛎煅　干姜炮。各钱

为细末。男病用女唾调，手内擦热，紧掩二卵上，得汗出愈。女病用男唾调擦，紧掩二乳上卵与乳，男女之根蒂，坎离之分也。阴症及诸阴寒，并宜此法非急者勿用。

逆冷囊缩者，炒豆热投醋中，如法熏之。

发　斑

伤寒发斑　时气发斑　温毒发斑　阳毒发斑　内伤发斑　阴症发斑

〔批〕发斑。

总论　赵嗣真曰：《活人》云发斑有两症，有温毒，有热病。又云表虚里实，热毒乘虚，出于皮肤，所以发斑疹。余详仲景论，无此症治，但华佗云热毒未入于胃而下之，胃虚，热入烂胃，又热已入胃，不以时下之，热不得泄，亦胃烂。其斑如鸡头①大，微隐起，喜着两胁。王仲弓②云下之太早，热气乘虚入胃故也，下之太迟，热留胃中，亦发斑，或服热药多，亦发斑。微者赤，五死一生。剧者黑，十死一生。又，《索氏新书》云阳毒出斑，皆如灸迹，指面大，青黑，并不免于死，胃烂也。或有生者，非斑也，皆疹耳，其状如蚊虫咬，小点而赤是也。以斑即是疹，非也，谓表虚里实者，亦非也。如上所言，岂止两症而已乎？吴绶曰凡发斑有六：一曰伤寒，二曰时气，三曰温毒，四曰阳毒，五曰内伤寒，六曰阴症。

〔批〕伤寒发斑。

---

①　鸡头：即芡实。
②　王仲弓：即王实，宋元间人，著有《伤寒证治》一书。

卷

七

四
一
一

伤寒发斑 当汗不汗，当下不下，热毒蕴于胃中也。《千金方》曰：红赤者为胃热，紫赤者为热甚，紫黑者为胃烂也。鲜红起发者吉，虽大亦不妨，但忌稠密成片。紫黑者难治，杂黑者尤难治也。脉洪数有力，身温足暖者，易治。若脉沉小，足冷，元气弱者，多难治。

〔批〕欲出不出。

发斑欲出未出者，升麻葛根汤见太阳后主之此透其毒。若已出者，不可服。脉弱者，倍加人参。大便不实者，倍加白术。腹痛，倍加炒白芍和之又不可汗下，汗之更增斑烂，下则斑毒内陷。

〔批〕脉洪数，热盛烦渴。

脉洪数，热盛烦渴者，人参化斑汤主之即人参白虎汤。

〔批〕初出有表症。

斑疹初出，憎寒壮热，或头痛身痛，胸中不利者，三因加味羌活散。

人参败毒加升麻、白芍药，入姜煎。

斑未透者，加紫草茸咸寒，性滑，入厥阴血分，利九窍，通二便。用茸者，取其初得阳气，以类触类，升发疮疹，泄者勿加。脉虚者，倍人参。胃弱食少，大便自利者，加白术，去枳壳。若斑出盛，或烦热，或咽痛者，加荆芥、防风、薄荷、连翘、牛蒡子。若内热口苦，心烦者，加黄芩、黄连。热甚，舌燥烦渴者，加石膏、知母，喘嗽者亦用之。痰热，胸中烦闷，加瓜蒌仁。斑出盛者，加玄参、犀角大抵解胃热胃烂之毒，必以黄连、大青、犀角、玄参、青黛、石膏、知母、升麻、黄芩、山栀、黄柏之类。

〔批〕潮热烦渴。

发斑肌热，潮热烦渴，或兼少阳症者，加味小柴胡汤主之。

小柴胡汤加黄连、升麻、白芍、玄参。

口烦渴，去半夏，加瓜蒌根。咽痛，加桔梗，倍用甘草。呕，仍用半夏，加生姜，减甘草。斑出盛，加犀角、牛蒡子。毒甚，更加大青。痰火上喘，加桔梗、知母、贝母、瓜蒌仁、桑根白皮。燥渴，加石膏、知母。胁痛、胸满，加枳壳、桔梗。心下痞硬，加枳实、黄连。

〔批〕瘾疹痒痛。

发斑，瘾疹痒痛者挟风热，解毒防风散。

防风　地骨皮　黄芪生用　赤芍药　荆芥穗　枳壳　牛蒡子

一方加当归梢、玄参。

〔批〕咽痛。

发斑咽痛者阳明胃热，挟少阳相火，玄参升麻汤《活人》。

玄参入少阴，壮水以制火　升麻入阳明，升阳而解毒　甘草甘平，能散能和，故上可以利咽，而内可以散斑也。等分

煎。痛甚加桔梗。

〔批〕毒甚烦狂。

发斑毒甚，心烦狂言，或咽痛者，犀角玄参汤。

上玄参升麻汤加犀角泻胃中大热而解毒、射干治实火咽痛而消结、黄芩以清上中之热、人参以扶正气。

或大青四物汤。

大青二钱半。如无，以净青黛代之　阿胶和血补阴，以解疮毒　甘草各钱　淡豆豉百粒

煎。

〔批〕内外烦热，狂叫斑黄，疮毒惊痫。

内外烦热不解，狂易叫走，发斑发黄，及口疮，脚气，瘴毒，热毒，药毒，并见小儿惊痫，紫雪主之《局方》。

黄金百两。同丹砂以镇惊安神，泻心肝之热　寒水石　石膏　滑石以泻诸经之火，而兼利水　磁石各三斤。水煮，捣，煎去滓，入后药　玄参一斤。二味以滋肾水，而兼补阴　犀角镑　羚羊角清心宁肝　沉香木香各五两　丁香两。温胃调气　升麻斤　甘草炙，八两。升阳解毒。并捣拌，入前药汁中，煎去渣　朴硝　硝石各二斤。提净入前药汁中，微火煎，不住手，将柳木搅，候汁欲凝，再加入后二位。诸药用气，硝独用质者，以其水卤结成，性峻而易消，以泻火而散结也　辰砂三两，研细　麝香当门子透骨通窍。一两二钱，研细，入前药中，拌匀

合成退火气，冷水调服一钱或二钱。《本事》方无黄金。

〔批〕错语不眠。

热毒内盛，心烦不得眠，错语呻吟者，黄连解毒汤见阳明后加玄参、升麻、大青、犀角。热盛烦渴，喘嗽者，解毒化斑汤人参白虎汤去粳米主之。

〔批〕潮热便秘。

斑势稍退，内实不大便，潮热谵语者，大柴胡汤加芒硝、大黄，或调胃承气下之，轻者当归丸。

黄连　大黄　甘草等分　当归四倍

浓煎，熬膏为丸。

〔批〕时气发斑。

时气发斑，乃天疫时行之气也。人感之则憎寒壮热，身体拘急，或呕逆，或喘嗽，或胸中烦闷，或燥热，起卧不安，或头痛鼻干，呻吟不得眠，皆斑候也。先用纸捻灯照看病人，面部、胸堂、四肢、背、心有红点起者，乃发斑也。易老①云：但大红点发于皮肤之上者，谓之斑。小红点靥于皮中，不起出者，谓之疹。盖疹轻而斑重也。有来势急者，发热一二日便出，来势缓者，发热三四日而出，治当察病人元气虚实。

〔批〕斑出气虚。

斑欲出未透，脉微弱，元气虚者，升君汤。

四君子合并升麻葛根汤

斑不透，加紫草茸，余同前法。

凡斑欲出未出之时，切不可便投寒凉之剂以攻其热，并饮冷水等物，恐伤胃气，先作呕吐。又不可发汗攻下，虚其表里之气。脉弱者必有房事，要审明。如有者，必助真气为要也。

〔批〕温毒发斑。

温毒发斑 《活人》云：初春，病人肌肉发斑、瘾疹，或咳、

---

① 易老：张元素，字洁古，金之易州（今河北省易县）人，易水学派创始人，生卒年月不详。著有《医学启源》《脏腑标本寒热虚实用药式》《珍珠囊》等。

心闷、但呕者是也。冬时触冒寒毒，至春始发，又有冬月温暖，人感乖戾之气，冬未即病，或被积寒所折，毒气不得泄，至春天气暄暖，温毒始发。吴绶曰：冬应大寒而反大温，人感此气而为病者，名曰冬温。若出斑者，名曰温毒。大抵治例与时气同，但温毒尤甚耳，治斑与前伤寒同法。

〔批〕呕逆。

温毒时气，发斑呕逆者，黑膏主之《活人》。

生地黄四两　淡豉半升　猪脂一斤

浓煎汁，入雄黄五钱、麝香一分，搅匀，丸如弹子大。白汤化下五七丸，未效再服。

〔批〕冬温至夏始发。

冬温至夏得热，始发斑烂、瘾疹而咳，心闷，呕吐，有清汁者，葛根橘皮汤。

葛根　橘皮　杏仁去皮，麸炒　知母　黄芩　麻黄去节，汤泡　甘草炙。各五钱

每五钱，煎上犀角玄参汤、人参化斑汤、大青四物汤及清黛一物汤，后犀角大青汤、消斑青黛饮，皆可对症选用。

〔批〕阳毒发斑。

阳毒发斑　其候下利咽痛，而赤斑如锦纹，阳毒升麻汤。

即前犀角玄参汤无玄参。大便结，去射干，加酒大黄。热甚，去人参，加大青。

升麻鳖甲汤仲景。

升麻二两　蜀椒两。去目及闭口者，炒出汗　明雄黄五钱，研　甘草二两　当归两　鳖甲手指大一片，炙

煎，顿服取汗。

〔批〕热邪传里。

热邪传里，里实表虚，阳毒发斑，消斑青黛饮节庵。

青黛　黄连以清肝脾之火　栀子以清心肺之火　玄参　知母　生地黄以清肾火　犀角　石膏以清胃火。发斑虽胃热，亦诸经之火有以助之，此皆大寒，而能解热菀之毒者　柴胡使达肌表，又清少阳相火　人参　甘

草补虚和胃，胃虚故热毒乘入，而发于肌表

加姜、枣煎以和营卫，入苦酒一匙酸以收之。大便实者，去人参，加大黄。

〔批〕无汗便实。

热毒发汗，无汗，大便实者，漏芦连翘汤。

漏芦苦寒下泄，除热解毒　白蔹苦辛。泻热散结　连翘　黄芩　麻黄　升麻　甘草各钱　枳实二钱　大黄三钱

热甚加芒硝。

〔批〕咽痛心烦。

热毒发斑，或咽痛，或声音不清，或心烦不眠，猪胆鸡子汤。

猪胆　米醋各三合　鸡子一枚。取白

同煎三四沸，人壮者顿服。弱者，煎六七沸，分三次服之，汗出乃愈。〔批〕发豌豆疮。

热毒炎盛，发斑甚者，发疮如豌豆，山栀散孙兆。

牡丹皮　山栀仁　黄芩　大黄　麻黄各二钱半　木香五分

煎豌豆疮，外用芒硝和猪胆涂，待脱落无痕，卧黄土末上良。小便有血，黑靥者死。

〔批〕热甚烦疼。

斑毒热甚，烦疼者，犀角大青汤。

大青五分　犀角屑①，二钱半　栀子十枚　香豉一撮

煎。

〔批〕紫赤烦渴。

斑紫赤，烦渴，脉洪数者，三黄石膏汤见前去麻黄、豉，加升麻、赤芍药、玄参、甘草、粳米并详前二条。

〔批〕又豌豆疮。

热病发豌豆疮，黄连一物汤。

黄连两

煎服。

---

①　屑：研成碎末。《礼记·内则》："屑桂与姜。"

〔批〕内伤发斑。

内伤寒发斑　此因暑月得之，先因伤暑，次食凉物，并卧凉处，内外皆寒，逼其暑热之火浮游于表而发斑也。

〔批〕寒热间作，鼻微出血。

内伤寒热间作，皮肤按之殊无大热，或鼻中微血出，脉沉涩，调中汤主之。

苍术　陈皮　砂仁　藿香　白芍炒　桔梗　半夏　甘草炙　白芷　羌活　枳壳各钱　川芎七分　麻黄　桂枝各五分　生姜三片

煎。或加香薷、扁豆。

〔批〕阴症发斑。

阴症发斑　亦出胸背手足，但稀少而淡红也。其人元气素虚，或先因房事内损肾气，或误服凉药太过，遂成阴症。伏寒于下，逼其无根失守之火聚于胸中，上独熏肺，传于皮肤而发斑点，但如蚊蚋蚤风咬痕者是也。凡治斑，必察脉之虚实，病之寒热，不可孟浪①。

〔批〕阴中②发斑。

阴中发斑，调中汤见上温胃，加炒蘹香主之，十四味建中汤见虚劳亦主之胃气极虚者，服寒药立见危殆。

吴鹤皋曰：以参、芪、桂、附而治斑，治之变者也。医不达权，安足语此？

〔批〕阴热亢甚。

有阴热亢甚，而成阴毒者，甘草汤见前阴毒或升麻鳖甲汤去雄、椒主之。

〔批〕阴寒极甚。

有阴寒极甚，而成阴毒者自是两种，不可混也，寒极反大热，燥渴，四肢厥逆，脉沉细而疾，或尺部短而寸口大，额上手背冷汗不止，胸前发出红斑，其色淡，其点小，虽盛夏，宜附子理中

---

① 孟浪：粗率，疏忽。
② 阴中：原作"中阴"，据正文乙正。

汤见太阴。甚至身重，眼睛疼，呕哕呃逆，或爪甲青，或腹绞痛，足冷厥逆，燥渴，不欲饮，发青黑色斑，脉沉细而迟，或伏而不出，或沉取疾至七八至，不可数者，急宜葱饼熨之法见少阴，随用附子散。

附子炮，七钱半　桂心　当归　白术各五钱　干姜炮　半夏各二钱半

上为散，每三钱，加生姜三片煎，温服，暖覆取汗，不汗再服。

〔批〕服凉药成黑斑。

伤寒服凉药，遂变身凉，手足逆冷，通身黑斑，惟心头温暖乃伏火也，六脉沉细，昏沉不知人事，状似尸厥，用人参三白汤四君子加白芍合四逆汤见少阴，入生姜三片、大枣三枚煎，服一时许，斑色渐红，手足渐暖即苏。余热不清，伏火后作，以黄连解毒、竹叶石膏汤调之。

余详前阴毒门。

瘟　疫

附：大头瘟　捻颈瘟　瓜瓤瘟　杨梅瘟　疙瘩瘟　软脚瘟

〔批〕是编原名《醒医六书》①。

瘟疫总论　民皆病为疫。疫，役也。疠，砺也。病气流行中人，如磨砺伤物也，长幼传染，如有鬼行役不住也，俗谓之瘟病。其治法，惟又可此论最精。

吴又可曰：瘟疫之为病，非风非寒，非暑非湿，乃天地间别有一种异气。此气之来，无论老少强弱，触之者即病。邪自口鼻而入，内不在脏腑，外不在经络，舍于伏脊之内，去表不远，附近于胃，乃表里之分界，即《内经·疟论》所谓横连膜原者也。其热淫之气浮越于某经，即能显某经之症。如浮越于太阳，则有

①　是编原名醒医六书：《瘟疫论》补敬堂主人于清乾隆五十四年刊本题作"醒医六书瘟疫论"，故有此批。

头项痛，腰痛如折；浮越于阳明，则有目痛，鼻干，眉棱骨痛；浮越于少阳，则有胁痛，耳聋，寒热，呕而口苦。邪之所着，有天受，有传染，所感虽殊，其病则一。口鼻通乎天气，本气充满，邪不易入，本气亏欠，邪因乘之。其始也，格阳于内，营卫运行之机阻抑于表，遂觉凛凛恶寒，甚则四肢厥逆，至阳气菀极而通，厥回而中外皆热，但热而不恶寒，此际或有汗，或反无汗，在乎邪结之轻重。即使有汗，邪气深伏，何能得解？必俟伏邪已溃，表气潜行于内，精气自内由膜原以达于表，表里相通，振栗大汗，邪方外出，此名战汗，当即脉静身凉而愈也。若伏邪未尽，必复发热。盖疫邪仿佛似疟，但疟邪不传胃，惟疫乃传胃。〔批〕疫邪仿佛似疟。始则皆先恶寒，既而发热，非若伤寒发热而兼恶寒也。至伏邪已溃，方有变症。其症或从外解，或从内陷，外解者顺，内陷者逆。从外解者，或发斑，或战汗。从内陷者，胸膈痞闷，心下胀满，腹中痛，燥结①便秘，或热结旁流，协热下利，或呕恶谵语，舌苔黄黑芒刺等症。更有表里先后不同，统传有九。治法详后。

〔批〕瘟疫初起。

瘟疫初起，先憎寒而后发热，后但热不恶寒。初得之二三日，其脉不浮不沉而数，昼夜发热，日晡益甚，头疼身痛，或渴其时邪在伏脊之前，肠胃之后，虽有头痛身痛，不可认为伤寒表症，辄用桂、麻之类，强发其汗。此邪不在经，汗之徒伤表气，热亦不减。又不可下，邪不在里，下之徒伤胃气，其渴愈甚，宜达原饮。

槟榔疏利，能消能磨，除伏邪及瘴气。二钱　厚朴破戾气所结。钱草果辛烈气雄，除伏邪盘错。煨，取仁，五分。三味协力直达，使邪气溃散，速离膜原，是以为达原　知母热伤津液，以之滋阴。钱　赤芍热伤营气，以之和血。钱　黄芩清燥热之邪。钱　甘草为和中之用。五分

煎，温服。疫邪游溢各经，加入各经引药。太阳加羌活，阳明加葛根，少阳加柴胡各钱。症有迟速轻重不等，药有多寡缓急

---

① 　燥结：原作"燥急"，据《瘟疫论·原病》改。

之分，临时斟酌，不可执滞。感之轻者，舌苔亦薄，热亦不甚，而无数脉，不传里者，一二剂必从汗解。如不能得汗，邪气盘错于膜原，表里不相通达，不可强汗。如衣被迫汗，汤火劫汗，甚非法也。若此时无游溢之邪在经，三阳加法不必用，只照本方可也。

〔批〕舌苔渐黄。

服汤后，不从汗解，而从内陷，舌上感之重者，先舌上白苔如积粉白苔渐黄由舌根渐黄至中央，乃邪渐入胃，宜三消饮。

前方加三阳药，再加大黄酒蒸，姜、枣煎此治疫之全剂，惟毒邪表里分传，膜原尚有余结者宜之。

有两三日即溃而离膜原者，有半月十余日不传者，有初得之四五日，淹淹聂聂①，五六日后，陡然势张者。凡元气胜者，毒易传变，元气薄者，邪不易化，即不易传。设遇他病久亏，又感微疫，能感不能化，安望其传？不传则邪不去，延缠日久，愈沉愈伏，多致不起。时师认为怯症，日进参芪，愈壅愈固，不死不休也。

〔批〕大汗热渴。

瘟疫，脉长洪而数，大汗多渴，身热者，宜白虎汤见伤寒阳明。

按：白虎为辛凉发散之剂，清肃肌表气分药也。盖邪毒已溃，中结渐开，邪气方离膜原，尚未出表，然内外之气已通，服之或战汗，或自汗而解。若瘟疫初起，脉虽数，未至洪大，其时邪气盘错于膜原，宜达原饮；误用白虎，既无破结之能，但求溃热，是犹扬汤止沸耳。若邪已入胃，非承气不愈；误用白虎，既无逐邪之能，徒以刚悍而伐胃气，反抑邪毒，致脉不行；因而细小，又认阳症得阴脉，妄言不治，见脉微欲绝，益不敢议下，杂投寒凉，以为稳当，愈投愈危，逡巡死耳。当此惟急投承气，缓缓下之，六脉自复。〔批〕白虎不可妄投。

---

① 淹淹聂聂：病不甚重而迁延不愈。淹，久留。《说文·耳部》云"聂，附耳私小语也"，故聂有小之义。

舌上纯黄色，兼见里症口燥、便秘、潮热等症，宜三承气汤见阳明。

三承气功用仿佛。但上焦痞满者，宜小承气汤；中有坚结者，加芒硝软坚而润燥；病久失下，虽无结粪，然多黏腻极臭恶物，总宜大承气，有荡涤之能；设无痞满，惟有宿结，而有瘀热者，调胃承气宜之。功效总在大黄，余皆治标之品。不耐汤药者，或呕或畏服，当为细末，蜜丸，汤下。

〔批〕传变。

传变不常 疫邪为病，有从汗解者，有无汗竟传入胃者，有因下乃得汗者，有发黄者，有出斑者，有里症急，虽有斑，非下不愈者。此则传变不常，亦为常变也。有局外之变者，男子适逢使内，或向来下元空虚，邪热乘虚陷于下焦，气道不施，以致小便淋塞，少腹胀满，至夜即发热，与导赤、五苓之类，分毫不效，得大承气一服，小便如注而愈。或里有他病，一隅之亏，邪乘宿昔所损而传者，如失血崩带，经水适来适断，心痛疝气，炭火喘急，凡此皆非常变，大抵邪行如水，惟注者受之此妙论也。〔批〕局外之变。要之，因疫而发旧病，但治其疫而旧病自愈。

急症急攻 疫症发热一二日，舌苔白如积粉，早服达原饮，午间舌变黄色，随见胸膈满痛，大渴烦躁，此伏邪传里也。三消饮下之，烦热稍减，傍晚复加烦躁发热，通舌变黑生刺，鼻如烟煤，此毒最重，复瘀到胃，急投大承气大下之，至夜半热退，次早鼻黑芒刺如失。一日有此三变，数日之法，一日行之，因其毒盛，传变亦速，用药不得不紧。〔批〕数日之法，一日行之。设用缓剂羁迟，必无及矣。尝见瘟疫二三日即毙者，乃此类也。

内壅不汗 邪发于半表半里，一定之法也。至于传变，或出表入里，或表里分传。医引经论，先解其表，乃攻其里，此大谬也。凡见表里分传之症，务宜承气先通其里，里气一通，不待发散，自然汗解。

〔批〕再下更下，间下连下。

因症数攻 温疫下后二三日，舌复生苔刺，邪未尽也。再下之，苔刺虽未去，已无锋芒。然热渴未除，更下之，热渴减，苔刺脱。日后更复热复苔者，更下之，不以数计，有是症，即投是药耳。但其中有间一日下者，有连下三四日者，有连下二日、间一日者。其间宽缓之剂，有应用柴胡清燥汤者，有应用犀角地黄汤者，至投承气。其日应多与、应少与，如不得法，亦足误事，贵乎临时斟酌。

〔批〕附案。

愚尝治一内姪①，甫周岁，胎毒与热邪合结。予至，即投下剂，病不退，服四五日，舌黄反黑，急以大承气，令时时灌之。至六七日，愈生芒刺，体厥不省人事。予曰：此热厥也，热毒深结，愈下症愈现，不下必死。急下之。连下十二日，药昼夜不停口，始渐苏厥回，然小便犹涓滴如血，更服八正散，始全愈。

〔批〕脉浮数，无汗。

下后脉浮而微数，身微热，神气或不爽此邪热浮于肌表，里已无滞也，虽无汗，宜白虎汤，邪从汗解余热复得清散，外即蒸蒸汗解。若大下后，或数下后，脉空浮而数，按之豁然如无，宜白虎加人参汤，覆杯则汗解。

下后脉浮而数，原当汗解。迁延五六日，脉症不改，仍不得汗者，以其人或自利经久，或素有他病先亏，或本病日久失下，热结下利，或反复数下，以致血液枯涸。白虎辛凉，除肌表散漫之热邪，加人参以助周身之血液，鼓舞元气，腠理开发，故得汗解。〔批〕夺液无汗。又有夺液无汗者，其人预亡津液，必饮食半月，津液渐回，方得汗，所谓积流而渠自通也。故见脉浮身热，非汗不解；血燥津枯，非液不汗。

〔批〕下利。

协热下利　其人大便素不调，邪气忽乘于胃，便作烦渴，一如平时泄泻稀粪，而色不败，甚则色但焦黄。此火邪传里，不能稽留于胃，至午前潮热，便作泻利。子后热退，泻亦减。次日不

① 姪：侄女。

作潮热，泻亦止，为病愈。潮热未除，利不止者，宜小承气汤，以撤其余邪。

〔批〕复利。

利止二三日后，午后忽加烦渴，潮热，下利，仍如前症，此伏邪未尽，复传到胃也。治法同。

〔批〕下利臭水。

热结旁流 胃家实，内热壅闭，先大便秘结，续得下利纯臭水，全然无粪，日三四度，或十数度，宜大承气汤。得结粪而利，立止服汤。不得结粪，仍下利纯臭水，并所进汤药，因大肠邪胜，失其传送之职，知邪犹在也，病必不减，宜更下之。

〔批〕黏胶不结。

大肠胶闭 大便状如黏胶，至死不结，但愈蒸愈闭，以致胃气不能下行，疫毒无路而出，不下即死，但得胶黏一去，霍然而愈。

〔批〕下后脉沉。

下后脉复沉 里症脉沉而数，下后脉浮者，当得汗解。今不得汗，二三日脉复沉者，膜原余邪，复瘀到胃也，宜更下之。脉再浮者，即与白虎汤。里症下后，脉不浮，烦渴减，身热退。越数日，复发热者，此非关饮食劳复，乃膜原尚有余邪隐匿，因而复发。此必然之理，不知者乃归咎于病人，误也，宜再下之即愈。但当少与，慎勿过剂，以邪气微也。

〔批〕宽缓法。

下后，或数下后，膜原尚有余结，未尽传胃邪与卫气并，热不能顿除，当缓两日，俟余邪聚胃，再下之，宜柴胡清燥汤。

柴胡 黄芩 陈皮 花粉 知母 甘草

煎。

〔批〕伏火暴伸。

下后身反热 应下之症，下后当脉静身凉。今反热者，此内结开，正气通，菀阳暴伸也。如炉中伏火，拨开虽焰，不久自息，与后脉反数义同。若瘟疫将发，原当日渐加热。胃本无邪，误用承气，更加发热，乃邪气方张之热，非承气使然，但嫌下早耳。日后传胃，当再下之。

〔批〕菀阳暴伸。

下后脉反数　应下失下，口燥舌干而渴，身反热减，四肢时厥，欲得近火壅被，此阳气伏也。既下厥回，去火减被，脉大而数，舌上生津，不思水饮，此里邪去，菀阳暴伸也。宜柴胡清燥汤去花粉、知母加葛根，随其性而升泄之。

〔批〕宿结。

病愈结存　疫症下后，脉症俱平，腹中有块，按之则痛，自觉有所阻而微闷，或时有升降之气，往来不利，尝作蛙声，此邪气已尽，宿结尚未除也。〔批〕往来蛙声。此不可攻，攻之徒损元气，须饮食渐进，胃气渐复，津液流通，自能润下。尝遇愈后食粥半月，结块方下，坚黑如石者。刘宏璧云：又有气促之病，过月余，其块方消，此又无形之结者，不可不知。〔批〕无形之结。

〔批〕下隔。

下隔①　瘟疫愈后，脉症俱平，大便十数日不行，时时作呕，饮食不进，虽少与汤水，呕吐愈加，此为下隔。盖下不能通，必反于上，设与牛黄、狗宝及藿香、丁香之类，误矣，宜调胃承气汤热服。宿垢顿下，呕吐立止，慎勿骤补，使下焦复闭，呕吐仍作。此与上条仿佛，彼则往来蛙声，不呕而能食。二者便俱闭，毫厘之差，有千里之谬。

〔批〕反呕。

下后反呕　疫邪留于心胸，胃口热甚，下之呕当止。今反呕者，此属胃气虚寒，少进粥饮，便欲吞酸，宜半夏藿香汤。

二陈汤加藿香、干姜炒、白术炒，加姜、枣煎。

有前后一症，首尾内变者，患疫时，心下胀满，口渴发热而呕，下之诸症减，再下之，诸症悉去，呕独转甚，此疫去胃续寒，与此汤即止。

---

①　下隔：《瘟疫论·上卷·下格》作"下格"。

〔批〕或经半日，仍吐原药。

停药　服承气，腹中不行，或次日方行，或半日仍吐原药，此因病久失下①，中气大亏，不能运药，乃天元几绝，大凶之兆也，宜加生姜以和药性，加人参以助胃气。又有邪实，病重剂轻，亦令不行，当审。

〔批〕满闷喜呕。

胸膈满闷，心烦喜呕，欲吐不吐，虽吐而不得大吐，腹中满，欲饮食不能，此疫邪与痰饮结滞②，瓜蒂散见阳明。无瓜蒂，加淡豆豉代之加山栀吐之。不吐再服，吐未尽，烦满尚存者，再作服。

〔批〕攻疫不俟结粪。

注意逐邪勿拘结粪　疫症可下者，约三十余症，不必悉俱。但见舌黄，心腹痞满，便以三消饮下之，实为开门驱贼之法。二三日后，余邪入胃，便可选用承气。贵乎早治，乘人气血未乱，肌肉未消，津液未耗，病人不致危殆，投剂不致掣肘。且疫症之下，与伤寒异，伤寒必俟结硬而后攻，疫邪正欲祛热以为急，迁延失下，但蒸作极臭，如败酱，如藕泥，如黏胶，至死不结者多矣。

〔批〕数下亡阴。

数下后以邪未尽，不得已数下之，两目加涩，舌反枯干，津不到咽，唇口燥裂缘其人所禀阳脏素多火而阴亏，今重亡津液，是为数下亡阴，宜清燥养荣汤。

知母　花粉　生地黄取汁　当归　白芍　陈皮　甘草

加灯心煎。阴枯血燥者最宜。若素多痰，及少年、平时肥盛者，投之恐有泥膈之弊，亦应斟酌。

〔批〕表有余热。

表有余热，宜柴胡养荣汤。

---

① 下：原作"不"，据文义改。

② 此疫邪与痰饮结滞：《瘟疫论·上卷·邪在胸膈》作"此疫邪留于胸膈"。

柴胡　黄芩　陈皮　甘草　当归　白芍　生地黄　知母　瓜蒌根

加姜、枣煎。

〔批〕里症热渴。

热渴未除，里症仍在，宜承气养荣汤。

知母、当归、白芍、生地汁，合小承气，加姜煎。

疫乃热病，阴气每为热搏，暴解之后，余焰尚在，阴血未复，只宜养阴，大忌参、术助其壅菀，变生异症。

〔批〕痰涌咳嗽。

痰涎涌甚，胸膈不清，或咳嗽者，宜蒌贝养荣汤①。

知母　花粉　橘红　贝母　瓜蒌仁　白芍　当归

气急加紫苏子，加姜煎。

〔批〕补泻兼施。

循衣摸床，撮空理线，筋惕肉瞤，肢体振战，目中不了了皆缘应下失下之咎，邪热一毫未去，元神将脱，补泻不及，两无生理，黄龙汤，即大承气加人参、当归、地黄、甘草。

此症下亦死，不下亦死，不得已勉用陶氏此汤，或可回生于万一。

或纯用承气，下症稍减，神思少苏，续得肢体振战，怔忡眩冒，四肢反厥，项背强直，并前诸症，此大虚之候，将危之症，急用人参养荣汤。

生脉散见伤暑加地黄、当归、白芍、知母、陈皮、甘草。

虚候少退，速宜屏去。盖伤寒、瘟疫俱系客邪，为火热燥症。人参固为益元气之神品，偏于益阳，有助火固邪之弊。若人方肉食而病适来，以致停积在胃，用承气连下，惟是臭水稀粪，于承气汤中但加人参服之，虽数十日谷肉停积顿下，盖承气藉参力鼓舞胃气，宿物始动也。

---

①　蒌贝养荣汤：原作"瓜贝养荣汤"，据《瘟疫论·上卷·解后宜养阴忌投参术》改。

人参所忌者里症，不特伤寒瘟疫传胃，如杂症六菀之类皆为里症，投之即胀，以实填实也。今瘟疫适有暂时之通，或数下大下后而挟虚者投之，因而不胀。间有失下，以致气血虚耗者，服之当觉精神爽慧。再四投之，则助邪填实，即加变症。盖方下之后，邪缓虚急，是以补正之功显，而助邪之害隐也。〔批〕用参有前后利害之不同。

〔批〕下后虚痞

下后反痞 疫邪留于心胸，令人痞满，下之痞应去，今反痞者，虚也。其人或因他病先亏，或因新产，气血两虚，或秉赋娇怯，因而益虚，失其健运，邪气留止，故令痞满。今愈下而痞愈甚，若更用行气破气之剂，反成坏症，宜参附养荣汤。

生地黄　当归　人参　白芍　附子炮，减半　干姜炒

煎。

果如前症，一服痞如失。此有寒热之分，一则有下症，下后痞减者为实热，一则表虽微热，脉不甚数，口不渴，下后痞反甚者，为虚寒。若潮热口渴，脉数而痞者，投此汤，祸不旋踵。

畜血 大小便畜血、便血，不论伤寒时疫，皆因失下。邪热久羁，无由以泄，血为热搏，留于经络，败为紫血，溢于肠胃，瘀为黑血。便色如漆，大便反易者，因结粪得血润下。结粪虽行，真元已败，多至危殆。其有喜忘如狂者，此胃热波及于血分，血中留火延蔓心家，宜有是症，仍从胃治。

胃移热于下焦气分，小便不利，热结膀胱也；移热于下焦血分，膀胱畜血也。小腹硬满，小便自利者，责之畜血也。小便不利，亦有畜血，非必小便自利，乃为畜血也。〔批〕畜血亦有小便不利者。

胃实失下，至夜发热者，热留血分，初则昼夜发热，日晡益甚。既投承气，昼热减，夜独发热者，宜桃仁承气汤见太阳去桂枝、甘草，加丹皮、归、芍。〔批〕独发热。服汤后，热前后缩短，再服再短，畜血尽而热亦除。大势已去，亡血过多，余焰尚有者，宜犀角地黄汤见诸失血。至夜发热者，亦有瘅疟，有热入血室，皆非畜血，并未可下，宜审。

〔批〕畜血结甚。

畜血结甚者，桃仁力所不及，宜抵挡汤见太阳。

按：伤寒热结膀胱，血结不行者，宜抵当汤。今疫惟胃热，故肠胃畜血多，膀胱畜血少。抵当行瘀逐血，无分前后二便，并可取用。

〔批〕发黄不宜利小便。

发黄 胃实失下，表里壅闭，菀而为黄，热更不泄，搏血为瘀。凡热经气不菀，不致发黄，热不干血分，不致畜血，同受其邪，故发黄而兼畜血，非畜血而致发黄也。但畜血一行，热随血泄，黄因随减。

疫邪传里，遗热下焦，无瘀血者，小便不利，其传为疸经气菀滞，身目如金者，宜茵陈汤见阳明。

按：茵陈为治疸退黄之要药。今以病症较之，黄因小便不利，故用山栀除小肠屈曲之火。以发黄为标，小便不利为本。及论小便不利，病原不在膀胱，乃系胃家移热，又当以小便不利为标，胃实为本，是以大黄为专功，山栀次之，茵陈又其次也。设去大黄，是忘本治标，鲜有效矣。或用茵陈五苓散，不惟不能退黄，小便间亦难利。

〔批〕斑毒内陷。

发斑 邪留血分，解以发斑。若里气壅闭，非下不斑。斑出为毒邪外解，下后斑渐出，更不可大下，设有下症，少与承气，缓缓下之。若复大下，中气不振，斑毒内陷则危。内陷者，托里举斑汤。

当归　白芍各钱　白芷七分　升麻五分　柴胡七分　穿山甲二钱，炙黄研碎

入姜煎，服后斑渐出。不透者，加紫草茸。若复下，斑毒复隐，反加循衣摸床，撮空理线，脉渐微者，急加人参，补不及者死。

〔批〕战汗厥不回，汗不出，忽痉者死。

战汗 邪留气分，解以战汗，精气输泄，病即顿除。若里气壅闭，非下不汗。下后烦渴减，腹满去，身热脉浮，当得汗解。如未得汗，以柴胡清燥汤和之，不可苛求其汗。应下失下，气消

血耗，既下欲作战汗，凡战不可扰动，但可温覆，扰动则战而中止。次日当期复战，战而不复者危，忽痉者死。痉者身如尸，牙关紧，目上视，厥不回，汗不出者死，以正气脱也。厥回汗出者生，厥回无汗者，真阳尚在，表气枯涸，可使渐愈。

〔批〕腹痛作利。

战汗后，复下后，越二三日，反腹痛不止者，欲作滞下也。无论已见积，未见积，宜芍药汤。

白芍　当归　厚朴炒，各钱　槟榔二钱　甘草七分

加姜煎。里急后重，加大黄三钱，红积倍赤芍，白积倍槟榔。

〔批〕表虚自汗，不随热出。

自汗　白虎症自汗，详见前。里症下后，续得自汗，虽三四日，甚则四五日，汗不止，身微热，热甚则汗甚，热微则汗亦微，此属实，乃表有留邪也，邪尽汗自出。汗不止者，宜柴胡汤。

柴胡　黄芩　陈皮　甘草　生姜各钱　大枣一枚

煎。有三阳症，当随经加减。小柴胡用参、夏，今表实无呕吐，故不用二味。表解则汗止，若认为表虚自汗，辄用黄芪实表及止汗之剂，则误矣。有里症，时当盛夏多作自汗，宜下之。若面无神色，唇口刮白，表里无阳症，喜热饮，脉微欲绝，忽得自汗为虚脱，夜发则昼死，昼发则夜死，急当峻补，补不及者死。

〔批〕饮食惊动即汗。

病愈后数日，每饮食及惊动即汗，表里虚怯，以无热也，宜人参养荣汤倍黄芪。

〔批〕盗汗。

里症下后，续得盗汗，表有微邪也，邪尽汗自止。不止者，宜柴胡汤见上以佐之。

〔批〕盗汗自汗无热者。

时疫愈后，脉静身凉，数日后，反得盗汗及自汗者，无热者属表虚，宜黄芪汤。

黄芪三钱　五味子三分　当归　白术各钱　甘草五分

如不止，加麻黄净根钱，煎。

狂汗 伏邪中溃，欲作汗解，其禀赋肥盛，阳气冲击，不能顿开，故忽然坐卧不安，且狂且躁。少顷大汗淋漓，狂躁顿止，脉静身凉，霍然而愈。

虚烦似狂 坐卧不安，手足不定，卧则欲起，坐则欲行，旋又欲卧，或循衣摸床，撮空理线，脉不甚显，尺脉不至。此平时斫丧，根源亏损，元气不能主持，不胜其邪，固非狂症，其危有甚于狂也，法当大补。然有急下者，下后尺脉至，烦躁少定，此邪气少退，正气暂复，微阳少伸也。不二时，邪气复聚，前症复起，勿再下，急宜峻补，补不及者死。〔批〕此症表里无大热，下症不备者，庶或可生。

〔批〕药烦。

药烦 应下失下，真气亏微，及投承气，少顷额上汗出，发根燥痒，邪火上炎，手足厥冷，甚则战栗心烦，坐卧不安，如狂之状。此中气素亏，不能胜药，名曰药烦。急投姜汤即已，药内多加生姜，频服则无此状矣。

〔批〕谵语。

神昏谵语 应下稽迟，血竭气耗，诸下症具，而数下之。下症悉去，五六日后，谵语不止，宜清燥养荣汤加辰砂。

〔批〕不语，此下时用药失消息。

夺气不语 下后气血俱虚，神思不清，惟向里睡，似寐似寤，呼之不应，此正气夺。服药不当，莫若静守，能食者，自然虚回，前症自除。无大热者，人参养荣汤。设不食者，正气愈夺，虚症转加，法当峻补。

〔批〕大便不行。

愈后大便数日不行别无他症，此三阴不足，以致大肠虚燥，饮食渐加，津液流通，自然润下，觉谷道夯闷，宜蜜煎导之，甚则六成汤。

当归钱半　白芍钱　熟地黄五钱　天门冬去心蜜蒸　麦门冬去心蜜蒸，各钱　肉苁蓉三钱煎服。日后更燥者，宜六味丸，少减泽泻。

〔批〕黎明半夜后泄泻。

愈后脉迟细而弱，每至黎明，或夜半后，便作泄泻此命门真阳不足，宜七成汤。

破故纸炒香，搥碎，三钱　熟附子钱　五味子八分　白茯苓　人参各钱　甘草炙，五分

加枣煎。愈后更发者，宜八味丸倍加附子，或加味斑龙丸见虚劳更妙。

〔批〕小便胶涩。

邪干膀胱气分，小便胶涩者从胃来者治在胃，兼治膀胱。若肠胃俱无邪，独小便涩，或白膏如马遗，治膀胱，宜加减猪苓汤见少阴。

本方除赤苓、阿胶，加木通、车前、甘草、灯心，煎。

〔批〕小便溺血。

邪干膀胱血分，小便溺血者畜血见前，宜桃仁汤。

桃仁去皮研泥，三钱　丹皮　当归梢　赤芍各钱　阿胶二钱　滑石五钱

煎。畜血加大黄，甚则抵当汤。〔批〕畜血则小腹硬满。

〔批〕脉厥。

脉厥　瘟疫得里症，六脉微细，甚至于无，其人神气言动自如，此脉厥也。亦有过用寒剂，强遏其热，致邪愈结，脉愈不行，宜缓下之，脉自复。

〔批〕体厥。

体厥　阳症脉闭，身冷如冰，乃阳厥也，宜下之。脉至厥自回，不得泥陶氏阳症但手足厥逆，若冷过肘膝便是阴症之说。阴阳症辨见总例。

〔批〕蛔厥。

蛔厥　疫邪传里，胃热如沸，蛔动不安，下既不通，必反于上，蛔因呕出，此常事也。但治其胃，蛔厥自愈，并无脏寒胃冷之症。

呃逆 胃气逆则为呃逆，寒热皆有，治法各从其本症而消息之。如见白虎症，则投白虎；见承气症，则投承气；膈间痰闭，则宜导痰。如果胃寒，则用丁香柿蒂散，然不若四逆汤功效殊捷。要之，但治本症，呃自止，不可专执为寒，遂投丁、茱、姜、桂，误人不少。

〔批〕似表非表。

头痛身痛，似表非表 疫邪初起，表气滞为头痛身痛，若非伤寒表症，可用发散之剂。更有邪气传里，至午后潮热，热甚则头胀痛，热退则已。须下之，里气一通，经气降而头疼立止。若果感冒头痛，痛无休止，为可辨也。汗下后，脉静身凉，浑身百节反加痛甚，一如被杖，少动则痛苦呼号，此经气虚，荣卫行涩也。三四日内，经气渐回，其痛渐止。设以为风湿相搏，遂投疏风胜湿之剂，身痛反剧。

〔批〕似里非里。

潮热谵语，似里非里 伤寒传胃，即便潮热谵语，下之无辞。今疫初起便作潮热，热盛亦能谵语，误用承气，是为诛罚无辜。不知伏邪附近于胃，邪未入腑，亦能潮热。午后热甚，亦能谵语，不待胃实而后有也。如疟，热甚亦作谵语，瘅疟但作潮热，此岂胃实者耶？

肢体浮肿 时疫有通身及面目浮肿，喘急不已，小便不利，此疫兼水肿，因三焦壅闭，水道不行也。但治在疫，水肿自已，宜小承气汤。向有单腹胀，及曾患水肿，因疫而发者，治同。病人通身浮肿，下体益甚，脐凸，阴囊及阴茎肿大，色白，小便不利，此水肿也。继又身大热，午后益甚，烦渴满闷，喘急，大便不调，此又加疫也。〔批〕水肿兼疫。因下之，下后胀不除，反加腹满，宜承气加甘遂二分，弱人量减。此大水在表，微疫在里，故并治之。若时疫得里症失下，以致面目浮肿，及肢体微肿，小便自利，此表里气滞，非兼水肿也，宜下之。〔批〕失下浮肿。时疫愈后数日，先自足浮肿，小便不利，肿渐至心腹而喘，此三焦受伤，不能通调水道，下输膀胱，此水气也，治宜在水，宜金匮肾气丸。若小便如常，虽遍身浮肿而不喘，别无所苦，此气复也。盖大病后，血未盛，气暴复，血乃气之母，四肢无所依，故为浮肿。嗣后饮食渐加，不药自愈。凡水气足冷，肢体常重，气复足不冷，肢体常轻为异。〔批〕水气气复辨症。

　　羸弱人得下症，少与承气。下症稍减，更与之，眩晕欲死，稍补则心腹满闷，元气不鼓，余邪沉匿膜原。绝谷期日，日惟饮水，后心腹忽加肿满烦冤①者，向来沉匿之邪，方悉分传于表里，宜承气养荣汤，一服病已。设表肿未除，宜微汗之自愈。

　　时疫首尾皆能食者，此邪不传胃，切不可绝其饮食，但不宜过食耳。若愈后数日，微渴微热，不思食者，此微邪在胃，正气衰弱，不可强与，强与即为食复。若下后一日便思食，先与米饮，渐进稀粥。若表里俱和，但不思食者，此中气不苏，当与粥饮迎之，得谷后即思食。或以人参钱煎汤与之，以唤胃气，余勿服。

　　〔批〕思饮过多。

　　烦渴思饮，少少与之，若引饮过分，自觉水停心下，名停饮，宜四苓散。

　　五苓去桂、术、加陈皮，长流水煎。

　　五苓用桂枝，以太阳表邪并入膀胱，故以之解表化气。今不用者，以非表邪，且嫌其辛热也。胃本无邪，故用白术以健中利水，今疫邪传胃而渴，白术性壅，恐以实填实也。加陈皮者，和中利气也。

　　如大渴，思饮冰水及冷饮，无论四时，皆可量与。盖内热之极，得冷饮相救甚宜，但不可恣饮，至梨汁、藕汁、蔗浆、西瓜，皆可备不时之需，胃和则不思饮。

　　〔批〕误治每成痼疾。

　　轻疫误治，每成痼疾　感气甚薄，发时又现症不甚，虽有头疼身痛，而饮食不绝，力可徒步。病人无处追求，每每妄诉病原。

---

　　①　冤：通"悗""闷"，不爽貌。《素问·阴阳应象大论》"齿干以烦冤"之"冤"，《太素》卷三篇首作"悗"，《甲乙经》卷六第七作"闷"。

有如病前适遇小劳，病人道之，医家便引东垣劳倦伤脾、元气下陷，乃执甘温除热之句，壅补其邪，转补转热，多至危殆。或妇人患此，适逢产后，医家便认为阴虚发热，血虚身痛，遂用四物及地黄丸，泥滞其邪，迁延日久，病邪益固，积热不除，日渐尪赢，终成废痿。〔批〕壅补凝聚，泥滞其邪。凡人未免七情劳菀，医者不知为疫，乃引丹溪五火相煽之说，或指为心火，或指为肝火，类聚寒凉，冀其直折，而反凝聚其邪，徒伤胃气，延至骨立而毙。或有宿疾淹缠，适逢微疫，未免身痛发热，认为原病加重，仍用前药加减，有妨于疫，病益加重，至死不觉。如是种种，难以尽述。

〔批〕正气不足，真血不足，真阳不足，真阴不足。

四损不可正治 凡大劳多欲，大病久病后，气血两虚，阴阳俱竭，名为四损。忽又加疫，邪气虽轻，并为难治。正气不胜者，气不足以息，言不足以听，或欲言而不能，感邪虽重，反无胀满痞塞之症。真血不足者，亡血过多，面色痿黄，唇口刮白，感邪虽重，面目反无阳色。真阳不足者，或四肢厥逆，或下利完谷，口鼻气冷，感邪虽重，反无发热燥渴、苔刺等症。真阴不足者，五液干枯，肌肤甲错，感邪虽重，应汗无汗。以上误用承气，不剧则死，当从其损而调之。不愈者，稍以常法治之。少年遇损，或可调治。老年遇损，多治之不及。

〔批〕伤寒时疫辨法。

伤寒时疫辨 伤寒必有感冒之因，伤寒恶寒，伤风恶风，然后头疼身痛，发热而仍恶寒。时疫原无感冒之因，忽觉凛凛，以后但热而不恶寒。伤寒投剂，可使立汗，一汗而解。时疫发散，虽汗不解，俟其内溃，汗解在后。伤寒不染，时疫传染。伤寒之邪，自毫窍入。时疫之邪，自口鼻入。伤寒感邪在经，时疫感邪在内。伤寒初起，以发表为先。时疫初起，以疏利为主。种种不同，其所同者，皆能传胃，故用承气辈导邪而出。伤寒之邪，自外传内，原无根蒂，有进无退，故下之皆脱然而愈。时疫之邪，始则匿于膜原，根深蒂固，多有表里分传者，一半向外，留于肌肉，一半在里，留于胃家。惟传于胃，故里气结滞，表气因亦不通，于是肌肉之邪不得即达于肌表。下后里气一通，表气亦顺，向菀肌肉者，方能尽达于表，或斑或汗，然后可治而愈。伤寒下后，无有此法。虽曰终同，实不同也。

伤寒无汗，伤风有汗，始有桂枝、麻黄之分，原其感而未化也。传至少阳并用柴胡，传至胃家并用承气，至是亦无复有风寒之分矣。推而广之，是知疫邪传胃，治法无异也。〔批〕伤寒治法，时疫入胃后同。

〔批〕感冒兼疫。

感冒兼疫　疫邪伏而未发，因感冒风寒，触动疫邪，相继而发。既有感冒之因也，复有风寒之脉症，先投发散，一汗而解。一二日，续得头疼身痛，潮热烦渴，不恶寒，此风寒去疫邪发也，以疫法治之。

〔批〕疟疾兼疫。

疟疾兼疫　疟疾二三发，或七八发后，忽然昼夜发热，而渴不恶寒，舌生苔刺，心腹痞满，下症渐具，此瘟疫著，疟疾隐也，以疫法治之。下后脉静身凉，或间日，或每日，时恶寒而后发热如期者，此瘟疫解，疟邪未尽也，以疟法治之。疫减疟存，邪未去者，宜清脾饮疏之。邪去疟在者，不二饮截之。疟在挟虚者，四君子补之。治详疟门。

瘟疟　常疟不传胃，设传胃者，必现里症，名为瘟疟。里症者，下症也。以疫法治者生，以疟法治者死。下后疫减疟存，治见上条。

〔批〕疫兼痢疾，尤为吃紧。

痢疾兼疫　其症最危。夫疫者，胃家事也，必从下解。痢者，大肠事也，大肠既病，失其传送，故粪不行，惟下脓血。向来谷食停积在胃，直须大肠邪退，胃气通行，积粪从此而下。今既失职，粪尚不行，又何能与胃载毒而出耶？毒既不行，最能伤败胃气。毒气在胃，耗气搏血，神气尽则死矣。凡疫痢兼者，在痢尤为吃紧，宜槟榔顺气汤。

小承气汤加槟榔、芍药，入姜煎。

〔批〕热入血室。

妇人时疫 妇人与男子无二，唯经水适断适来，及崩漏、产后与男子异。经水适来，邪不入胃，乘势入于血海，故夜发热谵语，或止发热不谵语，因有轻重之分也。经曰：毋犯胃气及上二焦。胸膈并胃无邪，勿以为胃实而妄攻之，热随血下自愈，宜小柴胡汤加生地、丹皮、赤芍。经水适断，血室空虚，邪乘虚入，邪虚正亏，经气不振，不能鼓散其邪，为难治。且不从血泄，邪气何由即解？与适来者，血有虚实之分，宜柴胡养荣汤。新产亡血，与素病崩漏治同，若药停不行加生姜，中气不运加人参。

妊娠时疫 应用三承气，须随症施治，慎勿惑于参、术安胎之说。若应下之症，反用补药，热毒愈炽，胎愈不安，当此症，大黄反为安胎圣药。〔批〕大黄为安胎圣药。或疑损胎，不知结粪瘀热，肠胃间事也。胎附于脊，在肠胃之外，子宫内事也。药先到胃，瘀热才通，胎气便得舒养，是以兴利除害于顷刻之间，何虑之有？但毒药治病，衰去七八，余邪自愈，甚毋过剂耳。若腹痛腰痛，此必欲堕，虽投承气，但可愈病而全母，须预言之。

小儿时疫 疫行之时，凡小儿身热，不思饮乳，心腹膨胀，呕吐呃逆，口渴下利，即染疫症。延捱失治，遂至两目上吊，惊搐发痉，十指钩屈，甚则角弓反张，勿认为惊风，务治其邪，用药与大人仿佛，但药剂轻小耳。又肠胃柔脆，少有差误，为祸更速，临症尤宜加慎。〔批〕尤宜加慎。

〔批〕主客交浑。

主客交 凡人向有他病尪羸，肌肉消烁，邪火独存，故脉近于数。稍感疫邪，不知者见其暴绝谷食，更加胸膈痞闷，身疼发热，彻夜不寐，指为原病加重，误投补剂，愈进愈危。知者稍以疫法治之，发热减半，不时得睡，谷食稍进，但脉数不去，肢体时疼，胸膈锥痛，过期不愈，滋补疏泄，诸药皆不相投①。盖但知

① 相投：相合。

里症虽除，不知正气衰微，不能托出表邪，留而不去，因与血脉合而为一，结为痼疾也。夫痼疾者，客邪胶固于血脉，主客交浑，最难得解，且愈久愈固，治法当乘其大肉未消，真元未散，急用三甲散，多有得生者。

三甲散　邪结血脉，因取虫介之能穿经络、入血脉者，以滋阴养血，聚而成方也。

鳖甲用上　龟甲炙黄为末。各钱　山甲土炒，为末，五分　蝉蜕洗净，炙干，五分　僵蚕白硬直者，生，切，五分　牡蛎煅为末，五分。咽燥者酌用　䗪虫三个，干者擘碎，鲜者捣烂，和酒少许，取汁入汤药同服，其渣入药中同煎　白芍酒炒，七分　当归五分　甘草三分

煎，温服。加减随其素病调之：若素有老疟、瘴疟者，加牛膝、何首乌；胃弱欲作泻者，首乌宜九蒸九晒；素有菀痰者，加贝母去心，制；老痰，加瓜蒌霜，善呕者勿用；咽干作痒者，加花粉、知母；素有燥嗽者，加杏仁去皮尖，捣泥；素有内伤瘀血者，倍䗪虫，如无䗪虫，以干漆炒，烟尽为末五分、桃仁捣泥钱代之。〔批〕加减法。病减六七，即勿服，当尽调理法：先与米汤，次粥汤，次浓汤，次稀粥，次糜粥，次软饭。循序渐进，毋先毋后，思食即与。缓则胃饥如炎，再缓则胃气伤，反不思食矣。〔批〕调理法。

〔批〕劳复、食复、自复。

劳复，补之养之。食复，轻则损谷，重则消导。自复，前得何症，用何药，依前加减自愈。

伤寒劳复、食复条，可参看。

统论治法

统论疫有九传治法　疫传有九，亦不出乎表里之间而已。所谓九传者，病人各得其一，非谓一病而有九传也。

但表不里：其症头疼身痛，发热而复凛凛，内无胸满等症，不烦不渴。此邪传外，由肌表而出，或斑消，或汗解为顺，勿药亦能自愈。〔批〕邪由肌表出。间有汗出不彻而热不退者，宜白虎

汤。或斑出不透而热不退者，宜举斑汤。有斑汗并行而并不彻不透者，宜白虎合举斑汤。

表而再表：所发未尽，膜原尚有余邪隐伏，故数日后，依前发热，脉洪而数。及其解也，斑者仍斑，汗者仍汗而愈。〔批〕仍从斑汗解。未愈者，治仍如前法。

但里不表：胸膈痞闷，欲吐不吐，虽吐不快，此传里之上者，宜瓜蒂散，邪从吐减。邪传里之中下者，心腹胀满，不呕不吐，或燥结便秘，或热结旁流，或协热下利，或大肠胶闭，并宜承气辈，导去其邪，邪尽病已。上中下皆病者，不可吐，但导之，则上邪顺流而下，呕止胀除。〔批〕上则吐之，中下导之。

里而再里：愈后数日，前症复发，在上者仍吐之，在中下者，仍下之。〔批〕上仍吐，中下仍导。再里者常事，甚有三里者，虽有上中下之分，皆为里症。

表里分传：始则邪伏膜原，尚在半表半里，邪气平分，半入于里，则现里症，半出于表，则现表症。表里俱病，宜先通其里，里邪既去，中气方能达表，或斑或汗，随其性而升泄之。诸病悉去，而热不除者，膜原之邪尚未尽也，宜三消饮调之。〔批〕先通其里，膜原尚有邪未尽，宜调之。若分传至再至三者，治俱照前。

再表再里，或再表里分传：此病势之所当然，但得病者精神完固，虽再三反复，随复随治，随治随愈。〔批〕随复随治。

表里偏胜：表症多而里症少，当治其表，里症兼之。若里症多，而表症少者，但治其里，表症自除。〔批〕表里多少。

先表后里：始则但有表症，而无里症，宜达原饮。有经症，依三阳加法。继而脉洪大而长，自汗而渴，宜白虎汤辛凉解散，邪从汗解而愈。三五日后，依然发热，宜达原饮。至后反加胸满腹胀、烦渴苔刺等症，加大黄微利之。久而不去，在上，吐之，在中下者导之。〔批〕此系顺治。

先里后表：始则发热，渐加里症，下之里症去。二三日内，复发热，反加头疼身痛，脉浮者，宜白虎汤。服汤后，仍不得汗者，津液枯涸也，加人参。若汗下后，表里之症悉去，继而一身尽痛，如被杖，脉迟细者，此汗出太过，阳气不周，骨寒而痛，非表症也，二三日内阳气回自愈。〔批〕此系逆治。

〔批〕愚按：白虎汤，有表症者不可与此，虽发热头痛，而有身疼脉浮，当酌之，必兼日痛鼻干，方可用。

疫邪伏于膜原，营卫所不关，药石所不及。至其发也，邪毒渐张，诸症渐显，然后得而治之。邪势方张之际，势不可遏，其时不惟不能即疗，而病症日惟加重。但使邪毒速离膜原，乃观其变，治法全在后段工夫，识得表里虚实，详夫轻重缓急，投剂不致刺谬，如是可以万举万全。即使感邪之重者，按法治之，必无殒命之理。若夫久病枯极，酒色耗竭，耆耄①风烛，此皆天真几绝，更加瘟疫，则自难支矣。

各种瘟疫

周禹载曰：吴又可论常有疫疠，喻嘉言论天地不正之大疫，各极快畅。要知疫有伤气、伤血、伤胃之殊，故见症不同，治亦稍异。若入脏者必死，大法以症为准，毋专以脉为据也。

总论 喻嘉言曰：《周礼》傩以逐疫，古人元旦汲清泉，以饮芳香之药，上巳采兰草，以袭芳香之气，重涤秽也。后汉张仲景著《伤寒论》，欲明冬寒春温夏秋暑热之正，自不能并入疫病，然至理已毕具于脉法中。〔批〕至理毕具于脉法中。叔和不为细绎，究竟所指之疫，仍为伤寒、伤湿、伤暑热之正病耳。夫四时不正之气，感之者因而致病，初不名疫也。因病致死，病气、尸气混合不正之气，斯为疫矣。大率春夏之交为甚，盖温暑湿热之气交结互蒸，人在其中，无隙可避，病者当之，魄汗淋漓，一人病气足充一室，况于连床并榻、沿门阖境共酿之气，益以出户尸虫，载道腐壎②，燔柴掩席，委壑投崖，种种恶秽，上混苍天清净之

---

① 耆耄：泛称高年之人。
② 壎：通"殣"，死尸。《诗经·小雅·小弁》"尚或壎之"，陆德明《释文》："壎，《说文》作殣。"

气，下败水土物产之气。人受之者，亲上亲下，病从其类，有必然之势。不明治法，咸委劫运，良可伤悼。仲景《平脉》篇中云，"寸口脉，阴阳俱紧者"，至"脐筑湫痛，命将难全"，凡二百六十九字，阐发奥理，人自不识。篇中大意，谓人之鼻气通于天，故阳中雾露之邪者，为清邪，从鼻息而上入于阳，入则发热头痛，项强颈挛，正与俗称大头瘟、虾蟆瘟之说符也。人之口气通于地，故阴中水土之邪者，为饮食浊味，从口舌而下入于阴，入则其人必先内栗，足膝逆冷，便溺妄出，清便下重，脐筑湫病，正与俗称绞肠瘟、软脚瘟之说符也。然从鼻从口所入之邪，必先注中焦，以次分布上下，故中焦受邪，因而不治，则胃中为浊，营卫不通，血凝不流，其酿变即现中焦，俗称瓜瓠瘟、疙瘩瘟等症，则又阳毒痈脓、阴毒遍身青紫之类也，此三焦定位之邪也。伤寒之邪，从外廓而入。瘟疫之邪，则直行中道，流布三焦，甚者三焦相溷，上行极而下，下行极而上，故声嗢咽塞，口烂蚀断者，亦复下血如豚肝，非定中上不及下，下中不及上也。伤寒邪中外廓，故一表即散。瘟疫行在中道，故表之不散。伤寒邪入胃腑，则腹满便硬，故可攻下。疫邪在三焦，散漫不收，下之复合。治法：未病须饮芳香正气药，则邪不能入，邪既入，则以逐秽为第一义。上焦如雾，升而逐之，兼以解毒；中焦如沤，疏而逐之，兼以解毒；下焦如渎，决而逐之，兼以解毒。〔批〕逐秽解毒。营卫既通，乘势追拔，勿使潜滋。

〔批〕大头瘟。

大头瘟 湿热伤高巅，必多汗气蒸，初觉憎寒壮热，体重，头面肿盛，目不能开，上喘，咽喉不利，口渴舌燥，宜普济消毒饮。

俗曰：大头天行，亲戚不相访问。泰和间多有病此者，医以承气加蓝根下之，稍缓，翌日如故。下之又缓，终莫能愈，渐至危笃。东垣视之曰：夫身半以上，天之气也；身半以下，地之气也。此邪热客于心肺之间，上攻头面为肿盛。以承气泻胃之热，是为诛伐无过。遂处此方，全活甚众，皆曰天方。

黄芩酒炒　黄连酒炒，各五钱。泻心肺之热，为君　元参苦寒　陈皮苦辛，去白　甘草甘寒，生用。各二钱。泻火补气，为臣　连翘　薄荷　鼠粘子炒研，辛苦而平　板蓝根甘寒。如无，以青黛代之　马勃各钱　僵蚕苦平，七分。散肿消毒定喘，为佐　升麻七分　柴胡苦平，行少阳、阳明之阳气不得伸　桔梗辛温，为舟楫，不令下行，为使。各二钱

为末，汤调，时时服之，或蜜丸含化。如大便硬，加大黄酒蒸一二钱。若额面焮赤肿，脉数者，属阳明，加石膏。若发于耳上下前后，并额角傍红肿者，属少阳，加柴胡、花粉。发于头脑项下，并耳后赤肿，属太阳，荆防败毒散加芩、连，甚者砭针刺之。〔批〕三阳部位。一方无薄荷，有人参。

〔批〕湿热时毒。

感山岚瘴气湿热时毒，感于口鼻，传入阳明，**憎寒壮热**邪正交争，阴胜则憎寒①，阳胜则壮热，**一身尽痛**湿热流于百节，**头面肿大**热毒上行头面，**瘰疬时毒**名大头瘟，**太无神术散。**

苍术辛烈，升阳辟恶，燥湿解菀。泔浸　**厚朴**苦温，除湿散满，化食厚肠。姜汁炒。各钱　**陈皮**理中，通利三焦。去白，二钱　**甘草**和平，匡正脾土。炙。此即平胃散，而重用陈皮为君也　**藿香**　**石菖蒲**取其辛香通窍，亦能辟邪而益胃。各钱半

为末，煎服。

《集解》：人之一身以胃气为主，胃气强盛，则客邪不能入，故治外邪必以强胃为先也。

吴鹤皋曰：太无此方但理脾胃，而解瘴之妙，自在其中，不愧为丹溪之师矣。

〔批〕发颐。

轻者名发颐，肿在两耳前后，甘桔汤加薄荷、荆芥、鼠粘子、连翘、黄芩、僵蚕。大便秘者，俱加大黄酒蒸、元明粉。

〔批〕捻头瘟

捻头瘟　喉痹失音，颈大腹胀，如蝦蟆者是也，一名蝦蟆瘟，

---

① 憎寒：原作"增寒"，据文义改。

宜荆防败毒散见太阳后各一钱，防风用钱半，加牛蒡子炒研钱，薄荷煎，缓服。加金汁一杯，尤妙。

〔批〕瓜瓤瘟。

瓜瓤瘟　胸高胁起，呕血如汁者是也，宜生犀饮。

犀角屑，二钱　苍术泔浸，麻油炒　黄连各钱　黄土五钱　芥茶叶一大撮　金汁半杯

煎，入金汁搅匀，日三夜二服。虚加人参盐水炒，大便结加大黄，渴加瓜蒌根，表热去苍术、黄土，加桂枝、黄芩，便脓血去苍术，倍黄土，加黄柏，便滑以人中黄代金汁。

〔批〕杨梅瘟。

杨梅瘟　遍身紫块，忽然发出霉疮者是也。宜刺块出血，清热解毒汤

黄连酒洗　黄芩酒洗　生地黄　人参各三钱　石膏鸡子大，研羌活　知母各二钱　生甘草钱半　升麻　葛根各钱　生姜二钱

煎。

下人中黄丸。

大黄三两，尿浸　人中黄如无，坑垢代之　苍术麻油炒　苦桔梗滑石各二两　人参　黄连酒浸　防风各五钱　香附姜汁拌晒，两半

神曲丸。前汤下二三服。气虚四君子汤送，血虚四物汤送，痰甚二陈汤送，热甚童便送。

〔批〕疙瘩瘟。

疙瘩瘟　发块如瘤，遍身流走，旦发夕死者是也。三棱针刺入委中穴名三分，出血〔批〕委中穴在腘中央两筋间，约纹内动脉，及服人中黄散。

辰砂　雄黄透明者，各钱　人中黄两

为末，薄荷、桔梗汤下。

疙瘩恶症，消毒饮。

大黄　牡蛎煅　僵蚕炒。各两

蜜丸，弹子大。新汲水化下一丸。

〔批〕软脚瘟。

软脚瘟　便清泄白，足肿难移者是也，即湿温，宜苍术白虎汤白虎汤加苍术。外如老君神明散、东坡圣散子等方，皆一派辛热燥烈有毒之药，全无扶正祛邪、逐秽解毒之品，必系后人伪托。慎勿狥①名妄用，害人非浅。

〔批〕辟瘟方。

辟瘟雄黄丸　治疫不相染。

明雄黄两，研　赤小豆炒熟　丹参　鬼箭羽各二两

蜜丸，梧子大，每日空心，以温水下五丸，虽同床其屋，亦不相染。

运气五瘟丹

黄连解毒汤加香附、藕叶、大黄、甘草梢俱生用。乙庚年黄芩为君，丁壬年山栀为君，丙辛年黄柏为君，戊癸年黄连为君，甲己年甘草为君。为君者多一倍，余俱减半。于冬至日为末，将大黄三倍煎浓汤，去粗渣捣，药丸如鸡子大，丹砂、明雄黄为衣，再贴金箔。一丸取泉水七碗化，可服七人。

〔批〕因疫发肿。

因疫发肿者，异人方即甘草黑豆汤。

黑豆二合，炒熟令香　甘草二寸，炙黄

水二盏半煎，时时呷之。

靖康二年②春，京师大疫，有异人书此方，服之神验。有明壬午癸未③，疫疠甚行，药内惟用人参者多活，亦时气使然，不可不知。

〔批〕辟瘟法。

凡遇天行时气，恐其相染，须迟出早入，房中常烧苍术，鼻孔涂雄黄，口中嚼大蒜，呷烧酒最良。糠秕五谷正气，常烧烟房内，亦可辟瘟。

---

①　狥（xùn 训）：顺。
②　靖康二年：靖康，宋钦宗赵桓年号。靖康二年即 1127 年。
③　有明壬午癸未：指明思宗崇祯十五、十六年，亦即 1641～1642 年。

卷 八

中 风

卒倒　口噤　痰壅　中血脉　中腑　中脏　不语　风痱
半身不遂　口眼㖞斜　自汗　小便不利　遗尿　多食

总论　经曰：虚邪偏客于身半，其入深者，内居营卫，营卫衰则真气去，邪气独留，发为偏枯。又曰：痱之为病也，身痹痛者，四肢不收，志乱不甚，其言微，知可治；甚则不能言，不可治也。岐伯曰中风大法有四：一曰偏枯，半身不遂也；二曰风痱，身无疼痛，四肢不收也；三曰风懿，奄忽不知人也；〔批〕懿，一作“癔”。四曰风痹，诸痹类风状也。又经曰：暴病卒死，皆属于火。注云：火性速疾故也。六淫之中，风淫为首，故经曰：风者，百病之长也。风是四时八方之气，常以冬至自坎而起。〔批〕冬至坎、立春艮、春分震、立夏巽、夏至离、立秋坤、秋分兑、立冬乾。候其八方之风，从其乡来者，主长养万物。若不从其乡来者，名为虚贼风，害万物，体虚者则中之，当时未必即发，重感风邪，病遂发焉。经曰：风者，善行而数变，腠理开则洒然寒，闭则热而闷。其寒也，则衰饮食；其热也，则消肌肉。盖天地间惟风无处不入，人受之者，轻为感冒，重则为伤，又重则为中。然必其人元气先虚，营卫空疏，然后外邪乘虚而入，经所谓邪之所凑，其气必虚是也。故中风之症，河间以为将息失宜，心火暴甚，丹溪以为湿生痰，痰生热，热生风，东垣以为木气自病，若以风为虚象者。所以治之有清热、化痰、养血、顺气之不同，而不专用祛风之剂也。

脏腑有俞，俞皆在背，中风多从俞入，其受病重，非若伤寒之轻也。

五脏风　经曰：以春甲乙伤于肝者为肝风，夏丙丁伤于风者为心风，季夏戊己伤于邪者为脾风，秋庚辛中于邪者为肺风，冬壬癸中于邪者为肾风。风中五脏六腑之俞，亦为脏腑之风，各入其门户，所至则为偏风。肺风之状，色皏然白，〔批〕皏，音烹。时咳短气，昼日则瘥，暮则甚，诊在眉上，其色白。其多汗恶风，五脏中风皆然。心风之状，焦绝，善怒吓①，赤色，病甚则言不可快②，诊在口，其色赤。肝风之状，善悲，色微苍，嗌干，善怒，时憎女子，诊在目下，其色青。脾风之状，身体怠惰，四肢不欲动，色薄微黄，不嗜食，诊在鼻上，其色黄。肾风之状，面痝然③浮肿，脊痛不能正立，其色炱，隐曲不利，诊在肌上，其色黑。胃风之状，颈多汗，恶风，食饮不下，膈塞不通，腹善满，失衣则腹胀，〔批〕失衣外寒。食寒则泄，诊形瘦而腹大。

脉　风邪中人，六脉多沉伏，亦有脉随气奔，指下洪盛者。浮迟者吉，坚大急疾凶。

浮迟为寒，浮大为风，浮数为热，亦为风。虚大为暑，不当暑则为虚。浮涩为湿，微而数，沉而紧，沉而迟，皆气中。

风应人迎，气应气口。

洪大为火，滑为痰，或浮而滑、沉而滑、微而虚者，皆虚与痰。

《金匮·中风篇》曰：寸口脉浮而紧，紧则为寒，浮则为虚，虚寒相搏，邪在皮肤。浮者血虚，络脉空虚，贼邪不泻，或左或右，邪气反缓，正气则急，正气引邪，喎僻不遂。邪在于络，肌肤不仁；邪在于经，即重不胜④；邪入于腑，则不识人；邪入于脏，舌即难言，口吐涎沫。〔批〕《金匮》中风脉症要诀。释曰：中络者，邪方入卫，当在经络之外，故但肌肤不仁。中经则入营脉

---

① 吓：原作"赫"，据《素问·风论》改。
② 快：原作"决"，据《素问·风论》改。
③ 痝（máng 忙）然：痝，原作"庞"，据《素问·风论》改。痝然，肿貌。
④ 即重不胜：原作"脊重不伸"，据《金匮要略·中风历节病脉证并治》改，与下文"身体重着"之释语合。

之中，骨肉皆失所养，故身体重着。至中腑中脏，则离外而内，邪入深矣。中腑必归于胃者，胃为六腑之总司也。中脏必归于心者，心为神明之主也。风入胃中，胃热必盛，蒸其津液，结为痰涎。胃之大络入心，痰涎壅塞，堵其出入之窍，故中腑即不识人。诸脏受邪，进入于心，则神明无主，故中脏者，舌纵难言，廉泉开而流涎沫也。〔批〕廉泉穴在舌下。窍通于督，津液之所出也。

喻嘉言曰：中风之脉，必有所兼，兼寒则浮紧，兼风则浮缓，兼热则浮数，兼痰则浮滑，兼气则沉涩，兼火则盛大，兼阳虚则脉微，兼阴虚则脉数，或细如丝。滑为头痛，迟缓为营卫衰。然虚浮迟滑，正气不足，尚可补救。急大数疾，邪不受制，必死无疑。然数大未至急疾，尚有不死者。

〔批〕阴中阳中。

中风要分阴阳　阴中颜青脸白，痰厥喘塞，昏乱眩晕，口眼㖞斜，半身不遂，或手足厥冷，不知人，多汗。阳中脸赤，如醉如怒，牙关紧急，上视，强直，掉眩。

〔批〕五绝死症。

五绝死症　凡中风，口开为心绝，手撒为脾绝，眼合为肝绝，遗尿为肾绝，鼻鼾为肺绝。更有吐沫直视，发直头摇，面赤如妆，汗出如珠者，皆脱绝之症，不治。或只见一二症，急服三生饮或参芪膏，大剂理中汤，及灸脐下，尚有得生者。

〔批〕中风中气之别。

中风中气辨　厥逆痰壅，口噤脉伏，身温为中风，身冷为中气，中风多痰涎，中气无痰涎，以此为辨。

〔批〕卒倒。

中风卒然昏倒先须顺气，然后治风，苏合香丸。

白术　青木香　乌犀角尖屑　白檀香　香附炒去毛　朱砂水飞
沉香　诃黎勒煨，去皮　麝香　丁香　安息香为末，无灰酒一升熬膏
荜茇各二两　龙脑　苏合香油入安息香膏内。各两　熏陆香别研，两
〔批〕熏陆香即乳香。

为细末，以安息膏并炼蜜为丸，如弹子大，以蜡匮固。以绯

绢袋盛一丸，当心带之，一切邪神不敢近愚按：诸香皆主辟恶驱邪，荜茇、诃肉治脏腑虚冷，术、沉、香附顺气，麝香开窍，白术安胃，犀角解热，本治传尸、痷瘵、痊忤、鬼气、中恶等症，非专治中风之品。中风，竹沥、姜汁调服。如口噤，抉开灌之。如抉不能开者，急以生半夏为末，吹入鼻中，或细辛、皂角、石菖蒲为末吹入，得嚏则活。

《传心方》云：治卒然中倒，当即扶入暖室中，正坐，当面作好醋炭熏之，令醋气渐入口鼻内，良久，其涎潮聚于心者，自收归旧，轻者即时苏省，重者亦省人事。醒后唯不可吃一点汤水入喉，吃则其涎永聚于心络，不能去，必成废人。〔批〕切忌吃汤水。

李士材曰：中风最要分别闭与脱二症明白。如牙关紧闭，两手握固，即是闭症，用苏合香丸开之。若口开手撒等脱绝之症，误服苏合香丸、牛黄、脑、麝之类，即不可救矣。〔批〕闭症脱症，要别明白。

按：苏合香丸，一时难得，如无，近杭州有沙气丸，亦可代之。

卒然昏愦，不省人事，痰涎壅甚等症，宜三生饮《易简》。

生南星辛烈，散风除痰。两　生附子重峻。温脾逐寒　生川乌轻疏。温脾逐风。各五钱

每服一两三药通行经络，无所不至，皆用生者，取其力峻而行速也。重用人参两以扶其正气、木香钱以行其逆气，煎成，入竹沥二三杯、姜汁少许灌之。

东垣曰：中风非外来风邪，乃木气自病也。凡人年逾四十，气衰之际，或忧喜忿怒伤其气者，多有其症。壮岁之时，无有也。若肥盛者，则间有之，亦是形盛气衰而如此耳。〔批〕东垣主气之说。

《集解》云：此即东垣主乎气之说。赵氏曰：观东垣之论，当以气为主，纵有风邪，亦是乘虚而袭，当是之时，岂寻常药饵能通达于上下哉？急以三生饮一两，加人参一两，煎服即苏。此乃行经逐痰之剂，斩关擒王之将，必用人参两许，驱驾其邪，而补助真气。否则，不惟无益，适以取败。观先哲用芪、桂、参、附，其义可见。若口开脱绝等症，服前药多有得生者。喻嘉言曰：脏为阴，可胜纯阳之药。腑为阳，必加阴药一二味，制其僭热。经络之浅者，尤当加和营卫、

并宣导之药。

口噤　胃阳明之脉，循颊车入齿缝中，风寒中之，轻则战栗鼓颔，重则口噤不开。有中风而口开不噤者，筋先绝也，为不治。

〔批〕口噤不开。

口噤不开，乌梅擦牙关方，

乌梅揩擦牙龈，涎出即开酸属木，阳明胃属土，乌梅酸，先入①筋，木能克土，使牙关酸软则开。若以铁器撬之，恐伤其齿。

或用天南星、冰片擦之，或以郁金、藜芦为末口䬸鼻。又方：甘草二段，每长寸许，炭火上涂麻油，令透，炙干，抉开牙关，令咬定，约行十里许，又换一段，然后灌药，极效。

〔批〕痰热壅盛口噤。

初中不知人事风鼓火盛，痰涎上壅，口噤不开风冷之气客于胸中，滞而不能发，通顶散。

藜芦苦寒有毒。入口即吐，能通脑顶，令入嚏　细辛散风通窍，温经破痰　人参中风不省人事，病已亟矣，非平药可以通其壅塞，故用藜芦与人参、细辛，取其相反而相用也。各钱〔批〕相反相用。　石膏辛寒。入肺降火，肺苦气上逆，气即火也，痰随火涌，故用重以坠之。五钱　甘草甘以缓之。生用，钱　川芎钱。取其清气利窍，升清阳而开诸菀

为末，用一字吹入鼻中，有嚏者，肺气未绝，可治。

凡诸卒中、尸厥、菀冒，皆当发表。还魂汤用麻黄、桂枝，清魂汤用荆芥，及用牙皂、半夏搐鼻取嚏，藜芦、砒石折齿取痰，皆所以开发三焦，疏通表邪也。中暑忌用冷水闭表同意。

〔批〕熏法。

熏法　黄芪、防风，二味煎汤数斛，置床下，使满室如雾，久熏可醒《准绳》曰：卒仆之症，虽有多因，未有不因真气不周而病者。故黄芪为必用之君药，防风为必用之臣药。许允宗②治王太后中风口噤，煎二药熏之而愈，况服之乎。病者多怒加羚羊角，渴加葛根汁、

---

① 先入：原作"入先"，据文义乙正。

② 许允宗：即许胤宗。

秦艽，口不能言加竹沥、荆沥、梨汁、人乳、陈酱汁、生葛汁，内热加人乳、梨汁、生地汁，痰多加二沥，少佐姜汁《准绳》曰：予每用诸汁以收奇功，为其行经络、渗分肉捷于汤散故也。

〔批〕痰壅气闭。

痰涎壅盛，气闭不通，急救稀涎散先开其关，令微吐稀涎，续进他药。

猪牙皂角辛能通窍，咸能去垢，专治风木。四挺，去皮弦，炙　晋白矾酸苦能涌泄，咸能软顽痰。光明者。两

为末，温水调下五分。或加藜芦能吐风痰，不可令大吐，醒后不可大投药饵，缓缓调治，过恐伤人。《局方》加江子仁即巴豆六粒。先将矾化开，入牙皂、江子，待矾枯为末，吹三分入喉中。或用橘红一片、逆流水五碗，煎一碗，顿服，白汤导之，吐痰之圣药也。

吴鹤皋曰：清阳在上，浊阴在下，天冠地履，无暴仆也。若浊邪逆上，则清阳失位而倒置矣，故令人暴仆。所以痰涎壅塞者，风盛气涌使然也。〔批〕风盛气涌，气即火也。经曰：病发于不足，标而本之，先治其标，后治其本，故不与疏风补虚，而先与稀涎散吐其痰涎，固夺门之兵也。师曰：凡吐中风之痰，使咽喉疏通，能进汤药便止。若尽攻其痰，则无液以养筋，令人挛急、偏枯，此其禁也。按：痰不可尽攻，不独中风也。朱丹溪曰：胃气亦赖痰以养，攻尽则虚而愈剧。〔批〕痰不可尽攻。

〔批〕卒不得语。

卒不得语，以苦酒煮芥子，薄颈一周，以衣包之，一日夜乃解，瘥；取龟尿点舌置龟于新荷叶上，以猪鬃鼻内戳之，立出。

〔批〕痰甚体肥。

中风痰盛，体肥不渴宜燥可知，星香散。

胆南星燥痰之品，制以牛胆，以杀其毒，且胆有益肝胆之功　木香四分之一。取其行气以利痰，能疏肝气，和脾气

为末服，或加全蝎以散肝风。中风体虚有痰者，宜四君子或六君子汤，调下此散。

戴云：肥人多中，以气盛于外而歉于内也。肺为气出入之道，人肥者必气急，气急必肺邪盛，肺金克木，胆为肝之府，故痰涎壅塞，所以治之必先理气为急。〔批〕治痰必以理气为急。中后气未尽顺，痰未尽除，调理之剂，唯当以藿香正气散和星香散煎服。此药非特可以治中风之症，中气、中恶、霍乱尤宜。

治痰，二陈汤、星香散，必加竹沥、姜汁。脉沉伏无力者，三生饮加全蝎一个。〔批〕脉沉伏无力。养正丹可以坠下痰涎，镇安元气（方见中暑），气实者以星香散吞之，虚者以六君子汤吞之。

〔批〕气虚。

气虚，香附散。

生附子八钱　木香二钱

煎。亦有天雄代附子者，并治卒仆始中，无不克效。

〔批〕中后三治。

中后　当如东垣法，分中腑其病在表，多着四肢、中脏其病在里，多滞九窍、中血脉半表半里施治。

〔批〕中血脉。

中血脉，外无六经之形症，内无便溺之阻隔，知为血弱不能荣筋，故手足不能运掉脾虚血弱，舌强不能言语舌为心苗，肾脉连舌本，心火盛，肾水衰，宜大秦艽汤《机要》。

秦艽祛一身之风　石膏散胸中之火。各三两　羌活散太阳之风　白芷散阳明之风　川芎散厥阴之风　独活各两　细辛五钱。散少阴之风防风风药卒徒，随所引而无所不至　熟地滋阴　生地凉血。酒洗　当归养血。酒洗　白芍敛阴和血。酒炒　白术土炒　甘草炙　茯苓气能生血，三味补气以壮中枢　黄芩酒炒。风能生热，黄芩清上，石膏清中，生地凉下，以共平逆上之火也。各两

每服一两，湿加生姜，春夏加知母，心下痞加枳壳。

此中风轻者之通剂也。大抵内伤必因外感而发，诸药虽云搜风，亦兼发表。风药多燥，表药多散，故疏风必先养血，解表亦必固里。血活则风散，而舌本柔矣。脾运湿除，则手足健矣。

喻嘉言曰：此方既云养血而筋自柔，何得多用风燥之药？既云静

以养血，何复用风药以动之？是言与方悖矣。偶论三化汤、愈风汤及大秦艽汤，皆似是而非者。

汪讱庵曰：此方用之颇众，获效亦多，未可与愈风、三化同日而语也。盖初中之时，外挟表邪，故用风药以解表，而用血药、气药以调里，非专于燥散者也。若愈风解表，而风药太多，三化攻里，而全用承气，则非中症所宜矣。

愚按：愈风汤药至三十余味之多，未免庞杂，兹故不录。

天麻丸易老。

天麻祛风　牛膝强筋　萆薢祛风湿，强筋骨　元参壮水。各六两杜仲七两。使筋骨相着　当归十两。和血　生地黄一斤。益真阴　羌活十两。去骨节风　附子两。行经

一方有独活五两。蜜丸。

刘宗厚[1]曰：秦艽汤、愈风汤，虽皆有补血之药，而行经散风之品居其大半，何以养血而益筋骨也？天麻丸养血壮筋近理。〔批〕养血壮筋。

大风四肢烦重风中经络，**热而挟湿，心中恶寒不足者**阳虚，**侯氏黑散**《金匮》。

甘菊花秋生，得金水之精，能制火平木，木平则风息，火降则热除，故以为君。四两　防风两　细辛三钱。祛风　当归三钱　川芎三钱。养血人参三钱　白术两。补气　黄芩三钱。以清肺热　桔梗八钱。以利膈气茯苓通心气，行脾湿　干姜炮　桂枝助阳分达四肢　牡蛎煅　白矾酸敛涩收，又能化顽痰。各三钱

为末，用温酒调服以行药势方寸匕，服廿日，日三，再冷食，服四十日，共六十日止使药积腹中不下，热食则下矣。

喻嘉言曰：治风而祛风补虚，谁不能之？至祛补之中，而行堵截之法，则非思议可到。方用矾石以固涩诸药，使积而不散，以渐填其空窍，则旧风尽去，新风不受矣。盖矾性得冷则止，得热则行，故又嘱以宜冷食也。中风入脏，最防风邪乘虚进入心中，故以菊花为君。

① 刘宗厚：即明代医家刘纯，字宗厚，著有《医经小学》《玉机微义》等。

仲景制方，匠心独创，乃中风症首引此散，岂非深服其长乎？后世悉用脑、麝，引风入心，莫有知其非者，故举《金匮》黑散、风引二汤，以明其治。

〔批〕《兰台轨范》云：肠腹空虚则邪易留，此填满空隙，使邪不能容。

附：《金匮》风引汤

大黄　干姜　龙骨各四两　桂枝三两　甘草　牡蛎各二两　滑石　石膏　寒水石　赤石脂　白石脂　紫石英各六两

杵筛，取三指撮，煮三沸。治大人风引瘫痪属热者，小儿惊痫瘛疭，日数十发。巢氏用治脚气。

〔批〕《轨范》云：此乃脏腑之热，非草木之品所能散，故以石药清其里。

按：黑散、风引二汤，喻氏以为仲景圣方，而程云来《金匮直解》又云：侯氏黑散、风引汤、防己地黄汤、头风摩膏、矾石汤所主，皆非中风历节之症，是宋人较正附入唐人之方。遂尽删之。又云：仲景，方书之祖，复取侯氏方为法耶？汪切庵曰：仲景多方，岂无祖述，而必创自一人之手乎？方若果佳，虽出自唐宋，其可删耶？但瘫痪必气血不足之人，风引汤用大黄为君，又石药居其大半，独不曰石药之气悍乎？喻氏虽深赞之，亦未知其果尝以此治风而获实验乎？抑亦门外之揣摩云尔也？若黑散之君菊花，又加气血解表除痰之药，视此不同矣。又云：中风为危笃之症，古方佳者绝少，兹录续命、黑散、风引诸方，要存其源流焉耳。徐洄溪《中风论》云：凡古圣定病之名，必指其实，名曰中风，则其病属风可知，则主病之方，必以治风为本，故仲景侯氏黑散、风引汤、防己地黄汤，及唐人大小续命等方，皆多用风药。盖以风入经络，则内风与外风相煽，以致痰火一时壅塞，惟宜先驱其风，继清痰火，而后调其气血，则经脉可以渐通。今人即用纯补温热之品，将风火痰气尽行补住，轻者变重，重者即死。其正虚邪凑，尤当急驱其邪，以卫其正。即使正气全虚，亦宜于驱风药中少加扶正之品，以助驱邪之力可也。

〔批〕《医学源流论》云：仲景所用之方，皆古圣相传之经方，并非私心自造者也。

〔批〕中腑

中腑 外有六经之形症太阳经症，头痛身热，恶风脊强。阳明经症，目痛鼻干，不得眠。少阳经症，耳聋胁痛，寒热往来，喜呕口苦。太阴经症，腹满自利，咽干。少阴经症，舌干口燥。厥阴经症，烦满舌卷囊缩，不省人事阴虚火旺，痰随火涌，**神气溃乱**，半身不遂血虚，风中左体，为左不遂；气虚，风中右体，为右不遂，筋急拘挛风中筋脉，口眼㖞斜风中口面，语言蹇涩风中舌本，风湿腰痛风湿中腰，痰火并多。六经中风，宜小续命汤《千金》。

防风风淫主药。钱半 麻黄 杏仁去皮尖，炒研。此麻黄汤，治太阳伤寒 桂枝、白芍酒炒。桂枝汤，治太阳中风，此治风寒有表症者所必用也 人参 甘草炙。以补气 川芎同芍药以补血，此治中风气血虚者所必用也 黄芩以治热淫 防己以治湿淫。各钱 附子制，五分。以治寒淫。病来杂扰，故药亦兼该

每三钱，加姜、枣煎。筋急语迟、脉弦者，倍人参，加薏苡仁、当归，去白芍以避中寒。烦躁、不大便，去桂、附，倍白芍，加竹沥。日久不大便，胸中不快，加大黄、枳壳。脏寒下利，去防己、黄芩，倍附子，加白术。呕逆，加半夏。语言蹇涩、手足战掉，加石菖蒲、竹沥。身痛、发搐，加羌活。口渴，加麦冬、花粉。烦渴、多惊，加犀角、羚羊角。舌燥，去桂、附，加石膏。汗多，去麻黄、杏仁，加白术。〔批〕加减法。

又，云岐子加减法：精神恍惚，加茯神、远志。骨节烦疼、有热，去附子，倍白芍。冷痛，倍附子、桂枝。燥闷、小便涩，去附子，倍白芍，入竹沥。脚弱，加牛膝、杜仲、石斛。腰痛，加杜仲、桃仁。失音，加杏仁。春夏加石膏、知母、黄芩，秋加当归，冬倍附子。〔批〕又加减法。云岐子，张元素洁古之子。

按：中风有解表、攻里、行中道三法，内外症俱有者，先解表而后攻里。赵氏云：此治冬月中风寒之的方，亦麻黄、桂枝汤之变法。《集解》云：此为中风套剂，古今风方，多从此为损益。《准绳》曰：治风解表、攻里、行中道三法尽矣，然不可执也。如麻黄、桂枝施于

温热之症，未有不杀人者，其可执乎？

〔批〕六经加减。

易老六经加减法：太阳中风，无汗恶寒，本方倍麻黄、防风、杏仁愚谓：当去白芍，名麻黄续命汤；有汗恶风，本方倍桂枝、白芍当去麻黄、杏仁，名桂枝续命汤。阳明中风，身热无汗，不恶寒，本方去附子当去桂枝，加石膏、知母，名白虎续命汤；身热有汗，不恶风，本方加葛根，倍桂枝、黄芩当去麻黄、附子，名葛根续命汤。太阴中风，无汗身凉，本方倍附子、炙草，加干姜当去黄芩、白芍，名附子续命汤。少阴中风，有汗无热，本方倍桂、附、甘草当去麻黄、黄芩、白芍，名桂附续命汤。六经混淆，系之于少阳、厥阴，或肢节挛急，或麻木不仁，本方加羌活、连翘，名羌活连翘续命汤。〔批〕少阳厥阴二经通治。

《玉机微义》曰：原方无分经络，不辨寒热虚实，虽多，亦奚以为？易老治分六经，庶乎合法。

〔批〕便溺阻隔。

中脏　内有便溺之阻隔唇缓、二便秘，中脾。不能言，中心。耳聋，中肾。鼻塞，中肺。目瞀，中肝，三化汤。

小承气加羌活以其病于风也。名三化者，使三焦通利，复其传化之常也。

〔批〕风秘，气秘，瘫痪。

中风、风秘风生燥、气秘气滞、便溺阻隔，偏身虚痒燥则血涩，津液不行，脉来浮为风数为热，及中风瘫痪，宜搜风顺气丸见大便秘，或麻仁丸见阳明加薄荷、蝉退。

〔批〕腑脏俱中。

外有六经之形症，内有便溺之阻隔腑脏俱中，表里三焦俱实，气血两虚，宜祛风至宝丹。

即防风通圣散见阳明后加人参补气、熟地益血、黄柏、黄连生用。除热、羌活、独活、天麻、细辛、全蝎祛风，蜜丸，弹子大。每服一丸，茶、酒任下。

喻嘉言曰：此中风门中不易之专方也。

按：上三方皆用硝、黄、枳、朴之品。《集解》云：中风多虚气上逆，无用承气之理，非坚实体症，不可轻投。

〔批〕活命丹散肝经菀火。

中脏，痰涎上壅，昏冒不语，牙关紧急，口噤风入心脾，宜活命金丹《宝鉴》①。

大黄酒浸。两半　芒硝　板蓝根　贯众　干葛　甘草各两　生犀角屑　薄荷叶各五钱　辰砂四钱，研　麝香　肉桂　青黛水飞。各三钱　龙脑研，二钱

为末，蜜水浸，蒸饼为丸，〔批〕蒸饼见淋。每重一钱，金箔为衣，茶酒任下。一方有牛黄研、珠子粉各五钱。

按：活命丹、苏合香丸之类，唯中脏者宜之。若中腑、中血脉之症，断不宜用。为麝香入脾，牛黄入肝，冰片入肾，恐引风深入，如油入面，莫之能出。

昏冒不语，内热者，宜转舌膏。

凉膈散加石菖蒲、远志，为末，蜜丸如弹子大，朱砂为衣，每服一丸，薄荷汤化下。

喻嘉言曰：按中风症，大势风木合君相二火主病，古方转舌膏、活命金丹皆用凉膈散加减。盖风火上炎，胸膈正燎原之地，所以清心宁神。转舌活命，凉膈之功居多，不可以宣通肠胃轻訾之也。

〔批〕风邪乘心脾。

痰迷心窍，舌强不能言心脾不足，风邪乘之，而痰与火塞其经络，宜涤痰汤严氏。

人参钱　茯苓二钱　炙草五分。补心益脾而泻火　橘红二钱　胆星半夏姜制。各二钱半。利气燥湿而除痰　石菖蒲钱。开窍通心　枳实二钱。破痰利膈　竹茹七分。清燥开菀，使痰消火降，则经通而舌柔矣

加姜煎。

心在窍为舌，心别脉系舌根，脾脉连舌本、散舌下，肾脉挟舌本。三脉虚，则痰涎乘虚闭其脉道，故舌不能转运言语也。若三脉亡

① 宝鉴：即《卫生宝鉴》，元·罗天益著。

血，不能荣养而暗者，又当加补血药。喻嘉言曰：此症最急，此药最缓，有两不相当之势。审其属热，用此汤调下牛黄丸。审其属虚，用此汤调下二丹丸，庶足开痰通窍。

牛黄丸　胆南星　全蝎去足，焙。各二钱半　防风　天麻各钱半。俱辛散之品　蝉蜕二钱半　僵蚕洗，焙，钱半。为清化之品　白附去头面之游风　牛黄各钱半。清心解热，开窍利痰。诸药皆能搜肝风而散痰结　麝香五分。开窍　水银五分。劫痰

煮枣肉和，细研为丸。荆芥、姜以逐风而行痰汤下。

《集解》云：牛黄之方颇多，互有异同，然大要在于搜风化痰，宁心通窍，多用冰、麝、朱、雄、金、珠、犀、珀。此方药味颇简，故录之以概其余。

喻嘉言曰：牛黄丸与苏合香丸异治。热阻关窍，宜牛黄丸。寒阻关窍，宜苏合香丸。若手撒、口开、遗尿等症，急用参附，间有得生者，牛黄、苏合，入口即毙。〔批〕禁用牛黄、苏合香丸。

二丹丸。

丹参　熟地　天冬两半　麦冬去心　茯神　炙草各两　丹砂石菖蒲　人参　远志各五钱

蜜丸安神养血，清热息风，服之得睡。

按：舌强有数种，有因风中心脾者，有因痰塞心窍者，有因风寒壅塞者，致舌本木强，又有气虚、血虚、肾虚，及老人暴不能言者，宜十全大补加石菖蒲、远志。〔批〕舌强有数种。

风痰塞其经络，舌强不能言者，其症为重。热壅上攻，舌肿不能转者，其症为轻。

〔批〕风痰塞肺。

风痰壅塞于肺，不能言肺属金主音，空则有声，诃子清音汤。

诃子肉敛肺清痰，散逆破结　桔梗利肺气　甘草和元气

煎，童便降火润肺对服，或加木通以利机窍。

舌喑者，中风不能转运之类，咽喉声音如故。喉喑者，劳嗽失音之类，舌本则能转运言语也。〔批〕舌喑喉喑。

中腑多兼中脏　肝脏目下青黑，一黄一白，心脏唇色青黄不定，

脾脏目下及手足色青，肺脏鼻边色黄，肾脏齿黄发直，皆不治。

〔批〕中胆兼肝。

中胆兼中肝，左关脉浮弦，面目青，左胁偏痛，筋脉拘急，目瞤头眩，手足不收，坐踞不得，宜犀角饮。

犀角　石膏　羌活　羚羊角　人参　菊花　独活　黄芪　白术土炒　川芎　黄芩　枳壳麸炒　当归身　枣仁　防风　白芷各五钱　甘草炙，二钱半

每服五钱，姜五片煎。如心神烦热，语言蹇涩，不得眠，用竹沥、荆沥、葛根汁各三合，生姜汁、白蜜各一合，调匀，温服一合。

〔批〕胞络兼心。

中胞络兼中心，左寸脉浮洪，面赤，汗多，恶风，心神颠倒，语言蹇涩，怔悸恍惚，舌强口干，宜加味牛黄散。

牛黄另研　麝香另研。各二钱　龙齿另研　犀角屑　羚羊角屑　防风　天麻　独活　人参　沙参　茯神去木　升麻　甘草炙　远志　白鲜皮　天竹黄另研。各三钱半　龙脑另研，钱　朱砂水飞　铁粉另研　麦冬去心。各五钱

为末，每服二钱。

〔批〕心风下注腰脚。

心脏中风，下注腰脚，石斛酒能补虚损，兼除头面游风。

石斛四两　黄芪炙　人参　防风各两半　丹砂水飞　杜仲炒　牛膝酒蒸　五味子　白茯苓去皮　山药　山茱肉酒蒸　草薢各二两　细辛两　天门冬去心　生姜三两　薏苡仁　枸杞子各八两　酒五斗

同浸一宿，每服二三合，加至一升。酒力须要相续，不可断绝。

〔批〕中胃兼脾。

中胃兼中脾，右关脉浮缓或浮大，面黄，汗多恶风，口㖞语涩，身重，怠惰嗜卧，肌肤不仁，皮肉瞤动，腹胀不食，宜防风散。

防风　麻黄去节　人参　川芎　附子炮　桂心　黄芪　赤苓去皮　枣仁　白术俱炒　独活　桑白皮炙　羚羊角各七钱半　炙草五钱

为末，每四钱，加姜煎。

〔批〕脾脏中风。

风中于脾，四肢不动，腹满不食，遍身黄色，口吐咸水口色黄者可治，宜白术汤。

白术　厚朴姜制　防风各钱　附子炮　橘皮去白　白鲜皮五分
五加皮五分

加姜煎。

〔批〕大肠兼肺。

中大肠兼中肺，右寸脉浮涩而短，鼻流清涕，面白多喘，胸中冒闷，短气自汗，声嘶，四肢痿弱，宜北五味子汤。

五味子　杏仁炒　桂心　防风　甘草炙　赤芍　川芎各两　川
椒去目，二钱半

每五钱，煎。鼻两边，下至口，上至眉，色白者可治。

〔批〕膀胱兼肾。

中膀胱兼中肾，左尺脉浮滑，两目鬃黑，腰脊痛引小腹，不能俯仰，两耳虚鸣，骨节疼痛，足痿，善恐，宜独活散。

独活　附子炮　当归　防风　天麻　桂心各两　川芎　菊花
枳壳　黄芪酒炒　丹参　牛膝酒浸　萆薢同上　甘草炙　细辛　菖
蒲　白术　山茱萸去核。各五钱

每四钱，加姜煎。

〔批〕肾脏中风。

风中于肾，面浮肿，脊骨痛，肌肤变色胁下左右有赤黄色如饼者，可治，萆薢散。

萆薢　狗脊去毛　杜仲炒　白苓　首乌制　天雄炮　泽泻各五钱
为末，米饮下二钱。

风痱〔批〕痱音肥。　如瘫痪是也。

舌喑不能言解见前痰迷心窍条下，足废不能行经曰：掌受血而能握，足受血而能行，此少阴气厥不至，急当温之，宜地黄饮子河间。

熟地黄以滋根本之阴　巴戟天去心　肉苁蓉酒浸　附子炮　官桂
以返真元之火　石斛安脾秘气　山茱肉温肝固精　石菖蒲酒洗　远志去

心 茯苓补心而通肾脏 麦门冬去心 五味子炙。保肺以滋水源，使水火相交，精气渐旺，而风火自息矣

等分，每五钱，入薄荷少许，姜、枣煎服。

刘河间曰：中风瘫痪，非为肝木之风实甚，亦非外中于风，良由将息失宜，心火暴甚，肾水虚衰，则阴虚阳实，而热气怫菀，心神昏冒，筋骨不用，而卒倒无知也。亦有因喜怒思悲恐五志过极而卒中者，皆为热甚。俗云风者，言末而忘其本也。治宜和脏腑，通经络，便是治风。汪切庵曰：此即河间主乎火之说。盖西北风气刚劲，虚人感之，名真中风，可用风药下药。南方卑湿，质弱气虚，虽有中症，名类中风，宜兼补养为治。〔批〕河间主火之说。

《兰台轨范》云：此治少阴气厥之方，所谓类中风也，故全属补肾之药，风气盛而有火多痰者忌服。庸医不察，竟以之治一切中风之症，轻则永无愈期，甚则益其病而至死，医者、病家终身不悟也。

瘅曳 《外台》云：肢体弛缓，不收摄也。人以胃气养肌肉经脉，胃气虚损，则经脉虚，而筋肉懈惰，故邪风搏于筋而使瘅曳也。按：此亦风痱也。〔批〕瘅曳亦风痱也。

风痱，身不自收，口不能言，冒昧不知痛处，或拘急不得转侧，《录验》续命汤。

小续命汤去防风、防己、白芍、黄芩，加当归、石膏，附子易干姜虚而感风，风痱主方。

〔批〕风懿。

风癔 半身不遂，手足拘急，身冷强直，不语或狂言，角弓反张，或食或不食，或大小便不利，竹沥一升饮之治风癔之法，与治风痱之法不相远。

风痱，手足不遂，强直，伏龙肝五升为末，水八升，搅取汁饮之，能尽为善。

〔批〕偏枯。

半身不遂 经曰：胃脉沉鼓涩，胃外鼓大，心脉小坚急，皆鬲偏枯，男子发左，女子发右。不喑舌转，可治。夫心胃之三等脉，见有其一，即为偏枯者，何也？盖心是天真神机开发之本，

胃为水谷充大真气之标，标本相得，则膻中气海所留宗气盈溢分布，四脏三焦，上下中外，无不周遍。若标本相失，则宗气散，分布不周于经脉则偏枯，不周于五脏则喑。

《准绳》曰：治之不用黄芪为君，人参、白术、当归为臣，防风、桂枝、钩藤、竹沥、荆沥、姜汁、韭汁、葛汁、梨汁、乳汁之属为之佐，而杂沓乎乌、附、羌、独以涸荣而耗卫，如此死者，医杀之也。

〔批〕瘫痪㖞斜，呕吐涎沫。

手足瘫痪，口眼㖞斜解见后，风痰涌甚，呕吐涎沫皆风痰壅塞经络，宜青州白丸子痰之生也，由风由寒由湿。

半夏水浸生衣，生用，七两　南星生用，二两。二药辛温，燥湿散寒川乌去皮脐，生用，五钱　白附生用，二两。二药辛热，以温经而逐风

为末，绢袋盛之，水摆出粉，未尽再摆再播，以尽为度。贮磁盆，日晒夜露，春五夏三，秋七冬十日，晒干，糯米糊丸，如绿豆大，每服廿丸，姜汤下，瘫痪酒下。

喻嘉言曰：此治风痰之上药也，然热痰迷窍者，非所宜施。〔批〕风痰上药，热痰不宜。

卒中不仆，而但肢体不遂，舌强语涩痰壅，口眼㖞斜，作中风治必殆，以六君加诸汁治之。〔批〕作中风治，必殆。

半身不遂，口眼㖞斜酒湿之病，亦有此症，当泻湿毒，不可作风病治而汗之。详湿症。〔批〕酒湿不可作风病治，顺风匀气散邪之所凑，其气必虚。偏枯㖞僻，或左或右，盖血脉不周，而气不匀也。

苏叶　白芷各三钱　天麻五分。以疏风气　乌药钱半　青皮　沉香磨。各三分。以行滞气　白术二钱　人参五分　炙草三分。以补正气，气匀则风顺矣　木瓜三分。土中泻木，调营卫而伸筋

加姜煎。

戴复庵曰：治风之法，初得之即当顺气，及其久也，则当活血。若不先顺气，遽用乌、附，不知活血，遽用羌、防、天麻辈，未见其能治也。然顺气则可，破气泻气则不可。〔批〕顺气活血。

风湿瘫痪，浮萍一味，蜜丸酒服，治三十六种风。

医书汇参辑成

偏枯不随，一切诸风，拘挛疼痛，虎胫骨酒《济生》。〔批〕诸风拘挛，筋骨疼痛，脚膝无力并治。

石斛去根。益精强阴而壮筋骨　狗脊去毛。坚肾益血而强机关　石楠叶治肾虚脚弱风痹　茵芋叶除风湿拘挛痹痛　杜仲炒。润肝燥，补肝虚，使筋骨相着　川牛膝益肝肾，强筋骨，能引药下行　续断通血而理筋骨　巴戟强阴而散风湿。去心　当归　川芎补血养筋　防风　虎胫骨追风健骨。酥。各两

上以酒一斗浸十日，每热饮一碗。

〔批〕偏枯干瘦。

半身不遂，肌肉干瘦，虎骨散《易简》。

当归二两　赤芍药　续断　白术　藁本治督脉为病，脊强而厥，又能下行去湿　虎骨各两　乌蛇肉五钱。功同蕲白花蛇，能内走脏腑，外彻皮肤，透骨搜风。余皆润筋、补气血、去风湿之药

为末，每二钱，食后温酒调下。骨中烦痛加生地黄，脏寒自利加天雄。

外治法：蚕砂两石，熟蒸，分直袋三枚，热盛一袋，着患处，冷，数易之，以瘥为度。瘥后须羊肚入粳米、葱白、椒、姜、豉等，烂煮热吃，日食一具，十日止。〔批〕外治熨法，此法熨瘥。

〔批〕左右不遂。

半身不遂，在左者属瘀血，宜四物加桃仁去皮、红花瘀血不去，新血不生、竹沥、姜汁养血行痰，以痰无分左右也。《准绳》曰：丹溪云，大率多痰，在左挟死血与无血，在右挟气虚与痰。亦是杜撰之谈，不必拘之；在右者属气虚，宜四君子汤加竹沥、姜汁。

〔批〕语涩。

语言蹇涩系足厥阴受风寒暑湿者，宜神应养真丹。

四物汤加羌活、天麻，蜜丸。

〔批〕偏枯痿痹。

偏枯邪并于虚，语言蹇涩风中舌本，手足拘挛脾主四肢，风燥其筋，而血不濡，痿痹不仁风而兼湿，顽麻痿躄，史国公药酒方。

羌活　防风　晚蚕砂炒　萆薢各三两　苍耳子炒，槌碎　秦艽各

四两。祛风兼燥湿　松节酥，二两。除骨节间风　白茄根蒸熟，八两。散血消肿散寒之品　当归酒洗炒　杜仲炒断丝　牛膝酒浸。各二两　枸杞五两。补阴润燥，养血荣筋　白术土炒。补气健脾　虎胫骨酥黄。祛风壮骨，能入手足。若腰背痛，又当用脊骨　鳖甲醋炙。厥阴血分药，能益阴血，去肝风。各两

为粗末，绢袋盛，浸无灰酒三十斤，煮熟退火毒，服风湿去，气血旺，则病除矣。每日数次，常令醺醺不断。

〔批〕五脏贼风。

通治五脏偏枯贼风，《千金》大续命汤。

《录验》续命汤见前去人参、黄芩、竹沥。

〔批〕湿痰死血。

手足不仁，日久不愈经络中有湿痰死血，腿臂间忽有一二点痛，宜活络丹。

胆南星辛烈以燥湿痰　川乌炮，去皮脐　草乌炮。各六两。辛热以散寒湿　地龙即蚯蚓。咸寒，清热利水。湿土所生，欲其引星、乌直达湿痰所结之处，《大易》所谓同气相求也。洗，焙干　乳香去油　没药另研。风邪注于肢节，久则血脉凝聚不行，故用二者以消瘀血。各二两三钱。乳香活血，能去风伸筋，没药能散瘀血，生新血，二药并能消肿止痛，故每相须而行

酒丸，酒下。

〔批〕热①甚生风卒仆。

热甚生风，而为卒仆、偏枯者，以麻、桂、乌、附投之则殆，当以河间法治之。先以降心火为主，次则或汗或下之。或有中风牙关紧急，浆粥不入，急以三一承气汤灌于鼻中，待药下，则口自开，然后按法治之。

口眼㖞斜　足阳明之脉，挟口环唇。足太阳之脉，起于目内眦。阳明内畜痰热，太阳外中于风，故牵急而㖞斜。又曰：木不及曰委和，委和之纪，其动緛戾拘缓。又曰：厥阴所至为緛。盖緛，短缩也，木不及则金化缩短乘之。戾者，口目㖞斜也。拘者，

① 热：其前原衍"体"字，据正文删。

筋脉拘强也。木为金之短缩牵引而㖞斜拘强也。缓者，筋脉纵也，木为金乘，则土寡于畏，故口目㖞斜者，多属胃土，然有筋脉之分焉。〔批〕㖞斜属胃土，有筋脉之分。经云：足之阳明，手之太阳，筋急则口目为僻，眦急不能卒视。此胃土之筋为㖞斜也。又云：足阳明脉所生病者，口㖞唇斜。此胃之脉为㖞斜也。口目常动，故风生焉。耳鼻常静，故风息焉。

阳明之脉，寒则筋急，热则筋弛，左寒右热，则左急而右缓，右寒左热，则右急而左缓。〔批〕寒则筋急，热则筋弛。阳明燥金主紧缩，风病而成筋缩，由亢则害，承乃制，谓己过极，反似胜己之化，故木极似金。况风能胜湿而为燥，风病甚筋缩，燥之甚也。治宜辛凉，不可用附、桂。

〔批〕㖞斜无他症。

口眼㖞斜，无他症者，牵正散；《直指》。

白附子去头面之风　僵蚕清化轻浮，能上走头面　全蝎直走厥阴，为治风要药，同僵蚕咸能软痰

等分为末，每二钱，酒调服。

肝有热则自生风，与外感之风不同。吴鹤皋曰：艽、防之属，可以驱外风，而内生之风，非其治也。星、夏之属，足以治湿痰，而风虚之痰，非其治也。三药辛中有热，可使从风。蚕、蝎有毒，可使破结，疗内生之风，治虚热之痰。将酒引之，能入经而正口眼。药有因热以攻热，用毒以攻毒者，《大易》所谓同气相求，《内经》所谓衰之以其属也。

如兼不遂，宜顺风匀气散。

附：改容膏

蓖麻子两　冰片三分

共捣为膏，寒月加干姜、附子各钱，右㖞贴左，左㖞贴右即正，或用鳝鱼血，或用蜣螂捣敷，亦良盖三物皆追风拔毒之品也。

〔批〕外治法。

外治法：先烧皂角烟熏之以逐外邪，次烧乳香烟熏之以顺血脉，桂枝酒煮，取汁一碗，软布浸揭，左㖞揭右，右㖞揭左。

〔批〕㖞斜拘急，恶风寒。

㖞邪，四肢拘急，恶风寒者风中于足阳明，宜秦艽升麻汤。

升麻　葛根　白芍药　人参　甘草炙。各五钱　秦艽　白芷
防风　桂枝各三钱

每服一两，加葱白三茎煎，稍热服，避风寒卧，得微汗则止。

〔批〕颊腮紧急。

㖞斜，颊腮紧急足阳明症，胃中火盛，汗不出而小便数，宜清
阳汤。

黄芪　当归　升麻各①二钱　葛根钱半　红花　黄柏酒炒　桂枝
甘草炙。各钱　生草　苏木各五分。口㖞筋急，是血络筋脉中大寒。此方
少代燔针劫刺，用红花、苏木破恶血以去凝结，内泻冲任之火炽也

酒煎，稍热服，服讫以火熨摩紧急处即愈。

或与秦艽升麻汤二方合用分两随酌。

〔批〕风湿两中。

㖞僻语塞风中于经，肢缓骨痛风而兼湿，及风痹走痛风湿流注，
十指麻木气血不足，或有湿痰、死血在胃中，肝肾风气风湿诸疮，
并宜豨莶丸张咏。

豨莶草以五月五日、六月六日、七月七日、九月九日采者佳，不拘多
少，拣去粗茎，留枝叶花实

酒拌，蒸晒九次，蜜丸。〔批〕此缓治之剂，非一时救病之方，
沥汁熬膏尤有力。

豨莶辛苦气寒，其味莶臭，能驱风散湿，行大肠之气。必蒸晒九
次，加以酒蜜，则苦寒之阴浊尽去，而气味清和，故能补肝润肾，益
气去湿强筋。数不至九，则浊阴尚在，则不能透骨祛风而却病也。然
风药终燥，若风痹由于脾肾两虚，阴血不足，及疮不由风湿者，亦忌
服之。〔批〕脾肾两虚，阴血不足者忌服。

《集解》：此药不但搜风，尤能胜湿，湿去则脾胃健而筋骨强。凡

---

① 各：原脱，据《脾胃论》本方中黄芪、当归用量亦为二钱，故据文
例补。

中风挟湿者，服之尤宜。

宋张咏《进豨莶表》云：其草金棱银线，素茎紫荄，久服须发乌黑，筋力轻健，效验多专。

〔批〕昏愦口噤，直视瘛疭。

中风昏愦，口噤直视，瘛疭，口眼㖞斜，涎潮语塞，筋挛骨痛，瘫痪麻木，或瘙痒，宜铁弹丸此药极止疼痛，通经络，活血脉。

乳香另研　没药另研。各两　川乌头两半　五灵脂淘净，四两　麝香钱

先将乳香、没药阴凉处细研，次入麝，次入药，再研匀，滴水和丸，如弹子大。每服一丸，食后临卧，薄荷酒磨服。

〔批〕血弱疼痛。

中风血弱，筋骨疼痛，举动艰难，十味剉散。

附子三两　当归　黄芪炙　白芍药各二两　川芎　防风　白术各两半　肉桂两　茯苓　熟地各七钱半

每四钱，入姜五片、枣三枚煎，临卧服。

中腑者，多身痛，为风气所束，经脉不和，宜铁弹丸。虚寒者，宜此方。

〔批〕风着面，引口偏，牙车急。

风着人面，引口偏着耳，牙车急，舌不得转，《千金翼》方：生地黄汁、竹沥各一升，独活三两，合煎取一升，顿服之即愈祛风舒筋活血之剂。

〔批〕内风。

入房汗出中风，则为内风令人遗精、咳血、寝汗，六味地黄丸作汤，加去风药。

风虚中后阳虚，头重眩苦极，不知食味，术附汤即白术附子汤。《近效方》。见少阴后。暖肌补中，益精气。〔批〕《录验》《近效》二种，乃唐以前之方书，《外台》引之极多。

一切风虚方《千金翼》

杏仁九升，去皮尖及双仁，曝干为末，水九升，研滤如作粥法，缓火煎，令如麻浮上，匙取，和羹粥酒内一匙，服之。每食

即服，不限多少。服七日后，大汗出。二十日后，汗止。慎风冷，禁鱼、肉、鸡、醋、大蒜。春夏恐酸，少作服之。此法神妙，可深秘之。〔批〕此即作杏酪之法，服食最宜。

诸中风，竹沥汤《外台》。

竹沥二升　生葛汁一升　生姜汁三合

分三服，日三此通经络之法。

〔批〕自汗。

自汗　风多者，桂枝汤。表虚者，玉屏风散。阳气虚者，芪附汤见汗。兼盗汗者，补中益气汤送六味地黄丸。阴虚有火者，当归六黄汤见汗。

〔批〕酒风。

饮酒中风，则为漏风，身热懈惰，汗出如浴，恶风少气，酒风方《素问》。

泽泻生用　白术等分　麋衔减半

合以三指撮，为后饭。

麋衔即薇衔，一名无心草，南人呼为吴风草，味苦平微寒，主治风湿。三指为一撮，约二三钱。饭后药先，为后饭。《兰台轨范》云：麋衔疑即鹿衔草。

《宣明》治此症，以防风易麋衔，名白术散。见汗。

〔批〕多食。

多食　风木盛则克脾，脾受敌，求助于食，当泻肝理风以安脾。脾安则食少，是其效也。

又，风虚能食为胃风症见瘾疹。

〔批〕不食。

不食　热风，心烦闷，及脾胃间热，不下食，地黄煎《千金》。

生地黄汁　枸杞根汁各二升　生姜汁　酥各三升　荆沥　竹沥各五升　天门冬　人参各八两　茯苓六两　大黄　栀子各四两

为散，先煎地黄等汁成膏，内散搅匀。每服一匕，渐至三匕。

〔批〕烦热恶寒。

中风，手足拘急，百节疼痛，烦热心乱，恶寒，经日不欲饮食，及拘挛虚极，寒湿暴仆，手挛急等症，别详拘挛门。

〔批〕病如狂状。

病如狂状，妄行，独语不休，无寒热，其脉浮，防己地黄汤《金匮》。

防己钱　桂枝　防风各二钱　甘草钱

四味以酒一杯浸一宿，绞汁；生地黄二斤打碎，蒸之如斗米久；以铜器盛前汁，更绞地黄汁，和分再服。

此治血中之风。凡风胜则燥，又风能发火，故治风无①纯用燥热之剂。

〔批〕小便不利。

小便不利　洁古云：中风如小便不利，不可以药利之。既已自汗，则津液外亡，小便自少。若利之，使营卫枯竭，无以制火，烦热愈甚。当俟热退汗止，小便自行也。如涎潮壅塞，呕吐痰沫，小便淋滴不通，宜三因白散子。

生大附子去皮脐。热甚者去之　桂府滑石各五钱　半夏制，七钱半

加木通、灯心、茅根煎。

〔批〕遗尿。

遗尿　浓煎参附汤二味等分为汤，加益智子，频啜之。

〔批〕发热。

发热六七日不解而烦渴，欲饮水，水入即吐，宜五苓散见太阳。

〔批〕预防。

预防中风　《宝鉴》云：凡人初觉次指、大指麻木不仁，或不用者，三年内必有中风之患。宜先服大秦艽汤、天麻丸、愈风汤各一料，此治未病之法也。

薛己曰：预防之理，当养气血、节饮食、戒七情、远帏幔②可

---

① 无：通"毋"，不要。《论语·学而》"无友不如己者。"朱熹《集注》："无、毋通，禁止辞也。"

② 帏幔：指房室。

也。若服愈风等方，适所以招风取中耳。

愚按：其说为却病之法，不但预防中风。若既有风根，不先用药去之，而惟补养气血，不关门养贼乎？愈风汤多风药，固不宜服。若大秦艽、天麻丸，有养血药，服之何害？

类中风

有中气、中寒、中暑、中湿、中火、中食、中虚、中恶八种，状类中风，投治混淆，伤生必矣。并附中毒、中蛊于后。〔批〕各症宜审，不可混淆。

〔批〕中风中气辨。

中气 许学士云：暴怒伤阴，暴喜伤阳，忧愁不已，气多厥逆，往往得中气之症，不可作中风治。大略与中风相似，中风身温多痰涎，中气身冷无痰涎，中风脉浮应人迎，中气脉沉应寸口。以气药治风则可，以风药治气则不可。初中，古方多以苏合丸灌之，或通顶散吹鼻取嚏。

〔批〕内伤气逆。

七情内伤，气逆痰潮，昏塞，牙关紧急七情皆能为中，因喜怒而得者尤多，宜八味顺气散《济生》。

人参　白术　白苓　青皮　陈皮　白芷　乌药各两　甘草炙，五钱

加香附三钱，每三钱，煎服。

严用和曰：人之元气强壮，外邪焉能为害？必真气先虚，营卫空疏，邪乃乘虚而入。若内因七情得者，治当调气，不当治风；外因六淫得者，亦当先治气，后因所感六气治之。此良法也，宜八味顺气散。后人或谓不当杂入白芷，不知白芷香而不燥，正和营卫之善药也。《玉机微义》曰：严氏此论迥出前人，其用药则未也，何也？四君子补脾胃药，更加白芷去手阳明经风，乌药通肾胃间气，陈皮理肺气，青皮泄肝气。若风果在手阳明、肺、肝、胃、肾而气实者，可用。但经有十二，五脏之气互有胜负，此方安能尽其变乎？况真气先虚之人亦难用也。

愚按：中气因怒者多，《局方》概用乌药顺气散治之，故严氏发此方之论，并不用枳、桔、麻黄、僵蚕等风药，正先治气后治风之妙旨。〔批〕先治气，后治风。《玉机微义》恐人又执此方以治诸气，而不分虚实及诸经各脏之胜负，故有未能尽变之说。〔批〕气有虚实，脏有胜负。且如七情皆能为中，此则惟菀怒者宜之。若忧喜悲恐，又在人以意参之，方能尽变耳。又如内虽虚而表里气逆，风邪卒中，当先治标，虽乌药顺气，其可废乎？故《局方》合两方，用人参、白术、陈皮、甘草、干姜、川芎、厚朴、桔梗、麻黄、白芷，更加葛根治感风头痛、鼻塞、声重，尚为合宜。

前症或用木香调气散《局方》。

白豆蔻仁肺气本药，暖脾胃，行三焦，散滞除寒，消酒化食　丁香治胃冷壅胀　白檀香调脾肺，利胸膈，能引胃气上行，为理气要药　木香疏肝和脾，能升降诸气。各三两　藿香快气和中，能除恶气。八两　砂仁和胃醒脾，快气调中，能通结滞。四两　炙草温补元气。八两

为末，每服二钱，盐汤下。

〔批〕余痰未尽。

尚有余痰未尽，宜四七汤多服。见气及星香散见前。

若其人元气本虚，痰气上逆，关格不通，或大便虚秘，宜养正丹《局方》。此与黑锡丹同为镇纳上逆之阳气。

水银铅得之易成砂　黑铅去滓净，与水银结成砂子　硫黄研　朱砂研细〔批〕原方无分两，大约硫黄、黑铅等分，朱砂、水银各三分之一。

上用黑盏，火上溶铅成汁，次下水银，以柳条搅，次下朱砂，令不见星，放下少时，方入硫黄末，急搅成汁和匀，有焰以醋洒之，候冷取出，研极细，糯米糊丸，绿豆大。每三十丸，盐汤、枣汤任下。

〔批〕中风挟气。

中风挟中气喻嘉言曰：中风症多挟中气，遍体顽麻风胜则气壅于皮肤，骨节疼痛壅于骨节，步履艰难，语言蹇涩壅于经络，口眼㖞斜壅于头面，喉中气急有痰壅于胸喉，宜乌药顺气汤严氏。

麻黄 桔梗肺家之药，发汗祛寒 川芎 白芷头面之药，散风活血
枳壳利气。各钱 陈皮顺气兼以行痰，且能发表。二钱 僵蚕清化散结。
蚕病风则僵，故因以治风，能散相火逆结之痰。去丝、嘴，炒 黑姜温经通
阳 炙草和中泻火。各五分 乌药通行邪滞诸气。二钱

加姜枣煎《集解》：风盛则火炽，故有痰火冲逆而上，此里气①
逆也。然中风必由外感风寒而发，内虚而外邪乘之，此表气逆也。
〔批〕表里气逆。方乃先解表气，而兼顺里气者，气顺则风散。风邪
卒中，当先治标。若气虚而病久者，固非所宜也。虚汗者，去麻黄
加黄芪。手足不能举动，加防风、续断、威灵仙。手足拘挛，加
木瓜。脚气，加牛膝、五加皮、独活。

〔批〕中寒有脏、腑、经络、皮、肉、筋骨之殊。

中寒 寒亦有中脏、中腑、中经络、皮、肉、筋骨之殊。中
在皮肤则为浮，中在肉则为痹、为重、为聚液、分裂而痛，中经
络或痛在四肢，或痛在胸胁，或痛在胫背，或小腹痛引睾丸，或
经脉引注脏腑之膜原为心腹痛，或注连脏腑则痛死不知人，中于
筋骨，为筋挛骨痛、屈伸不利。中腑脏，则仲景述在《金匮要略》
中，所谓肺中寒者出浊涕，肝中寒者则臂②不能举、舌本强、善太
息、胸中痛而不得转侧、食③则吐而汗出也，心中寒者，其人苦心
中如啖蒜状，剧者心痛彻背、背痛彻心，譬如虫蛀，其脉浮者，
自吐乃愈。不言脾肾二脏中寒者，缺文也。然所谓中寒者，乃居
五脏所居畔界之郭内，阻隔其经，脏气不得出入，故病。若真中
脏，则死矣。〔批〕《金匮》五脏中寒诸症。

《永类钤方》云：肝中寒，其脉人迎并左关紧而弦，其症恶寒
发热，面赤④如有汗，胸中烦，胁下挛急，足不得伸。心中寒，其
脉人迎并左寸紧而洪，其症如啖蒜齑，甚则心痛彻背，恶寒，四

---

① 里气：原作"理气"，据《医方集解·理气之剂·乌药顺气散》改。
② 臂：原作"肾"，据《金匮要略·五脏风寒积聚病脉证并治》改。
③ 食：原脱，据《金匮要略·五脏风寒积聚病脉证并治》补。
④ 面赤：原作"而赤"，据《永类钤方》改。

肢厥，自吐，昏塞不省。脾中寒，其脉人迎并右关紧而沉，其症心腹胀，四肢挛急，嗳噎不通，脏气不传，或秘或泄。肺中寒，其脉人迎并右寸紧而涩，其症善吐浊涕，气短不能报息，洒洒而寒，吸吸而咳。肾中寒，其脉人迎并左尺紧而滑，其症色黑气弱，吸吸少气，耳聋，腰痛，膝下拘疼，昏不知人。〔批〕《永类》五脏中寒脉症。

〔批〕中寒不发热，强直口噤，战掉眩仆，无汗。

中寒伤寒发热，中寒不发热，身体强直，口噤不语，或四肢战掉，或卒然眩仆，身无汗或自汗者，腠理素虚而阳微也，此寒毒所中，先用酒调苏合丸，轻则五积散见阳明后加木香钱、麝香少许，重则用姜附汤见少阴。入肝加木瓜，入肺加桑白皮，入脾加白术，入心加茯苓。若人渐苏，身体回暖，稍能言语，须更问其别有何症，治之当审微甚，甚则姜附汤为主，微则不换金正气散见腹痛加附子，或五积散加附子。

中寒异于伤寒，何也？曰：伤寒发热，中寒不发热也。仲景于伤寒则详之，而中寒不成热者未之及，何也？曰：阳动阴静，动则生变，静则不变。寒虽阴邪，既菀而成热，遂从乎阳动，传变不一，靡有定方，故极推其所之之病，不得不详也。不成热者，邪中于阴形之中，一定而不移，不移则不变，止在所中寒处而生病，故不必详也。〔批〕中寒只在中处生病。

〔批〕中寒有挟气、挟风、挟湿之殊。

脐腹痛，四肢厥，附子理中汤见太阴。中寒脉迟紧，挟气带洪，攻刺作痛，加木香五分；挟风带浮，眩运不仁，加防风钱；挟湿带濡，肿满疼痛，加白术钱，筋脉挛急，加木瓜钱，肢节疼痛，加肉桂钱。并可灸丹田，以多为妙。

〔批〕寒厥心痛。

中寒发厥心痛，术附汤一见少阴，即白术附子汤。四逆汤加白术、大枣，亦名术附汤。见身体痛。

〔批〕中暑中热，治法迥别。

中暑　东垣云：静而得之，谓之中暑。中暑者，阴症，当发散也。或避暑热，纳凉于深堂大厦，或过服生冷得之者，名曰中暑。其病必头痛恶寒，身形拘急，面垢，肢体疼痛而心烦，肌肤大热，无汗，为房室之阴寒所遏，使周身阳气不得伸越，世多以大顺散主之是也。动而得之，为中热。中热者，阳症，为热伤元气，非形体受病也。若行人或农夫于日中劳役得之者，名曰中热。其症必苦头疼，发燥热，恶热，扪之肌肤大热，大渴引饮，汗大泄，无气以动，为热伤肺气，人参白虎汤主之。

薛氏曰：中暍乃阴寒之症，〔批〕暍音谒，即暑也。治当补气为主，少佐以解暑，故先哲多用姜、桂、附子之类。此推《内经》舍时从症之法也。

《活人书》云：脉虚身热，谓之中暑，乃不足之症，宜用温散之剂；脉盛身热，谓之中热，乃有余之症，宜用清凉之剂。

中伤暑毒，阳外阴内，故治之多用暖剂，如大顺散、香薷饮之类。大蒜辛热通窍，故亦治之。然有阴阳二症，治宜审慎。

〔批〕初中不省。

初中不省人事，即以日晒瓦，或布蘸热汤，更易熨其心腹脐下，或研蒜水灌之，或剥蒜纳入鼻中蒜气臭烈，能通诸窍，盖极香极臭之物皆能通窍也。一方用不蛀皂角刮取黑皮，烧烟欲尽，存性为末，每一两入甘草末六钱，和匀，每服一钱，新汲水调下。气虚人，温浆水调下。昏迷不醒者，不过两服盖中暑痰壅关窍，皂角能疏利去痰故也。

〔批〕行路暍死。

行路暍死人，唯置日中，掬路上热土，围其脐腹，以热尿溺其中，或近火以热汤灌之即活。

凡中暑，不可作中风治。

〔批〕中暑昏冈。

中暑面垢，闷倒昏不知人，冷汗自出，手足微冷，或吐或泻，或喘或满，宜来复丹研末，汤调灌之。

硝石一两、舶上硫黄透明者两，二味为末，入磁碟内微火炒，柳条搅火不可太过，恐伤药力，再研极细，名二气末。太阴元精石水飞两、五灵脂水澄去沙，晒干、青皮去白、陈皮去白各二两，三味为末，次入元精石末及二气末，拌匀，好醋打糊为丸，豌豆大。每三十丸，空心米饮下。

〔批〕阴阳二症。

阴证系中暑，辨详总注，大顺散见伤暑。阳证系中热，人参白虎汤见阳明。

〔批〕暑途一症。

又有暑途一症，似中而轻，欲睡懒语，实者香薷饮，虚人星香散加香薷一钱，苏后冷汗不止，手足尚逆，烦闷多渴者，宜香薷饮黄连香薷饮见伤暑，六味、三物①同。

〔批〕渴烦下血。

中暑热盛，口渴心烦，或下鲜血，宜黄连香薷饮。过投冷剂，吐利烦渴，甚欲裸衣，宜用温药。

〔批〕兼中湿风。

中暑湿盛，宜六味香薷饮。

中暑兼中风，僵仆搦搐，宜三物香薷饮加羌活、防风。

〔批〕表里俱热。

表里俱热，烦躁口渴，小便不通，霍乱吐泻，六一散俱见伤暑。

〔批〕中湿有内外之分。

中湿 风寒暑湿，皆能中人。惟湿气积久，留滞关节，始能中，非如风寒暑之有暴中也。有内中湿者，脾土本虚，不能制湿，或生冷水酒湿面食之过度，停于三焦，注于肌肉，则湿从内中矣。有外中湿者，或山岚瘴气，或天雨湿蒸，或远行涉水，或久卧湿地，则湿从外中矣。

〔批〕肺受湿热。

肺金受湿热之邪丹溪曰：东南之人，多由湿土生痰，痰生热，

---

① 六味三物：据下文，“六味”指下文六味香薷饮，“三物”指三物香薷饮。

热生风，**清燥汤**主之见痿。

〔批〕内中。

内中，关节重痛，浮肿喘满，腹胀烦闷，昏不知人其脉必沉而缓，或沉而微细，**渗湿汤**。

苍术泔浸，炒　白术土炒　茯苓各二钱半　陈皮　泽泻　猪苓各钱　香附制　抚芎酒洗　砂仁　厚朴姜汁炒。各七分　甘草三分

姜三片、灯心十茎同煎服。

〔批〕外中。

外中，头重体痛，四肢倦怠，腿膝肿痛，身体浮肿，大便泄泻，小便或涩或利，宜**除湿汤**《百一》。

苍术泔浸，炒　半夏姜制　厚朴同。各二两　藿香　陈皮去白　茯苓去皮。各两　炙草二钱　白术生用，两

或加羌活、防风、藁本各三四钱，每四钱，加姜、枣煎。

〔批〕酒湿作痹，浑似中风。

酒湿为病，亦能作痹症，口眼㖞斜，半身不遂，舌强语塞浑似中风，当泻湿毒，不可作风病治而汗之，**宜苍橘汤**。

苍术泔浸，二钱　陈皮钱半　赤芍药　赤茯苓各钱　黄柏酒炒　威灵仙　羌活　甘草各五分

愚按：酒湿生热生痰，积伤其胃，故诸症浑似中风，而实由湿热与痰也。此方用苍术、黄柏，二妙散也。苍术除湿燥胃，又能解湿食之菀，黄柏除湿清热，二者为治痿要药。酒湿作痹，灵仙治顽痹而去积，专疗不遂。酒湿生痰，陈皮利滞气而行痰，兼能燥湿。加以赤芍养血，赤苓行水，羌活风能胜湿，甘草甘能和胃，而诸症自平矣。

〔批〕破伤湿，状类中风。

破伤湿有破伤处，因澡浴，湿气从疮口中入，其人昏迷沉重，状类中风，宜**白术酒**《三因》。

白术两

酒三盏煎，频服。不能饮酒，以水代之。

凡中湿㖞斜不遂，舌强语塞，昏不知人，状类中风，不可作中风治。

中火 《绀珠经》云：以火为本，以风为标，心火暴甚，肾水必衰，肺金既摧，肝木自旺，治法先以降心火为主，此圣人心法也。〔批〕降火为先。

〔批〕心火。

心火盛者，凉膈散见阳明后，或泻心汤见太阳。

〔批〕肝火。

肝火动者，小柴胡汤见少阳。

〔批〕水虚火炎。

水虚火炎者，六味地黄汤见虚劳。

〔批〕痰多。

痰多者口眼㖞斜，手足麻痹，贝母瓜蒌散。

贝母去心 瓜蒌 南星泡 荆芥 防风 羌活 黄柏炒 黄芩炒 白术 陈皮 薄荷 炙草 威灵仙 天花粉等分

加姜煎，至夜服。

〔批〕中食，状类中风、中气。

中食 中食之症，忽然厥逆昏迷，口不能言，肢不能举，状似中风，皆因饮食过伤，醉饱之后，或感风寒，或着气恼，以致填塞胸中。胃气有所不行，阴阳痞隔，升降不通，此内伤之至重者，人多不识。若误作中风、中气，而以祛风行气之药重伤胃气，其死可立而待。

戴云：人之饮食，下咽而入肝，由肝而入脾，由脾而入胃。因食所伤，肝气不理，故痰涎壅塞，若中气然。亦有半身不遂者，肝主筋故也。治以风药则误矣。《准绳》曰：复庵，名医也，饮食下咽而先入肝，于理难通，其必有见，姑存之。

愚按：经曰食入于胃，散精于肝，淫气于筋。戴谓下咽入肝，恐泥经旨。遇此卒暴之症，必须审问明白。或方食醉饱，或饮食过伤，但觉胸膈痞闷，痰涎壅塞，气口脉紧盛而滑大，且宜作食滞治之。

〔批〕食滞气滞。

中食，胸膈痞闷，痰壅，不省人事，先煎姜盐汤，探吐其食。有风寒者，宜以藿香正气散见霍乱解之。气滞不行者，以八味顺气散见中气调之。吐后别无他症，只用平胃散见饮食加白术、茯苓、半夏、曲蘗、砂仁之类。

〔批〕中虚。

中虚　东垣以卒倒昏愦皆属气虚，有元气素弱，或过于劳役，或伤于嗜欲，耗损真元，脾胃虚衰，痰生气壅，舌强语涩，口眼㖞斜，肢体不遂者，作中风治之，必殆。气虚，宜六君子汤见痰饮加诸汁治之。阳虚下陷者，补中益气汤见内伤。因于房劳者，六味地黄汤见虚劳。

〔批〕中恶。

中恶　登冢入庙，吊死问丧，因冒邪气，飞尸鬼击，卒厥客忤，手足逆冷，肌肤粟起，头面青黑，精神不守，或错语妄言，牙闭口噤，昏晕不知人，宜苏合香丸见中风灌之，或焚乳香、安息香、麝香、苍术之类熏之。俟少苏，服调气平胃散。

木香　乌药　白豆蔻　白檀香　砂仁　藿香各钱二分　苍术钱半　厚朴姜制　陈皮各钱　甘草五分

加姜煎。

〔批〕卒中。

卒暴中恶客忤，心腹胀满，痛如刀锥刺，口噤气急，三物备急丸见饮食及太乙备急散。

雄黄研，水飞　朱砂研，水飞。各二两　川椒　桂心　芫花醋拌炒。各五钱　巴豆去心及膜、油　藜芦各二钱半　附子炮，去皮脐　野葛各七钱半

为细末，磁罐封贮，勿令泄气。急病每服一钱，老幼减半病在头自衄，在膈自吐，在腹自利，此药如汤泡雪，随手而应。口噤，斡齿灌之。

〔批〕尸疰。

尸疰等症飞尸发无由渐。遁尸停遁在人肌肉、血脉之间，触即发动。沉尸犹沉痾在人脏腑，无处不恶。风尸在人四肢，循环经络，沉沉默默，不知痛处。伏尸隐伏五脏，积年不除。以上五尸，发时则心腹刺痛，喘急胀满。〔批〕五尸。又有尸疰，则挟外邪鬼之气，流注

身体，令人寒热，或腹痛胀满喘急，或垒块踊起，腰脊沉重，精神错杂，恒觉昏谬。每节气改变，辄至大恶，积年累月，顿滞至死，死后复易傍人，乃至灭门，故为尸疰，皆用忍冬藤叶数斛，煮浓汁，取汁煎服，日三服瘥。

桃奴汤

桃奴桃实上毛，刮取用之　当归　人参　干姜　川芎　甘草炙
桂心各三两　鬼箭　犀角屑。各两　麝香五分

每四钱，煎。腹胀加大黄两。

〔批〕尸疰鬼疰。

尸疰鬼疰，《肘后方》急以桃仁五十枚研泥煮服取吐。吐不尽，三四日再吐。

鬼疰，脉乍大乍小，乍短乍长此乃气血不匀，邪气伤正。〔批〕鬼疰脉，或梦鬼击，寒热，不能食，可服八毒赤丸此药为杀鬼杖。

雄黄　矾石攻冷积病最良　朱砂　附子炮　藜芦　巴豆　牡丹皮各两　蜈蚣一条

蜜丸，小豆大，每服五七丸，冷水下此药神效，宜净室中洁诚修合。

〔批〕感尸气。

因丧惊忧悲哀烦恼，感尸气成诸症，变动不已，似冷似热，风气触则发，雄朱散。

雄黄　朱砂　桔梗　羌活　白芍　当归　升麻　川芎　冰片
川乌　南星　山栀　陈皮　木香　莽草　僵蚕炒　白术　枳壳　槟榔　黄芩　紫苏子　虎胫骨酥　鬼羽箭炒。等分　麻黄减半　蜈蚣二条，酒炙

为末，每二钱，酒调下，日三服《准绳》曰：此方分两有误。愚按：药亦庞杂，宜酌。

〔批〕风邪见鬼。

心脏风邪，见鬼妄语，闷乱恍惚，人参散。

人参　赤茯苓　鬼箭　石菖蒲　犀角屑。各七钱半　龙齿研，两①

每四钱，煎。或加茯神、远志肉、赤小豆。有热加黄连、羚羊角屑，人参用沙参，热痰加牛黄、天竹黄。

〔批〕挑生毒。

中毒　广南有挑生毒杀人，以鱼肉延客，对之行厌胜法，鱼肉能反生于人腹中而死人，死阴役于其家。然解之亦甚易，但觉有物在胸膈，急服升麻以吐之；觉在腹中，急服郁金以下之，续煎平胃散调补，食白粥经旬。

〔批〕初中。

初中毒，觉胸腹稍痛，明日渐加搅刺。满十日，则内物能动，腾上则胸痛，沉下则腹痛，积而瘦悴，或肋下忽肿起如痛状，顷之大如盏，俟五更以绿豆嚼试，若香者，则中挑生毒也。其痰在上膈则取之，用热茶一瓯，投胆矾半钱于中，候矾化尽，通口呷之，良久以鹅翎探吐之，或升麻末冷热水调服吐之。在下膈则泻之，以米饮调郁金末三钱，毒即泻下，乃以人参、白术各五钱为末，煮无灰酒半升，温服，日一杯，五日止。

〔批〕一切毒病。

神仙解毒万病丹　一名玉枢丹，一名紫金锭。治一切金石草木药毒，及死牛、马肉、河豚诸毒，并瘟疫、瘴疟、喉痹、赤眼，或自缢、溺水、打扑损伤、痈疽、发背、未破疮肿、蛇虫毒伤，男子妇人或中颠邪狂走、鬼胎鬼气，并宜服之。

山慈菇去皮，洗极净，焙，三两　千金子一名续随子。去壳，拣色极白者，研，纸裹去油，净如霜为度。两　麝香细研，三钱　红芽大戟紫者为上。去芦根，洗极净，焙干。二两。北方绵大戟，色白者，大峻利，反能伤人，弱人服之，有吐血者，忌之慎之〔批〕大戟色白者忌服。

各研为极细末，和匀，以糯米粥于木臼内杵为丸，分作四十粒，于端午、重阳、七夕合。如欲急用，辰日亦得，忌妇人、鸡、

----

① 研两：原脱，据《证治准绳·类方·谵妄》"人参散"补。

犬见之。痈疽发背未破，用冷水磨涂痛处，并磨服，良久觉痒立消。伤寒、阴阳二毒，心闷狂乱，胸膈壅滞邪毒未发，及瘟疫岚瘴，喉痹诸病，冷水入薄荷一叶，同研下。颠邪、鬼胎，无灰酒下。自缢、溺水心头暖者及惊死、鬼迷死未隔宿者，并冷水磨灌之。虫蛇伤，冷水磨涂。诸般疟疾，不问新久，临发时，煎桃柳枝汤磨下。小儿急慢惊风，五痫八痢，蜜水、薄荷一叶同研，下。牙关紧急，磨涂一丸，分作三服，量大小与之。牙痛，磨涂及含药少许，吞下。汤火伤，东流水调涂。打扑伤损，炒松节煮无灰酒下。年深头痛，酒入薄荷叶同研，贴太阳穴上。诸般痫疾，中风诸病，一应风气，并酒磨下。牛马六畜中毒，亦以此救之。

〔批〕蛇虫痈疽。

始觉中毒及蛇虫伤，痈疽才作，青黛雄黄散。

二味等分，研细，新汲水调下二钱。服此毒气不聚。

东坡雄黄丸治蛊毒及蛇虫畜兽毒。〔批〕蛊毒及蛇虫畜兽毒。

雄黄　明矾生用。等分

端午合，研细，溶黄蟾和丸，梧子大，每服七丸，念药王菩萨药上菩萨七遍，白汤送下。

〔批〕食毒。

因食中毒，黄龙汤。

伏龙肝为末，冷水调，随多少服之。亦治食六畜肉中毒，大效。

〔批〕一切食毒。

一切食毒，及饮酒不知中何毒，荠苨、甘草生用各二两，煎，停冷分三服。

〔批〕豆腐毒。

中豆腐毒，生萝白煮汤服，如非时无萝白，取子煎汤亦得。

〔批〕菰菌毒。

解菰子毒，及一切菌毒，芫花生者为末，每一钱，新水下，以利为度。

〔批〕蕈毒。

中蕈毒，忍冬花即金银花生啖之，大豆煮浓汁饮之，服诸吐利药并解。

蕈毒，吐泻不止，用细芽茶研细，新汲井水服，神效。

荷叶煎服，杀蕈毒。

〔批〕野芋毒。

食野芋，烦毒欲死，亦治以前方。

蜀椒闭口者有毒，误食之，戟人咽喉，气欲绝，或吐下白沫，身体痹冷，急治之，肉桂煎汁饮之，或食蒜及浓煮豆豉汁饮之。

〔批〕钩吻毒。

钩吻，与芹菜相似，生池旁，其叶有毛，误食杀人。荠苨八两，水煮，分温三服。

菜中有水茛菪，叶圆而光，误食令人狂乱，状如中风，或吐血，用甘草煮汁服之解。

〔批〕芹菜毒。

蛟龙病春秋二时，蛟龙带精入芹菜中，人偶食之得病，发则似痫，手足青，腹满痛，不可忍，用饴糖寒食造者更佳二三升，日二三服。吐出如蜥蜴三五枚，乃愈。

〔批〕蛇交水。

误食蛇交水，成瘕腹痛，以雄黄服之。

〔批〕菀肉漏脯。

中菀肉密器盖之，隔宿者是漏脯茅屋漏下，沾着者是毒，烧犬屎，酒服方寸匕，或服人乳，或多饮韭汁。

〔批〕生死肉毒。

食生肉中毒，掘地深三尺，取其下土三升，水煮数沸，澄清汁，饮一升即愈。自死六畜肉，黄柏末服方寸匕。

〔批〕六畜肝毒。

食六畜肝中毒凡物肝脏，不可轻啖，自死者尤毒，豆豉水浸，绞取汁服之，合人乳服更效。

〔批〕毒箭肉毒。

鸟兽有中毒箭死者，其肉毒，大豆煮汁及蓝汁服之即解。

〔批〕河豚毒。

食河豚中毒，五倍子、白矾等分，为细末，水调服。仓卒无药，以清油多灌之，毒物尽吐而愈。

〔批〕蟹毒。

食蟹中毒，紫苏煮汁，饮三升，或捣苏子饮之，冬瓜汁饮三升，吃冬瓜亦可，藕节捣热酒调服。

〔批〕果毒、果积、马肝、漏脯。

食果中毒，猪骨烧过为末，服方寸匕，亦治马肝、漏脯等毒。果积，麝香治之。

〔批〕药毒。

中诸药毒，甘草生用、黑豆、淡竹叶等分，浓煎连服。

中药毒，食生黑豆闻腥者，即非中毒。若吐逆烦躁，服药须极冷即解。甘草生两，白矾生用五钱，延胡索两，每五钱，煎，放冷细细呷之。

〔批〕一切药毒肉毒。

一切肉毒药毒，白扁豆生晒干，为细末，新汲水下二三钱。

〔批〕砒毒。

解砒毒，其症烦躁如狂，心腹搅痛，头旋，欲吐不吐，面色青黑，四肢逆冷，命在须臾，绿豆半升，擂滤去滓，以新汲水调，通口服，或真靛花二钱，井花水调浓汁，分二服。闷绝心头温者，新汲水调水粉服之。又方，旱禾秆烧灰，新汲水淋汁滤过，冷服一碗，毒从利下即安。

〔批〕鼠莽毒。

解鼠莽草毒，枯矾、好茶同研，新汲水调服少许，又用大黑江豆煮汁服之，枯莲房壳蒂梗，或荷叶中心蒂，或藕节，煎汤一碗，温冷灌之，毒自散。

〔批〕前二毒。

砒毒、鼠莽毒，用旋刺羊血及鸡鸭血热服。

〔批〕巴豆毒。

解巴豆毒，其症口干，两脸赤热，五心热，利不止，芭蕉根叶，研自然汁服，利止而安。

〔批〕丹砂毒。

丹砂毒，盐半两，以冷水搅溶令澄，旋旋服之。

〔批〕石钟乳毒。

石钟乳毒，紫石英为细末，每一钱，温水调下，连三服。

〔批〕金石药毒。

中金石药毒，黑铅酒。

黑铅一斤，溶作汁，投酒一升，如此十数回，候酒至半升，去铅顿服之，效。

〔批〕五石毒。

五石毒，荠苊汁生服良。

〔批〕丹石毒。

丹石毒，以蚌肉食之。

〔批〕漆毒。

漆毒，以蟹捣碎滤汁，点涂患处。

〔批〕水毒溪毒。

中水毒溪毒，如伤寒状，葱白一握切，豉半升，葛根、升麻各七钱半，每四钱，煎；五加皮散。

五加皮为末，每服一钱，酒调下，日二夜一，粥饮调服亦得。

〔批〕水毒生疮。

中水毒，下部虫蚀生疮，牡丹皮为细末，每服二钱，酒一盏调下，日三服。

〔批〕蚯蚓毒。

中蚯蚓毒，每夕蚓鸣于体，盐汤浸身，数次愈。

〔批〕蜈蚣。

中蜈蚣毒，桑汁、盐、蒜涂之。被咬者，捕蜘蛛置咬处，自吸其毒，蛛死放水中，吐而活之。

〔批〕蛊毒症候。

中蛊毒 蛊有数种，曰蛇毒、蜥蜴毒、虾蟆毒、蜣螂草毒等皆是，变乱元气。人有故造作之者，即谓之蛊也。多因饮食内行之，祸患于人，则蛊主吉利，所以人畜事之。中其毒者，心腹绞痛，如有物嚼，或吐下血皆如烂肉，或好卧暗室，不欲光明，或心性反常，乍嗔乍喜，或四肢沉重，百节酸疼，或乍寒乍热，身体习习如痹，胸中满闷，或头自痛，或吐逆不定，或面目青黄，甚者十指俱黑，诊其脉缓大而散，皆其候也。然其毒有缓有急，急者仓卒，或数日便死，缓者延引岁月，游走肠内，蚀五脏尽则死。凡入人家，见门限屋梁绝无尘埃者，其家必畜蛊。

〔批〕验蛊法。

验蛊法 令病人唾水内，沉者是蛊，浮者非。或令含黑豆，豆胀皮脱者是蛊。又嚼黑豆不腥，嚼白蜡味甜，皆中毒之候也。

脉 《脉诀》云：凡脉尺寸紧数，形又似钗直，吐转增，此患蛊毒，急须救。脉逢数软，病延生，浮涩而疾者生，数细者死，洪大而数者生。

〔批〕吃饮食法。

入蛊家，不得已吃其饮食，潜地于初下箸时，收藏一片在手，尽吃不妨。少顷将所藏之物，埋于人行十字路下，则蛊反于本家，作闹蛊主，必反来求。或食时让主人先动箸，或明问主人云莫有蛊否，以箸筑棹而后食。如是，则蛊皆不能为害。

欲知蛊主姓名，以败鼓皮烧作末，令病人饮服方寸匕，须臾自呼蛊家姓名，可语之，令呼唤将去则愈，治之亦有方。

〔批〕初中在膈。

初中蛊，在膈上者，用归魂散吐之。

白矾生用 建茶各两

为细末，每服五钱，新汲水调下，顿服。一时久，当吐出毒此药入口，其味甚甜，并不觉苦酸者，是中蛊也。

已下膈者，雄朱丸下之。

麝香二钱半，别研 雄黄 朱砂俱另研，水飞过 续随子 赤足蜈蚣去足微炒。各两

为细末，研匀，端午日糯米煮粥和丸，芡实大。每一丸，热酒吞下。

吐利后，犹觉前后心刺痛拘急，咽中如茅刺者不须再服吐利药，宜桔梗散但服此，自然平复。〔批〕吐利后刺痛拘急。

桔梗去芦，不拘多少，择味苦者，剉碎微炒

为细末，每三钱，米饮调服，毒气自渐消。

〔批〕金蚕蛊。

金蚕蛊，石榴皮浓煎汁饮之，即吐出，有蛊皆活。凡见饮食有蛛丝，便莫吃。

〔批〕解蛊神咒。

佛说解蛊毒神咒　凡在旅中饮食，先默念七遍，其毒不行。咒曰：始苏琢，磨耶琢，吾知蛊毒生四角，父是穹窿穹，母是耶舍女，眷属百千万，吾今悉知汝，摩阿萨摩诃。又法，每遇所到处，念药王万福七遍，亦验。

〔批〕脏腑败坏，下血。

中蛊毒，脏腑败坏，下血如鸡肝，如烂肉，治法见下血。

〔批〕下血如肝。

中蛊毒，下血如肝，蓖麻子一粒去皮，朴硝钱，共细研，新汲水调下，连作二三服效。前症昼夜出血，石余四脏皆损，惟心未毁，或鼻破待死者、桔梗为末，酒服方寸匕，日三服。

〔批〕吐血。

中蛊吐血，麦面散。

小麦面二合

冷水调，分三服，半日服尽，当下蛊即瘥。

疠　风

总论　经曰：风成为疠。又曰：风寒客于脉而不去，名曰疠风；疠风有营卫热附，其气不清，故使鼻柱坏而色败，皮肤疡溃①。又谓：风气与太阳俱入，行诸脉俞，散诸分肉之间，与卫气相干，其道不利，故使肌肉膹䐜而有疡，卫气有所凝而不行，故

---

① 溃：原作"㿔"，据《素问·风论》改。

其肉有不仁也。又曰：疠风者，素①刺其肿上，已刺以锐针，针其处，按出其恶气，肿尽乃止，当食方食，毋食他食。今观经之论治，分荣卫者如此。若古方虽多，但混泻其风热于荣卫，又无先后之分，至东垣、丹溪始分之。《活法机要》云：先桦皮散，从少至多，服至七日，灸承浆穴七壮，灸疮愈再灸，再愈三灸，之后服二圣散泄热，祛血之风邪，戒房室三年，病愈。此先治其卫，后治其荣也。《试效方》治段库使用补气泻荣汤，此治荣多于治卫也。丹溪云：须分在上在下，在上者以醉仙散，取臭恶血于齿缝中出，在下者以通天再造散，取恶物蛔虫于谷道中出，所出虽有上下道路之异，然皆不外于阳明一经而已。〔批〕诸方俱见后。看其疙瘩，上先见、在上体多者，病在上也，下先见、在下体多者，病在下也，上下同得者，病在上复在下也。

辨症　眉毛先落者，毒在肺；面发紫泡者，毒在心；脚底先痛，或穿者，毒在肾；遍身如癣者，毒在脾；目先损者，毒在肝。此五脏受病之重者也。一曰皮死，麻木不仁；二曰②血死，溃烂；四曰③筋死，指脱；五曰③骨死，鼻柱坏。此五脏受伤之不可治也。若声哑目盲，尤为难治。治当辨本症、兼症、变症、类症、阴阳虚实而斟酌焉。若妄投燥热之剂，脓水淋漓，则肝血愈燥，风热愈炽，肾水愈枯，相火愈旺，反成坏症矣。

本症论治　疠疡所患，非止一脏，然其气血无有弗伤，兼症无有不杂，况积岁而发现于外，须分经络之上下，病势之虚实，不可概施攻毒之药，当先助胃壮气，使根本坚固，而后治其疮可也。

兼症、变症、类症论治　疠疮当知有兼变、类症之不同，而治法有汗、下、砭刺、攻、补之不一。盖兼症当审轻重，变症当察先后，类症当详真伪。而汗、下、砭刺、攻、补之法，又当量其人之虚实，究其病之源委而施治焉。盖虚者形气虚也，实者病气实而形气则虚也。

---

① 素：原作"数"，据《灵枢·四时气》改。
② 曰：原脱，据《证治准绳·杂病·疠风》补。

本症治法 疠疮砭刺之法，张子和谓一汗抵千针，盖以砭血不如发汗之周遍也。然发汗即出血，出血即发汗，二者一律。若恶血凝滞在肌表经络者，宜汗宜刺，取委中出血则效。〔批〕委中穴各在腘中央约纹动脉陷中，令人面挺伏地卧取之。若恶毒蕴结于脏，非荡涤其内则不能瘥。若毒在外者，非砭刺遍身患处及两臂腿腕、两手足指缝各出血，其毒必不能散。若表里俱受毒者，非外砭内泄，其毒决不能退。若上体患多，宜用醉仙散，取其内畜恶血于齿缝中出，及刺手指缝并臂腕，以去肌表毒血。下体患多，宜用再造散，令恶血陈虫于谷道中出，仍针足指缝并腿腕，隔一二日，更刺之，以血赤为度。如有寒热、头疼等症，当大补气血。

肺壅风毒，遍身瘾疹，瘙痒，桦皮散《保命》。

荆芥穗二两　枳壳去穰，烧存性　桦皮专治肺风。烧存性。各四两　炙草五钱　杏仁二两，去皮尖。水一盏，煎令减半，晒干另研

上为末，每二钱，食后酒调下。

疏风和血，二圣散《保命》。

大黄五钱　皂角刺三钱，烧灰研细

大黄煎汤，调下二钱。

早服桦皮散，中以升麻汤见阳明下泻青丸见火热，晚服二圣散此为缓治。

疠风在营分者，补气泻荣汤东垣。

升麻　连翘各六分　苏木　当归　全蝎　黄连　地龙去土　黄芪各五分　黄芩生用，四分　甘草分半　人参三分　生地黄四分　桃仁三粒　桔梗五分　麝香少许　白豆蔻二分　梧桐泪分　水蛭三条，炒令烟尽　虻虫去翅足，微炒，三个

除连翘，将梧桐泪研白豆蔻为细末，另研麝香、水蛭、虻虫三味为末，外都作一服，水二大盏，酒一匙，入连翘，煎至一盏六分，再入梧桐泪、白豆蔻并麝香等三味，再煎去渣。早饭后、午饭前稍热服，忌酒、面、生冷、硬物。

大风恶疾阳明主胃与大肠，无物不受。此风之入人也，气受之在上多，血受之在下多，血气俱受者上下皆多。自非医者神手，病者铁

心，罕有免者。夫气为阳为卫，血为阴为营，身半以上，阳先受之，身半以下，阴先受之，病在阴者，通天再造散。

郁金散肝菀，下气破血，下蛊毒　皂角刺出风毒于营血中。肝主血，恶血留止，其属肝也。虫亦生于厥阴风木所化，必用是治其脏气杀蛊为主。黑大者，炒　大黄以引入肠胃营血之分，利出瘀恶蛊物。煨。各两　白牵牛利大小便，杀虫。以大黄引，则入血分。六钱，半生半炒

上为末。每服五钱，日未出时，面东以无灰酒调下。

疠风，遍身麻木，病在阳者，醉仙散《宝鉴》。

鼠粘子出遍身风毒恶疮。炒　胡麻子逐风补肺，润皮肤。炒　枸杞子消风热，散疮毒　蔓荆子主贼风。炒。各两　白蒺藜主恶血，身体风痒，通鼻气　防风治诸风　瓜蒌根治瘀血，消热胕肿　苦参治热毒风，皮肌烦躁，生赤癞，眉脱落。各五钱

为细末，每一两五钱，入轻粉二钱，拌匀。每一钱，茶清调上八味药，治功固至矣。然必银粉为使，银粉乃是下膈通大肠之要药，所以用其驱诸药入阳明经，开其风热怫菀痞膈，逐出恶风臭秽之毒，杀所生之虫，循经上行至牙齿软薄之分，而出其臭毒之涎水。银粉在醉仙散有夺旗斩将之功，遂成此方之妙用，非他方可企及。晨午各一服，至五七日，于牙缝中出臭涎服此药，若有伤于齿，则以黄连末揩之，或先固济以避银粉之毒，令人如醉，或下脓血，病根乃去，仍量人病之轻重虚实用。病重者，须先以再造散下之，候元气将复，方用此药丹溪取二方分用之，如破敌之先锋，至于余邪未除者，但调和荣卫，药中少加祛逐剂耳。忌一切炙煿厚味，止可食淡粥时菜。诸蛇以淡酒蒸熟食之，可以助药势服轻粉之剂，若腹痛去后，兼有脓秽之物，不可用药止之。若口舌肿痛，秽水时流，作渴，发热喜冷此为上焦热毒，宜泻黄散见火。若寒热往来，宜小柴胡汤加知母见少阳。若口齿缝出血发热，大便秘结此为热毒内淫，宜黄连解毒汤见阳明。若大便调和，宜犀角地黄汤见血。若秽水虽尽，口舌不愈，或热渴不饮冷此为虚热，宜钱氏白术散见消渴。

手足或腿臂或各指拳挛者由阴火炽盛，亏损气血，及血虚有热，遍身瘙痒，心烦目昏，怔忡，颊赤，口燥咽干，发热盗汗，

食少嗜卧，俱宜加味逍遥散见虚劳除薄荷加生地黄，及换肌散见后兼服。

疠风久不愈，或眉毛脱落，鼻梁崩坏，换肌散《宝鉴》。

白花蛇　黑花蛇各三两。酒浸　地龙去土　当归　细辛　白芷　天麻　蔓荆子　威灵仙　菊花　荆芥穗　苦参　紫参　沙参　木贼草　白蒺藜　川芎　甘草　不灰木　天门冬去心　赤芍药　九节菖蒲　定风草〔批〕查天麻一名定风草，何以重出？俟考。　何首乌不犯铁　胡麻子炒　草乌头炮，去皮脐　苍术　木鳖子各两

为末。每五钱，酒下食后酒多尤妙。

风热，身如虫行，或唇反绽裂疠疮生虫者，五方风邪翕合，相火制金，木盛所化，内食五脏而症见于外也，宜升麻汤。

升麻三分　茯苓　人参　防风　犀角镑　羌活　官桂各二钱

每四钱，煎。

送泻青丸见火热或桦皮散以清肺肝之邪，外灸承浆以疏阳明、任脉，则风热息而虫不生矣。肝经虚热者，佐以加味逍遥散及六味地黄丸。

兼症治法　当审轻重。

头目眩晕，若右关脉浮而无力脾肺气虚，补中益气汤见内伤。若左关尺脉数而无力肝肾气虚，六味地黄丸见虚劳。若右寸尺脉浮大或微细阳气虚，八味丸同上。血虚者，四物汤加参、苓、白术。气虚者，四君子汤加当归、黄芪。肝经实热者，柴胡清肝散见诸血耳衄。肝经虚热者，六味丸。脾气虚弱者，补中益气汤。脾虚有痰者，半夏白术天麻汤见头痛。砭血过多者，芎归汤见血症。发热恶寒者，圣愈汤大凡发热，则真气伤矣，不可用苦寒药，恐复伤脾胃也。

熟地黄　生地黄　当归酒拌。各钱　人参　黄芪炒　川芎各二钱

煎服。一切失血烦渴燥热，疮脓出多，五心烦热等症，俱宜服之。

口眼㖞斜，若手足牵搐，或眉棱痒痛属肝经血虚风热，加味逍遥散、六味地黄丸以生肝血，滋肾水。若寒热往来，或耳聋胁痛肝

木盛，小柴胡合四物汤以清肝火，生肝血。若筋挛骨痛，或不能动履，六味地黄汤、补中益气汤以滋化源。若因服燥热而致者，四物汤加生甘草、金银花以解热毒，益阴血。

凡此俱属肝经血燥所致，须用六味地黄丸、补中益气汤为主。若因怒气房劳而甚者，六味、十全大补为主。若因劳伤形体而甚者，补中益气、十全大补汤为主。

夏秋湿热行令，若饮食不甘，头目眩晕，遍身酸软，或两腿麻木，口渴自汗，气促身热，小便黄数，大便稀溏湿热伤元气，宜清燥汤见痿。如在夏令，宜清暑益气汤见暑。若自汗盗汗，气高而喘，身热脉大元气内伤，补中益气汤。若呕吐少食，肚腹痞闷，大便不实脾胃受伤，四君子汤。若胸腹不利，饮食少思，吐痰不止，六君子汤。若形体倦怠麻木，黄芪人参汤见暑。

热渴便浊，若夜安昼热者，清心莲子饮见浊；昼安夜热者上在气分，此在血分，四物二连汤见火热。俱佐以六味丸。若寒热往来肝经血虚，加味逍遥散。

小便不利，若因服燥药而致者，四物汤加黄柏、知母俱炒黑、生甘草以滋阴血。若频数而色黄者，四物汤加参、术、麦冬、五味以生气血。若短而色黄者，宜补中益气汤加山药、五味、麦冬以滋化源。

大便不通，若涩滞，因血虚内热者，四物加麦冬、五味生血润燥。若因燥热药者，四物加连翘、生甘草生血清热。若因克伐药者，四君子加芎、归助气生血。若作渴饮冷者热淫于内，竹叶石膏汤见阳明。以清胃火。若作渴饮汤者脾胃虚热，竹叶黄芪汤见消渴。以补气生津。若内热作渴，面赤饮汤者，四物汤送润肠丸见大便。以凉血润燥。若肠胃满胀，燥在直肠者，猪胆汁导之见阳明。气虚血涸者，十全大补汤。肝胆邪盛脾难输化，小柴胡加山栀、郁李仁、枳壳治之。

怔忡不寐，或兼衄血、便血，若内热晡热，作渴饮汤，肢体倦怠此脾血虚而火动也，四君子加芎、归。若思虑伤脾动火，归脾汤加山栀。若发热晡热，八珍全用。若心血虚损，天王补心丹。

此病皆心脾血少所致，但调补胃气，则痰清而神自安，不必专于清热治痰也。

发热恶寒，若肢体倦怠，烦躁作渴，气高而喘，头痛自汗者此内伤气血也，补中益气汤加五味、麦冬。倦怠食少，大便不调，小便频数，洒淅恶寒者此脾肺气虚也，升阳益胃汤见火热。烦躁作渴，体倦少食此脾气虚热也，六君子汤。

发热，午前，脉数有力者气分热也，清心莲子饮见浊；脉数无力者阳气虚也，补中益气汤。午后，脉数有力者血分热也，四物汤加丹皮；脉数无力者阴血虚也，四物汤加参、术。热从两胁起者肝虚也，四物汤加参、术、黄芪；从脐下起者肾虚，四物汤加参、术、黄柏、知母、五味、麦冬、肉桂，或六味丸。其热昼见夜伏，夜见昼止，或去来无定时，或起作无定处，或从脚起者此无根虚火也，加减八味丸见虚劳及十全大补汤加麦冬、五味，更以附子末唾津调涂涌泉穴。若形体恶寒，饮食喜热者阳气虚寒已极，急用八味丸。

口干，若恶冷饮食者胃气虚而不能生津液也，七味白术散见消渴。若喜冷饮食者胃火盛而消烁津液也，竹叶石膏汤见上。夜间发热口渴者肾水弱而不能上润，六味地黄丸。若因汗下后而得者胃气虚，八珍汤。

作渴，若烦躁饮冷者属上焦实热，凉膈散见阳明。兼大便秘结者属下焦实热，四顺清凉饮见火热。若用克伐药而得者气血两虚，急用八珍汤、六味丸。

耳聋耳鸣，若左寸关脉弦数者心肝二经虚热，四物汤加山栀、柴胡生阴血。右寸关脉浮大脾肝二经虚热，补中益气加山栀、桔梗培阳气。因怒便作，小柴胡加山栀、芎、归清肝凉血。午前甚，小柴胡加参、芪、归、术补气清肝。午后甚，四物加知、柏俱酒炒黑、五味补阴降火。两足心热肾虚，六味丸以壮水。两足冷阳虚，八味丸以益火。

项强口噤，腰背反张，气血虚而发痉，皆因内虚复汗，亡津液，筋无所养而然，悉属虚象，非风症也，当大补气血为主。

妇女经闭，若因菀火伤脾，归脾汤加山栀、丹皮；气血俱虚，八珍汤加山栀、丹皮；若服燥药伤血，四物汤加生甘草余依妇科调经查治。血崩，肝火不能藏血者，加味逍遥散；脾虚不能统血者，补中益气汤。

凡此皆六淫七情亏损元气所致，当审其因而调补胃气为善。

变症治法 当察先后。

身起疙瘩，搔破脓水淋漓，若寒热往来者肝经气血虚而有火也，八珍散加丹皮、柴胡。寒热内热者血气弱而虚热，八珍散倍用参、术。若恶寒形寒者阳气虚寒，十全大补汤。若肌肤搔如帛隔者气血不能外荣，人参养荣汤见虚劳。若面部搔之麻痒者气血不能上荣，补中益气汤。若痿软筋挛气血不能滋养，补中益气汤，佐以六味地黄丸。

口舌生疮，或咽喉作痛，若饮食喜冷，大便秘结者实热，四顺清凉饮见火热。肌热恶热，烦渴引饮者血虚，当归补血汤见内伤。饮食恶寒，大便不实者虚热，十全大补汤。热从下或从足起者肾虚热，加减八味丸见虚劳。若饮食难化，四肢逆冷者命门火衰，八味丸。

牙齿作痛，或牙龈溃烂，若喜寒恶热属胃火，加味清胃散升麻、白芷、防风、白芍药、干葛、当归、川芎、羌活、紫背浮萍、麻黄、木贼等分，每五七钱，煎。若热毒在表，以此发散之。恶寒喜热胃虚，补中益气汤。

自汗属气虚，补中益气汤。盗汗属血虚，当归六黄汤见盗汗。内芩、连、黄柏俱炒黑用。俱送六味地黄丸。若因劳心而致者，归脾汤倍用茯神、酸枣仁。

唾痰，或作喘，若右寸脉浮缓者肺气虚，六君子汤加桔梗；右寸脉洪滑者肺经有热，泻白散见火热；右寸关脉浮缓迟弱者脾肺气虚，六君子汤加桔梗、黄芪；右寸关脉洪滑迟缓者脾热传肺，泻白、泻黄二散同见火热；右尺微弱者火衰而脾肺虚，理中丸见太阴兼八味丸；左寸洪数者心火克肺，人参平肺散见喘或六味丸；左寸关脉洪数者心肝二经有热，柴胡清肝散见耳衄佐以清心汤见癫。清其风热，仍用六味丸以镇阳光；左尺数而无力者肾虚水泛，六味丸加五味子以滋阴。如脉微细，或手足冷，或兼喘促，急用八味丸以补阳。

口舌生疮，及舌赤裂或生芒刺，兼作渴引饮，或小便频数，不时发热，热无定处，或足心热起肾水干涸，心火亢胜，或从两胁，或从小腹起足三阴经亏损，加减八味丸佐以补中、十全等汤。若误用寒凉，必变虚寒之症，急用加减《金匮》肾气丸，或有生者。

肚腹肿胀朝宽暮急属阴虚，暮宽朝急属阳虚，朝暮皆急，阴阳俱虚，阳虚者，朝用六君子，夕用加减肾气丸；阴虚者，朝用四物汤加参、术，夕用知柏地黄丸；阳虚下元不足者，朝用八味丸，夕用补中益气汤。若肚腹痞满，肢体肿胀，手足并冷，饮食难化，泄泻，口吸气冷者真阳衰败，脾肺肾虚寒，不能司摄，而水泛行也，急用加减肾气丸。

恶寒发热寸脉微，名阳气不足，阴气上入阳中，则恶寒。尺脉弱，名阴气不足，阳气下陷阴中，则发热，阳不足，补中益气汤；阴不足，六味地黄丸；气虚发热，补中益气汤；血虚发热，补血汤见内伤。

发热作渴，右寸关浮大无力脾肺气虚。补中益气汤；数而有力脾肺气热，竹叶石膏汤；寸脉微数无力肺气虚热，竹叶黄芪汤；左寸关数而有力心肝气热，柴胡栀子散见耳；数而无力心肝气虚，六味丸；尺脉数而无力肾经虚火，加减八味丸。

大凡疮愈后口渴，或先渴而后患疮，或口舌生疮，或咽喉肿痛，或唇裂、舌赤、目赤、痰涎上壅者，皆败症也，非此丸不能救。

眼目诸症，滋阴地黄丸神效，黄芪汤、决明夜灵散、益气聪明汤对症选用见目。

鼻衄吐血，左寸关数而无力血虚，四物加参、术；浮而无力气虚，补中益气汤；右寸关数而无力肺胃虚热，先用济生犀角地黄汤，后用四物汤加参、苓、白术；数而有力肺胃有热，犀角地黄汤；尺脉数无力阴虚，六味地黄丸。

饮食少思，属脾胃气虚者，四君子、六君子汤；若胃气虚热者，异功散加金石斛；若属实热者，泻黄散；大便不实，或呕吐者，脾胃虚寒，六君子汤加干姜、木香。

妇女带下因经行产后，外邪入胞，传于五脏而致，其色青者肝，加味逍遥散加防风；肝血不足，或燥热风热，六味丸、逍遥散。色赤者心，小柴胡汤加黄连、山栀、当归；思虑过伤，妙香散见遗精。色白者肺，补中益气汤加山栀。色黄者脾，六君子汤加山栀、柴胡，甚者归脾汤。色黑者肾，六味丸。阳气下陷，补中益气汤；湿痰下注，前汤加茯苓、半夏、苍术、黄柏。

二便下血，右关浮数气虚而热，四君子加升麻、当归；迟大浮缓，前汤加升麻、炮姜；尺脉浮大，或微弱元气下陷，补中益气汤；〔批〕尺浮大、微弱有属阴虚者，宜审。左关洪数血虚，四物加炒山栀、升麻、秦艽；尺脉洪数无力肾虚，六味丸薛云诸血症不问脉症，但用六味煎服为善。说甚误人。

泄泻在五更者脾肾两虚，五更服四物丸见泄，日间白术散钱氏，或八味丸补火生土。

大便不通，属脾肺亏损大肠津液干涸，或火烁血虚，不可计其日数，饮食数多，必待腹胀满，自欲去而不能乃热在直肠间，用猪胆汁润之。若气血虚，于补气血药中加麻仁。若厚味积壅，小便淋秘者肝肾虚，六味丸以滋肾水、枳术丸兼消补。见饮食。若发热晡热，加味逍遥散养阴血，清风热。若兼筋挛骨痛，用透经解挛汤。

穿山甲三钱，炒　荆芥　红花　苏木　羌活　当归　防风　蝉蜕去土　天麻　甘草各七分　白芷钱　连翘　川芎各五分

水酒各半煎。

风热血燥，筋骨作痛，秦艽地黄汤。

秦艽　生地黄　当归　川芎　羌活　防风　荆芥　甘草　白芷　升麻　白芍　大力子蒸　蔓荆子各钱

煎服。

后用八珍汤加牡丹皮、柴胡主之。若误服风剂而伤阴血者，用易老祛风丸。

黄芪　枳壳炒　防风　白芍　甘草　地骨皮　枸杞子　熟地黄

生地黄各酒拌杵膏

等分为末，入地黄膏，加蜜，丸梧子大。每服七八十丸，白汤下。

若疥癞风疮在两股，或阴囊，或两足，必用四生散见后、六味丸为善。

若误服草乌、川乌之类，或敷巴豆、砒石等味，肌肉腐溃，反成坏症，治者审之。

面赤搔痒，或眉毛脱落属肺经风热，消风散见头痛，桦皮散见前。气虚，补中益气加天麻、僵蚕。血虚，加味逍遥散加钩藤钩。面发紫泡，或成块，或眉毛脱落属肝经风热，小柴胡加山栀、丹皮、钩藤钩血燥生风，但滋水生血，则火自息，风目定，痒自止。

遍身疙瘩，或瘾疹搔痒此风毒血热，羌活当归散。

羌活　当归　牛蒡子　川芎　黄连酒炒　防风　荆芥　甘草黄芩酒炒　连翘　白芷　升麻各钱

酒拌晒干，煎服。气虚，佐以补中益气加山栀、钩藤钩。血虚，佐以加味逍遥散加钩藤钩。

若手足皴裂，不问黯白，或在手足腿腕，搔起白皮此风热秘涩，清胃散加赤芍。

盖肾开窍于二阴，精血不足，则大便秘塞不通，须六味丸、益气汤以滋化源。

小便不利，不渴而不利者热在下焦血分，滋肾丸。渴而不利热在上焦气分，清肺饮俱见小便。热结膀胱者，五淋散见淋。肾虚，六味地黄丸。气虚不能输化，补中益气汤。若转筋、便秘、气喘，不问男女孕妇，急用八味丸，缓则不救。

白浊足三阴经主之，厚味湿热所致者，加味清胃散见前。肝肾虚热者，六味丸佐以逍遥散。脾肾虚热，六味丸佐以六君子汤。肝脾菀滞，佐以归脾汤。脾肺气虚，佐以补中益气汤。湿痰下注，益气汤加苍术、半夏、茯苓。

类症治法　当详真伪。

两臁如癣，搔痒久则脓水淋漓，或搔起白皮者，名肾脏风，用四生散以祛风邪。

黄芪　羌活　沙苑蒺藜　白附子等分

为细末，每二钱，薄荷酒下。

如肾脏风下疰生疮，以猪腰子批开，入前药二钱合定，纸裹煨熟，细嚼盐酒送下，更服六味丸以滋肾水。

若头目不清，头面生疮，内热口干，手掌皴裂，或遍身肿块，血燥，秋间益甚，俗名雁来风，宜羌活白芷散。

羌活　白芷　荆芥　防风　柴胡　黄芩酒炒　黄连酒炒　蔓荆子　猪牙皂角　甘草各钱

煎服。

或兼服加味逍遥散。

赤白游风肢体或腿臂腕间患痞瘰而游走不定者，赤曰赤游风，白曰白游风，为血虚阴火内动，外邪所搏之症，白用消风散，赤用加味逍遥散。气血俱虚，八珍汤。晡热、内热，逍遥、六味兼服。

遍身或头面起疙瘩，或如霞片，或破而脓水淋漓，或痒痛肝火血虚，加味逍遥散。口苦胁痛，小便淋沥肝火血热，柴胡清肝散见衄。若妇女夜间谵语发热热入血室，依本症用方见妇科。病退，却用逍遥散以健脾胃生阴血，此症多因怒气而发。

赤斑，女子天癸未至，或月经不调，发赤斑痒痛肝火血热，小柴胡加山栀、生地黄、丹皮、防风。瘾疹疙瘩，搔破成疮，热渴眩晕，日晡益甚，四物加柴胡、山栀、丹皮清肝火，补肝血。若烦热体倦，头目不清，及自汗盗汗，八珍、六味主之。

敷服热药　敷砒霜患处作痛，或腐溃，用湿泥频涂换之。若毒入腹，苦楚泄泻，饮冷米醋一二杯即止，多亦无妨。生绿豆末、麻油俱可。

敷雄黄，闷乱或吐泻，防己煎汤解之。

服辛热药，鬓发脱落乃肝经血伤火动，非风也，四物汤、六味丸以滋肝血而生肾水。

服川乌、草乌等药，闷乱流涎，或昏愦呕吐，或出血吐血，用大黑豆、远志、防风、甘草任用一味亦可，煎汤解之过服风药，亦宜用之。

敷巴豆，患处作痛，肌肉溃烂，生黄连为末，水调敷之。毒入内，吐泻，水调服一二钱。

敷藜芦，毒入内，煎葱汤解之。

服祛风克伐之药，呕吐少食，胸膈不利，或形气倦怠，六君子汤以补阳气。若烦躁作渴，面赤发热，四物汤加参、术以生阴血。余从各门治之。

上薛新甫《疬疡机要》也。谓邪之所凑，其气必虚，世医止知攻邪，而不知补虚，非徒无益，而又害之。循其法，虽不能去病，亦可延天年，无夭枉之患。夫不能去病，而谓可延年，吾未之信也。盖新甫治病，总不外此等法，今治疬亦是如此。若邪甚得补，死更速耳。《准绳》备载其说，今亦姑录之。其大迂者，稍为更改，以示间有可采，学者慎毋过泥之也。

疬病手足麻木，眉毛脱落，遍身生疮，愈风丹海藏。

苦参一斤，取末四两　皂角一斤，剉寸许，无灰酒浸一宿，以水一碗，挼成汁，去渣入砂器，文武火熬膏　土花蛇一条，去肠阴干，酒浸，取净肉，晒干为末。后二蛇同法　白花蛇　乌梢蛇各一条

为丸，梧子大，每服六七十丸，空心，煎通圣散下。

风热，瘾疹搔痒，或兼赤晕，寒热，形病俱实者，胡麻散。

胡麻两二钱　苦参　何首乌忌铁　荆芥穗各八钱　威灵仙　防风　石菖蒲　牛蒡子炒　菊花　蔓荆子　白蒺藜炒去刺　甘草炒。各六钱

为末，每三钱，酒调下。

耆婆治恶病论　曰：疾风有四百四种，总而言之，不出五种，即是五风所摄。云：何名五风？黄青白赤黑，合五脏，故曰五风。生五种黄青白黑赤虫，食人五脏。若食人脾，语变声散；食人肝，眉睫堕落；食人心，遍身生疮；食人肺，鼻柱崩倒，鼻生息肉；食人肾，耳鸣啾啾，或如车行、雷鼓之声；食人皮，皮肤顽痹；食人筋，肢节堕落。五风合五脏，虫生至多，入于骨髓，来去无碍，坏于人身，名曰疾风。疾风者，是疬病之根本也。病之初起，或如针锥所刺，名曰刺风。如虫走，名曰游风。

遍身掣动，名曰瞤风。不觉痛痒，名曰顽风。肉起如桃李、小枣核，从头面起者，名曰顺风；从两脚起者，名曰逆风。如连钱团圆，赤白青乌斑驳，名曰癜风。或遍体生疮，或如疥癣，或如鱼鳞，或如榆荚，或如钱孔，或痒或痛，黄汁流出，肢节坏烂，悉为脓血，或不痒不痛，或起或灭，黄青赤白黑，变易不定。病起之由，皆因冷热交通，流入五脏，通彻骨髓，用力过度，饮食相违，房室不节，虚动劳极，汗流遍体，因兹积热彻五脏。饮食杂秽，虫生至多，食人五脏，骨髓皮肉筋节，久久败坏，名曰疠风。是故论曰：若欲疗之，先服阿魏雷丸散，出虫看其形状，青黄赤白黑，然后与药疗，千万无有不瘥。胡云：迦摩病，世医拱手，无方对治，名曰正报。非也，得此病者，多致神仙，往往人得此疾，弃家室财物入山，遂得疾愈，而为神仙。今人患者，但离妻妾，无有不瘥。

阿魏雷丸散

阿魏　紫雷丸　雄黄　紫石英各三分　朱砂　滑石　石胆　雄黄　藋芦俟查　白蔹　犀角各五钱　斑蝥去翅足　芫青去翅足。各四十枚　牛黄五分　紫钑[1]两〔批〕《字典》亦无。紫钑，即紫梗虫类。

十五味，捣筛为散，空心服一钱，清酒二合和药饮尽，大饥即食小豆羹饮为良。莫多食，但食半饱即止。若多食饱，虫出即迟。日西南，空腹更一服，多少如前。若觉小便似淋时，不问早晚，即更服药，多少亦如前。若觉小便出，就盆子中尿，尿出看之，当有虫出。或当日即出，或二日三日乃出，或四五日始出，或杀药入七日方出，其药以虫出日止服。其虫大者如人指，小者大如小麦，或出三四枚，或五六枚、七八枚，十枚至二三十枚。黄虫似地黄色，赤虫似碎肉凝血色，白虫似人涕唾，或似鱼脑，或似姜汁，青虫似绿，或似芫青色，黑虫似墨色，或似烂根，又似黑豆豉。其虫得药者死，死者即从小便中出，大便中亦有出者，

---

① 紫钑：即紫草茸，又名紫矿、紫梗、虫胶、赤胶等，有清热凉血解毒之功。

不净不可得见也。虫出黑色，即是黑风，不可理治，无方可对。若出黄虫，即是黄风，当用小便七八升，以大瓮不津者，如灶法安瓮，盛小便其中，当烧令暖，入中浸身。一日再三度，入坐，浸如炊二三斗米顷。若心闷即出，羹汤数食，莫令饥虚，则人无力。七七四十九日，即为一彻，以差为度。或一二年忌房室，若犯其虫得便，病即更加。其患非冷热风，治加此。此是横病，非正报也。若出青虫，即是青风，患起由冷风至多，其虫皆青，即是东方木中毒风。青虫宜服自身小便，亦名清汤，亦名还中水。服法：空腹服，一七日，每服六合，旦起日初出即服，不过一升，饥即食，不得食五辛、鸡、犬等肉，生冷、醋酪、白酒及臭恶之物，大嗔怒、房室皆宜忌；至二七日，一日再服，服别四合，则不过一升；三七日，日三服；四七日，小便一出即服，乃至周年，以差为度；百日之外，小便至少，一日止可一度、二度服之。忌法三年，犯即难瘥，不犯永愈。青虫如此，是横病，非正报也。出白虫者，即是白风。赤虫，即是赤风，同为一等疗，二风由热为根，虫皆赤白，乃是南风、西风入五脏，彻骨髓而成为疾，与苦参消石酒饮之，除患最疾，热去即愈。

浸酒法

苦参治疠至神良。去上黄皮，薄切曝干，捣令散，莫使作末秤三十斤、黄消石杀虫最良。出龙窟，有黄、青、白三种，烧炼皆融似屈膳①，真伪可辨，黄者为最为末，〔批〕消石未注分两，后云加至三四两，则不过一二两可和。取不津瓮受两斛者，瓮底钻作孔，紧塞孔，勿漏泄，瓮底着二三十青石子如桃、李、鸡子许，凡过底孔上二三寸，先以清酒盛满，下消石，浸之二七日或三七日，然后与苦参同入瓮中，遣童子年十三四者，和合调停，即与五六重故纸扎瓮口，用小瓮口合上，泥之莫使漏气。浸之七日，渐渐服之。取酒服时法，孔中出酒，还如法密塞，莫使漏气，不得开瓮口取酒。酒欲尽时，开瓮取苦参渣，急绞取酒去滓，其酒密器盛之，

---

① 屈膳：即"曲蟮"，蚯蚓之俗称。

勿使泄气。饮法：空腹服之，一日三服。初七日中，一服如半鸡子许。七日后可饮一升，任情饮之，多则为善。患去则速，风动亦多，勿使醉吐，宁少渐饮之。赤白二风，此药至日，无有不愈。赤白二虫，但闻消石气，皆变为水，能去热根本。若患赤白二风，不问年月，多者五年以外，加黄消石至三四两，更作此药酒，至两剂无有不愈。乃至三十年，无鼻柱，肢节堕落者，但非黑虫，皆得永愈。第禁忌莫犯，此为对治，非正报也。须行忠直，不得不孝不义，患除则速矣。

若顽痹不觉痛痒处，当作大白膏摩之。

白芷　白术　吴茱萸　前胡各升　川芎二升　蜀椒　细辛各三两　当归　桂心各二两

苦酒四升浸药，经一宿，取不下水猪脂十斤，铜器中煎，令三沸三上三下，候白芷色黄膏成，贮于瓶中，随病处摩之。一日三四度，七日彻，或二三七日，乃至七七日，名一大彻。顽痹即觉痒，平复如本初，即止摩。若不平复，但使摩之，以瘥为限，不过两大彻、三大彻，无有不愈。针刺灸烧割劫，亦不及此摩之为良，乃至身上多有疮痕，生者摩之悉愈。

若遍体生疮，脓血溃坏，当作大黑膏。

乌头　川芎　雄黄　胡粉　木防己　升麻　黄连　雌黄　藜芦　矾石各五钱　杏仁去皮尖　巴豆各四十枚　黄柏钱八分　松脂乱发各如鸡子大

捣筛为末，以猪脂二斤合药煎，乱发消尽，膏成，用涂疮上，日三。先以盐汤洗，然后涂之，勿令妇人、小儿、鸡犬见。若患人眉睫堕落，服药后，经百日外，即以铁浆洳[1]其眉睫，一日三度洗之，生毛则速，出一大彻，眉睫如本，与不患时同也。

长寿延年符　服药时先服此符，能荡除身中五脏六腑游滞恶气皆出尽，然后服药得力更验。符力亦是不思议神力。又造药入瓮中时，令童子小儿和合，讫即书符镇药，贴在瓮腹，令药久久

---

① 洳（rù 入）：潮湿，此处用作动词。

不坏，一切神鬼，不敢近之。

符式：

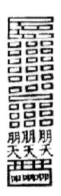

此符式合用六合日，朱书之，勿令小儿、女子、鸡犬见之。一服之后，更不须再服。

雷丸散　与后方皆本耆婆方而增损之，传用皆效，以药有难致，拘方取足，则毕世不成矣。小有出入，亦何不可？故备列焉。

雷丸　朱砂细研，水飞　阿魏各两　消石五两。一两细研，四两浸酒用　雄黄研，飞　雌黄细研。各七钱半　紫石英研，飞　犀角屑　藜芦各五钱　斑蝥去头足翅　芫青去头足翅。各二十个。用芝麻一合同炒，麻熟去之，只用斑、芫

为细末，取苦参五两，同消石捣碎用生绢袋盛磁瓶中，用无灰酒一斗浸七日，密封。每温一中盏，食前调末二钱服。

又方：同名。

雷丸　雄黄研，水飞　朱砂同上　消石　紫石英研　犀角屑　牛黄研。各五钱　斑蝥　芫青各二十个。去头足翅，用糯米炒　白蔹　阿魏各二钱半

为细末，每一钱，空心清酒调下。

治疠风，白花蛇丸丹阳荆上舍得疠疾，一僧疗之而愈，以数百金求方，秘不肯传。馆实袁生，窥知藏衲衣领中，因醉之而窃录焉。用者多效。

防风去苗，二两　荆芥穗两半　金银花去叶，二两　川芎两　枸

杞甘州。二两　山栀子　黄芩　黄连　黄柏　全蝎用醋浸一日，去盐
味。各两　蝉蜕二两，用草鞋踏去土　漏芦八两，去苗洗净，取四两　乌
药　何首乌　牛膝　牛蒡子　连翘　天花粉　细辛　白蒺藜　威
灵仙　金毛狗脊　胡麻子炒　蔓荆子各两　槐花　苦参　生地黄各
二两　白花蛇　乌梢蛇各一条。去头尾，连骨生用

　　如上头面者，加香白芷两。如肌肉溃烂，加大皂角两。一僧
加风藤两。共为细末，米糊为丸，梧子大，每服五六十丸，茶清
送下，空心午后临卧各一服。

行药方

　　大黄　白牵牛　槟榔各两　甘草三两　轻粉五分

　　为细末，每二钱，用白蜜三匙、姜汁二匙调服。五更时进，
病势重者，七日行一次，稍轻者半月一次，轻者一月或二十日一
次，以三五遍为度。

　　治疠风癫疾，防风天麻丸此方料是神仙所传，一年中常①疗数
人，初服有呕吐者，不可怪，服药得安如故，其效如神。

　　防风　天麻　升麻　白附子炮　定风草　细辛去苗　川芎　蔓
荆子　丹参　苦参　元参　紫参　人参　威灵仙　穿山甲炒　何首
乌另捣为末。各两　蜈蚣一对，为细末，与何首乌末拌匀〔批〕天麻一名
定风草，方内何以重出？

　　每药末二两，胡麻一斤淘净，晒干炒香熟另研为极细末，与药
末一共拌匀，蜜丸，共作九十丸。每服一丸，细嚼，温浆水送下，
不拘时候，日三服，宜食淡白粥一百二十日，大忌房劳，将息
慎口。

　　肺脏蕴热，风毒如癞，变成恶风，蔓荆子散。

　　蔓荆子生用　甘菊花　枸杞子甘州者　苦参去芦。各四两　天麻
二两　天南星姜制　胡麻炒熟捣末。各两

　　为细末，每服二钱，煎荆芥汤调下，茶清亦可。日进二服，

---

　　① 常：通"尝"，曾经。《助字辨略》卷二："高帝纪：高祖常繇咸阳。
此常字与尝通，犹云曾也。"

不拘时候。

下虫，追命散。

川大黄　皂角刺各八两　川郁金五两

为细末，每服三大钱，用好真小油①不知何油，麻油亦可，入无灰酒调药末，觑虚实，加减服之，取下虫。多年者，其虫色黑。日近者，其虫色赤。隔二三日再服，直候无虫，方是病瘥，即止其药。后只服平常风药及诸补药，大有功效。下药切不可使病人知，恐虫藏匿，则病难愈。六十日内用清斋，戒房室，却一切俗念，亦不可嗔怒，常净口念孝敬善言、救苦救难观世音菩萨名号万千百声最好，绝一切恶念。此疾易疗，宜敬听信。

淋渫②癞病，六香散。

甘松去土　零陵香　香白芷　茅香去土，剉　香附炒　藿香川芎各二两　山奈子五钱

上除山奈另研，余七味分作四剂。每用一剂，以水六大碗煎三碗，去渣，却入山奈搅匀，乘热洗疮。若疮不破者，用镵针于疙瘩疡上刺破，令恶血出尽，然后淋洗，一伏时，洗一番。浴室毋令透风，卧处须令和暖得所。一月之间不可出外，水火亦就其中。若热，不可饮冷水，洗了拭干，用八金散点之。

禹余粮石　金精石　银精石　阳起石　元精石　磁石　石膏滑石等分

研为末，入金银钳锅子内盛之，盐泥固济口，以文武火煅炼透红，放冷，研如粉，入水银五钱、轻粉钱，研令不见星，令患人先洗疮，拭干，便用小油调稠硬，作饼子，于有疮处擦上，兼治疙瘩。擦药之后，大忌饮水，宜禁身静坐至三日，口中涎出为度。二次药了，用贯众汤漱口。

贯众四两　净黑豆半升

---

①　好真小油：宋·许叔微《本事方续集》"神效追命散"作"大枫子油"，可参。

②　渫（xiè 泄）：除去秽浊，清洁。

水三碗，煮软，急漱其口，以去其毒。恐伤牙也，切不可咽下药汁。两手便洗净，不可近口鼻耳目。第四日，一伏时，依前上药。第七日，不可更用，见效即止。

又洗渫药：

何首乌　荆芥　防风　马鞭草　蔓荆子等分

每十两，煎洗出汗。

疠风，眼中生胬肉，白丁香散。

白丁香　贝母等分

为细末，入乳汁调，点眼内。

疠风，须眉已落，却令再生，乌芝麻油斤，丁香两，生姜汁、铁生末各合，附子、木香、诃黎勒皮、垣衣砖墙城上苔衣各七钱半，羊粪三十粒，为细末，入油及生姜汁中，以不津器盛于马粪中，埋三七日药成。涂药法：用中指点于生铁器内，摩三七下，即涂要生处，热①揩之，以干为度，十五日内，眉须皆生。

又服方，侧柏叶丸。

侧柏叶不拘多少，九蒸九晒，为末，蜜丸，如梧子大，每服五十丸，白汤送下，日三夜一，服之能令须眉再生。

---

① 热：原作"熟"，据文义改。